吉林省普通本科高校省级重点教材　吉林省社科基金重点项目（2021A28）

健康教育学

闫　静　主编

U0208451

北京体育大学出版社

策划编辑 李志诚
责任编辑 李志诚
责任校对 原子茜
版式设计 李沙沙

图书在版编目（CIP）数据

健康教育学/闫静主编．－－北京：北京体育大学
出版社，2020.12
ISBN 978－7－5644－3418－2

Ⅰ．①健… Ⅱ.①闫… Ⅲ.①健康教育学 Ⅳ.
①R193

中国版本图书馆 CIP 数据核字（2020）第 267093 号

健康教育学
JIANKANG JIAOYUXUE

闫 静 主编

出版发行：北京体育大学出版社
地　　址：北京市海淀区农大南路 1 号院 2 号楼 4 层办公 B－421
邮　　编：100084
网　　址：http：//cbs.bsu.edu.cn
发 行 部：010－62989320
邮 购 部：北京体育大学出版社读者服务部 010－62989432
印　　刷：北京建宏印刷有限公司
开　　本：787mm×1092mm　1/16
成品尺寸：185mm×260mm
印　　张：27.75
字　　数：606 千字
版　　次：2020 年 12 月第 1 版
印　　次：2020 年 12 月第 1 次印刷
定　　价：138.00 元

前　言

　　健康是人类的基本权利和幸福的源泉，任何民族在任何时代均把健康视为人生的第一需要。随着社会经济和文化的发展，健康模式由"生物健康模式"转变为"生物—心理—社会健康模式"，人们对健康的认识也不断完善，逐渐从"无病即健康"到"生理、心理、社会适应和道德品质的良好状态"，形成了对健康较为全面、科学完整、系统的定义。对健康的追求也从仅关注疾病的治疗转变到疾病的预防和健康的全面教育。健康教育是以预防和控制疾病发生与发展，降低医疗费用，提高生命质量为目的，针对个体及群体进行健康教育管理、风险评估与预测，提高自我教育意识和水平，并对其与生活方式相关的健康危险因素持续加以改善的过程和方法。疾病尤其是慢性非传染性疾病的发生、发展过程及其危险因素具有可干预性，是健康教育的科学基础。

　　健康教育学是一门研究传播保健知识和技术，影响个体和群体行为，消除危险因素，预防疾病，促进健康的科学。它通过传播和教育手段，向社会、家庭和个人传授卫生保健知识，提高自我保健能力，养成健康行为，纠正不良习惯，消除危险因素，防止疾病发生，促进人类健康和提高生活质量。目前，健康教育学作为教育的重要内容，已经成为世界上许多发达国家和地区学校教育的基本任务，成为素质教育的重要标志。我国著名的公共卫生学教授陈志潜先生翻译出版第一本《健康教育原理》至今已有70多年的时间，其间健康教育通常是作为预防医学等公共卫生相关专业必修课程。世纪之交，教育部首次在"健康第一"原则的指导下，将体育课更名为"体育与健康"课，这标志着健康教育正式以课程的形式进入中小学教育的课程体系。与此同时，为了培养合格的体育与健康教育师资，"健康教育"自然地走入普通高等学校并成为普通高等学校体育类专业学生的重要专业课程。

　　伴随着生活方式的改变及人口的老龄化，人类疾病谱发生了明显改变，从营养不良和急性感染导致的疾病转变为糖尿病、高脂血症、心脑血管疾病、恶性肿瘤等慢性非传染性疾病，这些疾病受环境遗传、卫生服务等多种因素的影响，与人们的不良生活方式和行为习惯密切相关，且具有病程较长、发展缓慢的特点，使以控制健康危险因素为核心的健康教育在该类疾病上具有明显的适用性及优势。因此，围绕着健康的监测、评估及健康危险因素的早期干预，以教育为核心的健康教育学科应运而生，健康教育越来越受到人们的重视和青睐。但目前有关健康教育学的教材及论著普遍存在理论体系不完善、可操作性欠佳等不足，为了实现体育类教育人才培养方案的目标，满足健康服务模式改变对该类人才的需求，我们编写了此部《健康教育学》，对健康教育相关的理论知识及技术进行了整理、完善和提高，突出了健康教育在慢性非传染性疾病中的应用，同时与体育学等其他交叉学科有机结合，使健康教育学理论体系更系统化、规范化、科学化及更具实操性。

2019 年 7 月 15 日，健康中国行动推进委员会制定了《健康中国行动（2019—2030 年）》，体现了党和政府对人民群众健康权益和促进人全面发展的高度重视，反映了我国由体育大国向体育强国迈进的国家意志。"十三五"期间，全面建成小康社会为体育发展开辟了新空间，经济发展新常态和供给侧结构性改革也对体育发展提出了新要求，建设健康中国更是为体育发展提供了新机遇。然而，当前我国体育人才发展水平同体育事业的发展需求仍有差距，存在着体育人才总量相对不足、体育人才培养质量不高、各类体育人才发展不均衡、高层次创新型人才短缺等现象，还不能满足体育强国建设的需求，难以发挥体育人才在体育事业发展、体育强国建设中的基础性、战略性、决定性的作用。特别是在体育专业人才培养质量方面，受招生规模不断扩大、生源质量参差不齐等诸多因素的影响，培养质量并未达到预期的目标。作为教学内容的载体，教材质量的好坏无疑决定着人才培养质量的水平。尽管体育学科教育改革在不断深化推进，但教学内容方面的创新改革力度仍显不足。因此，如何紧跟经济社会的发展变化，编写出能反映体育学科专业发展的最新的《健康教育学》教材，更好地适应教法更新和学法创新，激发现代大学生的学习兴趣，在教材内容、逻辑结构和形式编排等不断彰显优秀经验传承与创新的《健康教育学》教材是编写者亟待关注的核心问题，也是提高《健康教育学》教材编写水平和教学质量的重要保证。

本教材的特色有以下几点：

一是力求健康教育理论知识阐述和论证适可而止，避免机械地叠加理论，或过度地应用、借用观点。力争避免高度抽象和纯理论化，使教学内容丰富，更加贴近现代体育专业学生的学习兴趣需求，体现新课程体系下的新的课程内容，注重提高学生的实践能力，培养学生的创新能力。

二是立足于理论联系实际的观点，突出学以致用的目标。在编写体系上强化了章、节之间的逻辑关系的清晰和结构的合理，在案例、材料的选择上更加突出新意。

三是力求做到简洁、明晰。在大纲设计、内容取舍上，坚持逻辑清晰、行文简洁，注意填补新兴学科、交叉学科等学科教材的空白以及相关教材体系的配备，避免大而全、面面俱到的写作，力图使教材具有基础性、实用性、可读性以及可教性，最大限度地避免不切实际、空泛讨论的素材堆积。

本教材主要面向普通高等院校体育教育、运动训练、竞技体育、休闲体育、社会体育等专业，也可作为运动人体科学、康复医学、公共卫生教育等专业的辅助教材、工具书、参考书。

由于健康教育学科发展迅速，内容涉及范围广，虽经反复斟酌，仍难免有不足之处，恳请同行专家及广大读者批评指正，以便今后修改提高。

编者

2020 年 9 月

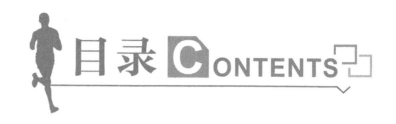

目录 CONTENTS

第五章　社区健康教育

第六章　学校健康教育

第七章　家庭健康教育

第八章　运动与健康

第九章　心理与健康

第十四章　健康教育教学活动设计与评价

参考文献

第一章　健康教育概述

健康教育的理论和实践有着密切的联系：首先，二者的目的都是维护大众的健康；其次，二者的基本思路一致；最后，二者的基本方法和技术相通。因此，健康教育的理论和实践对于健康教育学课程的学习具有奠基意义。

第一节　健康教育

一、健康教育相关概念及定位

（一）相关概念

1. 健康教育

健康教育（health education）是以传播、教育、干预为手段，以帮助个体和群体改变不健康行为并建立健康行为为目标，以促进健康为目的所进行的系列活动及其过程的总称。健康教育的重点是人群及其健康相关行为，它以评估需求为前提。其目标是鼓励大众养成健康的生活方式，合理地利用现有卫生服务，改善生活环境，提高生活质量；其任务包括疾病的预防控制、帮助患者更好地治疗和康复、帮助普通人群主动增进健康水平。

2. 健康促进

WHO（世界卫生组织）对健康促进（health promotion）的定义是："促使人们维护和提高自身健康的全过程，是协调人类与环境的战略，它规定了个人与社会对健康各自所负的责任。"著名健康教育学家 Green 和 Reuter 等人认为：健康促进指一切能促使行为和生活条件向有益于健康改变的教育和环境支持的综合体。1995 年，WHO 西太区办事处发表《健康新视野》（*New Horizons in Health*），提出：健康促进指个人与其家庭、社区和国家一起采取措施，鼓励健康的行为，增强人们改进和处理自身健康问题的能力。在这个定义中，健康促进是旨在改进健康相关行为的活动。

由此可知，人们对健康促进存在着广义和狭义的理解。从社会发展层面（经济生产力、文化等）和社会医学的高度将健康促进视为改变影响健康的社会决定因素、增进健康的总体战略，这就是广义的健康促进，它主要由国家和政府主导，总体顶层设计与策划、调动、协调各方各类资源，统筹规划，全面推进。狭义的健康促进是把健康促进本身看作公共健康领域的一项具体工作策略，主要由卫生体系人员操作。不管是广义的健康促进还是狭义的健康促进，它们的根本目标都是维护公众健康，均能发挥各自的重要作用，但就我国当前情况而言，广义的健康促进更需要被高度关注和大力推进。

3. 健康素养

健康素养（health literacy）最早出现于 1974 年。1990 年，美国发表了第一篇关于健康素养研究的文章，健康素养的概念在世界范围内受到越来越广泛的重视。WHO 对健康素养的定义为：健康素养是人们获取理解、采纳健康信息和服务，并利用这些信息和服务做出正确判断和决定，促进自身健康的过程。健康素养受到来自个体社区以及医疗系统等诸多方面的影响。目前，国外常用的健康素养评价体系包含四大类别：视读类健康素养测试、理解类健康素养测试、理解运用类健康素养测试和健康素养快速甄别测试。国内健康素养评估体系是基于公共卫生的视角，侧重于日常生活中人们对健康信息的认知和运用能力的测试。我国于 2008 年发布了《中国公民健康素养——基本知识与技能（试行）》（这是世界上第一份界定公民健康素养的政府文件），2015 年对其进行了修订，重点增加了精神卫生、慢性病防治等内容。

4. 自我保健与自我健康管理

自我保健（self – care）是指自己利用学到的保健知识和掌握的保健技能，进行自我预防、自我监测、自我治疗、自我护理、自我康复，养成良好的生活方式和行为，建立一套适合自己的养生方法，达到健身祛病、延年益寿的目的。这个定义至少包含了 5 层含义：①健康是自己的，不能盲目地把健康问题交给"专家"处理，不要过多地依赖药物、手术和某些治疗方法。②每个人都应该学习和掌握科学的保健知识，增强自我保健意识，提高自我保健能力。③逐步学会小病会治疗，大病看苗头，慢病懂保养。④改变不良的生活方式和行为，建立适用、简单科学的生活方式和行为。⑤达到提高生活质量、延年益寿的目的。

自我保健是 21 世纪卫生保健发展的必然趋势，它将在未来的医学发展中发挥重要作用。自我健康管理是自我保健的升华，是利用健康管理软件或求助健康管理师科学管理自己健康的过程。通过建立健康档案，了解自己的健康信息，评估出自己的健康危险因素，然后在医生或健康管理师的指导下，积极行动，达到可能达到的健康水平。这样做比自我保健更加科学、更加有效。动员并指导大众做好自我健康管理是健康管理工作者的职责与义务。

（二）具体定位

1. 健康教育是健康管理的适宜工具

（1）在个体健康管理中的作用：针对个体健康信息收集问卷的设计原理与健康教育常用的"知信行"问卷相似，内容中行为和生活方式相关问题以及健康教育需求等问题在健康教育问卷中也常涉及。在对个体进行健康教育干预时，要应用健康教育中常用的人际传播和行为干预策略，因此，熟悉和掌握健康教育的理论和技能是实现有效的个体健康管理的基础。

（2）在群体健康管理中的作用：在健康管理领域，健康管理师除了要做个体化的健康管理外，还面临着社区、企事业单位等以人群为基础的群体健康管理。健康教育是群体健康管理工作的重要工具、方法和策略。健康教育计划设计、实施和评价的基本步骤与健康管理的信息收集—健康风险评估—教育干预—效果评价这一步骤基本一致。与个体信息收集相类似，群体信息收集的问卷内容也与健康教育"知信行"问卷相近。在群体健康管理中，健康管理师要运用全方位、多样化的手段，创造有利于健康的社会、社区环境以及工作和家庭氛围，包括社会动员策略、群体行为干预的理论与方法、大众传播和人际沟通的技巧和方法等。

2. 健康管理是实现健康教育效果评价的有效途径

传统健康教育效果的评价存在以下几个方面的问题。

（1）评价指标确立较为困难：健康教育的评价指标主要是相关的健康知识、生活方式、行为和生活质量。这些指标相对来说是无形的、潜在的，因此确立明确的指标有一定的困难。

（2）结局评价困难：健康教育的最终目的是人们健康状况的改善和生活质量的提高，而这些结局难以做到全面实现，也由于观察时间长，造成结局评价的困难。

（3）评价指标难以量化：健康教育的评价指标较难确定特异性的标准，有时难以量化，评价时难以避免主观性可能比较大的弊端。

由于健康管理具有信息化、标准化、系统化、量化的特点，可以解决健康教育评价中评价指标确立和指标定量的问题。健康管理的电子档案可以长期留存，一定程度上解决了健康教育中结局评价困难的问题。当然，要使评价结果更具科学性、更有说服力，评价设计的标准就更高，在实际工作中常需采用对照的方法。此外，由于针对个体的健康管理还具有个性化的特点，所以针对每名个体的健康教育也需要个性化。这种个性化的健康教育，效果比针对群体的健康教育效果好。例如，有研究者对比经过常规的健康教育和应用健康管理模式进行健康教育的两组产妇的复查情况及并发症发生情况，结果显示，运用健康管理模式实施健康教育可更好地改善产妇产后情况，从而减少产后并发症的发生，提高健康教育的效果。

二、健康教育的作用与原则

（一） 健康教育的作用

1. 健康教育是实现初级卫生保健的先导

《阿拉木图宣言》把健康教育列为初级卫生保健各项任务之首，并指出健康教育是所有卫生问题预防方法及控制措施中最为重要的，是实现初级卫生保健任务的关键。第36届世界卫生大会和世界卫生组织委员会第68次会议根据初级卫生保健原则重新确定健康教育的作用，提出了"初级卫生保健中的健康教育新策略"，强调了健康教育是策略而不是工具。

2. 健康教育是卫生事业发展的战略举措

多数国家的疾病谱与死亡谱发生了根本性的变化，死亡的主要原因已不再是传染病和营养不良，而是慢性非传染性疾病，这些疾病多与不良的生活方式与行为（占60%）、职业和环境因素有关。因此，国家治理健康只有通过健康教育促使人们自愿地采纳健康的生活方式与行为，才能有效降低致病的危险因素，从而预防疾病，促进健康。正如世界卫生组织原总干事中岛宏博士在第13届世界健康教育大会开幕式上所说："我代表世界卫生组织向大家保证，健康教育的极端重要性将得到承认。我向大家保证，我们将对这一领域给以优先考虑，其理由是十分充分的，而且也是全世界迫切需要的。"

3. 健康教育是降低疾病发生率及医疗费用的有效措施

健康教育可以改变人们不良的生活方式和行为，减少个体危害健康的行为，是一项一本万利的措施。美国卫生总署1979年发表的《健康的人民》一书指出：我们自毁于自己创造的生活方式和行为，我们自毁于自己创造的环境污染，我们自毁于容许有害健康的社会条件继续存在。美国疾病控制中心研究表明：如果美国男性公民不吸烟，不过量饮酒，采纳合理饮食和进行经常性锻炼，其人均寿命有望延长10年。而美国每年用于提高临床医疗技术的投资数千亿计，却难以使全国人均寿命增加1年。显然，2亿多美国公民只要适当改变行为，将会大幅度降低有关疾病的发病率和死亡率，并减少医疗费用。我国有专家研究得出结论，心血管病社区预防花1元钱，医疗费能省8.59元，而相应的终末抢救费能省约100元。其他国家的实践也充分证明了这一点。

4. 健康教育是提高国民健康素养、动员自我健康管理的有效途径

自我保健是保健模式从"依赖型"向"自助型"发展的体现，它要求个人具备一定的健康素养并发挥主观能动性。世界各国开展了大型健康教育活动，包括美国的"健康的国民"，英国的"预防和健康，人人有责"，加拿大的"健康影响模式"，澳大利亚的"健康的澳洲人"，日本的"国民健康生活方式""健康的钥匙在您手中"以及我国的"中国公民健康素养66条""全民健康生活方式行动"等。这些健康教育活动不仅注重提高国民健康素养，更着眼于动员民众的自我健康管理，激发人们对健康的责任感。只有通过健康教育才能提高人们的自我健康管理意识和相关能力，增强自觉性和主动性，促使人们实行躯体上的自我保护、心理上的自我调节、行为与生活方式上的自我控制和人际关系上的自我调整，从而提高人们的健康水平。

5. 健康教育是解决看病难问题、缓解医患矛盾的措施之一

健康教育可以提高公众的健康素养水平，增强保健意识，"知信行"基本统一，养成健康的生活方式，实现"少得病晚得病，不得大病"的目标，看病难的问题也就能逐渐解决。健康教育还可以使公众了解疾病的发生发展规律和医学服务的局限性，理解有许多病是治不好的，有一些生命抢救也不一定能成功，使得医患之间信息基本对等，有利于双方沟通并和谐医患关系，逐渐缓解医患矛盾。

（二）健康教育的原则

1. 思想性

健康教育可能涉及政治问题，因此，一定要在思想上与党中央保持一致。要注意环境与场所，需谨慎用词并掌握好度，不能出现不利于团结、不利于大局治理的观点，本着"帮忙不添乱"的原则，为国家治理健康做贡献。特别是当心理健康教育涉及人生观、价值观和世界观时，要恰当地与思想政治教育相结合，互相渗透，不能有"杂音"。

2. 科学性

健康教育的生命力在于科学性，背离科学性就会误导公众，直接后果就是不但不能保健还会损害健康。所以需要筛选甄别健康教育的内容，保证信息科学真实且查有出处，切忌道听途说，避免说过头、片面、绝对、不准确、不确定、没把握的话。

3. 针对性

有针对性的健康教育是效果的保证。不同年龄、性别、学历、职业、成长环境、收入、健康状况的群体或个体对健康教育内容形式方面的需求各不相同。另外，在开展健康教育时，还应考虑政策、民族文化、地域经济等社会因素的差异性，否则难以达到预期效果。对于一些具有时效性的热点健康问题，应注意及时更新数据，掌握最新的知识与技能。

4. 通俗性

健康教育的内容一定要经过加工，达到通俗易懂的水平，否则，目标人群听不懂，就谈不上教育效果。把信息根据教育对象加工到他们能听懂、看懂的水平不是一件容易的事，需要借助科普创作的基本功来实现。

5. 实用性

健康教育最终是让目标人群学以致用。所以，教育时必定要考虑所选内容对目标人群是否有用，且核心实用信息应占教育时间的一半以上，同时要考虑到可操作性。

6. 趣味性

健康教育和其他教育一样，本身是枯燥的，要让目标人群愿意听、愿意看且乐于接受，必须在趣味性、艺术性上下功夫，力争做到形式多样，寓教于乐，才能取得最佳效果。

7. 经常性

健康教育伴随着人的一生，除了通用的基础健康教育内容，不同的年龄阶段还有特需的保健知识和技能，特别是对已经形成不良生活方式和行为的人们，一次教育未必有效，应当反复多次强化。因此，健康教育是一项经常性的工作。

三、健康教育基本理论

（一）健康相关行为改变理论

在实际工作中，并非所有的健康教育干预都能取得成功。只有当人们对目标行为及其影响因素有了明确认识时，健康教育活动才有可能达到预期目的。近几十年来，行为科学理论发展迅速，涉及健康相关行为发生发展的动力、过程以及内外部影响因素的作用机制等方面，这些理论对解释和预测健康相关行为并指导健康教育项目设计、实施和评价具有重要的作用。下文着重介绍健康教育领域两个应用较多的理论模式。

1."知信行"理论模式或"知信行"模式

"知信行"理论模式或"知信行"模式（KABP 或 KAP）是西方学者在 20 世纪 60 年代提出的行为理论模式。这一理论将人们行为的改变分为获取知识、产生信念及形成行为3 个连续过程。"知信行"模式是认知理论和动机理论等在健康教育中的应用，是有关行为改变的较成熟的理论模式。该理论认为：卫生保健知识和信息是建立积极正确的信念与态度，进而改变健康相关行为的基础，而信念与态度则是行为改变的动力。只有当人们了解了有关的健康知识，建立起积极、正确的信念与态度，才有可能主动地形成有益于健康的行为，进而改变危害健康的行为。

该理论模式认为行为的改变有两个关键步骤：确立信念和改变态度。以戒烟为例，吸烟作为个体的一种危害健康的行为已存在多年，并形成了一定的行为定式。要改变吸烟行为，使吸烟者戒烟，首先需要使吸烟者了解烟草对健康的危害、戒烟的益处以及如何戒烟等知识，这是使吸烟者戒烟的基础。具备了这些知识，吸烟者才会进一步形成吸烟有害健康的信念，对戒烟持积极态度，并相信自己有能力戒烟，进而决定戒烟，最终放弃吸烟。

2.健康信念模式

健康信念模式（HBM）是 20 世纪 50 年代由美国公共卫生领域的一些社会心理学家提出的，它不但被用于解释行为的发生、维持和改变，而且被用来指导行为干预。HBM 的核心是相关疾病威胁知觉和行为评估，前者依赖于对疾病易感性和疾病后果严重性的认识，后者包括行为改变的有效性、行为改变的投入和收益，以及行动实施的障碍等评估。

在健康信念模式中，健康信念的形成主要涉及以下几方面因素。

（1）对疾病威胁的认知：

①对疾病严重性的认知：首先必须认识到疾病可能产生严重的医学后果，如疾病会导致疼痛、伤残和死亡；其次需认知到疾病可能产生的社会学后果，如意识到疾病会影响到工作、家庭生活、人际关系等。越是相信后果严重，越可能采取健康行为。

②对疾病易感性的认知：人们需要判断自己患此疾病概率大小，概率越大，越容易采纳健康行为。

（2）对健康行为获益的认知和改变行为中困难的认知：对健康行为获益的认知是指个体相信采纳健康行为后确实有好处，如个体相信戒烟确实能显著改善健康；对改变行为中困难的认知，是指个体认识到采纳健康行为将面临一些难题，如对个人爱好难以割舍、时间花费、经济负担等。对健康行为益处的信念越强，采纳健康行为的障碍越小，个体采纳健康行为的可能性越大。

（3）提示因素：指的是促进健康行为发生的因素，如大众媒介对疾病预防与控制的宣传、医生对采纳健康行为的建议、家人或朋友患有此种疾病等都有可能作为提示因素促进个体采纳健康行为。提示因素越多，个体采纳健康行为的可能性越大。

其他相关因素还有人口学因素、社会心理学因素、结构性因素等。不同特征的人采取健康行为的可能性有所不同。

（二）　健康传播理论

1．健康传播

健康传播是传播学的一个分支，是健康教育的重要手段和策略。健康传播就是有效地传递那些与健康有关的影响人们态度和行为方式改变的知识，从而有效地预防疾病、提高大众生活质量和健康水准的过程。按照传播的规模，可将人类传播活动分为5种类型：自我传播、人际传播、群体传播、组织传播和大众传播。在大众媒介高度发达的今天，人际传播和群体传播依然是人们最基本、最常用和最灵活的传播手段。在健康教育社会动员中，组织传播发挥着重要作用。国内外实践表明，多种传播手段的综合运用，是健康教育最有效的干预策略。

2．拉斯韦尔传播模式

著名的拉斯韦尔传播模式（"5W"传播模式）抓住了传播的主要方面，综合、简洁地把繁杂的传播现象用5个要素概括。它不但提出了一个完整的传播结构，还提出了对应的5个方面的研究范围和内容，从而形成了传播学研究的五大领域，为传播学研究奠定了基础。

传播者：又称传者，是在传播过程中信息的主动发出者和控制者。传者可以是个人，也可以是群体或组织，如电视台、广播电台、报社、出版社、杂志社、影剧院以及各级宣传部门和教育机构等，都属于传者范畴。传者是相对于受者而存在的，两者相互依存，又可相互转换角色。这种角色的互换，正是信息沟通和产生共识的基础，是社会性传播活动的保证。

信息：信息是传者所传递的内容，是对人与事物的判断、观点、态度以及情感。健康信息是指与人的健康有关的信息，泛指一切有关人的身体、心理、社会适应能力的知识、技术、观念和行为模式。

传播途径：信息传递的方式和渠道统称为传播途径，它是信息传递的物理手段和媒介，是联结传者和受者的桥梁。在传播活动中可采纳的传播途径是多种多样的，采取不同的传播途径对传播效果有直接影响。根据健康信息传递的特点，健康传播途径通常可以分为语言传播（健康咨询、个别劝导、小组讨论和专题讲座等）、文字传播（手册、传单、卫生标语、展板和墙报等)、形象化传播(图画照片、标本、模型示范演示等)和现代影视网络媒体方法传播(电视、广播、电影、微信、微博及其他网络手段等)。专业工作者在进行传播活动时,应因时、因地制宜,根据人群特点选择最佳传播途径。

受传者:又称受者,是信息的接受者和反应者,是传者的作用对象。受者可以是个人、群体或组织,大量受者也可称为受众。人们对信息有着不同的反应,这与个人性格、态度等因素有关。受者一般被视为信息传播中的被动者,但他们却拥有接受或不接受和怎样接受传播的选择权,在信息需求方面表现出日益多样化和"众口难调"的现象。

传播效果:是传播对人的心理和行为产生的有效结果。根据健康传播的目的,健康传播的效果可分为以下 4 个层次:知晓健康信息、健康信念认同、态度转变、采取健康的行为。

四、国内外健康教育的发展

(一) 国外健康教育的发展

健康教育的发展有着悠久的历史及自身特点,我们应了解其历史发展的脉络,以史为鉴,汲取经验与教训并展望未来。世界各国健康教育的发展离不开国际组织的指导与协调。国际健康教育组织主要有 2 个:一是 WHO 公共卫生信息与健康教育司。WHO 建立(1948 年)伊始,就在总部设立健康教育组,1977 年制定了"健康为人人"的政策框架,并于 1978 年召开了国际初级卫生保健大会,发表了《阿拉木图宣言》,这是人人健康运动过程中的重要里程碑,也是健康促进发展的雏形。二是 1951 年成立于法国巴黎的国际健康教育联盟,其宗旨是"通过健康促进与健康教育来提高人们的健康水平",1994 年更名为国际健康促进与教育联盟,是唯一的全球性健康促进与健康教育工作者的非政府机构,其活动方式是组织国际性大型专题研讨会,每 3 年组织 1 次,至今已组织 23 届,其活动方式和内容更倾向于健康促进,对促进各国健康教育与健康促进发挥了积极作用。

全球健康教育工作总体形势不错,但各国发展不平衡,发达国家比较重视,具体体现在:建立健全了国家和地区级的健康教育机构;实施人才战略,重视健康教育专业教育与人才培养,在医学类和师范类院校设置教研室,美国96%以上的医学院校均开设有健康教育课程;健康教育基础扎实,发达国家幼儿园、中小学、大学都开设有健康教育课程;重视经费的筹措,经费来源多样化等。

(二) 国内健康教育的发展

中国健康教育的发展经历了兴起(1912—1949 年)、发展(1950—1959 年)、低谷(1960—1976 年)、复兴(1977—1982 年)、转型(1983—1989 年)等时期后,20 世纪90年代进入兴盛发展时期。目前健康教育网络已经形成,从中央到地方、从专业机构到基层组织都陆续建立和健全起来。除中国健康教育中心外,根据 2013 年调查显示,全国省、市、县一级共有健康教育机构 2715 个,其中省级 34 个,地市级 342 个,区县级 2339 个;

其中独立健康教育机构 326 个，包括省级 14 个，地市级 88 个，区县级 224 个。全国省、市、县三级健康教育机构共有在编人员 9092 人，在编人员中有 7157 名在职人员，其中省级 625 人、地市级 1663 人、区县级 4869 人。学科建设有进展，7 所医学院校（北京大学医学部、复旦大学医学部、华中科技大学同济医学院、四川大学医学部、第三军医大学、武警后勤学院/医学院、河北大学医学部）设置了健康教育教研室，将健康教育列为必修课并开办一些短期培训班；另外，其他一些体育院校也将健康教育设为选修课或必修课，编写了一系列健康教育专业教材。

现阶段，我国健康教育工作体系由 3 个层次组成，即管理层、技术研究支撑层与实施层。管理层由国家卫生健康委员会宣传司健康促进处负责，主要制定健康教育与健康促进的目标规划、政策和规范；技术研究支撑层主要由中国健康教育中心、省级健康教育机构和院校负责，主要研究解决健康教育工作环节的各种问题和各类健康干预技术方法并指导、服务基层；实施层是基层健康教育专业人员（专职、兼职）和医务人员，他们具体完成各项健康教育工作。

健康教育学术团体不断壮大，每一团体都在各自的专业及活动范围内做了大量实践与推广工作，所开展的专题工作会议和学术会议逐年增多，内容新颖，为健康教育工作者提供了很多学习和交流的平台。

我国的健康教育虽然进展很快，但仍然面临着许多严峻的挑战，健康教育工作仍然存在一定的问题：一是各级各类人员对健康教育工作的定位尚不清楚，缺乏大卫生观念和多部门合作；二是管理体制不顺畅，工作机制不健全，职责分工落实不到位；三是人才队伍建设有待完善，专业人员整体素质较低，工作的社会效益较差；四是学科发展薄弱，重科研轻实践，对健康教育工作长效工作机制和模式的研究较少；五是对健康传播实际效果关注不够，重过程轻效果，科学实用的传播材料亟待开发；六是经费投入不足。

第二节　健康教育的主要技能与方法

健康教育实用技能与方法主要包括沟通与咨询技巧、个体行为矫正与干预、健康教育活动策划、健康传播材料制作与使用、健康教育"知信行"问卷设计、健康教育讲座技能和团体行为训练等。

一、沟通与咨询技巧

人际沟通是健康信息传播最便捷、最常用的方法。健康教育工作者只要与人接触，就有进行信息交流的机会。学习和掌握人际传播的基本沟通与咨询技巧是健康教育工作者应具备的基本素质。

（一）建立关系技巧

建立关系需要掌握一定的技巧。良好的人际关系是人际交往的必要前提，特征是交往双方建立起相互接纳、信任、了解和支持的关系。在健康教育活动中，这种良好的人际关系还表现为共同参与。

1. 建立良好的第一印象

良好的第一印象可以促进交谈双方信任关系的建立，起到事半功倍的作用。健康服务人员应以诚待人，应恰当地称呼对方，如"您好，请坐"，并主动做自我介绍，消除对方紧张、焦虑心理。

2. 以微笑待人

微笑是人际关系的润滑剂，是解除生疏紧张感的第一要诀，因此健康服务人员应以微笑待人。

3. 寻找共同语言

寻找与对方交流的共同基础，扩大共同经验范围。在内容上，注意对方的文化水平、知识结构和理解能力；在态度上，积极、主动获得对方认可或好感，争取成为教育对象的"自己人"。

4. 树立自身良好形象

健康传播学研究表明，传播者的信誉和威望越高，传播效果越好。健康传播者的信誉主要来自其工作态度、专业知识水平、信息的可信度和准确度。此外，良好自身形象还包括仪表、服饰、语言、态度等方面。

5. 尊重对方隐私

在交谈中，注意对教育对象隐私的保护，表达出充分的尊重，客观、公正地看待人和事。站在当事人的角度去看待问题，理解和接受对方的情感与行为，尽量保持中立。

（二）交谈技巧

交谈是通过语言和非语言交流来影响或改变教育对象知识结构、态度和行为的过程。交谈是一个双向交流的过程，包括说的技巧、倾听技巧、提问技巧、反馈技巧、非语言传播技巧、强化与自我开放技巧。

1. 说的技巧

掌握谈话的技巧，就是要使用对方能够理解的语言和能够接受的方式，进行健康传播。

（1）内容明确，重点突出：一次谈话要围绕一个主题进行，内容过广或过泛会造成内容不明确，重点不突出。

（2）语调平稳，语速适中：谈话过程中注意适当停顿，让对方有提问和思考的时间。

（3）语言通俗，把握深度：应根据谈话对象的身份、文化水平及对医学知识的了解程度，选用适当的医学术语。

（4）适当重复：一般在一次交谈过程中，重要的内容应重复2~3次，加强教育对象的理解和记忆。

（5）注意观察，及时反馈：交谈过程中应注意观察教育对象非语言形式的表达及其含义，这对于谈话的深入将有很大的帮助。

（6）恰当结束：结束交谈前，需征求对方对本次交谈的看法，再次强调本次交谈的要点，积极鼓励和肯定教育对象的表现，为下一次交流打下良好的基础。

（7）应避免下列情况出现：①过分表述自己的意见，在交谈中唱"独角戏"；②连珠炮式提问；③交谈中突然改变话题；④作出不适当的保证和不负责任的承诺；⑤对交谈对象的问题答非所问；⑥表现出不耐烦、轻蔑的态度；⑦使用生硬、命令、教训式的语言；⑧过早下结论。

2. 倾听技巧

倾听是通过有意识地听清每一个字句，观察和了解每一个字句的表达方式，洞察说话人表达的真正含义和感情。通过认真倾听，了解教育对象存在的问题及问题产生的根源，才能有效地进行健康教育工作。

（1）主动参与，积极反馈：在听的过程中，采取稳重的姿势，力求与说话者保持同一高度，双目注视对方，并不断回应，表明对对方的理解和关注。

（2）集中精力，克服干扰：对外界的干扰，要尽量克服，偶尔被打断时，要尽快把注意力转移回来；对于分心等主观因素，要有意识地加以克服和排除。

（3）充分听取对方的讲话：听的过程中，不轻易打断对方的讲话，不断进行分析，抓住要点。不轻易做出判断，也不要急于做出回答。

3. 提问技巧

提问是沟通与咨询中获取信息、加深了解的重要手段。一个问题如何问，常常比问什么更重要。提问的方式可分为以下 5 种类型。

（1）封闭式提问：这种提问方式比较具体，要求对方简短而确切地回答"是"或"不是"，"好"或"不好"，"有"或"没有"，适用于收集简明的事实性资料。例如，你昨天去体检了吗？

（2）开放式提问：这类问题比较笼统，诱导交谈对象说出自己的感觉、认识、态度和想法。例如，你了解的心理放松方法有哪些？

（3）探索式提问：又称探究式提问。为了解教育对象存在的问题或某种认识、行为产生的原因，常常需要进行更深层次的提问，也就是再问一个"为什么"。例如，你为什么不去做心理咨询呢？这种提问方式适用于对某一问题进行深入的了解。

（4）偏向式提问：又称诱导式提问，提问者把自己的观点加在问话中，有暗示对方做出自己想要得到的答案的倾向。可以用于有意提示对方，如你今天该去做体检了吧？

（5）复合式提问：此类提问是在一句问话中包括了两个或两个以上的问题。例如，你经常注意锻炼后的放松和饮食吗？提问时应避免此类情况。

4. 反馈技巧

反馈是指对对方表达出来的情感或言行做出恰当的反应，可使谈话进一步深入，也可使对方得到激励和指导。常用的反馈方法有以下 4 种。

（1）肯定性反馈：对对方谈话的正确言行表示赞同和支持。肯定性反馈会使对方感到愉快，受到鼓舞，有意愿继续交谈。在技能训练、健康咨询、行为干预时，运用肯定性反馈尤为重要。除了语言外，也可用点头、微笑等非语言形式予以肯定。

（2）否定性反馈：对对方不正确的言行或存在的问题提出否定性意见。否定性反馈可以促使对方保持心理上的平衡，敢于正视自己存在的问题。否定性反馈应注意两个原则：一是首先肯定对方值得肯定的一面，力求心理上的接近；二是用建议的方式指出问题所在。

（3）模糊性反馈：向对方做出表示没有明确态度和立场的反应。适用于暂时回避对方某些敏感问题或难以回答的问题。

（4）鞭策性反馈：有些情况下，健康教育者需要向教育对象提出更高的要求和行为目标，这种反馈称为鞭策性反馈。这种反馈既指出问题所在，提出改变的方向，又以征求意见的方式要求对方自己做出抉择，很有激励性。

5. 非语言传播技巧

非语言传播是指以动作姿态等非语言形式传递信息的过程。非语言传播，常常是人的心理活动的自然反应，是无意识的，因此，表情、眼神、语音语调等都有着丰富而真实的信息内涵。非语言传播形式融会贯通在说话、倾听反馈、提问等技巧之中。交谈过程中应注意的非语言传播技巧包括动态体语、仪表形象类语言、时空场景等。

6. 强化与自我开放技巧

在健康咨询中，常常使用强化与自我开放技巧。积极性强化是通过语言和非语言反应来表扬激励他人的过程。在咨询对象认识到问题所在、选择行为决策时，积极性强化是巩固咨询成果的重要手段。自我开放亦称自我暴露，即向他人揭示自己内心世界，以使他人了解自己的愿望、感觉和行为。自我开放是激发更深层次交流的必要手段。在人际交往过程中，能否互相了解在很大程度上取决于双方的自我开放程度。

二、个体行为矫正与干预

运用操作式条件反射及生物反馈的原理和方法，矫正个体偏离正常的不健康行为，称为行为矫正（behavior modification）。行为矫正和行为干预（behavior intervention）并没有严格的区分。行为矫正必须明确问题的所在、起源和程度，分析维持不健康行为的社会因素、自然环境因素以及心理因素，据此选用适当的矫正方法并制定矫正计划和监测过程。行为矫正是长期的过程，而不是一次性的，因此需要制订长期矫正计划，并适时地进行评估和监测矫正的全过程，直至完全矫正成功，不可半途而废，功亏一篑。

（一）行为矫正介绍

行为矫正指按照一定的期望，在一定条件下采取特定的措施，促使矫正对象改变自身特定行为的过程。行为矫正的重点不一定是通过劝服帮助个体认识到自身的行为需要改变，很多情况下，是在个体已经意识到有行为改变的需要后，帮助他们有效地管理自己的行为。需要注意的是，行为矫正需要在目标人群知情的情况下进行，否则可能会带来伦理或法律方面的问题。

行为矫正由 3 个要素构成：行为矫正对象、行为矫正环境和行为矫正过程。根据矫正对象对行为指导的态度，行为矫正对象分为 3 类，分别为需求型、冷漠型和无需求型。行为矫正环境包括行为指导者、矫正场所和矫正时机，行为指导者可以是健康教育者、医生、领导、朋友等。矫正场所可以不固定，但大多数行为矫正场所是固定的，这样便于对行为矫正效果进行观察、记录和评价。选择行为矫正的时机也很重要，在易诱发行为表现的特定时机进行行为矫正，容易取得较好的行为矫正效果。行为矫正过程就是行为矫正技术的选择和实施过程，其核心是针对矫正对象的具体行为来选择矫正技术。

（二）　行为矫正技术和方法

行为矫正技术是 21 世纪 50 年代末发展起来的，用于矫正各种危害健康的行为，指导建立有益于健康的行为。到目前为止，在健康教育领域运用较多的行为矫正技术有脱敏疗法、厌恶疗法、示范疗法和强化疗法等。

1. 脱敏疗法

脱敏疗法可分为系统脱敏疗法、接触脱敏疗法和自身脱敏疗法等，主要用于消除个体因对某种因素过于敏感而产生的不良行为表现，如恐惧、焦虑和紧张等。该方法以认知原理为基础，在矫正中有目的、循序渐进地主动提供这一刺激因素，适时修正个体对刺激因素的错误认知，再通过反复的操作强化，以达到消除这种过于敏感行为的目的。

2. 厌恶疗法

厌恶疗法的基本做法是每当矫正对象出现目标行为或出现该行为的欲望冲动时，就给予矫正对象一个能引起负性心理效应的恶性刺激。反复作用后，在矫正对象的内心就会建立起该行为与恶性刺激间的条件反射，引起矫正对象的由衷厌恶，直至消除该目标行为。厌恶疗法常用于矫正各种成瘾行为、强迫症、恐惧症和异常癖好等，如吸毒、酗酒、吸烟。厌恶疗法在使用时首先应注意持续性，否则无法建立条件反射；其次要注意强度的适宜性，使用不当可能引发新的紧张刺激；最后要注意矫正原理的保密性，以防矫正对象产生对抗心理，无法实施行为矫正。

3. 示范疗法

示范疗法在应用时，将所要塑造的健康行为或所要改变的危险行为分解成不同阶段或不同表现，设计相应的模拟场景，让行为矫正对象扮演其中的角色或观察角色行为，身临其境模仿角色的示范，从而塑造自己的行为。以现实生活中克服不利于健康行为的人为示范典型，鼓励和帮助矫正对象改变自身行为，也属于示范疗法。

4. 强化疗法

强化疗法是一种在行为发生后通过强化或惩罚来矫正行为的方法。通常的做法是当矫正对象表现出有益于健康的行为时，对矫正对象施以强化，去肯定和巩固健康行为。正强化的形式有口头表扬、物质奖励、货币奖励等。反之，当矫正对象表现出对健康有危害的行为时，对其施以惩罚，使矫正对象由于想逃避惩罚而放弃不利于健康的行为，但惩罚的使用应慎重。强化疗法是迄今为止在帮助个体矫正危险行为、建立健康行为方面最有前途的行为矫正手段。

三、健康教育活动策划

随着社会经济的快速发展，各种以传播健康信息、倡导健康生活方式、营造良好社会氛围为主要目的的义诊、健康咨询科普讲座和健康展览等活动逐渐引起社会各界的关注，各种群体性健康教育活动也越来越多地出现在健康管理领域，并逐渐显示出其重要作用。

（一） 健康教育活动策划的定义

健康教育活动是指有目的、有计划、有步骤地组织众多机构和人员参与的健康教育活动，更加注重群体效应和创设舆论导向。它紧紧围绕提高群体保健知识水平确立健康观念、养成健康行为、促进健康社会环境和政策而进行。

策划是健康教育活动成功的关键，也是开展一项活动必须有的过程。活动策划是指有关人员根据活动的目的要求，在历史及现状调查的基础上，根据掌握的各种信息，分析现有条件，设计切实可行的行动方案的过程，属于活动的设计阶段。策划内容主要包括活动名称、举办机构、举办地点、举办时间、活动规模、活动定位、请专家事宜、活动进度计划、现场管理计划和相关活动计划等。

（二） 健康教育活动策划的特点

活动策划是一项综合性工作，是发现问题、分析问题、解决问题的过程。健康教育活动具有一定的目的性，既是基于对现实情况的了解、研究和分析的过程，也是制定行动方案的过程。

（三） 健康教育活动策划的原则

健康教育活动策划要遵循的基本原则如下。

（1） 社会性原则。该原则强调全社会参与、多部门协调。

（2） 创新性与可操作性相结合的原则。创新性的策划才具有生命力，尤其是周期性活动，创新性显得格外重要，但在注重创新性的同时，还要考虑可操作性。

（3） 可持续原则。活动的策划还必须考虑健康教育的后续影响。

（四） 健康教育活动策划的步骤

健康教育活动策划主要包括 5 个步骤，即调查了解需求、可行性分析、协调沟通、撰写方案、方案论证及审批。

1. 调查了解需求

调查是指在一定的环境下，系统地搜集、分析和报告有关活动信息的过程，是做好策划活动的第一项工作。调查的内容可包括法律法规和相关政策、历史资料、社会热点、市场调查、时间、场地、目标人群的健康需求等。活动调查、了解的内容可根据具体策划个案有所不同，但最终的目的是为策划者提供大量的一手资料，为与上级沟通和策划方案的起草做准备。

2. 可行性分析

可行性分析是为了取得最佳效果，策划者要对策划的可靠性、实施的可操作性和活动的综合效益进行全面、系统的分析和科学论证，并为决策者提供决策参考意见。可行性分析包括以下几方面内容：①环境分析——主要是针对社会因素（包括政策法律）适应性、目标人群心理适应性、区域文化适应性和时间适应性的分析。常用的方法有"SWOT分析法"和"PEST分析法"。②财力可行性分析——主要包括资金来源、费用流向及最佳的资金使用方法。③量物力可行性分析——主要包括场地、设备物资和道具等。④效益分析——当一个基本构想确立，各项调查分析完成时，就应对所要策划活动的效益进行研究。⑤应急预案及措施——应纳入策划方案，对方案实施中各环节可能出现的变故因素要全面预测并提出对策。

3. 协调沟通

在调查和论证的基础上，策划者对整项活动有了初步的掌握，为了使活动成功策划与实施，还需积极与各级领导和相关部门事先进行沟通，争取政策空间、人力物力等资源的支持。

4. 撰写方案

在取得上级领导和相关部门的支持后，策划者就要着重进行策划方案的设计与撰写环节：①设计主题——主题是策划者所要陈述的思想，是主宰活动的灵魂，任何一项活动都必须凝练、确立活动主题。主题精彩会为高质量的活动奠定成功的基础。②列提纲——策划方案的基本要素包括绪言、策划背景资料及分析策划目标或目的、时间地点、参加人员，围绕目标的主要项目内容、实施的方法、传播计划及方式。活动的组织机构、经费预算及来源，可附上相关辅助资料等。③论证具体内容——根据提纲细化方案的每个内容，并在后期执行过程中结合方案内容与实际情况进行及时调整。策划方案包括活动名称、绪言及背景材料、活动定位、举办时间、频率、活动地点、举办机构、活动规模、活动进度计划和现场管理计划分工与宣传推广计划、组织机构、活动经费预算等基本要素。④撰写步骤——汇集、梳理资料、拟定提纲、充实内容、提炼修改、排版打印。

5. 方案论证及审批

经过上述步骤，活动的策划方案已基本成型，但此时的方案还只是一个初稿，要经过各方论证才能进行申报审批，最后根据多方建议及领导的批示意见修改定稿。

（五）　健康教育活动的实施

策划方案批准后，要制订行动计划表，由主管领导组织召开方案协调会，按计划落实任务到具体组织或人，之后按计划实施。

四、健康传播材料制作与使用

（一） 健康传播材料的概念

健康传播材料是指为配合健康教育活动而制作和使用的辅助材料，它是健康教育信息的有效载体，合理使用健康传播材料不仅可以丰富传播活动的内容与形式，而且能增加受众对健康传播活动的兴趣，更能增强受众对传播信息的理解，深化健康传播的效果。优秀的健康传播材料必须致力于倡导健康的生活方式，改变目标人群不良的行为和习惯。因此，健康教育工作者在健康传播过程中要以受众为中心，加强受众研究，制定适宜的传播策略，从而研制实用的传播材料。

（二） 健康传播材料的分类

在日常生活中，传播材料多种多样。报纸、杂志、橱窗海报、电视节目、广播、电影等都是常见的传播材料形式。传播材料常见的分类方式有以下几种：根据传播关系，可分为人际传播材料、组织传播材料、大众传播材料和分众传播材料；根据健康信息载体，可分为纸制材料（书籍、报纸、杂志、折页、小册子、海报、传单等）、声像材料（录音带、录像带、VCD/DVD 等）及电子类材料；根据健康信息表现形式，可分为文字图片类、声音类、影像类、电子技术类和新媒体类等。虽然上述健康传播材料传播方式各有不同，但不论哪种形式，都应具备传播速度快、作用范围广、针对性强、信息影响力强、内容遵循医学规律等特点。

（三） 健康保健信息的获取

健康信息的科学性很重要。健康知识必须由具有相关医学背景的专业人员作为"把关人"进行把关，不可"断章取义，以偏概全"。

互联网高速发展，为我们提供了海量的有关健康的信息和材料，但是要从中选取较为可靠、科学、实用的健康传播材料却并非易事。

目前，最为有效的方式是通过鉴别健康传播材料制作者/机构进行筛选。我国健康传播材料资源平台建设方面已经起步，业内比较权威的平台有中国健康教育网的"国家基本公共卫生服务项目管理信息平台"、中国疾病预防控制中心网站上的健康主题栏目、中国公众健康网权威医学科普传播网络平台。国外的一些网站也可以参考，如 WHO 官方网站等。此外，报刊也是获取健康知识和健康传播材料的途径。经过长期考察与应用，比较好的健康科普报刊有《健康报》《健康时报》《健康文摘报》《大众医生》《大众医学》《家庭医学》《健康世界》等。有关健康科普书籍的选择原则与报刊类似，要考察作者和出版社。健康教育工作者同样要做好"把关人"的角色。

（四） 健康传播材料的制作

健康传播材料一定要满足特定的需求，若无现成材料可用，就得花时间、下功夫自己制作。健康传播材料制作要遵循一定的制作原则和程序。

1. 健康传播材料的制作原则

较好的传播材料是收到预期传播效果的重要保证。在制作健康传播材料时，除了要遵循思想性、科学性、针对性、实用性、通俗性、趣味性、经常性7项原则以外，还应考虑以下原则。

（1）可及性原则。根据传播者的能力、受众的使用习惯和对媒介的拥有情况来选择传播材料。从传播者角度考虑，如果材料开发团队只具备开发平面材料的实力，就不要超越其能力范围，强求开发视频、动漫作品；从媒介拥有角度考虑，应尽量选择受众方便使用的材料形式。例如，偏远农村条件较为艰苦，较少使用电视投影等现代设备，因此在这些地区要尽量避免视频传播材料的使用。

（2）及时性原则。力求将健康信息以最快、最通畅的渠道传递给目标人群。一般情况下，电视、广播是新闻传递最快的渠道。

（3）经济性原则。传播材料制作要注意在选择传播材料之初便考虑可支配经费情况。如可支配经费较少，则尽量选择板报、墙报，发掘社区内部力量，以评比形式开展活动；有一定活动经费可选择宣传折页、手册、健康简报、杂志等形式；经费很充足可考虑开发动漫或视频作品。

2. 健康传播材料的制作程序

（1）了解分析实际需求。核对收集受众的主观知识需求与形式喜好，依此分析结果，初步确定传播材料的内容与形式。

（2）收集筛选信息，提出制作计划。根据传播目的、传播主题、传播对象的特点等对所收集的内容进行筛选，认真分析不同内容的信息，从而确定传播的核心信息和纲目。然后根据传播者（机构）自身条件，将传播受众的需求与现有制作条件相结合，提出详细的制作计划。制作计划应考虑使用传播材料的目标人群、材料种类、使用范围、使用办法、发放渠道、如何进行预试验、确定数量、如何评价和经费使用等。

（3）信息加工，制作初稿。由于医学信息专业性很强，原始信息较难被非医学专业人群所接受，因此，所有医学知识制作为健康传播材料时都要进行科普化的信息加工。信息加工技巧：①专业术语转换。对于深奥、复杂的专业术语，要用容易被理解的普通词语替代。如果受众刚开始就感觉难懂，不愿继续阅读或听下去，那么健康传播就很难达到预期效果。例如，将"腹式呼吸"的"调动横膈膜的运动，使全肺的五分之四中下肺叶肺泡得到充分扩张的呼吸"变成"深呼吸就是吸气时让肚子鼓起来，然后慢慢呼出"。②避免说教，不能用"高对低"的姿态针对受众，要基本保持中立，客观分析，讲清道理。③使用一些通俗、生动的加工技巧，常见的有以下几种：一是编顺口溜，如针对合理膳食，可以编成"有粗有细、不甜不咸、四五六顿、七八分饱"。二是运用比喻，如将骨质疏松比喻为"糠萝卜"。三是运用排比，排比的使用可以增加阅读、聆听时的节奏感，使表达更具感染力。例如，"我们不能左右天气，但可以改变心情；我们不能改变容貌，但可以展现笑容；我们不能控制他人，但可以控制自己"。四是讲故事，故事能引人入胜，吸引受众阅读。讲故事时要注意用好的剧本，尽量简短，允许的情况下可设置悬念，紧扣主题。

五是列数据，列数据可以生动阐明两事物之间的关系，如"每抽一支烟，少活七分钟。按照一人一天一盒的量计算，一年下来就少活 36 天，烟龄十年就少活大概一年"。④要有艺术设计。不管哪类传播材料，版面美术设计及图是必不可少的，图文并茂给予读者或听众视觉冲击，才能达到好的传播效果。例如，在印刷品中，使用颜色、大小、加粗倾斜、下划线等区分重点；图片的选择要为主体、主题服务，切忌乱插图；示意图、卡通等视觉化的表述要明确易懂。

（4）编排和设计。不管是哪一类传播材料，都要考虑设计和编排。以印刷品为例，同一个模块的内容最好呈现在一页纸中，并且要有10%～35%的留白。适当地使用文本框和项目符号，增加可读性。

（5）预试验。健康传播材料预试验是指在传播材料正式制作之前，应用设计初稿在一定数量的目标人群中进行传播，结合相应指标对目标人群进行调查，了解目标人群对信息的理解程度和对表达方式的满意程度。预试验的主要目的是了解传播材料是否满足受众的需要，其针对性与适应性如何，受众有什么要求，材料中还存在哪些不足等，为传播材料的进一步完善提供依据。传播材料预试验也可以借助一些工具进行，如 SAM（suitability assessment of materials）评估工具。

（6）修改设计稿。在对传播材料初稿进行预试验后，设计者根据预试验中发现的问题以及受众的意见对初稿进行修改。在修改时不仅要解决初稿中的突出问题，还应认真分析受众意见，在反复权衡的基础上进行全面修改。设计稿的修改包括内容与形式两个方面：对内容的修改要以科学性和实用性为前提；对形式的修改可以多参考受众的建议，以受众的喜爱为前提。初稿要经过多次修改后才能最后定稿，并进入正式制作阶段。

（7）制作成品。当健康传播材料的设计稿经过多次修改，使受众满意后，就可以正式制作了。在制作过程中，要注意把好质量关。对于印刷类材料，要注意纸张的选择、油墨与颜料的使用、压膜与塑封的挑选等；声像类材料要注意信息载体（磁盘、磁带、CD 盘）的质量，声音与画面的清晰度，以及健康信息传播中人物表演的准确性等。同时，注意在大批量制作成品时，要进行抽样检查，以保证成品的质量。

五、健康教育"知信行"问卷设计

拟定调查问卷是进行健康教育的基本技能和现场调查的基本手段。健康教育"知信行"问卷一般用于了解目标人群的卫生保健知识态度、信念及行为现状和评价健康教育的效果，了解受众对健康教育的主观要求，对健康教育方法的接受程度等多方面的信息，是健康教育研究最常用的一种收集资料的工具。

在实践中，依据问卷答案的形式，健康教育"知信行"问卷的设计可以考虑封闭式选择答案与开放式选择答案相结合的形式，封闭式问题多一些，开放式问题少一些，尽量避免单一形式的不足，使研究结果更接近实际。

（一）健康教育 "知信行" 问卷编制的原则

健康教育"知信行"问卷在编制时，内容必须与调查主题紧密相关，即合理性；问题的设置应具有普遍意义，即一般性；问卷的设计要有整体感，即问题与问题之间要有逻辑性；问题设置应直接明了，即明确性；应避免心理诱导倾向，涉及政策、伦理社会规范、个人隐私等敏感问题时应注意保密，同时问题编制应便于整理与分析。

（二）　健康教育 "知信行" 问卷编制的步骤

（1）初步罗列调查条目。可以由研究工作组成员根据调查目的和内容，结合自身专业知识和个人经验等提出调查条目，也可以借用已有的同类调查表的条目形成调查条目池。对调查对象的特征分析是拟定调查表的基础，包括分析调查对象的社会阶层、社会环境、文化程度、理解能力等社会文化特征。

（2）条目筛选。对提出的调查项目进行分析和筛选，以便精简调查条目。可采用专家咨询法或专题小组讨论。

（3）确定每个调查条目的提问形式和类型。

（4）确定每个条目的回答选项。回答的选项与条目的提问方式和类型有关。

（5）预调查及评价。将筛选出的调查条目按一定的逻辑顺序排列，形成初步的调查表，可采用专家评价和小组讨论等方法进行初步评价，修改完善后进行小范围的预调查，对调查表的信度、效度等特性进行评价。

（6）修改完善。在上述基础上做进一步完善，形成最终的调查表。

（三）　健康教育 "知信行" 问卷的一般格式

（1）说明部分与指导语。无论是访谈式调查问卷还是自填式调查问卷，在进行实际的调查中都要有关于调查问卷的说明（也称为调查问卷的前言部分）。它一般向受访者说明调查者的身份、调查目的及重要性，如涉及敏感问题要强调保密原则，以取得被调查者的信任，争取其合作与支持。说明部分可置于问卷的开头，文字表述要简洁、平易近人，使调查对象感到亲切。指导语用于解释如何填写问卷，或解释某些调查项目的含义。当问卷中问题的回答方式一致时，指导语可置于所有问题之前统一说明；指导语还可置于问卷中，如解释问题含义，提示从一类问题转入另一类问题或跳答等。

（2）资料登录部分。该部分具体包括以下内容。

①用于区分资料，如问卷编号，调查对象姓名、住址等。

②用于核实资料，如调查日期、审核日期、调查员姓名。

③用于分析资料，如备选答案编码。

（3）问卷主体。研究中所需测量的变量和问题，是问卷中的主体部分，一般包括以下内容。

①个人基本情况，如姓名、性别、受教育程度、职业、婚姻状况、经济收入等。

②卫生保健知识，指与研究问题有关的知识。

③信念与态度，指对所研究问题有关的信念和态度。

④行为，指调查对象与所研究问题有关的行为。

（四） 健康教育 "知信行" 问卷的问题设计

1. 确定变量类型

变量有两种类型：数值变量和分类变量，前者用来收集计量资料（如身高、体重、血压等），后者用来收集计数资料。分类变量又可分为无序分类变量（如血型、是否知道某项知识等）和等级分类变量（如对某种现象的态度，可分为赞同、非常赞同、一般、不赞同、非常不赞同5级）。

2. 问题和答案形式的设计

问题形式的设计有填空式、是否式、多项选择式、表格式矩阵式等，答案依据问题形式进行相应的设计。例如，填空式，即在问题后画一短横线，让回答者直接在空白处填写。

3. 问题数量和顺序的设计

一份问卷应该包括多少个问题，取决于调查内容样本性质、分析方法、拥有的人力、财力和时间等各种因素。一般来说，问卷不宜太长，通常以回答者在20min以内完成为宜，最长不要超过30min。

（五） 预调查、 调查问卷的修改和定稿

初步完成调查问卷设计和确定调查方法后，先由经过培训的调查员在小范围内做预调查，以检验调查问卷的可行性，以及设计的问卷是否与研究目的相符合。预调查是问卷设计的一个重要步骤。即使是经验丰富的设计者，经过深思熟虑后设计出的调查问卷也需要进一步修改和完善内容。只有当完成预调查并进一步修改调查问卷后，再进行正式调查，才能避免在正式调查中出现需要的资料收集不到、收集到的资料又无用的问题。

（六） 评价与使用

编制的"知信行"问卷应进行分析与评价，分析与评价的内容包括知识题目的难度和区分度分析、信度和效度分析。适用于健康教育问卷信度分析的主要是同质性信度（评价内部一致性）和重测信度（评价稳定性），效度分析主要是内容效度和结构效度。从问卷的使用角度讲，问卷可分为自填式问卷和访谈式问卷两类。自填式问卷可通过邮寄调查或当面调查来完成，而访谈式问卷则通过直接访谈或电话访谈来完成。以不同的方式使用问卷收集资料时，问卷在设计上略有不同，使用问卷的技巧也各有侧重。问卷调查后的资料，需进一步规范和整理。资料整理主要包括资料的审核、资料的编码与录入、统计表与统计图的制作三个方面的内容。

六、健康教育讲座技能

健康教育讲座是健康信息传播常用的方法，是一种科学，也是一种艺术。健康教育讲座对主讲人的要求很高，除了需具备丰富的健康教育专业知识（临床医学、预防医学、健

康教育学、心理学、教育学、健康教育学相关学科等）和较强的综合能力（开发领导、组织协调、现场组织和实践工作等）外，还需懂得人际传播和演讲技巧，并具备良好的心理素质和身体素质。不管现代教育技术怎么发展，健康教育讲座都是最有效的健康信息传播方法之一。"讲"的能力是健康教育的基本功，可以利用现代教育技术使讲座效果更好，但条件不具备时同样要讲出效果。因此，健康教育和健康管理工作者必须练好"讲"的基本功。

（一）健康教育讲座的定位

健康教育讲座既不同于专业的理论授课，也不同于极具感染性的演讲，它是以科普的方式将健康领域的科学技术知识、科学方法、科学思想和科学精神传播给公众，从而达到培养公众健康素养和提高公众自我健康管理水平的目的。健康教育讲座属于语言传播，是一种高效的健康传播方法。它在注重知识传播的同时，更加关注受众的技能操作、传播过程中的互动及效果的反馈。

（二）健康教育讲座技能

就讲座过程而言，健康教育讲座一般可分为3个阶段：准备阶段、讲座阶段和答疑阶段。每一阶段的具体内容及原则概述如下。

1. 准备阶段

这一阶段主要解决"讲什么"的问题，包括讲稿和 PowerPoint（PPT）课件两方面的准备。

（1）讲稿准备：讲稿是讲座的依据，要准备一份好的讲稿，主要是围绕"讲什么"进行内容的选择和加工，而内容选择的核心就是受众需求。受众需求什么？如何准确掌握受众需求？这些问题已在本章第一节论述，此处不再赘述。总之，对受众了解得越详细、越深刻，讲座就越有针对性。当然，健康教育讲座的讲稿也服从一般文稿的要求，如简明扼要、条理清晰、逻辑性强等。一般来讲，讲稿包括前言、主体和结论3个部分。

（2）PPT课件准备：健康教育科普讲座多借助于 PPT 图文并茂的演示文稿，更形象、更生动地表达主题内容，让受众用多种感官去接收信息，以增强讲座效果。PPT 制作时，应选择明亮的模板，以利于内容表达；色彩对比鲜明，制作时应考虑投影仪播放效果；字体选择粗体类，标题字号不小于48号，正文字号不小于28号；单张幻灯片最好控制到5~6行，每行10~15字，字数不宜过多过密；加图恰当，不能喧宾夺主；幻灯片适当留白。

2. 讲座阶段

这一阶段主要解决"怎么讲"的问题。讲座阶段是观点及知识点的表达，是一种语言展示，主要核心是表达技巧和控场技巧，通过合适的语言和体语表达来实现。

（1）入场：主讲人进入讲座现场，如受众已经就位，主讲人应把握的3个要点是"扫""笑""招"。"扫"即扫视全场，目光要从场地的一边到另一边，之后稳稳回到中间的位置。通过扫视可以大致了解场地大小、受众人数，做到心中有数。"笑"和"招"

即微笑和招手，表现出一定的亲和力，可以给受众一个良好的初步印象。

（2）讲座开场：好的开始是成功的一半，开场设计是关键。讲座的开场从形式到内容都要有新意，要有独创性。讲座开场有很多形式，如正统式、自我介绍式、轻松幽默式、聊天式、调查式、问题式、展览式、视频式、游戏式、明星式、悬念式、神秘式等，一般 $1 \sim 2min$ 即可。

（3）语言表达技巧：对于一场好的健康教育科普讲座，其效果 93% 取决于声音和表情两个要素。语言表达技巧主要包括三个方面：语言规范、得体，表达生动、通俗，适当互动和反馈。讲座的"台风"也直接影响讲座效果，应当符合四项基本要求：语言通俗易懂、风格幽默风趣、站姿落落大方、走动平稳有力。

①语言规范、得体：主要包括语言和体语表达的技巧及其规律。语言表达包括语速、语调、音量、吐字清晰、停顿、克服习惯性用语 6 个方面；体语表达包括姿势、走动、手势、眼神与表情、着装。整场讲座中，要注意每 $10 \sim 15min$ 有明显变化。

a. 语速：主讲人要能够控制讲座的节奏，防止过快或过慢。节奏过快，听众没有足够的时间接纳新的信息；节奏过慢，则易使听众昏昏欲睡。但也不要自始至终以一种速度讲座，这样也会使听众感到厌倦。一定的速度变化，有助于主讲人表达情感，调动情绪。

b. 语调：讲座需要激情，这种激情往往是一种长期的内在修炼，与主讲人对事业的忠诚度和敬业精神有关。但现场真情常常靠一定程度的语调、语速变化来表达，通过语调的变化来强调重点，突出主题。

c. 音量：主讲人的声音要洪亮，讲话要让所有的听众听到，若有疑惑，应确认一下。声音要洪亮，但不能声嘶力竭。

d. 吐字清晰：主讲人的口齿要清楚，不要含糊不清，不要吞音。

e. 停顿：主讲人要学会控制讲座的节奏，以节奏的变化表现不同情感的变化，必要时可使用停顿，但停顿的时间不要过长，停顿时切忌发出"啊""啦""哈"等声音。

f. 克服习惯性口语：语言流畅，切忌语句中出现"啊""这个""那个"等习惯性口语。

g. 姿势：主讲人要自然站立，不要紧张，站直且重心要稳，切忌双脚交叉站立。不要双手托桌或单肘撑桌。

h. 走动：主讲人常常要略微走动，一是作为语言的补充，二是增强受众的参与度。走动要稳健，快慢适中，不能过于频繁。

i. 手势：在讲座中，往往用手势来强调或描述某个观点或某种事物，但手势一定要用得合适、用得自然，切忌把手始终固定在某个位置上，也要避免连续用手势。

j. 眼神与表情：讲座时，表情一定要自然、适度，要与内容贴切，还要随时关注各方位听众的反应，经常保持目光接触，切忌望天望地、望黑板而忽视了听众的存在。

k. 着装：主讲人的着装一定要得体、大方，符合职业特点。一般要着正装，切忌衣冠不整或珠光宝气。

②表达生动、通俗：科普讲座要做到表达生动、通俗，可以通过许多手段、方法和技巧来实现，如借用合适的道具、故事讲解、数据列举等。急救专题健康教育讲座时可利用

三角巾等辅助道具进行止血技能的讲解；讲故事时应设计一个好的剧本，并进入角色，惟妙惟肖地表达，结束时可留有悬念，注意点明主题；列数据要形象并与实际生活相联系。总之，讲座现场语言表达基本做到听众听得懂、乐意听、用得上。

③适当互动和反馈：讲座中要随时观察听众，设置问题要注意给出答案，受众提出问题要有回答，时刻注意调动受众的参与意识。讲座中的互动技巧，可采用每45min休息一次或做较刺激的活动，每场讲座设计几次互动，与15min变化节奏吻合。

（4）控场技巧：科普讲座的控场技巧包括临场技巧、约束技巧、调动技巧和应对技巧四大类，常见的需要适当控制的场景有怯场、乱场、冷场和闹场，不管是哪种情况，都应沉着、积极应对。例如，怯场时，要学会自我控制，调整情绪。具体方法为：在讲座前通过深呼吸、活动四肢来控制情绪，讲座开始时将注意力集中于受众，不要过分关注自我。另外，在控场方面，还要注意讲座时间的把握。健康教育科普讲座一般为 1 ~ 1.5h，根据需要可做适当调整。主讲人应对讲座内容非常熟悉，根据具体时间灵活调整讲座的设计，做到胸有成竹、游刃有余。一般来讲，一张健康教育科普类的幻灯片可讲 1 ~ 2min。

（5）结尾：成功的结尾可以加深认识，揭示题旨。结尾部分的关键在于进一步总结自己的观点，再一次强调讲座的重点，使受众进一步加深对讲座主题的理解。结尾要简明扼要，不宜过多、过泛，要起到画龙点睛的作用。在讲座结尾时，可以套用"总结观点、表示感谢、提出希望、请求采取行动、简洁而真诚地祝福"的惯用表达。

3. 答疑阶段

讲座之后，讲座的内容若能引起听众的兴趣，答疑则是必不可少的一部分，但需结合现场实际情况进行。一般来讲，受众人数较多（超过100人）时不宜进行。如需答疑，注意把握以下几个原则。

（1）倾听：主讲人在答疑时首先要学会倾听，要全神贯注地听，对提出的问题要给予高度重视并思考。

（2）与受众保持良好的关系：要用积极的态度耐心解答每一个问题，并且确认自己的回答是否让受众满意。

（3）预见、分析问题：回答问题时，要预见、分析还有哪些潜在的问题会提出来，要准备足够的资料，推理过程要严密，不要有漏洞。

（4）澄清问题：听到问题后，要仔细分析，若有疑问，则要请提问者再重复一遍，如果是一个问题里含有几个问题的话，应该让提问者一个一个地提问，然后逐个解答。对于不了解或不清楚的问题，可以推荐咨询专家或承诺讲座后进一步查询并给出答案。

（5）避免过于专业：在回答问题之前要考虑到提问者的背景、知识层次和知识结构，尽量避免过多使用专业术语。

总之，将按照原则、信息加工的知识技能通过语言更有感染力地传播给受众是健康教育工作者的基本能力。

七、团体行为训练

（一） 团体行为训练的概念

团体行为训练，又称拓展训练、团体辅导、心理素质训练等，是一种特殊的教育过程。实质上，它是在心理学原理和方法的基础上，根据身心互动理论设计和组织的一系列活动。团体行为训练通常由 1~2 位指导教师组织，参加人数以 6~30 人为宜，太少、太多都会影响训练效果。

（二） 团体行为训练的作用

团体行为训练最大的优势就是通过参训成员间的相互交流、相互作用和相互影响促进参训成员学习和运用心理健康知识，使参训成员得到感官体验和理性认知，是群体心理健康教育的常用方法。

1. 团体行为训练可让成员得到多方面的帮助

团体行为训练可以让个体在活动中观察、学习、体验，更好地认识、探索和接纳自我，调整改善与他人的关系，学习新的态度与行为方式，促进身体、心理和精神达到良好的健康水平。团体行为训练是多向沟通过程，成员之间互相支持、集思广益，共同探寻解决问题的办法。每个成员同时可以得到许多其他成员的帮助，自己也可以成为帮助其他成员的力量。

2. 团体行为训练可以高效排查心理问题

团体行为训练是一个或两个指导教师面对多个团体成员，这要比一对一的心理咨询服务效率高得多。在活动和分享过程中，指导教师可以通过参训成员的行为、动作语言、表情等判断参训成员的心理健康和社会适应程度，防患于未然，避免心理问题的产生。在社区或工作场所进行群体健康管理的过程中，随时可能发现群体中存在心理问题的对象，从而进行及时的心理干预或开展咨询工作。因此，团体行为训练方法是解决群体心理问题最经济的方法。

3. 团体行为训练可以对常见的心理问题早预防早干预

人的许多心理问题都是在特定的社会环境中产生、发展的。团体行为训练通过设置有针对性的场景，把未来可能会发生的事件拿到当下，让参训成员提前感受，防患于未然，避免真正面对此类场景时对心理健康产生更大的不利影响。

（三） 团体行为训练的组织实施

训练前，指导教师应根据参训人群、主题目标、时间、场地等要素精心设计方案，对于训练的模块、内容衔接以及每一项目的导入、实践、分享环节都要做到心中有数，甚至一些训练辅助设备和物品也应准备齐全。

一般而言，团体行为训练的组织实施过程如下。

1. 内容设计

内容设计是对参训成员的特征与需求进行调查分析，制定出尽可能满足参训成员所在机构或个体要求的训练内容与项目，这是团体行为训练实施中最重要的一个环节。

2. 场景布置

进行场景布置，要按照活动项目的内容特点，合理利用所在环境特点，布置所需辅助器材，尽量符合项目所要求的真实性。

3. 挑战体验

组织参训成员参与活动，接受挑战，完成项目要求的任务，使参训成员积极体验并从中获得感悟。

4. 分享感悟

分享是团体行为训练的重要组成部分，是在参训成员体验后按特定的形式，将各自完成任务时和完成任务后的感受真诚地表达出来，与大家分享得失，求同存异，达成默契，共同学习。

5. 引导总结

指导教师结合活动中出现的问题和认知感受进行引导，用心理学理论和基础进行总结，使参训成员的认知更加严谨与系统化。

6. 提升心智

在分享感悟与引导总结后，将参训成员的感悟与理解进行升华，主要运用鼓励与肯定的形式，使其对自己的能力与潜力有一个新的认识。

7. 改变行为

促使参训成员将训练中的所感所悟运用到实际生活情境中，达到训练的最终目的。团体行为训练实施的难点在于指导教师要具备丰富的带教经验，要有严谨的组织操作流程及灵活的控场能力。因此，指导教师必须抓住关键，融会贯通，灵活应用，这样才能达到触动心灵、引导成长的目的。

第三节 健康教育在健康管理中的应用

健康教育是提高健康素养的基础性工作。因此，无论是个体健康管理还是群体健康管理，都要应用健康教育。

一、体检及接受健康管理前的教育与动员

健康管理引入我国的时间不长，成为个体、群体保健途径更是近几年的事。在大众健康素养较低并缺乏保健意识的情况下，较新的理念及健康管理服务需要通过健康教育来实现。体检、健康管理前教育与动员相当于公关和服务营销，可以提高被管理率及被管理者

的依从性。只有动员被管理者主动积极参与，健康管理才能更有效。因此，对个体和群体进行健康管理前的健康教育很重要。具体来讲，体检及建立健康档案以及后续健康指导和促进健康等工作，需要用到健康教育的讲座、咨询、劝服等技能。例如，有研究者为了评价健康教育在老年人健康管理中应用的效果，设计对观察组老人开展健康教育，对照组则不做处理。对比两组的健康资料发现，观察组老人的健康管理率、规范健康管理率均高于对照组。

二、体检及信息收集过程中的教育与指导

无医学常识的普通民众对于体检及相关信息收集不甚了解，有的消极应付，甚至抵触。健康管理作为医学服务的一种，应该尽量体现其服务属性。所以，在体检过程中给予教育与指导，对于建立完整的健康档案、提高服务质量、建立融洽的服务关系来说很有必要。体检过程中的健康教育体现在以下几个环节。

（1）耐心介绍填写生活方式及相关信息问卷的重要性。

（2）介绍体检须知、体检环境设施、体检流程、体检项目。

（3）制定体检指引单，包括各科室楼层指导、空腹体检项目、饮水体检项目等。

（4）说明抽血测血压等各项检查的注意事项。

在此过程中，用到的健康教育技能有沟通、咨询、劝服等，也就是说，所有与服务对象解释的内容都要按照健康教育专业的要求去加工处理，达到"科学合理、通俗易懂、简便易行、有趣乐听"的水平。

三、健康评估及商定健康管理方案过程中的教育与指导

根据体检数据和问卷信息进行健康评估的结果包括两个方面的内容：一是现在存在的健康问题，包括不良的生活方式与行为；二是未来的健康风险。前者一般人能理解也好接受，后者一般人不易理解也不易相信，这就需要健康管理工作人员做一些科学的解释。

健康风险是人的常见风险之一，它是指在人的生命过程中，环境、社会等外部因素和人自身的内部因素威胁或损害健康的各种可能性。健康风险会给个人、家庭和社会带来一定程度的损失。健康风险评估的数学模型原理对于普通公众来讲可能难以理解，但是运用风险交流给他们提供更多的信息，帮助他们对自身健康做出明智的决策是可行的。健康风险的可控部分，就是健康管理需要干预的内容。

进行风险交流后，健康管理工作人员需要运用健康咨询的 5 个步骤与被管理者商量，共同建立健康管理方案。健康咨询的 5 个步骤又称为 5A 模式，具体为：

（1）评估（assess），了解服务对象的体检数据、行为状况相关知识、技能、自信心等。

（2）劝告（advise），为服务对象提供危害健康的因素、行为改变的益处等信息。

（3）共识（agree），根据服务对象的兴趣、意向和能力，共同设定一个改善健康和行

为的目标。

（4）协助（assist），让服务对象找出行动可能遇到的障碍，帮助确定正确的策略、解决问题的技巧及获得社会支持的方法。

（5）随访（arrange），明确下次随访的时间和方式（上门、电话、电子邮件等），明确行为干预措施的反馈和评估方式。

四、健康管理方案实施过程中的指导与干预

根据每一个人评估的结果，健康管理服务可分为生活方式管理和疾病管理。

生活方式管理包括营养指导、体力活动指导、控烟指导、情绪调节等。根据每一个人的具体情况开出不同的"处方"，除了要达到"科学合理、通俗易懂、简便易行、有趣乐听"的水平，更要考虑被管理者的工作环境、工作性质和实际生活中的可行性、可操作性。目标制订要适当，过高则不可及，过低则效果差。如果一个人的健身活动计划是每天30min 力量训练，30min 慢跑、快走等耐力运动，20min 柔软度的瑜伽训练，看起来不难，但每天坚持全部做到很难，还不如设计为每周 3 次耐力运动、3 次力量训练和 1 次柔软度训练，这样更易让人接受。因此，健康管理方案应因人而异，进行个性化设计。

疾病管理更为专业，必须由医生来承担。不过，医生在做院外慢性非传染性疾病的管理时应跳出"治病"的固定思维，用健康管理的理念和方法帮助患者康复以及控制疾病发展，提出更为人性化的指导。

纵观健康管理服务全程，健康教育贯穿于绝大多数工作环节，所以，健康教育工作者应重视健康教育技能的学习与提高，使这些技能在健康教育工作中发挥积极的作用。同时，健康教育工作者要深刻认识到健康教育的难度和复杂性，给予服务对象更多的人文关怀，真诚、耐心地对待每一位服务对象，让他们体验到较高的服务品质。

第二章　健康促进

第一节　健康促进的测量及其指标评价

健康促进评价指标要力求客观、全面地反映个体、群体和社会的健康状况及发展趋势，以寻求促进健康的有效途径。因此，健康促进测量是卫生事业的一项重要内容。通过科学、有效的测量方法，采用特异、可行的测量指标，以了解人群健康状况的分布和趋势，讨论和分析影响人们健康的因素，促进社会制定有益的经济和卫生政策，以及评价健康促进项目效果都是十分重要的。

一、健康促进测量的指标体系

人体的生命活动过程是极其复杂的，如何对其进行测量，通过哪些指标来反映人体的生命过程或状态，如何进行分析和评价，是健康促进测量的重要内容。由于人类健康（包括个体或群体）状况受多种因素，包括自然、社会与环境因素，个人行为因素，人类生物学因素和卫生保健因素的影响，所以个体或群体的健康状况是影响健康的诸多因素共同作用的结果。因此，在讨论测量健康促进的指标体系时，必须充分注意健康问题产生的原因或危险因素的影响，注意体现生物心理社会医学模式，使测量指标体系进一步完善，并形成系统。

（一）健康促进测量指标的分类

健康促进测量指标包括针对健康状况和对生活质量进行评价两个方面。反映健康状况的指标根据考察对象、范围、内容、侧重不同可分为很多类型，各自从不同的侧面反映人的生活质量。它既可从群体着眼，也可以从个体角度考虑；既可按生物、心理、社会等不同侧面划分，也可按结构和功能来描述；既可从时间取样范围划分，也有断面和过程之分；从群体指标来看，还有直接指标和间接指标之分。

健康是复杂的生物学和社会学现象，涉及自然、生物、社会等多个方面，其内涵抽象，外延广泛，很难对其进行准确而全面的测量，而且与健康判定和社会发展程度及人们的生物学、社会学特征有关。此外，分析健康问题的人由于背景不同或出于不同的目的和需要，往往会从不同的角度去考虑健康问题。因此，用于测量健康促进的健康指标可以有多种分类，以满足从不同的角度或在不同的层次和水平上评价居民健康状况的需要。

根据不同的分类标准，可将健康指标分为如下几类：

（1）按照健康测量的对象，分为直接指标和间接指标。直接指标是指可以直接测量个体或群体健康状况的健康指标。常用的直接指标包括生长发育、营养状况、症状和功能、疾病、残疾、死亡、心理及行为指标。间接指标是指通过对人的生活环境和人口学特征的测量，间接地反映健康状况的健康指标。由于人的健康水平与人口学特征及人的生存环境密切相关，因而间接指标可以在一定程度上反映人的健康状况。常用的间接健康指标主要包括反映人口学特征的指标（如性别、年龄、职业、文化等）和反映环境的指标〔如国内生产总值（GDP）、人均国内生产总值、就业率、识字率、人均收入、人均住房面积、安全饮水普及率、每千人口医生数、每千人口病床位数等〕。

（2）按照健康测量的内容，可分为生理学指标、心理学指标和社会学指标。人的健康具有生理、心理和社会3个方面的特征，因而反映健康状况的健康测量指标无疑也应包括这3个方面。这种划分是与世界卫生组织提出的多维健康概念相对应的。

（3）按照健康测量的方式，可分为客观指标和主观指标。客观指标是通过物理检查和实验室检查等手段获得的生理、生化等方面的指标或其他客观存在着的指标，也就是我们通常所说的"硬指标"。这种指标能够较客观地反映实际存在的可以测量到的健康现象或事物，但难以反映人们的主观感受和心理活动。主观指标是指通过自我报告的形式来反映人们在健康方面的主观感受、心理活动等指标，它可以弥补客观指标在健康测量中的不足。从某种意义上讲，主观指标更能够体现人的社会性。

（4）按照健康测量指标本身的性质，可分为指标和指数。指标是指对健康现象的具体测量，它能够从某一方面或某一侧面来反映健康状况。在评价健康状况时，常常将多个指标结合起来进行评价。指数（或系数）是指由多个指标通过某种方法或法则构成的综合指标或量表得分，它更能全面地反映客观现象，如恩格尔系数等。对于主观感受、观点、倾向、心理活动，通常只能用指数形式来测量。

（5）其他分类。健康测量指标还有许多其他分类，如结构指标和功能指标、个体指标和群体指标等。健康测量指标分类的目的并不是非要将某个指标归为某一类，而是为了更清楚地了解各类健康测量指标的功能及健康测量指标之间的联系和区别，以便更合理、更有效地选择和使用健康测量指标。在实际工作中，常根据需要和可能将多种分类结合起来，以不同的组合形式加以归纳和应用。

（二）健康促进测量指标体系

自世界卫生组织（WHO）提出"2000年人人享有卫生保健"的目标之后，尤其是

《渥太华宪章》发表之后，健康促进评价指标体系的研究有了较大的发展。越来越多的地区和国家开始研究并使用一些综合性的评价指标体系。1999 年，第 4 届国际健康促进大会期间，WHO 提出了如下评价指标。

（1）人群健康学指标，如生长发育、生育率、健康寿命等。

（2）日常生活质量指标，如无病痛或残疾、情绪愉快、精力旺盛等。

（3）临床健康学指标，如发病率、死亡率、病死率等。

（4）社会健康学指标，如失业率、居住条件、空气质量等。

（5）生物学和生物医学指标，如免疫缺陷等。

2000 年，第 5 届国际健康促进大会在墨西哥的墨西哥城召开，参加会议的各国卫生部部长共同签署了《部长宣言》，并制定了《国家健康促进行动规划框架》，指出对于综合性干预措施的健康促进结果评价，包括以下 9 个方面。

（1）知、信、行的测量，包括健康相关知识、态度动机、行为、个人技能的改变和自我效能。

（2）社会行动与影响的测量，包括社区参与、社区赋权、社会规范和公众舆论。

（3）健康政策和组织实践的测量，包括政策制定、立法、规章、资源分配、组织实践、文化和行为。

（4）健康生活方式和条件的测量，包括烟草使用、食物选择和获得、体力活动、饮酒、违法性药物滥用以及社会和物理环境下的安全性因素与危险性因素比值的测量。

（5）有效健康服务的测量，包括提供疾病预防服务、卫生服务的获得以及健康服务在社会文化上的适应性。

（6）健康环境的测量，包括使用烟草、酒类、违禁药物，为青少年和老年人提供的健康环境，远离暴力和药物滥用。

（7）社会结果的测量，包括生活质量、职能独立、社会支持性网络、社会公正和平等。

（8）健康结果的测量，包括发病率、致残率、可避免性死亡率的改变，社会心理适应能力以及生活技能的改变。

（9）能力建设结果测量，包括可持续发展、社区参与和社区赋权。

二、健康促进测量常用指标及意义

为迎接 21 世纪，WHO 西太平洋地区提出将重点放在生命的准备期、婴儿期、青年期和成年期等时期个人的生活质量上，并以提高老年人的生活质量为最终目的。对很多影响个人健康的因素必须进行监控和评价，有些因素并不直接与健康有关，但对生活质量有相当大的影响。因此，新指标在提高生活质量方面将发挥重要的作用。从身体、精神健康和社会适应的意义上看，有许多类型的指标反映生活质量，如健康状况、卫生服务、环境卫生、人口社会经济、心理社会、健康生活方式等。以下所列的各项指标并非指令式的，而是探讨式的。因此，可以预计指标种类和应用于各地区的目标不可能是一致的，需要修改和精炼已有的指标并找出新的指标以满足具体项目目标的要求。

（一）人口学测量指标

人口学测量指标反映该地区的人口构成、性别比例、人口自然增长率、期望寿命（健康期望寿命）、教育水平、老龄化程度，从整体上衡量该地区的健康水平。人口学测量指标主要有以下几项：

（1）按年龄和性别分组的人群的百分比。

（2）按民族分组的人群百分比。

（3）15 岁以下人口占总人口的百分比。

（4）60 岁以上人口占总人口的百分比（超过 10% 为老龄化社会）。

（5）65 岁以上人口占总人口的百分比（超过 7% 为老龄化社会）。

（6）粗出生率 = 某地区某时期的活产数/年中人口总数。

（7）粗死亡率 = 某地区某时期全部死亡人数/该地区该时期内的平均人口数。

（8）人口自然增长率 = 人口出生率 − 人口死亡率。在一定的条件下，人口保持相应的增长率是健康水平高的标志。社会发展程度越高，增长率则越会趋向稳定的低水平。

（9）性别比例（男性人口/女性人口）。

（10）期望寿命（life expectancy），指某个年龄组人口预期今后尚能存活的平均年数，是根据各年龄组死亡时编制寿命表的方法来计算得到，而不是死亡年龄的均数。它用人们的生存时间长度来反映健康水平，常用的指标是出生时平均期望寿命，即估计人口中全部活产婴儿所能生存的平均年数，是反映一个国家或地区的经济、卫生发展状况和人口健康水平的重要指标。

WHO 提出"21 世纪人人享有卫生保健"的总目标之一是使全体人民增加期望寿命和提高生活质量，即不仅要提高期望寿命，更重要的是要提高生活质量。因此，WHO 进一步提出了健康期望寿命的理念，进一步发展了以下指标：

（1）失能调整生命年（disability − adjusted life year，DALY），是指死亡导致的生命时间损失与失能状态下的生存时间相结合的综合指标。早死导致生命时间损失（years of life lost，YLLs），是经过年龄权重调整以及经过了时间贴现的标准减寿年数。其实用的标准取其期望寿命（男性为 80 岁，女性为 82.5 岁），时间贴现率为 3%。失能状态下的生存时间（years of life disability，YLDs），是根据失能比例、发病率、发病年龄、病程、失能权重等，利用积分函数计算出来的，并经过时间贴现。DALY 即为 YLLs 与 YLDs 之和，DALY 将疾病导致的两个重要的负面作用——过早死亡和失能结合起来，以用于估计疾病带给人群的负担，其值越大，表示疾病造成的损失也越大。

（2）无残疾期望寿命（disability free life expectancy，DFLE），是指从寿命表中的平均寿命中减去因残疾而耗损的寿命后所得的平均寿命。与传统的期望寿命不同的是，传统的期望寿命是以死亡为观察的重点，而 DFLE 是以无残疾作为观察重点。该指标反映了居民处于健康状态下的平均寿命，即反映了人生存的质量，而不仅仅是生存时间的长短（DFLE 的计算详见《实用卫生统计学》的有关章节）。

（3）质量调整生存年（quality adjusted life years，QALYs），是用生命质量来调整期望寿命或生存年数而得到的一个新指标，是生存数量和生存质量两者综合而形成的一种多维的、定量化的健康测量指标。它通过生命质量把疾病状态下或健康状况低下的生存年数换算成健康人的生存年数。此指标具有很多的优点，如反映健康的灵敏度较高，既能反映健康的积极方面又能反映健康的不良方面；不仅考虑到疾病现象的存在还涉及疾病所致的后果。

（4）活动期望寿命（active life expectancy，ALE），是 1983 年 Katz 首次提出的，即能够维持良好的日常生活活动功能的年限。ALE 比 DFLE 又前进了一步。

（二）卫生政策测量指标

制定卫生政策的目的在于确保提供必要的健康先决条件，促进发展健康的生活方式；保护社区、家庭和个人远离危险因素，使他们尽早做出最有利于健康的选择。这些政策包括：卫生资源的公平分配、就业保障、足够的住房，普遍获得高质量的教育、获得有利于健康的食品、获得健康的相关知识，有安全的交通、有娱乐和体育锻炼的场所，有发展生活技能的机会与社会支持性网络连接。有些政策虽然与健康的关系不是那么直接，但对于提高生活质量、发展健康促进项目至关重要。在卫生政策方面，特别要体现组织的变革、资金的到位和国家地方制定的法令、规章和规范的实施。

国家的卫生政策及有关法律条款既是发展卫生事业、提高社会卫生水平的关键因素，也是反映一个国家和地区领导层是否重视居民健康的依据之一。卫生政策是影响健康的一个十分重要的外环境因素。无论是集权制还是分权制管理的国家，卫生政策都会影响到卫生资源的分配、群众的参与、卫生体制与医疗保健体制等方面。卫生政策测量指标包括以下几点：

（1）国家和地方政府部门对卫生事业的重视程度。例如，是否正式把健康促进或健康城市目标纳入政府卫生事业发展规划，是否制定地区健康促进规划等。

（2）卫生资源分配的情况。其主要指卫生资源分配的足够程度和公平程度。卫生事业费占财政支出的比重是指政府在卫生事业上的投入，包括医院经费、卫生院补助、防疫事业费、妇幼保健经费、药品检验机构经费、中等专业学校经费等，是反映各级政府在卫生事业方面投入水平的指标。卫生事业费占财政支出的比重反映了政府在卫生事业上投入的相对水平。

（3）社区参与改善卫生状况的程度。社区参与是国家和地区改善卫生状况，提高健康水平的重要途径之一，而群众参与是有效地改善社会卫生状况的重要途径。人群的健康意识和参与程度会直接影响到卫生政策的贯彻实施。

（4）卫生组织机构和管理体制的完善程度。健康促进主要针对的是健康的决定因素，由于决定健康的因素是多样的，所以多部门合作是非常必要的，特别是与社会、经济和环境部门的合作。因此，建立有权威性、有凝聚力的多部门组成的领导机构是必不可少的。在制定策略时，应重点考虑不同部门间的合作，并对管理体制的完善程度、可用卫生服务的普及程度和系统性，卫生管理体制内部的协调性，卫生信息系统的利用程度，项目规划和规划制定、执行情况进行分析。

与其他类的指标相比，卫生政策指标更具有宏观性和非定量性。以往的社会卫生状况分析中，经常忽视卫生政策指标。如今这一指标的评价越来越为政策分析者、决策者和卫生状况研究者所重视，并成为社会卫生状况分析指标不可缺少的一部分。

（三） 环境卫生测量指标

环境是人类发展的基本条件，环境的优劣直接影响着人们的身心健康，影响着人们的生存与发展。常用的环境卫生测量指标有：①万元 GDP 用水量。②空气污染指数（API），是一种反映和评价空气质量的数量尺度方法，就是将常规检测的空气污染物的浓度简化成为单一的概念性指数数值形式，并分级表示空气污染程度和空气质量状况。③TSP（总悬浮颗粒物）年平均值（mg/m^2）。④SO$_2$（二氧化硫）年平均值（mg/m^2）。⑤烟尘控制区覆盖率（％），指各烟尘控制区面积之和/总面积×100％。⑥环境噪声平均值（dB）。⑦工业废水处理率（％），指工业废水处理量/工业废水总排放量×100％。⑧工业固体废物综合利用率（％），指工业固体废物利用量/工业固体废物总量×100％。⑨汽车尾气达标率（％）。⑩人均公共绿地面积（m^2/人）。⑪雨污分流、污水截流处理率（％）。⑫环境卫生设施配套率、完好率（％）。⑬人均体育场地设施面积（m^2/人），指全市范围内体育场、体育馆，社区专门用于居民体育运动的健身房、健身点，学校体育场地以及社会经营性体育场地面积之和/人口总数。⑭道路完好率（％）。⑮环境清扫保洁率（％）。⑯生活垃圾日产日清率（％）。⑰生活垃圾分类收集率（％）。⑱水冲式公厕覆盖率（％）。⑲燃气使用普及率（％）。⑳残疾人无障碍设施完好率（％）。

（四） 社会经济测量指标

社会经济测量指标有以下几种。

（1） 国内生产总值（Gross Domestic Product，GDP）。它是衡量一个国家或地区经济发展水平、发展速度比例和效益的重要指标，是指一个国家或地区内所有经济部门的劳动者在一定时间内（常为 1 年）所生产的全部最终产品的总量，是社会全部生产活动的最终成果。

GDP 以货币为单位，不仅包括物质生产部门提供的产品（货物）价值，也包括非物质生产部门提供的劳务（服务）价值，比较真实地反映了一定时期国内经济发展水平。

（2） 人均居民收入。它是反映居民生活水平的重要指标。其中，居民收入指一定时期内从国民收入分配、再分配所得归个人所有的货币形式和实物收入，主要包括以下几部分：①居民所得的劳动报酬或劳动收入，包括职工工资、农民所得劳动报酬、个体经营的劳动者的收入及其他劳动收入；②居民从工作单位获得的非工资性收入，如差旅补助、生活困难补助、独生子女费、交通费、食品补助等；③从国家财政和集体经济的公益金中得到的收入，如离退休金、抚恤金、救济金、助学金、转业退伍金、五保户生活费等；④其他收入，如利息、红利、租金等财产性收入，赠送等转移性收入，侨汇、出售财物和废品收入等。居民的健康水平与其收入水平密切相关，因而该指标是评价健康状况所必不可少的间接健康测量指标。

（3）恩格尔系数。它是指家庭总支出中用于食品的百分比，系数越低，说明生活水平越高。

（4）人均住房面积［m²/人住房成套率（%）］及热量摄入量。其既是社会经济指标，又是社会卫生指标，反映居民的基本生活条件。其中住房面积指调查时点居民的实际居住面积。食物摄入也是反映国民基本生活条件的指标，常以热量（焦耳）摄入为单位。

（5）劳动人口的就业率和失业（待业）率（%）。它是综合性指标，既可以反映国家经济发展水平和工业化程度，又可以反映劳动人口潜在能力、社会安定程度和生活质量。

（6）15岁以上成人识字率（%）。它是反映国民受教育程度的指标，与其相对应的负指标是文盲率。

（7）安全饮水普及率（%）。它指某地某一时点使用安全饮用水的户数与总户数之比，是反映居民生活条件的指标。是否饮用安全水与消化系统疾病的发生率密切相关，而消化系统感染又是反映居民健康水平及卫生保健水平的指标，因而该指标在一定程度上可以间接反映居民的健康状况和卫生保健水平。其计算公式如下：

安全饮水普及率＝使用安全饮用水的户数/总户数×100%

（8）5岁以下低体重率（%）。

（9）18岁以下人口经济低于贫困线率（%）。

（10）所有儿童完成初等和中等教育的百分比（%）。

（11）15岁以上人口受教育平均年数。

（12）25岁以上人口受教育平均年数。

此外，社会经济测量指标还有：职工养老保险覆盖率（%）、职工工伤保险覆盖率（%）、职工失业保险覆盖率（%）、老人福利床位数（张/千人口）。

（五）卫生服务测量指标

卫生服务不仅是指临床服务，还包括预防、保健临床、康复、计划生育技术和健康教育。卫生工作必须结合社会和经济的发展，再建卫生与社会的纽带。卫生服务的责任在于促进全体人民的健康，而不再仅仅满足于治疗某些疾病。事实上，每天都有无数的人罹患和死于各种可以预防、可以治疗或者自己招致的疾病。而且，许多人不能随时享受任何形式的卫生保健。因此，不论城市还是农村，都必须实施"人人享有卫生保健"的策略。降低社会不公平程度是公共卫生工作中压倒一切的目标，因此，在医疗卫生服务中要给予弱势群体不同程度的关注。政府应制定一系列政策，保证弱势群体的利益不受侵害。

卫生服务指标涉及范围比较广，其中最主要的是医疗卫生服务需要量及利用率、卫生资源和医疗卫生费用指标。

1. 常用的卫生服务测量指标

（1）2周内每千人门（急）诊人数及次数。

（2）1年中每千人口住院次数及住院天数，应就诊而未就诊率（%）及其原因分析，应住院而未去住院的比例及原因分析，免疫接种覆盖率（%）。

（3）4 个月内婴儿母乳喂养率（％）。

（4）1 岁以内接受全程免疫接种率（％）。

（5）妊娠期间破伤风毒素免疫率（％）。

（6）育龄妇女家庭计划入户率（％）。

（7）孕产妇产前检查率（％）。

（8）孕妇培训率（％）。

（9）产后访视率（％），住院接生率（％）。

（10）已婚妇女节育率（％）。

（11）花在老年保健上的卫生预算百分比（％）。

（12）65 岁以上老年家庭健康保险率（％）。

（13）上门护理率（％）。

（14）缺乏医疗保险的人数等。

2. 卫生资源测量指标

（1）卫生经费占国内生产总值的百分比。

（2）公共卫生支出（public expenditure on health，PEH）占总卫生经费的百分比。

（3）公共卫生支出占政府财政支出的百分比。

（4）社会健康保险支出（social security expenditure on health，SSEH）占公共卫生支出的百分比。

（5）卫生服务费用指标，如人均卫生（医疗）费用、每次门诊（住院）费用及卫生费用中由个人承担的比例等。

（6）每千人口医生数，指某地调查时点每千人口的医生人数，是反映该地区一定人口中拥有医生水平的指标。

（7）每千人口护士数，指某地调查时点每千人口的护士人数，是反映该地区一定人口中拥有护士水平的指标。

（8）每千人口药剂师数，指某地调查时点每千人口的药剂师人数，是反映该地区一定人口中拥有药剂师水平的指标。

（9）每千人口床位数，指某地调查时点每千人口的床位张数，是反映该地区一定人口中拥有床位水平的指标。

（10）每百万人口大型设备台（件）数，指某地调查时点每百万人口的大型设备台（件）数，是反映该地区一定人口中拥有大型设备水平的指标。

（六）健康知识、态度、信念和实践指标

健康知识、态度、信念和实践指标（knowledge，attitude，belief and practice，KABP）包括与健康相关的知识、态度、信念、个人技能和自我效能等。健康教育的目标是改变不健康的行为，知识是改变行为的基础，信念是改变行为的动力。因此，知、信、行的改变是健康促进项目评估的重要内容。由于知、信、行信息是来自调查对象的自述，受调查对象是否愿意讲真话及调查者的语言"暗示""诱导"都会影响信息的可靠性和准确性。因此，要十分重视问卷的设计、调查者的培训，并尽可能结合现场察看。

提高公众和领导的健康意识是十分重要的，因此了解领导层的 KABP 尤为重要。所得到的信息应尽可能全面具体，如对艾滋病的传播途径——性传播、医源性传播和母婴垂直传播，都要分别询问，还要了解是否知道生活接触和蚊虫叮咬不会传播。通过分析可以更深入地了解人群对传播途径理解的深度。知识的知晓率，态度、信念、行为的发生率通常用百分比表示。

行为发展是健康的重要标志。健康行为对健康有明显影响，但产生结果的过程比较缓慢。某些不良健康行为、生活方式（如平衡膳食、体育锻炼、吸烟、饮酒等）会直接影响居民的健康，其至造成严重的社会问题。常用的健康行为指标有：

（1）吸烟率 = 吸烟人数/调查 18 岁以上人数 ×100%；

（2）人均烟草消耗量 = 烟草消耗总量/总人口数；

（3）饮酒率 = 饮酒人数/调查人数 ×100%；

（4）人均乙醇消耗量 = 乙醇消耗总量/总人口数；

（七）健康状况测量指标

健康状况是衡量卫生服务效果的主要依据，也客观地反映卫生服务的需求量，为政府部门提供卫生服务的决策。健康状况可以用以下几个指标进行分析。

1. 生长发育指标

生长发育指标又分为体格发育指标和心理发育指标两类，主要用于评价少年儿童群体的健康状况，也可用于衡量一般居民健康状况。生长发育指标又可从形态和功能两方面来评价。形态发育指标常用身高、体重、坐高、胸围表示，功能发育指标常用肺活量，肌力表示。心理发育指标因操作烦琐，结果不够准确，仅用于个体评价，而不作为群体健康状况的评价指标。由于功能发育与形态发育密切相关，常用身高、体重两项代表生长发育水平，具体评价方法如下。

（1）身高：指人体直立时（小儿仰卧时）的净高度。它是评价身体发育的基础指标，也是身体生长长度的主要指标之一。该项指标在青少年中主要用来评价身体的增长速度以及整体的发育状况，而在成年人中，该指标是综合评价健康状况的一项主要参数。身高发育在 2 岁以内发展很快，2～11 岁渐趋于每年增长 5cm 左右。男性 13～15 岁、女性 10～13 岁时出现增长加速，而后增长速度迅速下降。男性 18 岁左右、女性 15 岁渐趋于零增长，身高的正常值一般是在大范围人群调查的基础上确定的，通常采用离差评价法进行描述，如以同年龄组的群体身高值的均数为基准，在此基础上增减若干倍的标准差值，形成不同的等级离差，并以此作为个体身高评价的标准。

（2）体重：指人体的净重量。不同年龄个体的体重能反映个体的发育及营养状况，也可用于群体营养状况的研究。处于不同年龄阶段的人，其体重通常有一个理想范围，然而，这一理想范围的获得通常较为困难。随着审美观的发展，人们对体格发育有了新的认识，提出了关于标准体重及理想体重和超重等概念，并形成了相应的计算公式：

男性标准体重（kg）= 身高（cm）－105。

女性标准体重（kg）= 身高（cm）- 100。

男性理想体重（kg）= 身高（cm）- 105 -（身高 - 152）×2/5。

女性理想体重（kg）= 身高（cm）- 100 -（身高 - 152）×2/5。

以标准体重加减 10% 为正常体重范围。实际体重不足或超出此正常范围者即为消瘦或超重。小于标准体重 10%～20% 为轻度营养不良，小于标准体重 20%～40% 为中度营养不良，小于标准体重 40% 为严重营养不良；大于标准体重 10%～20% 为超重，大于标准体重 20% 为肥胖。

另外，还有学者提出体格指数，如体重（kg）/身高（cm），表示每 1cm 身高占有多少重量，以衡量一个人的体格状况。

近年来，群体医学研究普遍采用了体质指数（body mass index，BMI）作为评价体重的指标。其计算公式如下：

$$体质指数（BMI）= 体重（kg）/身高（m）^2$$

采用体质指数评价体重，使得不同身高的人群可以采用同一衡量标准来评价体重，从而使群体研究中大样本数据的处理更加方便。

（3）新生儿低体重发生率。一般以出生体重小于 2.5kg 为低出生体重。低出生体重发生率表示每 100 名活产数中体重不足 2.5kg 的婴儿所占的百分比，其计算公式如下：

$$新生儿低体重发生率 = 某年出生体重小于 2.5kg 婴儿数/同年活产数 ×100\%$$

2. 疾病指标

（1）发病率（incidence rate）。发病率表示在一定时期内，某一特定人群中新发生某病病例的频率。

发病率是一项重要的人群健康状况指标，常用来描述疾病的分布、病因研究以及评价卫生服务和预防措施的效果。这种指标是政府和卫生行政部门分析居民健康状况的常规内容。对一个人口经常变动的地区，分母用暴露人口最为合适。

（2）罹患率（attack rate）。罹患率是特殊情况下发病率的一种计算方式，通常用来表示有明确暴露史的人口中急性感染的发病率。

罹患率通常用于一次疾病的流行或暴发的调查，观察期间可用日、周和月。分母以明确的暴露人口来计算，常用于急性病的暴发调查，如食物中毒等突发病。

（3）患病率（prevalence rate）。患病率指在某规定时间内某一人群中某病的新、旧病例数所占的比例。慢性病通常使用患病率而不用发病率，因为慢性病病人的发病时间比较难确定。患病率包括时点患病率和期间患病率。

①时点患病率，又称现患率，指在调查时点（检查时点）上，一定人群中某病现患病例的频率。

②期间患病率，指在观察期间，一定人群中存在的新病例和老病例，即现患病例数。现患病例是指在观察期间以前就已做出诊断，但未愈而转入观察期间的病例。

患病率的高低取决于疾病的发病率和病程，三者的关系如下：

$$患病率 = 发病率 × 病程$$

如果一种疾病的发病率很低，但病程很长，则患病率可能较发病率相对高；相反，如果一种疾病的病程很短，发病后迅速痊愈或死亡，则横断面调查的患病率会很低。

3. 死亡指标

（1）死亡率（mortality rate）。死亡率反映人群死亡水平，指的是在一定期间内总死亡人数与该人群同期平均人口数之比。

它是人群死亡水平的总的度量，在一定程度上可反映人群健康状况的重大变化。死亡率的高低不仅与居民健康状况有关，还受到人口性别、年龄构成的影响。

（2）围生期死亡率（perinatal mortality rate，PMR）。围生期死亡率是指妊娠 28 周至出生后 7 天内死亡的胎儿及比例。

围生期死亡率是评价围生期保健工作质量的主要指标。围生期主要死因有先天畸形、早产和母亲妊娠并发症等。因此，在围生期内对孕妇、胎儿和新生儿进行一系列保健工作，尽早检出遗传性疾病和先天性畸形胎儿、防治母亲各种疾病及并发症、加强出生后 1 周内新生儿护理等均可降低围生期死亡率。

（3）新生儿死亡率（neonatal mortality rate，NMR）。出生后 4 周内死亡称为新生儿死亡。

新生儿死亡与早产、先天畸形、出生时损伤及临产时的各种因素有关。

（4）婴儿死亡率（infant mortality rate，IMR）。婴儿死亡率是指某年每千名 1 岁内活产婴儿的死亡数。

婴儿死亡率是一项重要的指标，它不仅反映医疗卫生条件和婴儿健康状况，而且反映整个居民健康水平以及营养状况等。因此，许多国家以婴儿死亡率作为衡量妇幼保健、公共卫生状况和社会经济发展水平的指标。

（5）5 岁以下儿童死亡率（under 5 mortality rate，U5MR）。5 岁以下儿童死亡率是联合国儿童基金会用来衡量健康水平和变化的重要指标，既反映婴儿死亡率，又注意到较大儿童的死亡率。5 岁以下儿童的死亡率及其下降率与国内生产总值增长率共同使用，就可表示一个国家或地区在某一时期内满足人民最基本需要的情况。

（6）孕产妇死亡率（maternal mortality rate，MMR）。孕产妇死亡率指怀孕至分娩后 42 天的孕产妇的死亡率，但不包括与怀孕分娩无关的意外原因的死亡。

孕产妇死亡率的分母应包括所有妊娠妇女数，但由于活产孕妇数登记远较死胎孕妇数完整，故习惯上仅用活产孕妇数表示。

孕产妇死亡率不仅反映产科保健质量，也反映一般经济发展情况，与社区经济、文化发展状况对产妇的医疗照顾水平及产妇健康状况等有关。中华人民共和国成立后，中国大力推广新法接生，普及产前检查，使孕产妇死亡率显著下降。

（7）病死率（fatality rate）。病死率表示一定时间内，患某病的病人中因该病而死亡的比例。

病死率反映疾病的严重程度，同时受医疗水平的影响。由于病人总数难以得到，通常所说的病死率主要是医院统计资料，严格说是医院病人的病死率。

4. 营养摄入情况（标准）

除生长发育指标外，通过评价一个人每日摄入的营养素的总量及各种不同成分的量也是评价健康状况的经典方法。

（八）　生殖健康与计划生育测量指标

评估生殖健康和计划生育常用指标有：①总生育率（1/1000 育龄妇女）；②儿童死亡率（1~4 岁，1/1000 人）；③低出生体重率（%）；④5 岁以下儿童低体重率（%）；⑤母亲死亡率（1/100000 活产数）；⑥围生期保健覆盖率（%）；⑦生殖健康和预防获得性免疫缺陷综合征（艾滋病）知识知晓率（%）；⑧妊娠妇女血清梅毒阳性率（%）；⑨妊娠妇女艾滋病感染率（%）；⑩贫血妇女流行率（%）；⑪妇女不育率（%）；⑫避孕节育知情选择率（%）；⑬专业接生率（%）；⑭住院分娩率（%）；⑮孩子的出生时间和间隔适当的家庭百分比（%）；⑯未婚女性妊娠率（%）；⑰离婚率（%）。

（九）　心理社会学测量指标

生活节奏的加快、竞争的加剧和人际关系的紧张不可避免地造成人们心理上的紧张或障碍。当一些因素的刺激强度过大或作用过久，会使人体心理功能失去平衡，引起抑郁和焦虑等情绪反应，进而会发展为某些身心疾病及精神性疾病，而某些疾病或意外创伤又会影响人们的身心健康，使之产生一系列心理问题。抑郁和焦虑会明显地影响患者的舒适感，影响患者判断和对治疗的依从性，降低了患者的生活质量。一些研究还表明，抑郁是最常见的与免疫异常和免疫疾病有联系的一种心理状态，会导致抗体生成下降，淋巴细胞增殖反应受到抑制，NK（自然杀伤细胞）细胞活性下降等，是影响各种疾病临床过程和恢复的重要因素。因此，对心理社会学的测量成为健康测量的重要内容之一。

目前常用于测量心理社会学的指标有：①自杀率（%）；②他杀率（%）；③老年人自杀发生率（%）；④老年人严重抑郁症发生率（%）；⑤老年人痴呆发生率（%）；⑥居民对生活现状满意率（%）；⑦居民对未来的信心支持率（%）。

（十）　伤害与安全测量指标

贫困和不平等是以暴力为主要形式的心理不平衡现象的根源。创造健康和安全的环境是健康促进的重要任务，但要考虑其与心理、社会环境的密切关系。健康促进和健康保护活动十分重要，如改善工作条件，特别是小企业和农业。通过职业卫生和安全措施以及工作场所的健康促进必将减少工作相关的伤害。

其主要测量指标有：①工作相关的伤害率（%）；②因工伤致残者的百分比（%）；③其他伤害率（%）；④非正常（意外）死亡率（%）；⑤车祸死亡率（%）；⑥暴力伤害死亡率（1/1000）；⑦火灾死亡率（1/1000）；⑧家庭暴力率（1/1000 户）；⑨安全带使用率（%）；⑩入户盗窃率（1/1000 户）；⑪居民安全感的感受率（%）。

三、生活质量评价

生活质量评价是更科学地评估人群的健康状况的方法。它不仅涉及人们的生命质量，而且更加关心人们的生活质量；它不仅考虑客观的生理指标，而且更加强调患者的主观感受和功能状况；它不仅用于指导临床、康复治疗，而且更为卫生部门提供决策依据。

（一）生活质量评价的内容

生活质量评价涉及两个方面的内容：一是生活质量的确定因素（自变量），这些因素与个人的生活条件和境遇相联系，包括医疗保健、健康行为、卫生知识和态度、卫生服务利用、社会关系、工作条件等因素以及经济、教育和人口等可对生活质量产生影响的因素；二是生活质量的变化因素（因变量），包括对处于疾病状态下的人的健康状态，即生理状态、心理状态及社会功能状态等的具体描述。

1. 生理状态

反映个人体能和活力的状态，通常包括活动受限、一般社会角色功能受限和体力适度性3个方面的内容。

（1）活动受限。活动受限通常用3项指标来衡量：①躯体活动受限，如屈体、弯腰、行走困难等；②迁移受限，如卧床或不能驱车，或不能乘坐公共交通工具等；③自理能力受限，如不能自行梳洗、穿衣和进食等。

（2）一般社会角色功能受限。人的社会角色表现为担当一定的社会身份，承担相应的社会义务并执行相应的社会功能。一般社会角色功能受限不仅能反映病人的生理状态，而且要受心理状态和社会生活状态的影响，因此它是反映个人生活质量的一个综合性指标。

（3）体力适度性。体力适度性主要指个人在常态活动中所表现出的疲劳感、无力感和虚弱感。体力适度是一个相对概念，不同的社会角色在其常态活动中所付出的体力是不同的，因而其所表现出的体力适度性也是不同的。对于重体力劳动患者来说，疲劳和虚弱常是他们社会角色功能受限的重要原因。

2. 心理状态

心理状态的变化主要是指情绪和意识的变化。因此对情绪反应的测定和认知功能的测定，构成了生活质量评价的重要组成成分。

（1）情绪反应。情绪反应常常是生活质量测量中最敏感的部分，这是因为它不仅受生理状态的影响，也受社会功能状态的变化的影响。

（2）认知功能。认知功能包括智力、思维，注意力和记忆力等。认知功能在生活质量测量中通常不是一个敏感的指标，这是因为认知功能障碍常常发生于特定的疾病或特定的疾病阶段，但它仍是生活质量评价不可缺少的内容。

3. 社会功能状态

人所具有的社会功能除了角色功能外，还包括社会交往功能。社会交往是人的一种基本需要。有无能力实施社交活动是衡量一个人能否达成正常生活的标准之一。许多疾病和治疗都会给患者的社交活动造成主观上或客观上的困难。

根据社会交往的范围和深度，可将其分为3个不同的层次：①社会整合，即指个人属于社会组织成员并以其成员身份参与社会活动；②社会接触，即指一般性的人际交往和社区参与，如亲友交往和参加集体活动等；③亲密关系，即指个人关系网中最具亲密感和信任感的关系，如夫妻关系。

（二）生活质量评价的工具

1. 疾病影响量表

疾病影响量表（sickness impact profile，SIP）是由 Marilyn Bergner 建立的一个包括 136 个条目的量表，它包括 12 类问题。其中有 3 类归为生理方面，4 类归为心理方面，其余 5 类各自代表独立的内容，主要用于测量在疾病和治疗影响下的行为改变和角色功能表现。它假定在任何疾病状态下，病人都会有相似的行为变化。这些行为可能是生理性的，也可能是心理性和社会性的。因此，它适宜于测定任何疾病病人的健康状态。

2. Nottingham 健康量表

Nottingham 健康量表（Nottingham health profile，NHP）是由 J. McEwen 于 1970 年在 Nottingham 市建立的一个量表。该量表由健康问题和个人生活问题两部分组成：健康问题部分包括 38 个条目，可归纳为 6 个方面，即睡眠、生活活动、精力、疼痛、情绪反应和社会孤独感；个人生活问题部分包括 7 个方面的陈述，如就业问题、操持家务、社会生活、家庭生活、性生活、爱好和兴趣以及度假等。Nottingham 健康量表设计的目的是评价个人对卫生保健的需要和保健的效果，并可作为人群健康状态的评价指标。评价的对象是全体人群（包括健康人和病人），量表的内容更接近正常人所面临的问题。

3. Well Being 质量量表

Well Being 质量量表（quality of well being scale，QWB）是由 Kaplan 等建立的。该量表包括两个部分：①有关病人日常生活活动方面的内容，包括移动、生理活动和社会活动 3 个方面，每个方面下设 3~5 个分级陈述；②对 21 个症状及健康问题的描述。这些症状和问题几乎包括了所有的疾病可能出现的问题。Well Being 质量量表以指标定义清楚和权重合理而闻名，因此常用该量表来测量。

4. WHO 生命质量量表简表

WHO 生命质量量表简表（WHOQOL-BREF）是 WHO 在 WHOQOL-100 的基础上研制的，属于普适性量表。该量表是在 WHO 的统一领导下，由 15 个国家和地区的研究中心共同研制而成的，它具有较好的信度和效度，被广泛应用在不同的文化背景下测定生命质量。目前大陆及台湾地区均发展了中文版本的量表，且在一般人群的生命质量评价上具有较好的一致性。

5. 欧洲五维生命质量量表

欧洲五维生命质量量表（EQ5D）是由欧洲生命质量项目组研制的一个非特异性健康相关生命质量量表，最初的研究成员来自英国、芬兰、荷兰、挪威和瑞典等 7 个欧洲国家。研究者们通过激烈讨论和实验，共同开发了欧洲五维生命质量量表（EQ5D）。最初，EQ5D 只在荷兰、英国、芬兰、挪威和瑞典使用，现在该量表已在全世界的大多数国家中使用，并且量表的翻译是在研究组的密切监控下完成的。目前，其成员包括意大利、西班牙、比利时、丹麦、美国、德国、南非、加拿大、新加坡、希腊等。

（三） 生活质量评价的应用

健康寿命年即健康调整生命年（health – adjusted life years，HALYs）。健康寿命年是一个综合反映人群生活质量和生存数量的指标，国外常以此作为卫生投资的效益指标。在传统的寿命计算方法中，有一个极不合理的地方，就是把健康人的生存时间和病人的生存时间等质看待。长期带病生存的人的生存状态是不完善的，应该从他的生存时间中扣除不完善部分，由此获得的生存时间才能和健康人等质。生活质量评价提供了衡量生存时间质量的内容。

计算健康寿命年，需要经过精确量化的测定量表。目前，国外常用的量表是 QWB（生存质量指数）和 Rosser 评价模型。在计算过程中，生活质量得分充当一种权重值，因此需将整数分值转换为小数分值。例如，某状态的满分为 10 分，病人得 5 分，此时病人的该状态的权重值为 0.5。假定某人群的平均寿命是 71.6 岁，其中健康生活 65.2 岁，非卧床活动受限（生命质量权重值为 0.59）4.5 年，卧床功能丧失（生命质量权重值 0.34）1.9 年，计算其健康寿命为 68.5 年，即这一人群因功能丧失使人均健康寿命损失 3.1 年。如果这一人群有 1000 人，则总的健康寿命损失量为 3100 年。

四、健康促进测量指标的选择原则

目前，可用于健康促进测量的指标很多，在具体应用时，不可能也没有必要把所有的指标全部选入，而应多采用多种不同指标组合形式。如何选取指标才最合理？一般认为，可根据评价目的选择少数重要的、能说明主要问题的指标，而不是越多越好。同时，应考虑到指标的测量方法精确度要高。在实际工作中，还要考虑指标的科学性、可靠性、敏感性、特异性以及指标的实用价值和测量所需要的人力物力等，以便推广，并能将结果进行比较和评价。

现归纳以下几条基本原则，以供选择合理指标时参考。

（一） 目的性原则

目的性原则就是要求在选择健康测量指标时，要求所选指标的应用范围、测量内容和测量时间与所要描述的健康状况相对应。虽然选择指标是为了描述健康状况，但应针对具体问题选用相应的健康测量指标。首先，要求范围对应。例如，描述个人健康状况，选与个人有关的指标（如生长发育、情绪、智力、人际关系等）；描述家庭健康状况，选与家庭有关的指标（如家庭关系、家庭人口经济、结构等）；描述单位地区或国家健康状况，选用群体指标（如人口数、出生率、死亡率期望寿命、安全用水普及率、成人识字率等）。其次，要求内容相应。例如，描述躯体健康，选择躯体指标；描述心理健康，选择心理指标。值得指出的是，个体较容易区分生理、心理和社会方面的内容，而家庭和大群体就比较困难了。一般进行多综合性评价或选几项指标评价，不严格按生理、心理、社会等来分类。最后，要求时间对应。横向研究选择相同时点指标进行分析，纵向（趋势、动态）研究则选择历史指标进行比较分析。

（二）可行性原则

可行性原则是指在选择健康测量指标时，应尽可能考虑其可行性。例如，许多直接指标很合理，如慢性病发病率、个人智力、社会能力等，但很难获得。相反，许多间接指标，如社会经济发展等，比较容易获得。在实际工作中就应适当选取慢性病死亡率或社会经济发展等一些间接指标。

（三）公认性原则

公认性原则是指在选择健康测量指标时，虽然对选用某些指标道不出详细的机制，但因权威的机构或专家经常选用，便为大家所公认。从理论上说，这似乎不够科学，但实质上这些指标是综合人类直觉的"集体潜意识"信息，也具有一定科学价值。例如，目前在地区、国家乃至世界范围内描述健康状态时几乎都是使用这几项指标：①出生时期望寿命（岁）；②出生率（%）；③死亡率（%）；④人口增长率（%）；⑤孕产妇死亡率（1/10万）；⑥婴儿死亡率（%）；⑦5岁以下儿童死亡率（%）；⑧成人识字率（%）；⑨安全用水普及率（%）；⑩寿命损失率（岁/人）。

目前，有人提出，在衡量健康状态时还应注意选用正向指标，如人群中无病者所占比例、健全者所占比例等，这反映了医学发展的又一种新的指向。

（四）系统性原则

系统性原则是指在考虑选用指标时，特别是在对一个地区、国家的健康状况进行研究时，指标的选择一定要有系统性，要考虑到用生物心理社会医学模式来衡量各个侧面，不能只见树木，不见森林，要系统性综合评价。例如，单凭生长发育和经济收入，资本主义国家健康水平较高，但如果将社会问题与心理、精神疾病问题进行综合评价，情况则不尽然。

（五）发展性原则

发展性原则主要指在选择健康测量指标时，应结合科学发展的需要。由于科学的发展，不断揭示生命活动的本质，人们对健康的认识不断深入，随之各类健康测量指标也会不断发展。一些旧的指标会被新的指标所淘汰，旧的标准会被新的标准所替换，这是必然规律。在实际工作中，要善于发现发展丰富和完善健康测量指标。如对死亡率的校正，近来提出的寿命损失率等都标志着人们对健康认识的深化。

（六）科学性原则

科学性原则是指在选择健康测量指标时应坚持所选指标必须具备科学性。科学性包括客观性、特异性、灵敏性、合理性、科学性、稳定性、重现性、准确性和精密性等，具体叙述如下。

1. 客观性

客观比主观好，因为主观容易产生偏倚，会导致错误的结论，如问高血压病人主观感觉不如量其血压准确；问心脏病病人是否感到心悸，不如做心电图准确。

在观察病人时总受下列因素的影响：病人对药物的印象、医生的威望、医生语言的诱导和暗示、医生的主观偏向性等，故提倡双盲试验（病人及医生都不知用何种药物的试验）。

2. 特异性和灵敏性

特异性是指某种疾病专一的、特有的属性，只反映某特定情况的变化。例如，婴儿死亡率是儿童健康水平的一项特异指标，且该指标有效而可靠。然而，这种特异性不表现在任何具体的卫生措施方面。因为婴儿死亡率下降，可归因于大量的社会经济、卫生事业发展等相关因素，却很少归因于具体的哪一项卫生行动。灵敏性是指指标能敏感地反映有关情况和现象变化，如病情稍有变化就能反映出来。灵敏性既要考虑寻找灵敏的指标，又要考虑灵敏的方法和灵敏的仪器（高分辨率、高精度的仪器），如冠心病病人安静时，心电图可能无改变，运动后就可能出现变化；隐性糖尿病病人空腹血糖正常，但给予糖负荷后，糖耐量曲线可能就不正常了。又如测定某种重金属物质在人体的分布，一般仪器测量不出，用原子吸收分光光度计便可测出；为了研究细胞结构的变化，用电镜能大大提高测量指标的灵敏度。

3. 合理性和科学性

只有合理和科学，指标才有用。例如，观察针刺补泻手法，其观察指标是采用病人的主观感觉好（烧山火—温热感，透天凉—发冷感），还是客观指标好？自然是客观指标较好。客观指标测定血糖变化好呢，还是测血管变化（容积变化）好？当然测血管容积变化较为合理，具有科学性。又如，研究中医阴虚证的机制，推想阳虚火旺，交感神经功能亢进，因此以尿中的儿茶酚胺量作为观察指标，这是合理且具有科学性的。

4. 稳定性和重现性

稳定性是指指标的观测值的变异程度，变异程度小就是稳定性高。灵敏度与稳定性是矛盾的统一，心率灵敏度高而稳定性差，体温灵敏度差而稳定性高。稳定性高往往重现性高，重现性高才有实用价值。

影响稳定性的因素有很多，如仪器、操作技术、责任心、受试者的心理活动、实验环境条件的变化等，控制系统误差可以提高稳定性。

5. 准确性和精密性

准确性（或准确度）是指观察指标（观察值）与真实值的差异程度，主要受系统误差影响。例如，打靶，每发子弹（相当于观察值）与靶心（相当于真实值）的差距大、距靶心远就是准确性差，即"不准"。手表上所表示的时间与实际的时间，也是观察值与真实值之间的关系，如差距大，就是准确性差。做生长发育调查，如果身高计、体重计不经校正，所测的结果与真实值有差距，这就是准确性差。

精密性（精密度）是指观察值的可重复性的大小，如打靶密集于某一点，可谓精密度高，弹点分散则称为精度低。用体温计测皮肤温度，误差为 0.1℃，可谓精密度高。但体温计未经校正，与真正温度相差 1.5℃，可谓准确性差。1/1 万的天平精密度高，但未经校正，称得不准，称精密度高、准确度低。因此，选用的指标最好准确度高、精密度高。

第二节 健康促进规划设计

当前，卫生工作面临严峻的挑战主要是城市化的快速发展，老年人口的迅速增加，慢性非传染性疾病的快速增加，环境的急剧恶化；同时，某些旧的传染病死灰复燃，新的病种又不断出现。应对这样的挑战，必须以人为本、以健康为中心，从社会、经济、环境全方位解决健康问题，重要的方法就是以健康促进创造健康的人群、健康的社会、健康的环境。

健康促进是一项复杂的系统工程，其作用涉及目标人群的生命准备、生命保护和晚年生命质量的各个阶段；其内容涵盖预防疾病，控制影响健康的各种危险因素，以及政策和组织机构等众多领域。因此，每项健康促进与教育的活动无论周期长短都必须有科学的、周密的规划设计。

任何一项健康促进规划均由设计、实施和评价三个部分组成，三者是相互制约、密不可分的整体。规划设计的目的是针对项目需求，合理调动和使用资源，寻求解决问题的最佳途径，并为项目的执行与评价提供量化指标。项目设计的另一目的是提高项目地区的人群接受项目的程度，影响相关领导对项目经费预算和资源分配的决策，并为相关领导提供对项目进行控制和干预的机会，从而增加他们的参与程度，获得他们对项目的重视和支持。总之，项目规划设计的目的是为项目的成功做出有效的决策和为项目争取支持。

一、规划设计的意义

第 54 届世界卫生大会提出，"进一步支持发展以证据为基础的健康促进活动，把健康促进列为世界卫生组织的最优先重点之一"。第六届全球健康促进大会承诺，"健康促进作为全球的发展中心，健康促进作为各级政府的核心职责，健康促进作为社区和社会团体的中心工作"。因此，其具有重要意义，我们必须十分重视。健康促进规划的设计、实施和评价，就是为健康促进活动提供科学"证据"。目前，在医学科学管理工作中，特别强调"循证管理"。《雅加达健康促进宣言》指出：世界各地的研究和个案调查提供了信服的证据，健康促进是有效的。现将健康促进规划设计的意义阐述如下。

（一）规划是科学管理

健康促进活动面对众多的健康问题和有限的人力、物力、财力矛盾，如何根据社会需要和主客观条件选择优先项目，并从一系列可行的策略和措施中做出最优选择，把有限的资源应用在刀刃上，这是健康促进最主要、最基本的职能。制定健康促进规划可避免年复一年地做同样的事，有利于克服工作中的盲目性。

（二） 规划是行动指南

健康促进是有规划、有组织、有系统的教育与社会活动，有着明确的近期和远期目标。规划就是实现目标的行动纲领，没有规划的工作不仅不能很好地完成预期的任务，也难免产生差错，造成人力、物力不必要的损失，所以一定要按规划行事。

（三） 规划是协调纲领

健康促进活动往往涉及多部门、多学科、多渠道，由不同的专业、工种和人员分头作业、共同完成。规划就是把这些单位、个人形成一个组织，让每一个成员都知道自己的职责、工作进度。规划以书面形式使各方面的人员都能参照执行、各司其职。不难想象，如果没有共同遵守并执行的规划和统一安排的进度，是不可能顺利地达到预期目的的。

（四） 规划是评价标尺

规划工作是评价效果、检查工作的标尺，也是提高各级行政和专业人员的自觉性、开展学术研究、改善信息系统的客观依据。规划与评价可以更好地认清现有方案中哪些是可取的，可以进一步被执行；哪些是不理想的，需要被修订后再执行。在健康促进与教育活动进行过程中，需要检查、监测与评价各个活动的成功与否。规划与评价的各个方面是相互依存的，对规划的评价理解得越深，就越容易实现规划目标，执行过程中的麻烦就越少。没有规划设计也就无从测定并评价其效果。

二、规划设计的原则

（一） 目标原则

规划设计必须自始至终坚持以正确的目标为方向，使规划活动紧紧围绕目标开展，以保证规划目标的实现。健康教育与健康促进规划应有明确的总体目标（或称远期目标），这是指在执行某项健康促进规划后预期应达到的理想的影响和效果。此外，要有切实可行的具体目标（或称近期目标）。这是为实现总目标所要达到的具体结果，要求是明确的、具体的、可操作的、可测量的指标。这样才能体现规划的整体性和特殊性，才能保证以最小的投入取得最大的成功。

（二） 整体性原则

健康促进规划应立足于社会大卫生的理念。在制定规划时，必须明确健康促进是以人为本、以健康为中心，从社会、经济、环境等方面全方位解决健康问题，因此必须充分考虑整体性，而不能把规划的内容限定在卫生部门的领域。

（三） 前瞻性原则

一切规划都是面向未来的，要预测未来、把握未来。规划的制定和执行要考虑长远的发展和要求。前瞻性目标要体现一定的先进性，如果目标要求过低，将失去规划的激励功能。同时，要考虑到可持续发展的问题。

（四） 灵活性原则

在制定规划时要尽可能预计到在实施过程中可能发生的变故，留有余地并预先制定应变对策，以确保规划的顺利实施。但不能因为灵活性原则而随意更改规划。只有经过评价与反馈，有修改规划的指征，认为确有修改的必要时才能由制定者进行。

（五） 可行性原则

遵循一切从实际出发的原则，一要借鉴历史的经验与教训；二要做周密细致的调查研究，因地制宜地提出规划要求。同时，要清晰地掌握目标人群的健康问题、知识水平、思想观念、经济状况、风俗民情等一系列客观资料，实行分类指导，提出真正符合具体实际，有可行性的活动规划，即在限定的条件下可行的规划。在一定的时间内，有必需的人力、资源、经济、立法和社会政策的支持，并有能力去建设伙伴关系和联盟。

（六） 参与性原则

参与是规划成功的保证，应鼓励社区干部和群众积极参与项目的制定及项目的各项工作。要求社区群众早期参与社区需求分析，只有把规划的目标和目标人群所关心的问题紧密结合起来，才能吸引群众参与，得到群众支持，并收到预期效果。

（七） 成功的原则

《部长宣言》指出，"我们承诺，促进健康和社会发展是政府的核心义务和职责，并由社会其他部门共同分担。我们认识到，加强社会各阶层、各部门之间协作，从社会、经济、环境全方位解决卫生问题，已迫在眉睫。在地方、地区、国家和国际的卫生政策项目中，应把健康促进摆在重要位置"。为了保证项目规划的成功，规划必须有明确的目的和目标并得到有关领导的承诺，参与的各方都要有明确的任务和责任；工作机制应透明；制定的策略应该是综合性的；规划实施过程应该包括监督与评价，各项指标应该是可测量的，项目负责人或协调人应是有权威性的。

三、基线调查

基线调查是任何一个项目所必须进行的最基础的工作，没有基线调查就不可能实施科学的规划设计，也不可能为项目效果提供科学证据。因此，实地调查是最基础的、最重要的一项工作。基线调查的步骤如下。

（一） 研究项目的确定和调查方案的制订

首先，调查者必须明确项目的目标，调查的对象、内容、方法等都是服务于这个目标的。当确定项目规划后，就要制订研究方案。一般来说，研究方案应包括以下要素：调查对象、抽样方法、测量方式、问卷设计以及后续进行的归类和统计分析。

（二） 抽样设计

基线调查通常不需要（也不可能）进行普查，因此抽样调查是最常用的方法。抽样是指从目标人群（总体）中随机抽取一部分"样本"，由此取得与目标人群较为接近的结果，这是一种既省时、省力又具有科学性的方法。在抽样调查中，常选用随机抽样法。

随机抽样即严格按照随机原则进行抽样，总体中每个成员都有被选作样本的同等机会，也就是概率相等。"随机"不是"随便"，随机抽样必须遵循以下程序：①将总体中的每一个成员编号，从而排除抽样者一切可能的偏见；②随机确定某一个数字，如尾数为某个位数或两位数，以此为据，按一定的比例顺序抽样，也可以使用"随机数字表"抽样。这种抽样方法不仅能保证调查结果的科学性和可靠性，还能据此精确地估计抽样的误差。

随机抽样可以分为简单随机抽样、分层随机抽样、整群随机抽样等，一般采用整群或分层方式或几种方法混合使用。如对某市的调查可以用整群抽样的方法，抽取若干街道，每个街道随机抽取若干居委会，每个居委会再随机抽取所必需的样本量。这样，样本就具备了比较充分的代表性。

抽样调查最大的优点是：比普查省时、省力，成本低；由于调查数量比较小，调查的质量比较容易控制。缺点是：设计实施比较复杂，资料分析有一定难度。

1. 抽样调查的误差

抽样调查存在两种误差：

（1）随机误差，即抽样误差，指所抽的样本与总体之间的差异。这类误差是正常的、无法避免的，可以通过统计学方法估计误差的范围。

（2）系统误差，又称偏倚（bias），使调查结果偏离总体的真实值。这是一种错误，无法消除，也无法用统计学方法加以处理。系统误差可能来自：①调查对象，如调查对象的有意隐瞒，对调查内容不理解或因隐私等原因而拒绝回答，或因外出而造成无应答偏倚；②调查者，如调查者使用诱导性、暗示性提问；③测量偏倚，调查用的仪器、试剂稳定性差或操作性差异；④被调查者的回忆偏倚；⑤因调查环境不同而影响了被调查者的应答。

基线调查过程中要特别注意防止产生偏倚，可以通过严格的培训、统一的标准、科学合理的质量控制措施来减少这类偏倚。

2. 抽样调查的样本大小

在抽样调查中，样本数的确定是关键：样本太小反映不了总体，太大则造成浪费。从理论上来说，样本数量总是越大越好，事实不然，样本过大，不仅会造成人力、物力、财力的浪费，而且很难保证调查资料的准确性。确定样本的规模，是一种在准确性与经济效益之间取得最佳组合的艺术。一般来说，样本数应占总体数的1/1000~1/10000，但总体再小，样本数也不应少于200；总体再大，样本数也不应多于10000。

抽样调查的样本大小有以下几种简便方法可供参考。

（1）低限度的人群调查样本数。

（2）一次性抽样调查的样本量估计。样本数既要根据总体的大小确定，还要依照总体内特定变数的异质性程度、要求达到的精确度、容许误差的大小等因素来确定，以下是最简易的测算公式：

$$N = 400 \times Q/P$$

式中：N 为估计的样本量；P 为总体中估计的阳性率，$Q = 1 - P$。如估计目标人群中某事件的发生率为50%（P），则 $Q = 1 - 0.5 = 0.5$（50%）。代入公式求出需要的样本量为400个；如果目标人群中某事件阳性率为20%，则需要样本量为1600个。

注：本公式只适用于总体的阳性率在10%~90%范围内，即属于"常态分布"。

（3）评估干预效果的样本量估计。为了监测人群经干预措施后某项危险因素或生物学指标的变化程度，必须进行定期评估。为防止失访的偏倚，在基线调查及其后的随访中（如1年、3年、5年后）都使用独立的横断面代表性样本，就不会发生随访时的失访问题。

样本大小计算时基于以下假设：①显著性水平 = 5%（$\alpha = 0.05$）；②把握度 = 80%（$1 - \beta = 0.8$）；③双侧检验，因为危险因素可能增加也可能降低；④样本选取随机抽样，如取整群抽样可能要增加样本量；⑤所选择样本是独立样本。

（三）问卷设计

在确定调查目的和样本量之后，就要设计问卷。问卷一般由一系列问题组成，从形式上看可分为3类：①开放式问卷。只提问题，不给答案，让被调查者自由回答。②封闭式问卷。每个问题给出若干答案，让被调查者自由选择其中一个，如果可以选择多个必须加以说明。③混合式问卷，即兼有开放式问题和封闭式问题。选择何种方式应根据调查要求而定。一般来说，开放式问卷可让被调查者畅所欲言，收集的资料丰富，但难以归类汇总；封闭式问卷便于计算机统计，适用于大规模的调查研究项目，但有时会出现知其然而不知其所以然的问题。问卷的搜集原则是要立足于调查的目标，使问卷易于回答。问卷的内容包括以下几个部分。

（1）调查目的。问卷的开头应附一段简要的说明，介绍调查的性质和目的，保证调查内容保密，不公布调查对象的姓名和身份。要求对方能真实地反映调查情况，以期获得正确的答案。

（2）范例说明。范例说明用来解释提问的方式和答题的方法。封闭式答卷中，一般用"√"表示肯定的意思。如果要求在答案中只选择一个或多个都应该预先说明。开放式问卷中，也应该提出一些具体要求，以防答非所问、离题走样。

（3）内容明确而不含糊。封闭式问卷中提供的各个答案，应详尽无缺，使各种情况都能"对号入座"，使每种情况只能找到唯一对应的"座位"。例如，问卷中提到"你是否戒烟限酒"，就会使人感到为难，虽然通常烟酒不分家，但事实并非总是如此。

（4）概念明确。对一些概念性的问题必须有明确的界定，如"你是否吸烟"，对"吸烟"就必须有明确的界定：成年人每天吸烟 1 支或以上，连续吸烟达 6 个月及以上者为吸烟者。又如"你是否戒烟"，对"戒烟"也必须有明确的界定，指吸烟者连续不吸烟达 6 个月及以上者。

（5）措辞规范。提问要简洁、恰当，切合调查对象的受教育水平和其他特征，否则会影响回收问卷的质量。例如，"你是否有多位性伴侣"这样的问题会使人反感而不予合作。因此，措辞应尽量委婉，多用中性词。

（6）避免用诱导性、暗示性的问题。有时出题不当会产生诱导或暗示作用，如"体育锻炼是否促进了你的健康"，这样的提问本身就带有倾向性，很容易诱导人们回答"是"。问卷的内容大致应包括：①有关个人的背景资料，如年龄、性别职业、教育程度、经济状况、民族、居住地区、宗教信仰、政治倾向等。②有关调查目的部分。这是最主要的调查内容，应紧扣项目目标，一项内容都不能多，一项内容都不能少。多则造成资源的浪费，少则可能造成科学性的缺损。③调查者、调查日期、调查花费的时间、复核者、复查日期。

（四）调查方法

调查方法有实地调查法、邮寄问卷调查法、电话访谈法、查阅记录数据法、现场观测法等。基线调查多采用实地调查法。采用何种调查方法，应根据调查内容和研究的条件（经费、时间等）做出决定。

注意：在定量调查的同时，要十分重视定性调查。定量调查提供了许多"现象"，而定性调查要说明的是造成这些现象的"原因"。

（五）资料的统计分析

调查完毕就进入最后一个阶段——汇总调查数据，进行科学的统计分析。通过数据的分析提出存在的问题及解决的办法，为制定规划提供依据，并为今后的评估提供基础数据。

四、规划设计的模式

规划设计的模式是指规划设计的框架结构，其中包括项目规划设计的基本要素、规划设计的程序。根据设计模式进行设计，预期可以得到科学、全面、合理的设计方案。不管模式有多少，其设计程序基本上是一致的，通常都包括以下 7 个阶段：①评估靶人群的需求（为什么要做）；②确定优先要解决的问题（做什么）；③制定总目标与具体目标（达到什么目的）；④提出干预措施（用什么方法干预）；⑤执行干预措施（如何组织干预）；⑥评价规划效果（预期达到什么效果）；⑦做出评估报告（总结）。

在众多规划设计模式中，主要介绍以下 3 种。

（一）　评估—分析—行动模式

评估—分析—行动模式，即 3A 模式（assessment – analysis – action）。3A 模式就是系统地从实际出发，制定并实施具体的行动规划，包括 3 个相互联系的步骤。

1. 评估

通过科学、完整的资料收集进行社区需求评估，确定当前发展水平、取得的成绩和存在的问题。有时我们不能从常规报表中得到准确反映实际情况的数据，特别是在贫困地区。这时，可通过住户调查来了解情况。信息收集的内容包括：社区概况，人群健康状况，环境卫生现状，社区居民对健康和环境的认知、信念、态度、个人卫生行为、投资能力等，执行机构和相关组织的职能、人员数量和质量、资源状况和以往的经验，当地的传播资源及居民接受情况，相关政策、法规、规定及地方风俗习惯等情况。

2. 分析

根据上述信息可以发现存在的问题，要深入了解产生问题的原因，还需要进一步分析。3A 模式的第 2 步就是把产生问题的原因分成 3 类进行分析，即直接原因、潜在原因和基础（结构）原因。

（1）直接原因是直接造成问题的原因。例如，某地从未开展控烟工作，直接的原因是当地居民吸烟普遍，也从来不知道吸烟有什么危害，戒烟有什么好处。

（2）潜在原因是直接原因背后的原因。例如，为什么某地从未开展控烟工作？潜在原因可能是领导还没有认识到戒烟的重要性，没有把戒烟工作列入议事日程；可能当地没有人主管这方面的工作或缺少"懂行"的技术人员等。

（3）基础（结构）原因是使直接原因和潜在原因长期存在的原因。例如，贫困无知、人口素质差、习俗偏见等。解决基础（结构）原因比较困难，需要比较长的时间，即便如此，仍然要研究用什么方法，采取什么可行的、实际的措施加以解决。从长远来看，改善基础（结构）原因（条件）是最根本的。

3. 行动

评估和分析的目的是指导制定行动规划。为制定行动规划，我们必须经过以下步骤：①确定优先解决的问题；②制定具体目标；③选择实现具体目标的措施；④确定具体行动；⑤进行资源分析合作预算；⑥开展活动；⑦确定对具体活动进行监测与评估的指标。

作为 3A 模式的重要部分，即确定监测与评估的指标，定期进行评审是很重要的。它们是开始第 1 轮 3A 模式和继续第 2 轮 3A 模式的重要工具，以此取得经验，找出最好的解决问题的方法。

因此，规划制定的过程，首先是评估现状、分析原因和需求，然后按程序决定规划内容。

（二）　归元—赋权—控制模式

1. 概念

归元—赋权—控制模式（multiplicity and regression – empowerment – control）是根据健

康促进多元化理论设想,在中国、联合国儿童基金会健康教育合作项目实施过程中,由安徽省健康教育所建立的。

(1)归元。依据健康促进的规划总是由多部门、多学科共同完成,将健康促进项目的各项工作具体地分解,将各项工作"回归"到相关的单位。承担项目某一要素的单位,做出必要的承诺,并把项目工作作为本单位不可缺少的一部分,结合自身的中心工作开展,从而使项目工作分工明确,参与者各司其职。

(2)赋权。依据项目多元分工,把项目工作的内容、权力、利益分配到有关部门,由各有关部门按照本部门运行规律统筹规划本部门的健康教育工作。各部门在执行健康促进规划的过程中,在规划目标不受干扰的情况下,自主实施。赋权是指给予权力,使赋权单位应有的权力回归。

(3)控制。控制是对健康促进项目实施单极化管理。依据项目规划和归元、赋权状况,对各有关方面执行项目的过程进行组织、协调、监督、监测、培训、指导,并及时将监督、监测的有关信息进行反馈,督促领导部门及时提出相应的对策,运用倡导、促成、协调行政干预等方法推进健康促进多元化的整合,保证各部门健康促进项目工作的良性运转,高质量地完成项目工作,使项目效果、效能、效益最大限度地实现。

2. 归元—赋权—控制模式的优、缺点

(1)归元—赋权—控制模式的优点。

①成本优势。如果能很好地整合多元化组织,即可发挥"共齐效应",降低项目成本。

②资源获得。众多的组织机构参加,并规范地实施项目,这是很大的健康教育资源。

③扩大影响。健康促进多元化使健康教育主体实力加强,外延扩大,市场占有面(健康教育普及)和市场效益(健康教育质量及效益)都明显提高。

④创新发展。多元化组织机构必然有多元化的视角,可使健康促进工作在多方面创新发展。

⑤解决问题的能力增强。多元化视角和多元批判产生的决策异质性,必然使决策者进行恰当抉择,优化健康促进活动。

⑥促进环境优化。多元化组织的管理多样性,使系统的确定性程度降低、机动性提高、灵活性增强,从而能更好地适应环境,促进健康教育环境的优化。

(2)归元—赋权—控制模式的缺点。

①价值取向不同。由于价值观的差别以及对健康教育专业的内涵及其外延、健康教育事业、健康教育机构认识的不同、价值取向的不同,对健康促进多元化有不同价值观的审视。

②整合困难。结构整合和非正式整合都存在一些难以克服的困难。

③难以适应。不同部门间的融合差异模式短期内尚难建立。

④组织认同不足。脆弱的健康教育组织认同与归属心理影响了健康教育的责任心。

⑤团体冲突。团体关系的紧张、冲突、摩擦有时是难以避免的。

健康促进工作的多元化是未来发展的必然趋势。认识多元化不等于认识多极化,多元化是有序的社会现象。政府(健康促进委员会或项目办公室)对健康促进多元化进行统一管理、控制，特别是从宏观上对健康促进多元化现象进行控制，如规划、检查、考核等。健康教育专业机构应当在专业指导上发挥作用，特别是从专业知识、技术上提供服务，如专业培训、技术合作等。

多元化应强调组织间的互动整合，互动可以促进组织间的沟通、协调。良好的互动可以及时对健康促进工作做出改进，防止问题的积累，有利于创新扩散。控制互动过程是互动整合成功的关键，任何封闭排他都是有害的。健康促进需要合作，合作是多元化组织发展的基础。

多元化需要运用政策的杠杆作用。法律、政策是多元化组织整合的重要武器，倡导、协调和促进多元化组织的整合很有必要。对行政性团体可以采用行政性秩序整合，对非行政性团体可用调节性秩序整合。

（三）格林模式

格林模式又称 PRECEDE – PROCEED 模式，是由美国著名学者劳伦斯·格林（Lawrence W. Green）提出的。该模式的特点是"从结果入手"的程序，用演绎的方式进行思考，即从最终的结果追溯到最初的起因。也就是说，在制定规划之前，先问为什么要制定该规划。另外，必须在设计干预规划前对结果产生重要影响的健康因素做出诊断。格林模式的结构考虑了影响健康的多重因素，以帮助规划制定者把这些因素作为重点干预的目标，并由此产生特定的规划目标和评价标准。

1. 格林模式的组成

格林模式由诊断阶段和执行阶段两个阶段组成。

（1）诊断阶段（或称需求评估）即 PRECEDE（predisposing, reinforcing and enabling constructs in educational/environmental diagnosis and evaluation 的英文缩写）阶段，指在教育、环境诊断和评价中应用倾向促成及强化因素。

（2）执行阶段即 PROCEED（policy, regulatory and organizational constructs in educational and environmental development 的英文缩写）阶段，指执行教育、环境干预中应用政策法规和组织的手段。

2. 格林模式的步骤

根据格林模式的程序，将规划设计分成 9 个基本步骤，即从最终的结果追溯到最初的起因，用演绎的方式逐步推进。

步骤 1：社会学诊断。从估测目标人群的生活质量入手，评估他们的需求和健康问题。

步骤 2：流行病学诊断。通过流行病学和医学调查确认目标人群特定的健康问题和目标。

步骤 3：行为与环境诊断。这一阶段的任务在于确认与步骤 2 选定的健康问题的相关行为和环境问题。

步骤 4：教育与组织诊断。为制定教育与组织策略以促进行为和环境的改变，影响行为与环境的因素有数百种之多，将这些因素归纳为三大类，即倾向因素、促成因素和强化因素。

a. 倾向因素。倾向因素包括个人或群体的知识信念、态度、价值观等，是产生某种行为的动机。

b. 促成因素。促成因素包括技能、资源或执行规划中的障碍，可能促使行为与环境改变的各种因素。

c. 强化因素。强化因素指奖励及采纳健康行为者的反馈信息。

研究这3类因素的主要目的在于正确地制定教育策略，即根据各种因素的相对重要性和资源情况确定干预重点。

步骤5：管理与政策诊断。评估组织与管理能力及在规划执行中资源、政策、人员能力和时间安排。通过社区开发、协调完善组织与政策，以利于规划的顺利开展。

步骤6~9：评价阶段。评价工作贯穿于整个模式始终而不是格林模式的最后步骤。

虽然规划设计模式和内容各不相同，但在规划设计程序上都是基本相同的。一般可将健康促进规划设计分成以下几个程序：①社区需求的评估；②确定优先项目；③确定总体目标和具体目标；④教育策略和干预规划的制定与执行；⑤规划的评估。

五、社区需求的评估

制定社区健康规划应遵循"循证"的理念，规划必须精心设计、严格执行、科学评价。在执行规划的过程中，要加强社区政府的领导和支持、富有成效的社区参与以及多部门、多学科的积极合作，这是开展项目活动不可缺少的要素。在制定社区健康促进规划时，重要的不是我们主观上要解决什么问题，而是某社区需要我们解决什么问题，哪些问题能通过健康促进干预得到解决，目前应优先解决的健康问题是什么，这就需要从分析社区的生活质量和健康状况入手。

（一）社区诊断

社区诊断（community diagnosis）又称社区评估（community assessment），是一个通过客观的科学方法对社区主要健康问题和影响因素以及与这些问题有关的社区内的组织机构、政策、资源现状进行确定的过程。社区诊断的目的是了解社区的特点，确定社区人民对自己健康需求和生活质量的判断。在本阶段，规划者需要通过多方面调查，了解社区的经济水平、生产类型、人口学特征、人均收入、人民生活状况。观察了解社区的特点，特别是通过与社区各方面人士座谈，了解社区人群的需求是什么，他们对哪些事情最不满意，他们认为哪些现状需要改变，让人们自己确定影响他们生活和健康的主要问题。通过社区诊断，进一步制定针对社区主要健康问题和主要危险因素的策略。

社区诊断应遵循参与的原则。只有通过目标人群对自己的主要健康问题和要达到的目标的认同，并以主人翁意识积极主动地参与，才能获得成功。另一要遵循的原则是要认识环境因素对健康和健康行为的影响，在社区需求评估中，应从不同渠道获得资料及社会学指标，以扩大对社区的了解。在分析社区需求时，不仅要考虑健康资料，还要考虑影响健康的各种因素。这种宏观方法的好处在于使规划制定者对客观事物更敏感，认识到社会和经济状况是行为改变的原动力。如果我们把问题分析得很狭窄，解决问题的手段自然会受到限制。

这一阶段通常要求有解决问题的目录，包括要控制和预防的疾病，主要还是应该考虑它的因与果以及预期未来可能的结果。疾病预防与健康促进略有不同，预防疾病的目标是没有疾病；而健康促进是寻求创造与维护健康和支持性环境，在政策和社区水平上提供保护因素、生活技能教育以及发展健康的生活方式和条件。尽管这两种手段有些不同，但两者都是为了获得健康。重要的是，目标和结果决定了相关所有部门的共同参与。

一旦有些问题确定了，项目目标和结果也就确定了。这一过程对构建和加强所有参与者（社区成员、相关部门和机构的代表）的能力是十分重要的。因为需要一定量资金的投入，所以要提高公众和政策制定者对全过程的了解程度。因此，动员他们参与社区需求评估并将评估信息广为宣传极为重要。

1. 社区评估内容

生活质量与健康之间是一种双向关系，即健康能够影响生活质量及社会的状态，生活质量和社会问题又会影响健康。这些因果关系受社会政策、卫生服务、健康促进规划的影响。因此，健康促进主要作用于小卫生与社会领域，而不是单纯的医疗卫生服务。

社区诊断主要评估社区群众的需求与愿望以及生活质量。尽管生活质量较难定义且难以测量，但目前仍有许多手段用于评估生活质量，包括客观指标与主观指标。客观指标包括社会性指标和环境状况指标，其中社会性指标指失业率、教育、经济、卫生政策与卫生服务等；环境状况指标包括居住密度及空气质量指标等。主观指标，主要是通过调查社区成员对生活质量的判断取得，如对生活的适应度和对生活的满意程度。相对来讲，主观指标更为重要。

以妇幼卫生需求评估为例，其评估框架如下：

（1）与健康有关的问题。了解谁需要保健、病情、疾病发生的时间、直接和间接原因及其相关因素、如何解决这些问题。

（2）与健康服务相关问题。了解服务有无针对性、是否有足够的覆盖面（资源的可得性、地理的可及性、目标人群对服务的利用、服务的完整性、服务质量与效果、服务是否包括与母亲和儿童有关的内容）、人们利用服务的情况，服务提供时是否考虑了危险人群，服务质量，服务人员的素质和态度，机构间的相互合作情况，是否建立了经常性评估制度。

（3）当地资源情况。卫生资源（谁提供卫生服务和咨询？人们有病找谁？需要谁？何处提供服务？寻找服务者来自何处？何时提供服务？提供哪些服务？花费多少？）和非卫生资源及其他资源。

（4）当地高层领导对卫生政策的承诺。是否有足够的资源投入，资源分配是否合理，社区参与水平，组织和管理网络的建立。

（5）社会与经济状况。人口增长率、国民人均生产总值、人均年收入水平、就业情况、成人识字率、人均住房面积、教育水平、交通状况。

（6）立法情况。执行《中华人民共和国母婴保健法》相关法律法规等情况。

2. 社区需求评估方法

在过去的工作中，人们多重视定量的评估，如流行病学数据、人口学调查和对服务设施数量的调查，而定性的研究，如服务对象的主观情感、愿望和要求往往没有受到应有的重视。定性的资料被认为是非理性的、不科学的，因而是不可接受的。实际上，在健康促进规划设计中，更多的是依据群众的主观感受和社区的需要，而不是由专业人员来判断。群众自己决定是否要改变生活方式和是否接受卫生服务或接受哪一种服务。因此，规划应兼顾居民和社区团体的主观意愿和情感，而不是仅仅依靠客观的、僵化的数据。在社区需求评估中不仅要重视定量的研究，也必须十分重视定性的研究，因为两者是相辅相成、缺一不可的。社区需求评估通常采用以下方法：

（1）知情人座谈会。邀请社区卫生行政领导、有关卫生专家、社区工作者、各有关组织和群众代表等知情者提供社区需求的信息，集思广益。

（2）德尔菲法（Delphi technique）。该方法是将问卷寄给少数专家，可避免专业人员的观点对其他人的影响。通常由设计委员会提出 15～30 名参加人员，寄出问卷。参加人员要在 2 周内就表格中的内容按要求打分后寄回，将第 1 次问卷综合结果列在第二份问卷上。如第 1 次提出 20 个项目，要求参加人员从中选出最重要的 7 个项目，按期寄回。将寄回的问卷每一类得分相加，按最终得分数次序排列，并附评语总结，用于第 2 次问卷，如有必要可进行第 3 次问卷。不论进行多少次问卷调查，都应将最后一次问卷的结果告诉参加人员。该法的主要优点是用通信方法可扩大调查范围；参加人员不记名，保证答卷的真实性不受成员的威望、权力和政治的影响。

（3）社区研讨会或群众听证会（community forum or public hearing）。社区研讨会通常由地方政府召集，以广泛听取社区居民不同意见，凡是对该问题有兴趣的居民均可参加，可以采用畅所欲言或限定时间发言的方式，或要求参加人员对某问题给予评分或分小组讨论，最后再反馈。此方法常用于确定一般的需求，然后再通过其他方法进一步评选。研讨会召开之前应通过各种渠道广为宣传，让群众有充分的思想准备。

（4）专题组讨论（focus group process）。专题组讨论最适用于探索性研究。它用于发现或验证新观念、新意见，形成"假设"。专题组成员由有相同的社会背景（如性别、年龄、文化程度、经济收入、生活方式等）的人组成，组员之间在会前是不认识的，每组 8～12 名。小组通常是在非正式场合（如在某人家中），没有严格的讨论议题，而是在极其宽松的条件下畅谈己见。小组由经专门培训的主持人根据评估范围或主题指导讨论。专题组讨论要连续召开，直到没有新的观点和意见为止，通常要召开 3～4 个专题组讨论会，如需了解不同地区或层次人群的意见，可分层召开。该法优点是讨论内容灵活、讨论环境宽松、费用低廉且方便；缺点是所得资料为定性的，由于参与人数较少，代表性差，成功与否取决于主持人的技巧好坏，所得结果仅是初步的。

（5）小组工作法（nominal group process）。该方法简便易行，由靶人群亲自参与社区需求评估，所得资料真实可靠，对掌握社会（或疾病）问题，探讨原因均有重要作用。该方法可以获得定量与定性两种资料，由参与者按所提问题的重要性评选和排序，获得定量数据，通过描述性讨论得到定性资料。采用这种调查须事先根据调查目的和内容拟定详细的调查纲目，组织和培训调查人员，使他们明确调查目的、步骤和基本方法。

要注意精选调查对象，即要选择那些对该地区某事件（或疾病）发生发展情况较了解的人。每小组以5~7人为宜。首先由主持人提出问题，如本地区目前主要的健康问题是什么？各自将答案记下，然后将所有人所提的问题全部写在黑板上。为确保所有参与者对各人所提的问题有较清晰的理解，进行描述性讨论，讨论的目的仅仅是搞清题意，而非深入地讨论或争辩。待弄清题意后，进行表决，在黑板答案中选择他们认为最重要的事项，并按重要性列出序号（如从20个事项中选择5项）。最后，将各组的选择结果汇总，得票最高者应是该社区存在的最重要的健康问题。

（6）观察法（observation）。

①参与性观察。研究者直接参加项目社区的日常活动，通过观察、听取人们谈论及用各种方法提出问题，了解情况，达到了解所要观察的内容。

②非参与性观察。观察者暗中跟踪观察，在观察中记叙观察情况。观察法常用于行为观察，观察行为产生的背景及其影响因素，如文化经济、社会环境等。

（7）利用常规资料。利用卫生部门提供的发病率、患病率、死亡率、入院率、出院率等资料，从文献、以前编辑的年鉴、社会医学以及保健机构获得数据。

（8）流行病学调查。当缺乏相关资料或资料缺乏代表性时，可进行现场调查，如快速流行病学评估法、抽样调查。调查时应保证数据的代表性和科学性。

（二）　流行病学诊断

1. 流行病学评估的主要任务

流行病学评估的主要任务是确定哪些健康问题是最严重的问题，哪些行为因素和环境因素引起了这些健康问题。

（1）流行病学评估与社会评估是两种互补的方法。流行病学评估的第1步就是从分析广泛的社会问题入手，找出导致健康问题的影响因素，如失业、住房拥挤、交通不便、文化程度低、经济收入低均会导致人们的健康问题。如某地居民的主要健康问题是营养不良，而社会无法提供足够的营养品或提倡科学的膳食方法来解决营养不良问题，最好的办法是鼓励居民开发庭院，种植作物，如黄豆，并提供食品加工方法，通过这种干预方法，使居民的营养状况和生活条件都得到改善。

尽管健康教育工作者不可能总是运用这种方法解决群众的健康问题，但与其他部门合作，也可促进政策的改变或是指导群众充分利用非卫生部门的社区资源。

（2）流行病学评估的另一方面就是评估已确定的健康问题与社会问题的吻合程度。我们经常面对许多健康问题，但因现有资源匮乏，必须先权衡健康问题的轻重缓急，才能使资源产生最大的社会效益。例如，报告某地婴儿死亡率明显升高，群众反映医院技术条件很差，要求当地政府部门改善医疗条件。面对这种情况，在制定妇婴保健规划前，有关部门就要在诸多的社会问题中找出引起健康问题的特殊原因。经仔细分析后发现，当地健康问题受民族、产妇年龄、经济收入及婴儿保健方面具体情况的影响。这个社区婴儿死亡率高的原因不在于医院的医疗条件，而在于妇女孕期缺乏医疗保健、母婴缺乏营养、婴儿没有进行免疫接种等,因此通过购买新仪器、增加新设备来改善医院对婴幼儿的保健服务是一种花费高、效果不大的措施;而提高妇女孕期保健、增加营养食品的供应、加强婴幼儿免疫接种是行之有效的方法。通过分析,可使健康问题与社会问题之间的关系更为吻合,从而制定出更综合、有效的健康促进规划。

2. 流行病学诊断的目的

流行病学诊断的目的有以下几点:

(1)找出因某健康问题而受累的是哪一类人群,不同性别、年龄、种族、职业间的流行是否相同,其中哪一类人群受影响最大。

(2)找出与该健康问题有关的影响因素是什么,其中什么因素影响最大。

(3)明确规划应针对哪类人,解决什么问题。

(4)明确预期能得到什么效益、什么时候得到、这些效益能持续多长时间。

(5)提出完善规划,指导目标的行为,解决环境问题。

六、优先项目的确定(健康问题或行为问题)

社区需求的项目往往是多方面、多层次的,如果全面出击而资源有限则势必不可行,所以必须选择优先项目以缩短战线。确定优先项目在于真实地反映社会存在的、群众最关心的健康问题,以及反映各种特殊人群存在的特殊健康问题,确定哪些是最重要、最有效的,所用的人力和资金最少却能达到最高效益的项目。

在众多的社会需求中,确立优先项目的评价标准有以下几条。

(一)重要性

重要性是指该项目能反映社区存在的最重要的健康问题,反映群众最关心的问题,也是促进健康预防疾病最有效的问题。

(二)可行性

可行性是指该项目易为群众所接受,便于执行,有客观的评价指标或定量测定效果的方法,能够系统地、长期地随访观察。

(三)有效性

有效性是指该项目对结果能产生有效的影响,如降低发病率、死亡率,提高母乳喂养率。此外还包括社会效益,如直接或间接地增加收益;公众关系的潜在效益,如改善群众关系,提高精神文明和改善社会环境面貌;群众自觉参与的潜在性,等等。

确定优先项目的最简单方法是把各项的社区需求转化为目标,对各种目标的可能结果做比较,以达到有客观的依据。确定优先项目应考虑以下3层问题:①权衡所确定的不同社区需求的重要性的顺序;②把最重要的社区需求转变成目标,客观地判定是否有可能最大限度地达到目标;③成本效益的估计,即用最低的成本达到最大的效果和最高的社会效益。

在安排优先项目时有两个标准可供选择，即重要性和可变性，应基于问题的相对重要性和可变性来考虑如何安排。

七、规划目标的确定

当项目确定后，就要把该项目转化为规划目标。一个规划必定要有明确的目标，并且该目标须是可以测量的，否则规划就失去了意义，其实施过程及效果也就无从评价。

总目标（goal）是指在执行某项健康促进规划后预期应达到的理想影响和效果。总目标通常是指远期的、较为笼统的和不要求达到可测量的效果，有时总目标可能永远不能实现。如项目为围生期保健的健康促进规划，其总目标为：通过提高产前保健质量以促进儿童良好的生长发育，提高产妇和婴儿生存质量。

具体目标（objectives）是为了实现总目标而要达到的具体结果，要求是明确的、具体的、可测量的指标。规划的具体目标必须回答3个"W"和2个"H"，即Who——对谁？What——实现什么变化？When——在多长限期内实现这种变化（1年、5年）？How much——变化程度多大（增加多少或减少多少）？How to measure it——如何测量这种变化（指标或标准）。如围生期保健规划具体目标为：实施本规划2年后，使产妇死亡率较规划执行前下降20%，5年后下降50%。这一规划的具体目标中回答了"对谁：产妇；什么变化：死亡率下降；多长限期内实现这种变化：2年、5年；变化多少：2年降低20%，5年降低50%"。

除规划的具体目标外，还有教育具体目标和行为具体目标。

教育具体目标是为实现行为的转变所必须具备的知识、信念、态度和技巧，包括靶人群将接受什么知识（或态度、技巧）、接受多少，在多长的时间内接受，如执行该规划3个月后达到以下几点。

（1）知识方面：①100%的孕妇能说出产前检查的好处；②95%的孕妇知道妊娠中毒症的症状。

（2）信念方面：①100%的孕妇相信她们能够用母乳喂养自己孩子；②80%的孕妇相信新法接生比老法好。

（3）技能方面：①90%的孕妇的丈夫能听胎动；②80%的孕妇的丈夫掌握测量血压的技巧；③60%的孕妇的丈夫能测定小便中蛋白含量。

行为具体目标，如执行该规划3年后达到：①100%的孕妇接受产前检查；②95%的孕妇接受新法接生。

八、干预策略的制定

健康促进重要的原则是针对健康的决定因素和病因或危险因素，而不是针对结果（疾病）。由于病因的多样性，健康促进需要多部门的合作，尤其是社会、经济和环境部门。

在规划设计书中，必须提出最有效的干预策略和措施。策略是为实现项目目标而确定的总体执行思路，措施是策略的有机组成部分，是体现项目策略的具体方法。策略与措施的制定是以现状分析结果为基础的。

健康促进规划的目标在于使靶人群自愿地改变行为和环境，而干预策略的制定主要是通过教育与组织的手段确定影响行为与环境的因素，即确定要促使行为与环境改变需要使哪些因素发生改变。任何一种行为都是由多种因素决定的，不同的因素对行为产生不同的影响，只有全面分析这些决定因素后，才能制定出恰当的干预策略。《健康新地平线》指出：必须将侧重点从疾病的本身转移到导致疾病的各种危险因素，以及良好的健康状况是怎么得来的问题上。一种疾病可能有多种有关的危险因素；反之，一种危险因素也可引起或影响多种疾病或病状，因此，对健康的决定因素或危险因素的干预是最经济、有效的策略。

（一） 影响健康行为的 3 类因素

任何健康行为都受到 3 类因素的影响，每类因素都会对行为产生不同的影响，此 3 类因素是倾向因素（Predisposing Factor）、促成因素（Enabling Factor）和强化因素（Reinforcing Factor）。

1. 倾向因素

倾向因素通常先于行为，是产生某种行为的动机或愿望，或是诱发产生某行为的因素，其中包括知识、信念、态度及价值观。一般可把倾向因素看作"个人"的偏爱，在教育过程中可能出现在一个人或一组人身上，这种偏爱不是趋向于有利的健康行为就是趋向于不利的健康行为。

（1）知识。知识对形成健康的行为十分重要，但知识的增长并不总是伴随行为的改变。我们可认为知识是行为改变的必要条件，但不是充分条件。

（2）信念。信念是指自己对某一现象或某一物体的存在是确信无疑的，也就是自己认为可确信的看法。在健康方面的信念有"我确信吸烟是有害的""只要下决心戒烟肯定是可以实现的"，这种信念会影响他们采纳戒烟的行为。如果坚持错误的信念就不会改变其错误的行为，因此，可以认为信念是改变行为的动力。

（3）态度。态度是指个体对人、对事所采取的具有持久性而又有一致性的行为倾向，态度代表信念的集合。态度通常以好与坏、积极与消极加以评价。例如，人们都以积极的态度工作，则成功的可能性就大。

（4）价值观。人们都珍惜自己的生命和健康。毋庸置疑，个人的价值观和行为的选择是紧密联系在一起的，然而自相冲突的价值观是相当普遍的。前加拿大卫生福利部部长拉朗德曾说："绝大多数加拿大人希望有良好的健康而不希望生病，希望长寿而不希望短命，可是，有些人却不愿意为了保持健康而摒弃一时的欢乐和自我放纵，也不愿为预防疾病而忍受不便。"因此，帮助人们解决健康价值观的冲突是健康教育的重要任务。

不难相信，要使 40% 的人发生行为转变，就要有 60% 的人持积极态度，并参与改变行为实践；要使 60% 的人参与实践，就要有 80% 的人相信这种实践对其健康是有益的；

要使80%的人相信，就要使90%以上的人具有改变某种行为所必须具备的知识。

倾向因素是产生行为的"引子"或"促动力"，即动机，它直接地影响行为的发生、发展。健康教育的重要任务就是促进个体或群体形成动机，自愿地改变不健康的行为。

2. 促成因素

促成因素是指促使行为动机或愿望得以实现的因素，即实现或达到某行为所必需的技术和资源，包括保健设施、医务人员、诊所及任何类似的资源，医疗费用、诊听距离、交通工具、个人保健技术，行政的重视与支持、法律、政策，等等。在教育过程中，如不考虑促成因素，行为的目标就可能达不到。人群的健康行为与当地医疗服务、资源的可得性和是否方便有很大的关系。因此，除了教育之外，还应该为靶人群提供卫生服务和创造行为改变所必需的条件。

3. 强化因素

强化因素是存在于干预行为后加强或减弱某种行为的因素，如奖励或惩罚以使某种行为得以巩固、增强或淡化、消除。强化因素多指与个体行为有直接影响的人，如有关的保健者、教师、同伴、长辈、配偶、领导等。如高血压病人的强化因素为配偶、亲属和医生，他们经常督促病人及时服药，巩固病人依从性行为。强化因素积极与否取决于重要人物的态度和行为，如大量研究表明，密友和父母的态度及行为对青少年的吸烟行为的影响最明显。

以农村改厕为例，消极的影响因素可能有：①倾向因素。例如：a. 知识的缺乏。对不卫生厕所危害的无知，对卫生厕所对于健康、经济、社会等方面好处的知识的缺乏。b. 观念的差异。认为厕所就是脏的，祖祖辈辈都这样过来了，改不改无所谓；认为改厕是政府的事，与自己无关。c. 价值观问题。认为改厕要花很多钱，不值得；认为改厕的好处是长期的需要，不值得马上投入。②促成因素。社会经济基础薄弱，政府无改厕资金，农民无力负担；无适宜的改厕技术和维修技术，技术人员和施工队伍缺乏；部门配合不力，相关部门各自为政，使改厕工作流于形式。③强化因素。各级领导对改厕工作不重视；乡村医生、教师等对改厕工作认识模糊；领导对改厕工作难度过分强调，对改厕工作无奖励制度。

任何特定的健康行为都受这3类因素的共同影响，由于行为具有多面性，所以教育策略采用综合性手段十分重要。任何改变行为的教育规划都要注意这几类影响因素，如果不考虑促成因素和强化因素而仅在倾向因素上进行广泛教育（卫生宣传），那么极有可能对行为毫无影响，这是不足为奇的。

这3类因素并不互相排斥，同一因素有时可归入两类因素。健康促进规划就是从分析这些因素中产生的。

（二）　干预策略和措施的制定

（1）社会动员与争取领导。通过有效的措施，推动项目区各级政府对项目提供组织支持、政策支持和资金支持。

（2）促进部门间的合作和项目间的联系。采取有效的手段促进相关部门的合作，加强不同项目间的联系与合作，借鉴其他项目的经验，利用其已有的成果为本项目服务。

（3）目标人群的确定。根据规划的目标决定应向谁进行教育，如规划的目标是提高母乳喂养率，教育的主要对象则应包括孕妇及其亲属（丈夫、婆婆、母亲等）、妇产科医护人员、妇幼卫生保健人员、有关行政领导，如规划的目标是预防中小学生吸烟，教育的主要对象应是中小学生及其家长、教师、学校和教育系统的领导。教育的对象应根据项目的目标而定，以起到事半功倍的作用。任何项目的成功都需要不同类别人群的共同努力，需要他们的积极参与。目标人群通常可以分为以下3类。

①一级目标人群：规划希望这些人群能实施所建议的健康行为或参与项目活动，目标将最终通过他们的行动来实现。他们是项目的直接受益者。

②二级目标人群：对一级目标人群有重要影响，能激发和加强一级目标人群行为和信念的人。

③三级目标人群：决策者、经济资助者及其他对项目的成功有重要影响的人。

（4）制定干预内容和方法。行为和环境的改变是通过知识、信念、态度、价值观的改变和社会的支持实现的。行为的改变必须是自愿而不是强迫的，因此就需要通过教育来增加人们的健康知识，使其自愿地采纳有益的健康行为。干预的内容应遵照规划目标有的放矢地进行。

干预的方法多种多样，有组织的、政策的、法规的、教育的、个别指导和团体干预等。我们不能指望仅某一种方法就能对行为产生明显的效果，因为有的方法对一些人的效果可能很好，而对另一些人效果就不一定好；对同一批人在某种情况下效果很好，而在另一种情况下则可能不好。所以，为使行为发生变化，必须开展立体干预活动。每一种干预方法都要适合于特定的环境和人群，不仅要考虑受教育者人群的特点和素质，还要考虑到教育工作者的交流能力。总之，方法宜多样化、系统化、科学化。

我们应该认识到，仅采用一种教育方法很少能对人们的行为产生明显的、持久的影响，而采用面对面交谈或采用多种教育方法，就可能达到较大的、较长期的效果。同时必须强调教育的艰巨性和长期性，只有通过长期的、反复的教育，特别是要通过医务人员、社区领导、朋友和家庭的不断强化，才能最终促进行为的改变。在规划开展的早期，利用大众媒介、发放传单的方法动员群众，唤起群众的热情是可取的，但不能作为主要手段，以防止发生"烟花综合征"。不论采用哪一种教育方法，都必须做如下判断：①是否容易为受教育者所接受？②方法是否简便？③效率与效果是否达到预期？④是否经济？健康教育的资源通常是紧缺的，为保证最合理地利用这些资源，必须十分注意分析反馈信息、修改干预规划、选择最有效的教育方法，以取得更大的效果。

（5）教育资料。教育资料主要有两大类：一类是视听资料，包括电影、电视、录像和录音磁带；另一类是阅读资料。无论哪一类资料都必须强调科学性、针对性、通俗性、趣味性。此外，对资料来源、经费，资料的品种、数量、发放渠道，宣传器材、设备等在规划设计书中都应有所规划，有所准备。

（6）队伍建设和能力培养。依靠什么力量开展项目活动，是个关键问题。除广大医务人员、保健工作者和基层卫生骨干力量作为基本力量外，还应广泛利用传播媒介，积极使宣传部门参与群众的健康促进和健康教育工作，支持社区健康规划；发动群众、组织群众，依靠社会力量，如工会、妇联、共青团、红十字会及科普协会，尤其是项目区域内的各企业单位等。如社区自办的"综合性学校"，自愿组织的"中心学习小组"等都是近年来群众自发兴起的、行之有效的教育组织。另外，还可发挥志愿者的作用，并对志愿者进行持续的、认真的指导和培训。

健康教育的目标主要是通过受教育者的行为来实现的，因此应指导工作人员影响受教育者的行为。培训目的有：①使工作人员充分认识教育的目的及自己的职责；②培养工作人员传播的技能，如交谈技巧、工作能力；③培训工作人员如何处理那些与受教育者联系时所遇到的问题；④培训工作人员如何收集反馈信息、及时修改教育方法。通过有效的培训，形成项目区的技术队伍，增强项目区对项目执行和管理的能力。

（7）确定具体活动日程。确定要进行哪些活动才能实现预期目标，并对各项活动的进行时间、负责人、所需经费等做出具体安排，即做出具体的行动计划，行动计划一般以年为单位，可以用工作日程表的形式列出该年的行动计划。工作日程表中应包括活动内容、活动执行时间、负责人和所需经费等内容。

（8）质量控制。建立健全各级项目执行机构、人员的落实。建立系统、完善的质量控制与监测体系，及时发现计划、材料、策略及实施中的问题并进行调整。

九、规划评价

规划评价是规划设计的重要组成部分。评价贯彻于规划、设计、执行的全过程，因此，在规划设计书中必须明确各项评价内容、指标或标准、评价时间和评价方法等。

评价规划实施效率用来评价各种教育活动是否按规划的预期程序实施及实施的效果如何，因此，在规划中应详细列举各项活动的要求、预期目标，监察与登记详细内容，评估影响规划实施的因素，有利于对实施过程中存在的问题及时调整。采用内部评价还是外部评价也应做出明确的规定。

关于评价的主要内容，将在本章第四节中详细讨论。

总之，健康促进规划设计的要点有如下几点：

（1）健康促进是有规划、有目的、有评价的教育活动，不论涉及什么项目（急、慢性传染病或慢性非传染性疾病或某种行为）、什么范围（社区、学校、工矿企业或医院）、什么对象（农民、学生、工人等），都必须制订规划。

（2）健康促进的目的是促使个体和社会自觉地采纳有利于健康的行为，创造有利的社会环境，以促进某种行为的改变，因此健康促进策略应考虑影响行为的 3 类因素和改变环境（包括改善医疗服务）的各项措施。

（3）每一项健康促进规划都必须有明确的目标。具体目标有管理目标、教育目标、行为目标、环境目标和规划目标。具体目标必须是明确的、可测量的，应包含对谁、什么内容、多长时间、变化多大、用什么指标或标准。

（4）为保证最经济地利用有限的资源，应做社区需求评估，确定优先项目。选择最有效的干预策略和对行为产生最大影响的干预方法，特别要强调综合性原则。

（5）在规划设计中，合理选择研究方法和编制调查表，严格进行质量控制，做好疾病的监测和人员的培训，及时写出评价报告。

（6）规划设计、实施和评价的全过程应由社区领导、群众代表、相关部门共同参与，并给社区赋权。在需要开展大量工作的项目中，应将其分成许多小项目，这些小项目可纳入总体规划。

（7）任何类型的研究方法、研究策略都可使用，但其侧重点要放在社会经济、环境、流行病学和行为学的方法，而不是生物医学的方法上。

第三节　健康促进规划实施

在完成一项健康促进规划的设计之后，应该通过有效的实施使规划中的预期目标得以实现，达到预期的效果。规划实施是按照规划设计书去实现规划目标，获得效果的过程，也是体现规划根本思想的具体活动和行动的过程。没有有效的实施工作，再好的规划也只能是一纸空文。因此，规划实施是项目主体工作部分，也是重点和关键。在执行这些行动计划中，必须构建基础设施，如工作网络、执行规划的知识和技能以及对执行过程的研究。这需要卫生部门内部和外部的协调支持，也需要非卫生部门，如非政府机构、私有部门、保险机构和其他合作伙伴的支持。

在格林模式中，特别强调在项目规划实施中充分发挥政策、法规和组织的作用。正因为健康促进活动涉及多部门、多学科、多手段，如果没有一个具有权威性的领导和具有协调职能的组织是无法执行项目规划的。因此，规划实施过程要选择最有效的干预策略和措施。首先是机构建设和政策改革，既有利于加强协调、动员多部门的参与，也有利于建立一个支持性政策环境。其次，要重视人才的开发，提高项目管理水平和实施人员的技术水平，提高规划设计和实施的能力。再次，要重视以社区为载体的干预策略。最后，要重视监测与评估，为保证健康促进活动的质量，必须建立系统的质量控制体系。任何一项全面综合的健康促进规划，以上4个方面的内容都不可缺少。建立健康促进项目执行的组织和协调机构，扩大现有机构的功能，协调各机构的关系，形成统一的、强有力的健康促进体系，对项目长期运作是至关重要的。

健康促进规划的有效实施应包括提高公众和领导的认识、传播健康促进信息、制定健康公共政策、强化社区健康行动、创造支持性环境和鼓励健康的生活方式。实施的重点在于加强各部门的健康促进能力，保证健康促进所需要的机构和设施，筹集必要的资金。此外，我们还必须具有监督和进行质量控制的计划及结果评价机制。

一、社区开发

社区开发（community development）是联合国倡导的一项世界性运动，其内涵是在当地政府的组织领导下，提高群众参与社区工作的积极性，促进社区成员间的相互支持，依靠自己的力量去实现项目目标，动员社区资源、规划社区行动，进一步发展与改善社区经济社会文化状况。

《阿拉木图宣言》中把社区开发与社区参与作为健康促进的重要战略措施，同时认识到为改善人民的健康状况，必须首先改变对人民生活起重要影响的组织结构，而不仅是改变个体的行为。社区开发一方面要推动项目区各级政府对项目的承诺，并在政府的支持下开展项目工作，另一方面要通过社会动员示范等措施激发项目区群众对项目的需求。这两方面的结合，一个从上层推动，一个从底层拉动，可有效地推动项目的开展。推动策略包括通过传播国家卫生政策、向各级政府领导说明项目的意义以及项目对社会和经济产生的效益，争取从组织、政策和资源上得到支持；促进部门间和项目间的合作与联系，借鉴其他项目的经验，利用其已有的成果，为本项目服务；通过有效地培训，增强项目区对项目执行和管理的能力；建立系统、完善的质量控制与监测体系。拉动策略包括社会动员；加强个人的健康教育；建立示范户，带动整个社区；针对项目区的实际，研究、确定可行的筹资方法，动员足够的资源。在社区中执行健康促进项目规划是最好的领导开发和社会动员方式，它有利于提高社区居民的健康意识，增强自己解决相关健康问题的能力。其结果将体现在社区的意见得到尊重，社区参与意识得到增强，政策支持条件得到改善，资源得到增加等方面，最终达到改善社会不公正现象的目的。在社区执行健康促进项目，主要有以下4个方面的实施措施。

（1）建立领导机构。一般来说，健康促进项目是一项巨大、复杂、跨部门、跨行业的社会系统工程，所解决的不仅是医学问题，更是社会问题，仅靠卫生部门是承担不了的。因此，开发领导参与、支持健康促进规划、实施和评价活动是极为重要的，建立项目领导委员会（如健康促进委员会）也是十分必要的。其目的是获得使健康促进项目成功所需的政府政策和环境的支持，包括：①开发健康促进策略规划；②规范、强化、协调健康促进活动的组织；③动员多部门和社区参与健康促进活动；④制定政策措施，支持预防工作和健康行为的改变。

此外，建立项目技术组，如专家组或专家咨询小组，为项目提供技术指导，如教育资料的编写与制作，与大众媒介、社区组织密切协调，帮助以社区为基础的规划设计、实施和评价等。

任何项目从规划伊始，就应该考虑到可持续发展问题。其中最为重要的是领导的承诺和支持，尤其是社区领导的支持。

（2）积极动员靶人群参与。任何一项健康促进项目都必须强调参与的原则和过程，即使是国家或省级的项目，最终都必须落实到基层才能实施，因而规划制定者必须倾其全力争取基层组织的参与。任何一项规划没有基层组织的合作与支持都是不能取得成功的。

社区参与是指社区领导和群众代表共同参与健康促进规划的设计、实施和评价以及决策的全过程。这种社区参与越早越好，早期社区成员的参与可为社区成员培养主人翁情感，这种主人翁的精神会带来无法估量的力量，同时也决定项目的长期效果。参与是巩固成果的要素，参与项目规划包括：①确定社区的主要健康问题及危险因素；②对不同人群推荐干预的策略和解决办法；③评估当前的差距和资源能力；④参与实施项目活动，包括组织建立政策改革、卫生服务、特殊人群与特殊场所的干预；⑤评估项目效果等。

健康促进规划实施过程中的关键在于帮助社区居民提高对健康促进项目规划的认知及其主动参与精神，向实施规划的社区提供技术帮助及为能给社区提供支持与帮助的组织建立联系。在规划评价过程中，同样要求社区参与评估规划的进展，这样有利于调动社区的积极性，并能充分地挖掘与开发当地的资源，以维持规划的发展。例如，苏州市健康促进会在开展行业健康单位建设项目中，安排单位的代表作为项目指导、项目评估的志愿者，参与培训指导和评估，取得了多元的效益。任何一种仅依靠经济投入再加一点下级提供的资料总结而制定的规划或形式主义的参与都是不可取的。要特别强调社区的自主权，即社区赋权。

（3）加强网络建设和部门间的协调。健康促进主要针对的是决定健康的因素、产生健康问题的原因或危险条件，而不是健康促进的终结。由于决定健康的因素是多样的，因此多部门的合作是非常必要的，特别是与经济、社会和环境部门之间的合作。在制定策略时，应重点考虑不同部门间的协调。实践证明，多部门联合的健康促进策略是最有效的，因而完善基层组织与强化部门间的合作是关系到项目成功的关键。

国内外的经验表明：社区联盟是有效的多部门参与形式。因为社区联盟有共同的利益和目标，即促进社区居民的生活质量提高，在此共同目标下，社区内各有关团体和个人在合作关系的基础上，充分发挥各自的主人翁作用，这是协调行动的重要步骤。实践证明，部门间的行动最容易体现在社区一级，在这里，群众和社区对问题的看法具有整体性而不是相互割裂的。权力下放和对地区负责是跨部门合作成功的关键。新的健康挑战意味着需要建立新的和多种多样的网络，以促成部门间的合作。这些网络能在社区内部提供帮助，并促使信息交换，有利于不同场所健康促进工作。为充分发挥社区联盟的巨大政治和经济力量，需要社区的组织与协调，以创造良好的规划实施的内外环境，保证项目目标的实现。在项目执行过程中，要特别强调社区的领导和社区的网络建设。《松兹瓦尔宣言》指出了4种关键性的公共卫生行动策略，以促进在社区创建健康支持环境：

①通过社会活动，特别是通过妇女组织活动，加强对项目的支持。

②通过教育和授权，使社区和个人采取有利于他们健康和环境的行动。

③建立健康和支持环境的联盟，加强卫生和环境部在开展运动和实施行动策略上的协调。

④为了保证创建健康支持环境中的平等性，协调社会各部门的利益冲突。

总之，在加强网络建设和部门间的协调时，都有这样一个基本因素——赋权，即给人民和社区当家作主的权利。同时，加强网络建设和部门间的协调必须建立在尊重不同文化、社会阶层和性别都能享有平等权利的基础上。

（4）制定政策，支持项目的开展。项目的成功标志是不因项目的结束而停止运转，一切项目工作中重要的条件之一就是政策的支持，因此在项目期间应选择重点进行政策开发和制定。例如，开展控烟项目就应制定相关法律法规，包括公共场所禁烟、禁止向青少年售烟、烟盒必须有警语等；实施性传播疾病如获得性免疫缺陷综合征（艾滋病）控制规划，就应制定献血员筛检艾滋病法、个体行医管理法、学校开展性教育法，取缔嫖娼、淫秽音像制品法、性病匿名治疗法等。为加强社区健康服务，就应出台相应的医疗保险制度改革、医疗体制改革和合理收费制度、医院面向社区政策等。此外，还包括通过立法保证项目资金的到位。

二、技术队伍的建立和能力培训

（一） 培训的重要性及原则

培训是为达到项目目标而建立一支有能力、高效的工作队伍的活动。此定义中，项目培训除培训外，还包括选用工作人员、组织工作队伍，以及协调组织监督机制等活动。项目培训中，重要的活动是对在职人员的培训。

项目培训的目标是：①提高开展项目管理、监测和评估的技能，其中包括政策制定、组织开发以及社会动员的技能；②提高行为危险因素和死因监测的技能，其中包括行为危险因素调查、抽样、资料收集、分析和运用资料的技能；③提高健康促进队伍必须具备的技能，其中包括健康促进规划设计、实施和评价的能力，评估信息教育和传播的技巧，健康材料的制作与预试验，行为矫正和具体干预的技能；④提高本地区的人力开发、师资队伍的培训技能，包括培训需求调查、教材开发、课程设计、参与式培训方法和培训效果评估。大规模的项目培训往往采用逐级扩展的培训方法。这种培训方法有明确的培训目标及特定培训对象，是理论联系实际的培训方法。为使培训内容传递更为准确，应有严格训练的师资队伍，有监督和评价的机制。

任何一项项目都有一定的期限。项目成功与否的标志之一是当项目结束后，该项目活动是否仍可延续。其关键因素是人力的开发。项目培训除培训执行健康促进规划项目的具体操作人员外，应立足未来，通过培训和项目执行过程培养与造就一支有科学研究基本概念和原则的技术队伍。为当地培训一支撤不走的技术队伍，是每个项目软件建设中最为重要的因素。例如，苏州市在健康单位项目评估中，采用单位志愿者参评的方法增强了项目建设单位的主人翁意识，单位派出的多名志愿者经历了项目评估的全过程，提供项目实施情况，发表评估意见，对项目建设的可持续开展发挥了积极作用。

一个健康促进规划能否顺利实施与是否具有合格的工作人员密切相关。一个复杂的健康促进规划在实施过程中，不但要有专职的健康教育人员参与，也要有兼职的健康教育人员参与，有时甚至要有临时聘用的辅助人员参与。目前，无论是健康教育的理论及实践，还是人们对健康和疾病的认识都获得极大的发展，这对健康教育人员的素质提出越来越高的要求。健康教育培训除对健康教育专业及相关人员进行系统培养和训练外，更多的是针对实施特定健康促进规划的人员进行培训。根据特定项目的目的、执行手段、教育策略及其他特定要求进行培训，旨在保证他们能够胜任特定的工作或任务。项目人员培训应遵循以下原则。

1. 目标明确

任何特定的培训计划都必须强调围绕着项目中心展开，体现项目的目标和原则。培训应根据项目的要求，确定学员应掌握的知识和技能，并在培训开始前加以确定。

2. 理论联系实际

整个培训过程应十分重视理论与实际紧密结合。培训的对象和内容应根据特定健康促进规划的客观要求决定，其内容同时要适合学员的具体需求，而不应以培训者个人的偏好来决定。培训课的组织形式、教学方法都要根据学员从事的工作和任务来决定，使学员具备实际操作的能力。

3. 及时评估

在整个培训计划执行过程中，应不断地收集各种反馈意见，随时注意培训中遇到的新情况、新问题，及时调整教学内容。

（二） 培训计划的制订

（1）确定培训的目的和宗旨，选择培训对象。要制订一个行之有效的培训计划，首先要确定培训的目的和宗旨。培训计划要最大限度地满足规划的要求，使培训对象掌握实施该计划必不可少的知识和技能。培训对象的选择也应依据项目的要求而确定，同时尽量对学员的背景、文化程度、工作经历，是否经过类似的培训，是否对培训的要求和方法有所掌握。

（2）确定教学大纲及基本教材，编写培训计划。教学大纲一般包括说明和文本两个部分，大纲说明部分包括本课程的教学目的和要求、对教学方法的提示；大纲文本部分则系统地安排课程内容，规定每一课程教学目的和教学时数以及教学活动、所需教具、课堂教学评价办法等。教学大纲是编写教材和进行教学的主要依据。培训计划是在明确培训目的、进行需求评估的基础上，根据培训任务性质确定的教学大纲及基本教材，制定有关培训工作的指导性文件，包括培训的目的和宗旨、课程设置及进度、课时分配及评价考核方法等具体内容。

（三） 培训计划的准备

准备工作直接影响到培训计划的实施和效果，通常包括以下4点。

（1）学员的确定。了解学员是否能满足培训项目的要求，如文化程度及工作经历等。

（2）师资的落实。师资选择应以达到最佳教学效果为目的，而不可一味为"权威效应"因人设课，否则只能适得其反。

（3）教学场所和设施的落实。

（4）后勤服务工作。

（四） 培训工作的评价

评价是培训活动的一个重要组成部分，在制订培训计划时应有明确的评价内容、评价方法和评价指标。培训效果评价包括3个层次。

1. 过程评价

过程评价是对培训过程所采取的各种活动执行情况和效率的评价。如评估教学进度是否按计划进行，教材、教学设施是否适用，学员上课的出勤率，学员的各种意见，等等。

2. 近期效果评价

近期效果评价主要评价培训后学员的知识、技能掌握情况。

3. 远期效果评价

远期效果评价主要评价学员能否将所学到的知识和技能运用于实际工作中并产生明显的效果。

远期效果评价方法有以下6种。

（1）参与性观察及现场观察，直接观察项目培训全部教学活动的全过程，包括课堂教学、现场实习教学准备活动服务的可得性和可及性、服务质量与服务技能等。

（2）采用小组专题讨论、知情人交谈、正式和非正式交谈、结构及半结构访谈等形式了解培训的组织人员、相关领导、教师、学员和管理人员对项目培训工作的反应和建议。

（3）采用问卷调查方式收集教师、学员对培训过程及效果的意见反馈。

（4）采用测试方法调查班前、班后对有关培训内容的掌握情况。

（5）查阅记录内容，包括培训计划、课程进度、教材、教师备课笔记、学员笔记、教学评估问卷、师生名单及背景经费等。

（6）评估服务指标和健康指标的变化：虽有许多因素都可影响服务指标和健康指标的变化，但不可否认培训远期效果将更直接地影响这些指标的变化。

三、以社区为基础的干预

健康的获得可以从个体、社区和政府3个层面去理解。个体要具备健康生活的能力，即掌握与健康相关的知识和技能，使自己能够控制影响自己健康的危险因素，从而健康地生活。然而，个体不可能完全保证获得健康生活的条件，还需要从社区层面来共同创建健康的生活环境。要达到这一要求，需要动员全社区来共同工作，如通过多部门协作，建立合理的社区组织机构，创造各种支持环境和提供公平有效的服务，促进人群健康，包括通过发展社区卫生服务，对健康人群给予指导，促进人们健康生活方式的形成和发展，改善生活质量，为临终病人提供临终关怀服务，等等。最后，在更高层次，则需要政府的承诺和促进健康公共政策的支持，包括社会舆论、社会风尚支持及健康生活方式的形成。这3个层次目标的实现，都是以社区为基础的。

对于个体层面，需要通过健康教育来实现；对于社区层面，需要通过社区政府联合社区各部门，发展强大的联盟和社会支持体系，使社区一级有能力来控制危险因素，创造健康的生活环境；而对政府的承诺和政策的支持，则通过倡导来实现，在此基础上形成有利的社会舆论和社会风尚，为有效预防疾病和解决个人及群体的健康问题提供坚实的基础。

以社区为基础的干预是改变以往条块分割、各自为政所形成的机构多、功能低、效益差的局面，最有效地利用社区资源的途径。由于慢性病具有潜伏期长、多因一果、一因多果的特点，以社区为基础的综合防治是最佳的防治方案。

以社区为基础的健康促进干预要注意以下几个问题。

（1）在开展社区干预前，必须有详细的规划设计，包括干预谁、干预什么内容、由谁去干预、如何干预预期结果、用什么指标评价、何时评价、由谁评价等。

（2）社区干预场所有学校、各类工作场所、医院和社区。

（3）在社区干预中，应强调重点干预与一般干预相结合。重点干预对象包括重点人群（如控烟项目中，对医院、学校、机关的干预，这些单位的控烟效果易在群众中产生榜样作用，辐射面广，可在全社会控烟中起强化作用）和高危人群。高危人群指社会上一些具有某种危险性高的特征（多指疾病）的人群组合，如在控制获得性免疫缺陷综合征（艾滋病）项目中，卖淫嫖娼者、吸毒者、同性恋者、性传播疾病和艾滋病病毒感染者及其亲属都属于高危人群。此外，年轻人、流动人口、宾馆或服务性行业人员、长途汽车司机、个体户等人群应予以重点保护；其余则属于一般人群。又如，高血压等慢性疾病的干预应通过筛检，早期发现患者，患者及亲属、有家族史及具有危险因素的人应被列入重点防治范围。

（4）干预策略应因人、因地、因时而异。对高危人群、重点人群和一般人群，对不同年龄、性别、职业、文化的人群，对行为转变不同阶段的人群，干预策略应有所不同。对一般人群可通过大众媒介提高全社区群众的健康理念和保健意识；而对特殊人群宜采用办学习班、看录像、人际交流、示教等面对面的教育方法。总之，应尽量采用综合性手段。

（5）健康促进干预规划绝不仅限于信息、教育和传播，应提供政策与环境的支持以及相应的卫生服务，促成和强化健康行为的形成。例如，防治高血压，除为患者及其家属提供必要的保健知识外，还应注重提高高血压病例诊断和管理的质量和患者的满意程度，以达到高就诊率、高随访率和高遵医行为率的目的；提高医务人员对高血压患者的咨询和分级管理的能力；开设社区防治点，免费为社区居民测量血压；为高血压患者提供就近医疗；必须妥善解决医疗费用及医务人员上门服务的问题；为促使高血压患者的行为改变，会同商业部门、非政府组织为社区居民提供低钠盐，组织老年人开展体育、文娱活动；对轻度高血压患者采用非药物治疗等。

（6）干预应分阶段实施，开始时每个干预场所在小范围内试行，即干预的预实验，待取得一定经验后逐步推广。在干预内容上，开始时应精选，然后逐步扩大。

（7）实施项目过程中应特别重视培训干预管理人员、协调员及当地的关键人物，如当地领导、校长、教师、食品服务人员和妇女主任。培训内容包括针对特殊危险因子的策略、政策、实施模式、规划和评价、以社区为基础的健康促进理论与实践。还应为当地培训能开展长期健康促进工作，逐步完善项目运转机制并特别注重项目的效果评价。

四、项目执行的监督与质量控制

（一）监督与质量控制

健康教育项目规划付诸实施后，需要对项目的执行情况进行持续监督以了解项目投入的使用情况、项目活动的进展、各项活动是否按时完成以及发现项目中存在的长处及弱点，以便及时地做出合适的调整。质量控制是指利用一系列方法来保证规划执行过程的质量，即为保证达到预期目标所采用的一系列专业活动的合适程度。

无论是在规划的设计、执行还是评价中，建立监督与质量控制体系对健康促进规划的开展有着十分重要的意义。质量控制主要是评估规划本身的设计以及规划执行过程中各种活动的质量，而不是规划的效果和行为效应。它在完善健康促进规划的设计、执行方面发挥着很大的作用。

为保证规划的顺利进行，保持完整的记录是十分必要的。为使资料便于统计和比较，应规范常规工作记录表。除常规记录外，为获取更多的信息，还可以采用定期的抽样观察，探讨动态的发展及群众对规划的意见。

1. 注意事项

（1）及时性。规划信息有时效性，因此应及时收集、整理、分析并及时检查、交流和反馈，发现问题并及时做出决策。

（2）完整性。信息不全的现象屡有发生，包括缺项和漏项。缺项是指因客观原因而无法从登记或调查中获取的一些数据，如调查对象失访、涉及比较敏感的问题等，不及时随访极易失访。漏项是指主观或工作原因漏掉或忽略的一些数据，及时分析与整理有助于发现这种疏漏并加以纠正。

（3）准确性。信息的准确性是科学管理的灵魂，也是规划效果评价所在，不真实的信息不但没有价值，甚至会导致错误的决策。

（4）科学性。科学性包括资料的收集、整理、分析方法的科学性，仪器设备和测量标准的科学性等。

（5）可靠性。可靠性指对同一事件由不同人或同一人在不同时间的调查，所得结果一致，即可重复性。

（6）可行性。可行性包括经济、文化和信息来源的可行性。

2. 信息搜集方法

（1）临床记录。临床记录用于测评服务、行为改变和治疗效果。然而，资料价值取决于记录的质量与连贯性。因此，需要建立完善记录表并对医护人员进行培训、考核，以保证资料的精确性。

（2）库存记录。库存记录用于测评材料的分发情况。若要了解材料质量方面的信息，则需要其他监测资料的补充。

（3）现场工作者联系册。现场工作者联系册是了解干预实施效果和遇到哪些问题的有价值的资料渠道。需要设计简单的收集资料的表格，并提供使用表格的培训。从现场联系册获得的资料，应该辅以考核验证。

（4）考核活动记录。考核活动记录是监督资料最重要的来源之一。考核人员还应该观察实际进行中的现场活动，以保证查证信息各方面的可靠性。考核人员可进行突击访问、假扮病人体验某项服务或进行"出口"访谈。该方法需要考核人员制作表格来记录活动。

（5）专题小组讨论。专题小组讨论的方法快速、费用不高，能对问题和应对方法做深度挖掘，对信息搜集非常有用。由受过培训的主持人主持，小组人数为 6~8 人，来自目标人群。在挑选主持人和小组成员时应谨慎。

（6）"出口"访谈。在人们接触项目（如咨询）后，立即在出口处对来访者进行访谈，获取有关干预质量的信息。也可将考核与对干预活动的观察结合起来。

（7）快速评价。快速评价是对来自目标人群和主要信息提供者的小样本，使用定量和定性的混合方法进行的调查。这是全面调查的低成本替代方法，可提供有关现况存在问题和原因的资料。在快速评价中，需要注意保证操作得当以及收集资料无偏倚。

（8）全面调查。当项目尝试全新的策略或解决棘手的问题时，可采用全面调查法。

（二） 实施监督与质量控制的主要内容和方法

实行监督与质量控制是十分复杂的过程，包含的内容也非常丰富，主要有以下几方面。

（1）正确评估健康促进规划工作人员的技能。国内外健康促进的实践说明：要重视提高规划工作人员的理论和实践水平，否则规划就无法顺利执行，规划质量就无法得到保证。规划工作人员能力可通过内外行专家审查的方式来进行评价，审查内容包括学历、专业训练情况、工作经验、专业成就和近期工作状况，特别是在该规划实施中的表现。总之，评价的内容包括两个方面：健康教育知识状况，是否具备胜任该规划的基本技能。

当今社会知识更新的速度极快，而健康教育及其相关学科的文献也相当丰富，足以提供大多数疾病和危险因素及健康相关行为的知识。健康教育工作人员熟悉有关特定的健康问题和危险因素的知识是必要的。事实上，许多健康促进规划的失败，往往是部分工作人员专业知识贫乏、经验不足或技术技能拙劣所造成的。因此，应了解规划工作人员的能力以便尽早采取措施，提高工作人员的技能，保证规划的顺利实施。

（2）建立专家小组审查制，保证规划执行质量。当项目规划设计完成并开始执行时，可通过专家小组审查。专家小组审查的内容包括规划所设定的近期目标和远期目标、规划任务、方法步骤及活动情况是否合适，并将规划实施记录与一系列专业标准进行比较，对规划所选人员、活动、材料及执行步骤进行审查。除此之外，还要对实施设计、评价设计、资料收集步骤、大众传播媒介、仪器设备、干预方法和内容及特殊项目进行审查。专家小组由健康教育专家和其他有关专业的专家共同承担。

专家小组审查在规划设计完成和规划执行早期特别重要。一般在规划执行的头 6 个月进行一次，以后在规划执行过程中每年进行 1 次。这样专家小组审查可对规划的设计和执行提供直接的指导意见。

（3）加强内部审计。审计是判断是否按项目要求投入资金，分配是否符合需求（基建、设备、培训及活动经费等）的方法。资金应具备每月、每季、每年的来源类型和分配数量的记录，包括工作人员的时间、媒介和其他资源等。

（4）系统化的资料收集与保存。资料收集与保存的完整性体现规划本身的质量。规划中所必须的每一项资料记录都必须达到90％的完整性水平。通常，在规划执行过程中，不是资料过多，就是资料不足，或质量太差，或内容不全面而不堪利用。为保证规划的顺利实施，系统化的资料收集与保存是必不可少的。为监督项目的进展和实施项目评价，监督的指标包括：①投入指标，即人、财和物的投入，以时间为单位记录计划的投入；②过程指标，用于评价管理和规划质量，记录各项活动的进展、效率；③产出指标，即通过项目周期的数字显示项目完成率，如培训教材编写、录像带制作数等；④结果指标，用于监督实现项目目标的进展，如卫生状况和危险行为的改变等。为建立规范化、标准化的系统资料，可建立行为危险因素监测系统，用于健康促进干预的设计和监督；建立支持健康生活方式的环境监测系统；改进患病、死亡报告系统及改进对所获资料的解释，并使之更好地用于监测健康趋势、规划和评价健康促进活动。

（5）及时收集社会各界及目标人群对规划执行的意见，除对项目开展的各项活动资料进行完整收集外，为更加具体明确地了解项目的执行情况，还应及时对社区各部门及目标人群进行调查，以了解他们对规划执行情况的评估和感受。应采取多种形式和方法来收集这方面的信息，如对决策层及权威人士的采访、各种对象和层次的座谈会和小组讨论。尽管这些方法大多是定性的，但对于在执行规划过程中及时发现问题并加以纠正是十分有用的。

（6）组织有关人员对项目活动进行实地考察和评估。为掌握项目活动开展的第一手资料，可组织有关领导和群众代表共同评估项目各个阶段的活动，包括内容、时间、地点、人员配备及有关资源利用情况；同时可以了解目标人群对于项目活动的喜爱、信赖、参与程度以及在活动开展过程中健康教育工作人员和目标人群之间的相互关系。另外，可以观察目标人群在项目活动中所表现的行为特征和心理特征。当然，在实地观察时，也可以采取让目标人群对健康教育工作人员及项目活动开展情况进行评价的方法来获得更多的信息。

第四节 健康促进规划评价

评价是把客观实际与可接受标准进行比较。规划评价是全面检测、控制、保证规划方案设计先进性、是否实施成功并取得应有效果的关键性措施，贯穿于规划设计、实施和评价。是否执行严密的规划评价已成为衡量一项规划是否成功、是否科学的重要标志。

评价对于改善正在执行的规划和着手新的规划以及促进专业人员工作水平的提高都是重要的手段。评估资源的需求及其分配的合理性，评估项目的效果以提高其可靠性，评估卫生工作者执行规划的情况和能力，评估群众的满意度和规划满足群众需求的切实性，都是评价的重要内容。另外，良好的评价要求持续性监测，以及时调整规划活动，适应情况的变化。因此，无论是业务部门还是行政部门都应该十分重视评价工作，把评价结果与制定政策结合起来。遗憾的是，不少人忽视评价工作，或是在规划完成后才做出草率的、很不完善的"宣判"，这是很不科学的。为提高健康促进规划的工作质量，研究影响评价的因素，提高评价质量是十分重要的。在评价研究中应着重注意：①提高规划设计与评价水平；②重视与社会学家、行为学家和生物医学家的合作；③改善政策分析；④规划目标的定量化；⑤制定实践标准；⑥改善测量指标。

一、规划评价的目的

当前，规划评价工作存在以下几个误区：①规划设计者没有把评价设计列入总体规划，在规划中没有明确的目标和目的，没有进行基线调查，使评价工作无法实施；②认为评价工作是耗时耗力的工作，由于项目资金有限，而忽视了评价工作；③认为行为与环境的干预需要很长的"潜伏期"方可发生改变，或即便改变也不持久，难以评价；④自行设计的评价标准与专业标准不统一；⑤在实际工作中难以确定因果关系，使效果难以确定；⑥缺少评价专业人员或专业人员中途离去；⑦领导者为了节约开支、增加项目效益而对规划评价不予考虑等。这些错误的观念和做法相当于"只管播种，不管收""只注重投入，忽视产出效果"，这是最大的失误。实际上，我们有许多策略足以完善规划的评价工作。例如，在规划设计的早期考虑评价工作，认真地进行评价设计，提出明确的规划目标和目的，安排专人处理评价工作，收集相关信息，包括监测和信息反馈等。当今，评价工作越来越被人们所重视，特别是近年来发展"循证医学"和"循证管理"，为了减少决策的主观性、盲目性，应该更加重视评价这个环节。规划评价的主要目的如下。

（1）确定健康促进规划的先进性与合理性。

（2）明确健康促进活动的数量与质量，以确定健康促进活动是否适合目标人群，各项活动是否按规划进行及资源的利用情况。

（3）确定健康促进规划达到预期目标的程度及其影响因素。

（4）总结健康促进项目的成功与不足，提出进一步的研究假设。

（5）向公众介绍项目结果，扩大健康促进项目的影响，改善公共关系，以取得目标人群、社区更多的支持与合作。

（6）向项目资金提供者说明项目结果，完成合同的要求。

二、规划评价的内容

规划评价是对规划内各项活动的发展和实施、适合程度、规划活动效率、规划效果、规划费用以及相关部门对规划的接受程度等做出认真分析，使该项目规划更切合实际、效率更高、效果更好。评价工作不是规划结束后才开始的，而是贯穿于规划设计执行的整个过程，如没有规划设计，规划评价也无从谈起，因此评价工作是一项系统工程，是规划不可缺少的一部分。

评价的核心内容是阐明当地实施规划活动的质量和效率、规划中设定的目标是否达到以及达到的程度，也为领导和群众提供了有价值的反馈信息。评价结果用于改善现有的规划或决定是否终止现有规划或扩大规划，同时为设计新的规划提供科学依据。

（一）评价策略

在执行评价过程中，以下几点对于如何选择合适的策略是有帮助的。

（1）评价的目的是什么？是评估规划目标是否达到，是为健康促进过程提供反馈，是为服务提供者提供有用的信息，还是为制定新的规划提供依据，还是包含上述所有目的？

（2）评价是由规划相关人员进行评价（内部评价）还是由规划外部人员进行评价（外部评价）？内部评价的优点是对规划活动熟悉，与规划成员关系密切，因此收集相关的信息比较容易，花费较少，缺点是可能发生偏倚，较难做到完全客观。外部评价的优点是比较客观，并具有新的观念，有助于获得无偏倚的评价结果，缺点是评价者与该项目没有任何联系，缺少内部评价者对项目所具有的知识和经验，且费用较高。两者各有优缺点，应权衡其利弊。

（3）所应用的投入、过程、输出指标是否合适？使用这些指标去收集各种资料是否可行？应用所指定的指标测定规划活动和规划目标是否贴切？

（4）如何保证整个评价过程的正确性和可靠性？回答者是否采用匿名的办法？

（5）邀请谁来评估调查结果或所得的结论的正确性和可靠性？用什么资料做出评估？是抽少量样本？还是仅由专业人员做出判断？

（6）评价的结果送给谁？是送给参与评价过程的所有人，还是仅送给有关领导，还是送给社区群众？

（7）评价结果以什么方式发布？通过会议或研讨会发布，还是张榜公布？以口头形式还是以论文形式发表？

（二）评价内容

（1）健康文化的评价，包括健康相关的知识、态度、动机、行为意图、个人保健技能和自我效能。

（2）社会行动和影响的评价，包括社区参与、社区赋权、社区规范和公众意见。

（3）健康公共政策和组织改革，包括政策、立法、法规、资源分配、组织改革、文化和行为。

（4）健康生活方式和条件的评价，包括吸烟、食物的选择和可用性、体育活动、违禁药品的滥用等。

（5）有效的健康服务评价，包括提供预防性服务、服务中的可得性以及社会和文化的合适性。

（6）健康环境的评价，包括限制青少年获得烟、酒，为青少年和老年人提供良好的环境，远离暴力、违禁品和毒品。

（7）社会结果的评价，包括生活质量、功能的独立性、社会支持网络、辨别能力和公平性。

（8）健康结果的评价，包括降低发病率、残疾率、可避免的死亡率，提高社会心理适应能力和生活技能。

（9）能力建设结果评价，包括可持续性的测量、社区参与和赋权。

三、规划评价的类型

规划评价应作为干预规划的组成部分，完整的评价应包括以下 5 类。

（一） 形成评价

形成评价（formative evaluation）指在规划执行前或执行早期对规划内容所做的评价，包括为制定干预规划所做的需求评估及为规划设计和执行提供所需的基础资料。

形成评价总目的是通过需求评估了解所制定的规划目标和干预措施是否合适；通过规划实施前对靶人群的了解，决定适用于该人群的最佳干预方法；产生新观念、探索新策略。其具体内容包括以下几点。

（1）了解目标人群对于各种措施的看法。

（2）选择教育信息并做预试验。

（3）了解教育资料发放系统，包括生产、储存、批发、零售以及免费发放渠道。

（4）通过调查获得有价值的信息（如文盲率、方言、术语用词），为制定评价问卷提供依据。

（5）问卷的项目通过预调查做修改。

（6）提供定性资料，为定量资料做解释或补充说明。

（7）发现实施早期阶段可能出现的问题。

形成评价用于评估现行规划目标是否明确合理、指标是否恰当，执行人员是否具有完成该规划的能力，资料收集的可行性以及项目资金使用的合理性等，其目的是使规划更完善、更合理、更可行、更容易为群众所接受。

（二） 过程评价

过程评价（process evaluation）测评的是投入（input）、活动和产出（output）过程。通过过程评价能发现项目执行过程中存在的问题，以便采取修正行动。过程评价的着重点在于项目日常持续进行的操作运转情况，旨在改善项目及其管理。过程评价与监测有相当大的重叠。

过程评价包括对规划的设计、组成、实施过程、管理、工作人员工作情况等进行评价。过程评价是评估项目活动的质量与效率，而不是评估规划的效果和行为效应，其目的在于控制规划的质量，因此，又称为质量控制或规划质量保证审查（quality assurance review，QAR）。也有人把形成评价作为过程评价的一部分。

1. 过程评价内容

（1）评估规划实施情况并随时了解现场反应。教育干预是否适合于教育对象，并为他们所接受？教育干预是否按既定程序实施（时间、频率）？干预实施质量如何，是否出现敷衍了事、不负责任的工作作风？教育材料是否全部发放给目标人群？教育干预的覆盖率多少，是否覆盖全部目标人群？目标人群参与情况如何，是否愿意或有可能参与规划，原因何在？干预方法是否有效，何种方法为佳，针对教育对象，应如何调整干预方法？教育服务利用情况，如设立各类展览，咨询等服务项目，应了解其利用情况，如利用率低的原因何在？信息反馈系统是否健全，是否建立完整的信息反馈体系，及时有效地反映规划情况？是否建立必要的记录保存制度，记录的完整性和质量如何？

评估规划的现场反应（实质上就是规划监测），目的在于及时了解规划实施情况，适时做出调整。因此，应准备详细的规划任务书、进度表和各项工作的完成标准，以便对照检查。

（2）评估工作人员工作情况。工作人员的工作情况不仅包括工作人员的责任心与热情，还包括工作人员之间与教育对象之间的配合和团结情况。应了解有关部门是否能良好协作和高效地完成项目工作，工作人员对教育对象是否热情、耐心、以诚相待，工作人员的职业技能如何，等等。可通过内部、同行、领导、教育对象等各种形式进行评估。

（3）项目预试验。对教育材料（文字和形象教育资料）、传播媒介、资料收集表（调查表）等进行预试验并及时加以修改。

2. 过程评价方法

（1）直接观察各项干预活动。

（2）专题讨论法，倾听提供者与接受者两方面的意见和看法，有助于获得真实情况。

（3）抽查少量目标人群，了解他们是否得到有关信息。

（4）记录各项活动，这是最为重要的评估方法，它能提供动态的变化。规范化的报表有助于保证资料的一致性，便于总结和比较，还可将记录结果画成线图等。

（三）效果评价

效果评价（effectiveness evaluation）应当证明哪些效果是项目投入造成的，哪些效果是非项目因素造成的，并对这两类影响加以鉴别。干预在目标社区的影响作用可与未曾暴露于干预措施下的相似社区比较（对照）。因此，在随访资料的收集中应注意发现一些特殊问题，以便确定影响是怎么造成的以及影响的形成在多大程度上是由于项目投入。同时，要把定量资料的收集与某些定性调查结合起来。评价的另一个主要目的是发现项目推广中存在的问题，得出经验教训，改进未来的干预规划。因此，评价设计必须明确促成项目成功的因素，以及这些因素是否可以运用于其他社区。根据上述原则，应该运用定性研究方法找出干预计划中哪个是形成影响的最重要的部分。同时，在资料收集时应注意目标人群有什么使项目成功的特点，而这些特点在其他社区是没有的。要重视推广评价结果，共享经验。如果项目干预可以作为一个模式，在其他社区重复，那么，非常重要的一点是了解工作人员投入的时间，以及用来取得最大效应的项目设备和经费；保存项目投入的记录，包括工作人员时间以及产生满意的效果所需要的资源和支出；评估在其他社区重复相同水平的投入是否现实；还可在另一个社区投入较少经费，比较目标社区与对照社区的影响差别。如果更多的投入产生了更多的效果，明确更多的经费投入是否值得。总之，目标社区应当参与评价过程，并对任何可能已经发生的改变做出解释。

1. 效果评价内容

（1）近期和中期效果评价又称效应评价，是规划评价的重要内容。效应评价的重点在于规划或规划的某方面对参与者的知识、态度、行为的直接影响。

①评估影响健康行为的倾向因素（包括知识、态度、信念等）、促成因素（资源、技术）及强化因素改变的程度。

②评估相关行为改变情况。有益的健康行为有无增加？有损健康的行为是否得到控制？例如，人群的吸烟率下降了多少？疾病是否较早得到诊断？暴露于危险环境的机会是否减少？环境状况是否得以改善？等等。

③评估政策、法规制定情况。领导及关键人物的思想观念是否得到转变？是否制定有利于健康的政策法律？各级行政领导对健康教育的干预参与程度如何，是否制定了相关的政策，是否为项目的开展创造了支持性环境？

由于健康教育的最终效果建立在知识、信念、行为的转变上，且往往要几年、十几年甚至几十年才能表现出来，因此效应评价是健康教育规划评价的重要内容。要使评价结果更具科学性、更有说服力，其评价设计的要求就要更高。在工作中常需采用对照的方法。

（2）远期效果评价也称结局评价，指评价健康促进规划的最终目的是否实现。结局评价包括以下几个方面。

①效果。效果即规划对目标人群健康状况的影响，其评价指标是疾病发病率、死亡率、病残率的变化，了解规划是否影响某病的发病和流行情况，病人存活率及存活时间有无改变等。对于营养健康教育，则以参与者的身高、体重变化为指标。

②效益。效益指规划改变人群健康状况所带来的远期社会效益和经济效益。其评价指标主要是生活质量指标，如劳动生产率、智力、福利、环境改善情况、寿命、人们的精神面貌、卫生保健成本等。

③成本效益和成本效果。在制定规划、选择方案、评价规划效果时，常常要以成本效益分析（cost – benefit analysis，CBA）和成本效果分析（cost – effectiveness analysis，CEA）作为科学决策的重要依据。成本效益或效果分析就是通过计算实施健康促进规划所费资源（费用或成本）与健康收益进行分析比较，目的在于确定以最少的投入产生最大的效果的规划；比较不同规划的成本效益（效果）以及决定某规划是否有继续实施的必要性，更重要的是为领导者提供科学依据。我们通常说，健康促进规划是投资最小、收益最大，但需要有令人信服的数据，这对于开发、领导、鼓励对健康促进的投资有非常重要的作用。

健康教育的最终目的是提高人们的生活质量，创造健康文明的世界，所带来的潜在的鲜为人知的效益也是极大的。因此，结局评价对提高人民思想认识有很大的作用。

应该指出的是：效应评价和结局评价都属于规划评价，规划评价通常处于变化状态，因而，规划评价时要尽可能控制结果的偏倚。另外，由于规划评价倾向于多面性，随机化方法可能行不通，故常采用准实验研究方法。

2. 效果评价方法

（1）在干预组或社区中重复横断研究（有对照组更好），提供基线资料与随访资料，以评估在某特定时期内行为改变的情况。

（2）在靶人群中建立哨点监测发病情况，干预前后做比较（有对照组更好）。

3. 评价资料收集方法

为达到结局评价的目的，可采用定量与定性相结合的方法收集资料：①定量研究方法对问题的回答以"多少"和"多常"表示，量化规划目标达到的程度，并可做统计学分析，如采用有代表性的大样本可类推到所代表的人群。KAP问卷前后调查就是定量的评价方法。②定性研究可获得有关被调查者是如何想的，什么人有这种想法等更深层的问题，说明某些行为为什么会发生。定性研究用于解释定量的结果而不是描述性的。这种方法是对少数人的调查而不是随机概率样本；定性资料带有很大的主观性，通常是对少数人进行调查获得，因而不适于从中得出结论，而仅作为解释和领会之用。

定量资料与定性资料相辅相成，不可偏废。

（四） 总结评价

总结评价（summative evaluation）是指对形成评价、过程评价、效果评价以及各方面资料做出总结性的概括。综合性指标更能全面地反映规划的成败。总结评价从规划的成本效益、各项活动的完成情况做出判断，以期做出该规划是否有必要重复或扩大或终止的决定。

（五） 评价研究

评价研究（evaluation research，ER）即健康教育的课题研究，往往需要大量的资源，这是社区、学校、企业或医院力所不能及的，因此，需由特定的研究机构来进行，并由健康教育学、心理学、社会学和卫生统计学的专家们齐心协力，共同磋商。评价研究人员则必须具备测量、设计和统计分析等诸多技能。

评价研究是一种以研究为核心目的的健康规划，其目的在于验证研究假设，揭示干预和结局之间的因果关系，从中获取可推广到其他场所或相似人群的理论知识和方法。因此，研究人员要充分考虑内外两方面的效度：内在效度（internal validity），指规划效果直接归因于教育措施的程度；外在效度（external validity），指归因于干预的效果能推广到相似人群或场所的程度，并力求得出有说服力的结论。从现实观点来看，它是用于验证"老真理""新设想"的最佳武器。评价研究的设计依研究目的不同而不同，是一项科学严密的健康教育干预规划，其评价内容广泛，包括过程评价和效果评价的所有内容。区别于规划评价，评价研究是验证假设，为制定干预规划奠定了理论基础。评价研究的另一特点是使用随机、对照、双盲的设计原则进行研究，通过标准化规划程序的实验设计控制偏倚的来源以及外部因素对实验的干扰。简言之，评价研究的主要内容是以科学方法验证一个或多个干预方法的效果，为健康教育理论和实践工作提供科学依据。

四、规划评价设计的类型

在开展健康促进规划前，就应制定评价方案。评价设计类型很多，根据评价者是否人为地控制所研究的因素和评价对象是否随机分组两项标准，可将评价设计分为实验设计、准实验设计和非实验设计3类。

（一） 实验设计

实验设计（experimental design）指将评价研究对象按随机原则分为实验组和对照组，分别观察他们在干预前后的情况。由于此类设计有助于最大限度地控制影响因素，因此其对结果的说服力较强。但此种研究方法一般难以实行，尤其是随机原则。

（二） 准实验设计

准实验设计（quasi-experimental design）指人为控制研究因素，但在设立实验组、对照组时，未能严格地按随机原则分组。与实验设计相比，该类设计较易实施，在进行大规模评价研究时，能省时省力，更具可行性。但因未严格遵循随机原则分组，结果解释的说服力不如实验设计。常用的准实验设计有以下2种。

1. 非随机比较组设计（nonequivalent control group）

干预组与对照组不是随机确定的，如以社区作为干预组，选择与干预社区各主要情况相似的社区作为对照组，两组的不同点在于干预社区开展健康促进干预活动，对照社区不开展此项活动。设立对照组的目的在于控制混杂因素，最大限度地减少外部的误差来源。在两社区之间做比较时，要求在引入干预前社区之间除干预因素外，其他特征应相似，为此必须对两社区的相关因素做统计检验，以保证两者的可比性。

2. 复合时间系列比较设计（multiple time series，MTS）

复合时间系列比较是比较干预组和对照组在不同时间点的变化结果。该方案可减少可能的历史性因素和混杂因素的影响，但主要困难是在干预前后要对两组进行多次基线调查和追踪随访。在应用此种研究设计时应注意对干预组与对照组使用相同的测量技术。

为使效果评价具有较强的说服力，在资源和技术条件许可的情况下，采用准实验设计较好。

（三） 非实验设计

非实验设计（non-experimental design）既不遵循随机原则又不设立对照组，因而对实验中的影响因素控制力最低。常用的非实验设计有以下2种。

1. 单组前后比较设计（one group pretest and post-test）

这是最简单的非实验设计方案，主要方法是将同一对象在接受教育干预前后的变化进行比较。假定非被试因素在干预前后保持不变，就可认为干预前后的变化是由于干预而引起的（该方案一般只在观察指标不易随时间改变的情况下使用）。该方案受许多因素的干扰，较难以说明规划的结果，只能对影响结果变化的多种因素中的一种或两种进行控制。一般前后观察时间越短，其结果的意义越大。

在健康促进规划形成阶段，该方案可能有用，条件是观察时间短且有理由剔除其他重大的历史影响，多用于评估培训规划的即时效果。由于观察或干预前测试可能会对参与者产生影响，因此必须加以注意。无论评价的样本数多大、目的如何，要控制这种影响就必须尽可能地控制测量工具的质量及资料收集过程的偏倚，且应进行可信性及把握度检验。

该方案的不足之处在于规划中所选人群并非代表某个社会、组织的人群。分析对结果的影响可通过确定参与者与非参与者的可比性来检验。因此，如何选择规划参与者，减少与非参与者的差异尤为重要。

总之，该方案虽有许多缺点，但倘若谨慎仔细地应用，仍可控制那些影响内在效度的因素。该方案可用于即时效果的评估，尤其是评估知识及技能的变化。

2. 时间序列设计（time series design，TSD）

该方案必须满足下列条件：①能建立可测量的时间周期；②所测结果稳定；③可顺利收集结果资料；④可在许多时候进行观察；⑤可在特定时间开展干预并可突然停止。

采用该设计方案需要许多时间点进行最敏感的统计检验。多时间点有助于推断规划的因果关系，因此该方案最起码要求有足够的观察次数。国外有学者推荐评估效果最少需50个时间点。观察点间期应相同且足够长，以确定结果在干预前后的变化。

选用该方案必须注意统计问题，即使时间点少于50个，仍可观察和分析行为变化的趋势。因此，可少选择一些时间点。应用该方案的主要问题是确定趋势的显著性，所以干预必须足以产生相当程度的变化。

选用该方案还必须控制主要影响内在效度的影响因素——历史性因素。了解历史的非规划的事件或活动会不会对结果产生混杂，同时检查诸如气候季节、人口变动和奖金变化等因素。该方案可提示可能的效果范围，但通常不能提供有关干预的确切证据。只有通过反复多次的时间序列的评价，效果始终如一时才能对规划的效果下结论。

五、影响评价的因素及存在的问题

充分理解在规划设计、执行和评价过程中的影响因素及存在的问题，有助于防止可能出现的偏倚和混杂，使规划设计更科学，评价结果更准确、更可靠。

（一）影响评价的因素

为评价规划效果确系归因于规划的干预，要特别注意防止偏倚因素和混杂因素的影响。偏倚指在抽样或检验时由于选择偏向于某一结果，忽视了另一结果而引起的系统误差。偏倚可以发生在任何类型的研究以及研究的任何阶段。这种系统误差是一种错误，无法通过统计学处理加以纠正，在评价设计和效果评价中应特别注意。混杂因素可以通过统计学分析加以区分。以下8种影响因素是比较常见的。

1. 历史性因素

历史性因素指在评价期间所发生的干预规划之外的重要事件，包括在全国、地区或组织机构内部，或在规划干预场所发生的事件，其能导致参与者发生某些可能对结局有影响的变化，称为自然变化或长期趋势变化。例如，某些有自愈倾向的疾病，从发生、发展到痊愈，有其自然趋势，此时如施以药物治疗，可能把自愈的结果误认为是药物的效果。又如，爱国卫生运动、世界无烟日、食物供应变化、自然灾害和社会灾害等规划之外的因素均可影响规划效果，可通过设立对照组和过程追踪排除这些因素的影响。

2. 工作人员和参与者的熟练度

在研究期间，工作人员和参与者知识水平和技能熟练度的变化，也会影响参与者知识行为的改变和调查结果。例如，参与者随年龄增长，心理更加成熟，知识增加；工作人员因反复调查，对调查内容更加熟悉，调查技巧或操作技术更加成熟，使调查质量提高；参与者被重复调查某些知识和内容，引起注意，增加学习兴趣，使认识提高。这种偏倚可通过设立对照组，对工作人员加强技术培训以及由同一批工作人员进行干预前后的调查等方法使其尽可能减少。

3. 测试或观察的偏倚

测试或观察的偏倚指测试或观察时会影响测量结果准确性和可靠性。例如，调查者对应答者的指导是否清楚；问卷项目是否容易被应答者理解；测定时调查者的素质和状态，如责任心、对调查内容和调查技巧的熟练程度，调查者的态度、性格特征等；测量时的环境条件是否安静；应答者的状态，如情绪、对调查者的合作程度，有无因被调查或进入"角色"而反应异常，倾向性问答（习惯回答"是"或迎合调查者需求）；等等，这些都会对调查结果质量产生影响。保证调查质量，主要通过加强对调查者的培训和资格审查以及测试和观察时的质量控制。

4. 测量工具

在确定测定的评价指标后，必须选择和确定测量特定变量的工具。在选择测量工具时应注意其可靠度和准确度。

可靠度是指重复测定一相对稳定的现象时多次测量结果彼此接近的程度；准确度是指测量工具能达到所要测量的程度或测量数值与被测事物实际数值的符合程度。例如，同一位病人的血清分送 10 个医院检测肝功能，测量结果可能出现差异，这是由于检测仪器或生物制剂的差异造成的。

此类因素对结局的影响可通过对测量工具可靠度和准确度的评估和预试验发现存在的问题并加以改进，以此提高测量工具的质量，在每批试验或测量前对药品、试剂、仪器测量工具与标准做比较和校正。

5. 回归因素

在初次测量时个别人的某些特征水平可能过高或过低，当再次测量时可恢复到原有水平，这种现象常见于危险因素的筛检和测量，如筛检后对高血压或高血脂水平的个体再次检查，可预期复查时血压值会下降，这是因为最初异常高的个体测量值"向均数回归"。这种降低实际上是一种统计学假象，但可能会被错误地归因于干预的结果。可通过采用对照组多次测量或通过随访检查等方法消除或减少这种因素的影响。

6. 选择偏倚

干预组和对照组选择不均衡可引起观察结果的偏倚。可通过随机原则或配对选择的方法以防止或减少此种偏倚的影响。

7. 失访

干预组或对照组非随机失访或失访过多（超过 10%）会造成偏倚。因此，应努力减少失访或采用独立随机样本；或对应答者和失访者的各种特征进行分析以估计失访引起的偏倚和程度。

8. 相互影响

相互影响指前 7 种因素的各种组合形式。选择评价设计必须熟悉以上偏倚因素，并尽可能最大限度地控制其影响。其中第 4、第 6、第 7 类因素的影响最为常见。

（二）　评价中存在的问题

（1）健康促进规划的评价指标主要是相关的健康知识、生活方式、生活行为和生活质量，而这些指标相对来说是无形的、潜在的，确立明确的标准有一定的困难。

（2）健康教育的最终目的是实现人民健康状况的改善和生活质量的提高，而这些结局难以做到全面实现。干预造成的结果往往需要很长时间，也造成了结局评价的困难。

（3）健康促进评价指标较难确定特异性的标准，有时定量性差，评价时主观性较大。

（4）妨碍评价正确性的一些影响因素：

①月晕效应（halo effect）：即其他因素对被研究因素的影响，如评价者对某事物持有先入为主的观念，这将影响到以后他对该事物的看法，造成评价的偏差。

②评定错误（rating error）：即评价者的意向会影响到评定结果，如开展一项健康教育规划，其主观愿望是通过教育干预提高干预组的信念、技能，因此，在评定时可能会有意无意地放松评定标准，使干预组成绩提高，得出阳性结果。这将使结果偏离实际情况。

③霍桑效应（Hawthorne effect）：当被选择的实验对象或干预对象感受到正在被实验时，所表现的行为可能异乎寻常。

④自证预言（self – fulfilling prophecy）：评价或教育者的意向将使情况向其意向性的方向发展，如教育者认为家庭条件差的学生不讲究卫生、学习成绩差，这种态度可能导致这些学生个人卫生习惯不良、学习成绩不佳的结果。这种结果虽可能是客观实际，但也可能是教育者的态度引起的，并非理应如此。

⑤因果混淆（post hoc error）：由于事件的先后混淆了因果关系。如由于 A 在 B 之前，误认为 B 是 A 引起的，但实际上并非如此。

⑥不均衡：干预组与对照组的某些特征不同，可能导致结果的偏倚。如两组性别差异很大，两组吸烟率的不同，这可能是由于性别的不同引起的，而不是干预的结果。

上述情况并不少见，在严密的实验设计中，可以通过随机、对照、双盲的原则加以解决，但健康促进规划设计不同于一般的实验研究，要做到随机双盲是有困难的。因此，在评价设计和执行规划时应注意避免和尽力解决这些问题。

第三章 健康行为

健康教育的核心是行为的转变。健康教育工作者为了帮助人们的行为向有利于健康的方向转变，就必须了解人类行为的基本特点、规律、主要影响因素以及应该采取的行为干预的策略。

第一节 行为与人类行为概述

一、行为与人类行为的基本概念

行为（behavior）是指在内外环境刺激下有机体为适应环境所产生的反应，也是有机体为维持个体生存和种族延续，在适应不断变化的环境中所做出的反应。

人类行为（human behavior）是人类在内外环境影响下引起的内在生理或心理的变化以及外在的能动反应，是指具有认知、思维能力并有情感、意志等心理活动的人对内外环境因素刺激所做出的能动的反应。行为既是内外环境刺激的结果，又会反过来对内外环境产生影响。

人的行为可以分为外显行为与内隐行为：外显行为是可以被他人直接观察到的行为，如言谈举止。内隐行为是不能被他人直接观察到的行为，如意识、思想等心理活动。一般可通过观察人的外显行为了解其内隐行为。

德国学者 Kurt. Lewin 认为，人类行为是人与环境相互作用的结果，行为的基本原理可用公式 $B = f(P \cdot E)$ 来表示。其中，B（behavior）代表行为，P（person）代表人；E（environment）代表环境。

人类行为由 5 个基本要素构成，健康教育工作者应对人类行为的 5 个基本要素进行考察和研究，了解人类行为自身的规律，为健康教育实践活动服务。

人类行为的 5 个基本要素如下。

行为主体——人。

行为客体——人的行为所指向的目标。

行为环境——行为主体与行为客体发生联系的客观环境。

行为手段——行为主体作用于行为客体时的方式、方法和所应用的工具。

行为结果——行为对行为客体的影响。

二、人类行为的特点

（一）人类行为的生物性和社会性

人类行为区别于其他动物行为，其主要特点是既具有生物性，又具有社会性。人类行为是由人的生物性和社会性共同决定的。

1. 人类行为的生物性

人类的生物性决定了人类行为的生物性。人活着就必然会产生各种生理需求，这些生理需求是人启动行为的最初和最基本的动力。人类最基本的生物性行为是人的本能行为，包括以下几种。

（1）摄食行为：人类为了生存和繁衍后代所进行的寻食、进食、消化、吸收等各种有关活动称为摄食行为。摄食行为与健康有密切关系，它对人类的生长发育、智力发展、健康、衰老过程等起着重要作用。

（2）性行为：人类性行为是保存种族延续的本能行为活动。为了种族延续，人类需要性行为。人类性行为是复杂现象，既有动物本能的一面，又受社会道德、社会意识、规范等的强烈影响，且必然受到社会行为规范和法律的影响与调节。

（3）防御行为：人类对外来的威胁通过应对、防御机制获得身心安全的行动称为防御行为。防御行为是人类预防和保护性行为的基础。人在面对可能导致损伤的威胁时会本能地躲避，在遭遇威胁而情况不明时会本能地恐惧和焦虑等。

（4）好奇和追求刺激行为：人类天生具有好奇心并有追求刺激的本能。人类从未停止并永远不会停止对未知世界的探索。如不进行适当约束，也会出现危害健康的行为，如高危体育活动、冒险等追求刺激的行为。

（5）睡眠：睡眠是人生命过程中一种规律的、可逆的大脑和身体处于休息状态的生理现象，也是人类与动物共有的基本行为。人类个体约有 1/3 的时间以睡眠的方式度过。

2. 人类行为的社会性

人不能脱离人类社会而存在，人类的社会性决定了人类行为的社会性，人类行为的社会性是人类个体与社会环境相适应的结果，这是人与动物的本质区别。

人类在进行物质生产的同时逐渐形成了一定的文化、艺术、科学、哲学、宗教、道德、风俗、法律等意识形态以及各种政治关系、经济关系、家庭关系和人际关系。这些因素构成的社会环境，塑造、规范和约束社会成员的行为，使之符合社会的要求和满足社会的需求。人类行为的社会性主要特点包括以下几方面。

（1）获得性和可塑性。个体的社会性行为是其在成长过程中受到所处环境影响，尤其是通过社会教育活动、社会思想、风俗、道德、法规等影响逐渐形成的，即个体的社会化行为是后天获得的；后天获得的行为同样会因为个体所处的生活环境的变化而发生变化，即社会化行为可以通过再社会化重新塑造。人的一生都伴随着行为的不断变化和发展。一般而言，年纪较小的人可塑性较大。

（2）行为多样性。人类社会及社会文化的多样性决定了人类行为的多样性。生活中，人们的行为千差万别、丰富多彩，表现出较大的差异性。人类个体不同的成长历程、个性特征与价值观，个体所处社会的不同风俗习惯、文化背景、意识形态等社会环境会塑造出不同特征的个体行为。

（3）主动选择性。个体行为的社会化不是一个完全被动过程，个体常常会选择性地模仿、学习某些行为，这种选择与个体的兴趣爱好、思想观念、价值观念和态度等相关联，社会只能影响行为而不能发动行为。

（4）文化认可性。人的社会性行为应符合个体所处社会文化所赞许的行为规范，与多数人相似或符合多数人的要求和愿望。当个体行为的发展既符合个人生理及心理的发展，同时又与社会的发展相适应且处于良好及平衡状态时，称为正常行为，反之则称为偏差行为。

人类社会环境为社会成员提供了活动的空间和条件，人类为了社会生活的协调和整体的利益，也会规范、约束和调节社会成员的行为，使之形成类似的、具有群体一致性的社会行为，来满足社会的需要或符合社会的要求。同样，人的行为也会反作用于人类社会，对人类社会环境产生影响，使社会环境发生变化。每个人的行为总是或多或少地在影响着他周围的环境，为人类社会带来积极或消极的影响。

（二）人类行为的目的性和适应性

1. 人类行为的目的性

人类与动物区别的重要标志是人类行为具有明显的目的性。人类大多数行为带有目的性、计划性，因而人不但能适应环境，而且能够按照自己的愿望去改造环境，从洞穴到高楼大厦就是人类按照自己的目的、理想进行创造的结果。人类行为的目的性也是健康教育的前提。

2. 人类行为的适应性

行为的适应性是指机体为满足自身需要而与环境相互改变并保持动态平衡的过程。适应行为（adaptive behavior）即机体与环境相互作用的方式、方法既合乎环境生态规律的要求、与环境保持和谐，又能满足本身需求的行为。人类要适应环境就要认识环境，改变自己的行为方式，以顺应或应对环境的变化，也需要与环境中的其他个体交流，发展人类的感知、认知能力，以及语言与智慧。这一发展是人类行为对环境适应性的结果，也提高了人类适应环境的能力。所以，人类对环境的适应性需求也是人类行为产生与发展的基础。

三、人类行为发展与社会化

（一）个体行为的发展

个体行为发展是指个体在其一生中行为发生、发展的过程，即个体出生后，随着身心的发育、社会交往范围的不断扩大，个体行为不断变化和发展完善的过程。一般认为，在人类个体成长与客观环境相互作用的过程中，客观环境和现实不断向个体提出需求，引起个体持续增加新的需求，新的需求与个体已有水平之间的矛盾，是行为发展的内因与动力。人与自身周围环境关系的变化是人类个体行为发展的重要条件，而人类个体行为发展的结果也会引起人与自身周围环境关系的变化。

个体行为的发展是个体在对周围环境认识和互动的基础上从不成熟到成熟的发展过程，其实质是日趋完善，主要体现为：①个体认识活动的深刻化和复杂化，个体行为进一步发展并表现出多样性；②个体与周围环境的关系从被动适应环境到对周围事物特别是人与人之间关系的兴趣、情感需要趋向成熟；③个体积极与周围环境交往，并积极主动地参与对环境的改造活动。

（二）行为发展的连续性和不平衡性

任何个体行为的发展过程都是连续的，每个人的一生中，其行为都是不断发展变化的。原有行为反应被打破与新的行为反应的建立是一个连续性过程，即现在的行为反应是过去的行为反应的延续，而将来的行为反应又必然是现在的行为反应的延续。同时，个体行为在不间断的发展过程中也呈现出阶段特点，如某些阶段行为发展速度较快或较慢，某个阶段对某些行为的发展特别重要等，表现出行为的发展具有不平衡性。

行为发展的不平衡性提示，要帮助人类个体形成有益健康的行为就必须注意利用与该行为有关的行为发展的关键阶段。个体行为发展的不平衡性主要体现在以下两个方面。

1. 同一个体生命全程的各阶段行为发展不平衡

个体早期的行为发展规律是从头到脚，如婴儿的发展按抬头、翻身、直坐、爬行、站立到学会走、跑、跳的程序进行，即所谓的头尾发展规律（principal of cephalocaudal development）；从身体的中央到远端，即遵循近侧发展规律（principal of proximodistal development），近躯干的四肢肌肉先发育，对手臂控制的发育先于对手指控制的发育，手的精细动作后发育，从简单到复杂。

人在整个生命过程中的行为发展可分为以下4个阶段。

（1）被动发展阶段（0~3岁）：此阶段主要依靠遗传和本能的力量通过无意识的模仿来发展行为，如人一生下来就会吸吮、抓握，用啼哭来表达各种需求。这个阶段是行为社会化的最基本的准备期，行为发展主要是被训练的。

（2）主动发展阶段（3~12岁）：此阶段行为发展带有明显的主动性，如主动模仿、爱探究、好攻击、喜欢自我表现。这一时期对本能冲动行为的克制能力迅速提高。

（3）自主发展阶段（12岁~成年）：此阶段开始对自己、对别人、对环境、对社会产生综合认识、调整自己的行为。

（4）完善巩固阶段（成年以后）：此阶段行为定式已经形成，行为发展主要体现在人们根据不断变化的环境对自己的行为进行适时的调整、完善、巩固和提高等方面。通过对行为的不断调整实现与周围环境的最佳适应。

2. 不同个体之间同一阶段的发展也不平衡

人的行为发展呈现明显的个体差异性。有的个体行为发展较快，在较早的年龄阶段已达到较高的水平，有的个体发展较缓慢，到较晚的年龄阶段才达到较成熟的水平。一般认为，遗传因素、环境因素和学习机会等造成了个体行为发展之间的不平衡。

（三）人生三阶段

健康是人们共同追求的目标，人类自身发展的过程也是实现健康的过程。WHO西太区于1995年提出将人的生命过程分为3个阶段，即人生准备阶段、人生保护阶段和晚年生活质量阶段，并提出应根据各阶段的健康需求来确定健康目标、任务和策略，实施健康保护与健康促进。

1. 人生准备阶段

人生准备阶段从胎儿期到青少年期。这个阶段的特点是机体生长发育、心理发展和社会化过程都很迅速，生理和心理都较稚嫩且脆弱。此期可细分为围生期、婴幼儿期、儿童期、青少年期。

围生期健康教育的主要对象为新生儿父母。这一时期通过对父母的健康教育实现优生优育，减少妊娠和分娩风险，降低婴儿发病率和死亡率，等等。

婴幼儿期健康教育的主要对象包括婴幼儿父母、托幼机构的领导和工作人员。这一时期帮助其掌握母乳喂养与正确添加辅食的知识和方法，促进婴幼儿感觉、语言和动作发育，传递最基本的生理卫生知识，培养婴幼儿的个人卫生习惯，等等。

儿童期健康教育的对象包括儿童、儿童父母、学校领导和教师等。这一时期的健康教育主要是增加卫生知识，培养和巩固一般卫生习惯，帮助儿童养成有利健康的行为与生活方式；预防和矫治常见病，防止意外伤害；使儿童形成初步的道德判断，增加健康行为、行动的主动性和目的性等。

青少年期（18~20岁）是健康教育工作的重点，主要对象包括青少年、青少年父母、学校领导和教师、社区领导和成员等。这一时期的核心任务是促进青少年身心健康发展，重点包括帮助青少年较为系统地掌握基本卫生知识和预防疾病与意外伤害的知识、相关技能；防治青少年不良行为倾向，使其远离烟草、酒精和毒品；促进青少年理解和掌握社会道德原则，协助青少年培养远大的理想、坚强的意志，促成青少年完整人格的形成；等等。

2. 人生保护阶段

人生保护阶段自成年开始至老年之前，尤以中年人（35~60岁）为重点对象。中年人是社会的栋梁和财富的主要创造者，承受着繁重的工作和家庭负担，较多地暴露于各种危险因素中。老年时期的许多慢性疾病往往在中年期已开始发展，中年保健是保护生命的重要环节。

这一时期的健康教育主要是针对中年人常见疾病和老年期慢性疾病的行为危险因素、与职业有关的行为危险因素等，多方面、多途径地开展工作，达到保护劳动生产力、提高健康水平和生活质量的目的。

健康教育的对象不仅包括中年人，还包括社会、工作单位、社会服务机构人员，家庭和社区的其他相关成员等，如注重妇女健康教育，因为妇女除担负社会工作角色外，还在人类生育和哺育下一代方面承担更多职责。

3. 晚年生活质量阶段

晚年生活质量阶段健康教育主要针对 65 岁以上老年人。衰老进程使老年人在日常生活、医学保健和社会服务方面出现许多健康需求。各种慢性疾病相继出现常给老年人造成身心痛苦，社会角色和地位的变换也往往给老年人带来许多心理问题。

这一时期的健康教育应针对老年人日常生活保健、心理调适、体育活动与休闲、临终关怀等开展工作。同样，健康教育的对象不仅包括老年人，还应该包括家庭和社会各界的有关人员。

（四） 社会化

社会化是指人在特定的社会文化环境中所形成的适合于该社会文化的人格，并掌握该社会文化公认的行为方式和生活技能的过程。人类个体生活在人类社会中，受到所处生活环境的影响，每个人都自觉或不自觉地模仿着周围人的情感反应方式、行为方式，使自己的行为符合社会准则、道德规范并具有社会价值。社会化是人类个体由自然人转变成社会人的过程，是个体行为受制约和改造、被社会同化或归化而适应社会的过程。通过社会化，个体使自己的行为得到社会的允许、承认，使自己成为该社会中合格的社会成员。

人的社会属性是通过社会化而获得的，基本内容包括：习得社会生活基本技能、社会生活行为规范，形成价值观、世界观和社会生活目标，获得社会角色与社会地位等。社会化并非一个被动过程，个体在此过程中存在选择性学习；已经形成的思想观念、价值观念和态度等也会反过来影响社会化过程。

人的社会化行为的造就机构包括家庭、学校、大众传媒、单位与社会团体以及非正式群体等。人类社会在进化发展过程中逐渐形成的风俗、道德、宗教、艺术、科学、法律等文化形态深刻地影响着行为的社会化。通过社会的教育活动、社会中各种经济、人际关系等因素不断调节影响着身处其中的人的行为，使之符合发展中社会的要求和愿望。

社会化过程一般需经过他律、中介和自律 3 个阶段，个体在此过程中选择性地接受社会规范，并使其成为自己的思想和价值观念，用于指导自己的行为，即社会规范的内化过程。对于个体社会化过程的结果，哈维斯特（Harighurst）等将其分为 5 种类型：①顺从的人；②能够适应社会环境的人；③能够自我管理的人；④不能适应的人；⑤违抗的人。一般情况下，多数人的行为属于前 3 种类型，即积极参与社会活动，遵守社会规范，接受社会公认的价值观与奋斗目标。

社会环境为社会成员提供了活动空间和条件，社会成员的行为也对社会环境产生影响。人类为了社会的协调和整体利益，必然要采取各种措施对生活于其中的每个人的行为进行鼓励、约束或调节。

社会学家将社会化看作教育化过程，一般把人的一生的社会化分为早期社会化（儿童、青少年期）、继续社会化（中年、老年期）和再社会化几个阶段。健康教育学注重从健康角度研究社会化，这有助于解释、预测、改善人们健康相关行为的理论和方法，希望每个社会成员通过社会化养成有益于自身、他人和社会健康的行为与生活方式。

第二节　健康行为及健康相关行为

一、健康行为与健康相关行为的概念

（一）健康行为

健康行为广义上是指人体在身体、心理、社会各方面都处于良好健康状态下的行为模式。这一定义是带有明显理想色彩的健康相关行为，现实生活中十全十美的健康行为几乎不存在，主要被当作行为目标或"导航灯塔"存在，使人们能以渐进方式努力实现有利于健康的行为。

在健康教育实际工作中，健康行为长期被理解为有益于健康的行为或促进健康的行为。"健康行为"一词也常被赋予和"促进健康的行为"类似或同样的含义。有学者认为，健康行为包括诸如认知元素中的认知、信念、动机、经验、价值观等个人属性，个性特征中的外向、幽默、韧性等人格特征，饮食、运动、睡眠等行为方式中与健康相关的部分；还包括与健康维护、健康恢复和健康促进相关的外显行为模式、行动习惯以及影响个体健康行为表现的内隐性反应。所以，健康行为本质上是指个体健康相关行为中有益于健康的行为部分。

从狭义上理解，卡索（Asl）和科博（Cobb）认为健康行为是个体为了预防疾病或早期发现疾病而采取的行为，并将健康行为定义为以下三类。

（1）预防行为：自信健康者在无疾病症状情况下所采取的任何旨在维护健康、预防疾病的行为，如平衡膳食、合理运动等。

（2）疾病行为：不确定是否健康或自我感觉生病者所采取的任何旨在确定健康状况或寻求恰当治疗的行为，如求助行为等。

（3）病人行为：被确诊生病或自知生病者所采取的任何旨在恢复健康的行为，包括主动获得治疗照料、静养康复、主动休息等。

从研究的视角看，健康行为研究是基于预防医学的观点，应用行为科学的知识和技术，探讨人类基本行为、生活方式与促进和维护人类健康有关的问题，其关注的核心问题是行为与健康的关联以及健康行为的形成和改变的相关问题研究。健康行为研究并非与行为医学（behavior medicine）研究相一致。行为医学虽然也是以行为科学的知识和技术为手段展开研究，但其研究重点是寻找导致某些特定疾病的行为因素，然后从病因、病理、治疗、康复等系列研究过程中发展出适当的行为处方，作为解决该疾病问题的措施之一，因此行为医学常常研究探讨压力、焦虑、高血压、糖尿病等疾病或症状。

（二）健康相关行为

人类个体和（或）群体与周围环境互动后产生的行为反应，会直接或间接地与个体本身的健康、疾病有关联，或与他人的健康、疾病有关联，这些对健康有影响的行为即为健康相关行为（health - related behavior）。

由于行为主体的性质不同，健康相关行为可以表现为个体健康相关行为和团体健康相关行为。

（1）个体健康相关行为：指人类个体发生的与健康和疾病有关联、以某个个体为行为主体的健康相关行为，主要包括与日常生活关联的健康行为和与健康维护、疾病预防相关的行为。

在日常生活中，按行为对行为主体是否产生主观愉悦体验，可分为享受型行为和非享受型行为，非享受型行为按行为主体是否主动采纳，又可分为主动非享受型行为和被动非享受型行为。

①享受型行为：指行为主体在采纳该类行为时，其行为的发生虽然会对健康产生影响，但在短时间内能够为行为主体带来主观上的愉悦感，如高脂、高盐和高糖美食、吸烟、嗜酒，随地吐痰和乱倒垃圾等。

②主动非享受型行为：指行为主体在采纳该类行为时，因为"无知"而发生，行为的发生与行为主体的主观感受和客观条件无关，如饭前便后不洗手，卖鸡蛋换"炼乳"喂孩子，不恰当的锻炼地点、方法等。

③被动非享受型行为：指行为主体在采纳该类行为时，往往不是行为主体的无知或追求愉悦感，而是被迫采取的不健康行为。比如陪嘉宾吃饭，不喝酒者也硬撑着猛喝；不吸烟者随他人吸烟或在密闭的环境内吸入二手烟；被迫摄入被污染的空气、食物和水；居住环境严重缺水，无法做到饭前便后洗手；工作压力大导致的生活不规律，经常不能按时吃饭，缺少体育锻炼等。

下文按行为对行为者自身和他人健康状况的影响进行分类的促进健康行为和危害健康行为的论述内容主要是基于个体健康相关行为的特点总结归纳的。

（2）团体健康相关行为：指以社会团体为行为主体（与"法人"概念一致）的健康相关行为，政府制定各种可能影响人群健康和环境的政策、群众团体所开展的文体活动等都可视为团体健康相关行为。企业对"三废"的处理、传染病控制、妇幼保健、社会保险、食品安全保障、医疗服务提供等行为都属于团体健康相关行为的范畴。

团体拥有一定的人力、物力、财力技术等资源，拥有严密的组织结构和强大的组织功能。基于这些资源产生的行为能量极大，因此团体健康相关行为产生的健康效应影响较大，可以是极大的健康促进效益，或者是极大的健康危害作用。开展健康教育行为干预活动，必须注意以团体为主体的健康相关行为。

团体健康相关行为有着不同于个体健康相关行为的规律。

①有明确的目的和目标。目的和目标往往由团体决策层确立，并成为团体内全体成员的行为指向，是一种有组织、有计划、有评价和有调节的行为。

②团体有自己的文化特点，团体健康相关行为的改变一般较个体健康相关行为的改变复杂，对社会压力的承受能力较个体大，一旦成功，效果显著。

③团体健康相关行为表现具有一定的"惯性"，其启动与停止都较个体健康相关行为缓慢。

二、健康相关行为的主要特点和内容

健康相关行为根据行为对行为者自身和他人健康状况的影响，可分为促进健康的行为（health – promoted behavior）和危害健康的行为（health – risky behavior）两大类。

（一）促进健康的行为

促进健康的行为指个体或群体表现出的客观上有利于自身和他人健康的行为，包括日常生活中有益于健康的行为、不利于健康行为的减少或避免等。

促进健康的行为的主要特点包括以下5点。①有利性：行为表现有益于自身、他人和整个社会的健康，如平衡膳食、合理运动、不抽烟；②规律性：行为表现是规律有恒的，不是偶然发生行为，如每天定时定量进餐；③和谐性：个体行为表现出个性，又能根据周围环境调整自身行为，使之与其所处的环境和谐；④一致性：个体外显行为与其内在的心理情绪一致，无矛盾；⑤适宜性：行为的强度能理性地控制，强度大小适宜。

促进健康的行为可分为五大类。

1. 日常健康行为

日常健康行为指日常生活中有益于健康的基本行为，如合理营养、充足的睡眠、适量运动、饭前便后洗手等。

2. 避免环境危害行为

避免环境危害行为指避免暴露于自然环境和社会环境中有害健康的危险因素，如离开污染的环境、不接触疫水、积极调适应对各种紧张生活事件等。

3. 戒除不良嗜好

戒除不良嗜好指戒除日常生活中对健康有害的个人偏好，如吸烟、酗酒、滥用药物等。

4. 预警行为

预警行为指对可能发生的危害健康事件的预防性行为，以预防事件的发生，并在事件发生后正确处置的行为，如驾车使用安全带，火灾、溺水、车祸等的预防，以及意外事故发生后的自救与他救行为。

5. 合理利用卫生服务

合理利用卫生服务指有效、合理地利用现有卫生保健服务，以实现维护自身健康的行为，包括定期体检、预防接种疫苗、患病后及时就诊、遵从医嘱、积极配合医疗护理、保持乐观向上的情绪、积极康复等。

（二）危害健康的行为

危害健康的行为是指不利于自身和他人健康的行为。

危害健康的行为的主要特点包括以下 3 点。①危害性：行为对人、对己、对社会健康有直接或间接的、明显或潜在的危害作用，如吸烟行为，不仅对吸烟者本人的健康产生危害作用，而且对他人（造成被动吸烟）和社会（影响发病率、死亡率水平）健康带来不利影响；②明显性和稳定性：行为非偶然发生，有一定的作用强度和持续时间；③习得性：危害健康的行为都是个体在后天的生活经历中学会的，故又称"自我制造的危险因素"。

危害健康的行为可分为四大类。

1. 不良生活方式

不良生活方式是一组习以为常的、对健康有害的行为习惯，如吸烟、酗酒、不良饮食习惯（饮食过度，高脂高糖低纤维饮食，偏食，挑食，嗜好烟熏火烤食品，进食过快、过热、过硬等）、缺乏体育锻炼等。习惯通常指持续的、定式化的行为，日常生活和职业活动中的行为习惯及其特征称为生活方式。不良生活方式容易引起肥胖、心脑血管疾病、早衰、癌症等。不良生活方式对健康产生的影响具有潜伏期长、特异性差、协同作用强、个体差异大、存在范围广等特点。

2. 致病性行为模式

导致特异性疾病发生的行为模式，国内外研究较多的是 A 型行为模式（type A behavioral pattern，TABP）和 C 型行为模式（type C behavioral pattern，TCBP）。

（1）A 型行为模式：A 型行为又称"冠心病易发性行为"，是一种与冠心病的发生密切相关的行为模式。其核心行为表现为不耐烦和敌意，行为表现为做事动作快，想在尽可能短的时间内完成尽可能多的工作（具有时间紧迫感），常常大声和爆发性地讲话，喜欢竞争，对人怀有潜在的敌意和戒心。A 型行为者的冠心病发病率、复发率和病死率均比非A 型行为者高出 2~4 倍。

（2）C 型行为模式：是一种与肿瘤发生有关的行为模式。研究表明，C 型行为可促进癌前病变恶化、易发肿瘤，故 C 型行为又称"肿瘤易发性行为"，其核心行为表现是情绪压抑，性格自我克制，表面处处依顺、谦和善忍、回避矛盾，内心却是强压怒火、生闷气。C 型行为者宫颈癌、胃癌、食管癌、结肠癌和恶性黑色素瘤的发生率比非 C 型行为者高 3 倍左右，并易发生癌的转移。

3. 不良疾病行为

不良疾病行为指在个体从感知到自身患病到疾病康复过程中所表现出来的不利于健康

的行为。不良疾病行为的常见表现有疑病、瞒病、恐病、讳疾忌医、不及时就诊、不遵从医嘱、求神拜佛、自暴自弃等。

4. 违规行为

违规行为指违反法律法规、道德规范并危害健康的行为，既直接危害行为者个人健康，又严重影响社会健康，如药物滥用等。

第三节　健康行为的影响因素

深入了解健康行为的各种影响因素，可以更加有效地促进有利于健康行为的形成和巩固。人类健康行为的影响因素有很多，在格林模式中，格林先生将其归为倾向因素、强化因素和促成因素三大类。人类行为生态学认为，人类行为的决策及实现受其生态系统众多因素的影响，这些行为反过来又会影响人类社会生态系统，从而产生社会文化差异。人类社会的生态系统是所处物质和社会环境构成的自然生态和社会生态的复合体。自然生态包括无机环境和有机环境两部分；社会生态包括人类社会各个方面，如思想意识、观念、文学艺术、文化教育、伦理道德、法律、政治宗教、社会风俗等的互相渗透和相互影响。

本节对健康行为影响因素的分析拟从个体行为形成和发展的自身因素、所处社会生态系统因素等方面展开。

一、个体因素

个体自身有多方面的因素可以影响其行为的形成，包括遗传、生理和心理因素等，其中自身心理因素是影响行为形成和发展的一个重要因素。人类行为存在遗传基础已被许多研究证实，遗传因素影响行为的形成和发展，还决定个体的行为特征和行为趋向，基因的多态性决定了人类行为的复杂性和多样性，行为者自身因素，如需要和动机、认知水平；对特定人、物、事的态度及情感、意志力等，都可以从不同方面、以不同的机制、在不同程度上影响人的行为。

（一）需要和需求

需要和需求是人的能动性源泉，是人类行为的根本动因。需要（need）是客观存在的，不以人的意志为转移。需要既包括生理需要，也包括社会需要。需求（demand）是客观需要刺激在大脑中的主观反映，是被大脑意识到的需要，如胃肠的空虚和血糖浓度的降低产生进食的需要，这种客观情况通过感受器反映到大脑皮层，人意识到这一需要即出现需求。需求并非被动、消极地反映客观需要，而是在人与环境相互作用的积极过程中发生的。健康是人的客观需要，但许多情况下由于种种原因人并未意识到健康需要。健康教育活动应激发对象的健康需求，这是健康教育活动的重要内容。

人在需要和需求的基础上产生动机（motivation）。动机是人采取行动的驱动力，是一种心理上的紧张状态。在实施行为的客观条件具备时，动机推动人去实现行为，进而满足需要和需求；动机也可为满足需要和需求推动人去创造行为条件，最终实现行为。旧的需求满足了，新的需求又会产生，从而推动人去从事新的行为。任何改善健康相关行为的工作如忽视对象的需要和需求，必定会失败。

人在同一时间常常会有多种需要和需求并存，由此产生的不同动机可能相互矛盾竞争，形成动机冲突。冲突的结果是产生出优势动机，决定着发生相应的行为。动机冲突中，何种动机成为优势动机，受各种主客观因素的影响。其中，认知因素起着举足轻重的作用。

（二）认知

认知（recognition）是指人们获得和利用信息的全部过程和活动。认知过程中，大脑将某些经处理的信息编码储存起来，并逐渐形成个体的知识、信念、价值观等，在此基础上形成态度，进而影响行为。认知过程的第一步是注意到传来的刺激、信号；第二步是把传来的信号、刺激转化为某种信息，并进行解释；第三步是采取适当的行为，对信息做出反应。

环境中影响机体的内外部刺激信号很多，大脑往往会把无关的刺激都过滤掉，从无数的信号中仅选择自己感兴趣的或有特殊意义的信号。大脑这种对信号的选择与人们的兴趣和关注有关。例如，当一个人一边看书一边在候车室里等车时，对广播员的播音声并不很关注，突然听到他要乘的火车的车次时，他会立即警觉起来。所以认知过程对具体信号的刺激是选择性的注意，然后将信号转化为信息（赋予意义）并做出适当反应，产生行为或修改行为。人们在获得有关健康信息时，也是一个选择性"拾取信息"（pack up information）的过程，如人们关心自己的某种健康问题，往往会力图获得这方面的知识。人的认知过程并非消极被动的，而是积极主动的。

健康教育所提供的健康信息应该清晰、鲜明、适合对象，以尽快引起对象注意。

直接决定一个人某具体行为的并不一定是客观的现实环境，常常是其主观感知到的"意想环境"（imagining environment）。而客观的现实环境与其主观感知到的"意想环境"不一定总是一致或相符合的。个体对客观现实环境的主观感知结果与本人的成长经历、知识背景、价值观以及当时的心理情绪等都存在着一定的关系。健康教育不能只是简单地传播来自客观实际的正确信息，还要有意识地帮助人们建立和发展有关健康的正确态度、信念和价值观。但是当人们掌握了健康知识时，并不一定有与之一致的行为，这种情况被称为"认知不协调现象"（the phenomenon of cognitive dissonance）。例如，某些医务人员有吸烟行为，而他们多数认为吸烟是有害的。

认知不协调现象发生的原因有多种，如多个需要导致的动机冲突，人们选择了一方而使另一方表现为认知不协调；行为条件不具备，使人们尽管有知识也无法做到；从众行为等。认知不协调是一种不愉快的心理感觉，虽然人们力求做到认知的一致性，但由于人们的知识、信念、态度、价值观、能力等因素之间常常发生矛盾，认知不协调现象常常发生。

（三）态度

态度（attitude）是个体对人、物、事的反应倾向，是一种内部准备状态。其主要特征是评价性，态度必定具有特定的对象，即评价指向的东西。态度是较稳定的倾向，是跨越时间和情境的。一般认为，态度的结构包括 3 个部分：认知成分、情感成分和意向成分。认知成分反映出个人对对象的赞同或不赞同、相信或不相信，情感成分反映出个人对对象的喜欢或不喜欢，意向成分反映出个人对对象的行动意图、行动准备状态。

态度的功能可以分为 4 种，即认知功能、适应功能、表达评价功能和自卫功能。其认知功能表现为为解释世界和加工新信息提供一个现成的基础，它赋予信息以意义并引导经验和行为；适应功能表现为促使行为指向为达到目的服务的客体，表现出态度的奖励性，如人们采取社会接受的态度，才能从他人那里获得良好反应；表达评价功能表现为自我调节，使主体摆脱内部紧张并表现出个性；自卫功能表现为促使内部心理冲突得到解决，且往往是有利于自己的。

态度与价值观既有联系又有不同。态度一般建立于价值观的基础上，都涉及评价。但态度比较具体，与行为有更直接的联系；价值观则超越具体事物而具有一般性。态度和价值观都有助于明确个人经验和指导行动，都可以维持或改变，但一般认为态度比价值观更易于改变。

态度的改变可经历 3 个阶段：服从、同化、内化。①服从阶段，这是从表面上转变自己看法和态度的时期，也是态度转变的第一阶段。处在此阶段的人们只是被迫表现出一些顺从行为，并非心甘情愿，如一个职工慑于群体的压力，才去参加每天的工间操，做操时也是应付了事。②同化阶段，人们不是被迫而是自愿接受他人的观点、知识、信念行为等，使自己的态度自觉自愿地顺从他人，如那个职员每天很愉快地做工间操。③内化阶段，真正从内心深处相信和接受他人的观点、知识、信念，彻底地转变态度，成为内在的行为倾向。比如，那个职员越来越感到做工间操使自己精力充沛，能舒筋活血、促进健康。

态度与行为的关系并不只是单向的，两者可以相互影响。例如，禁止在公共场所吸烟，大家都接受此规定而不在公共场所吸烟，这样的行为也会使相应态度发生变化。虽然态度与行为通常有密切联系，但态度与行为也可能不一致，就如同认知不协调现象一样，这种情况可能有种种原因。

（四）情感和意志

1. 情感

情感（feeling）指稳定而持久、具有深沉体验的感情反应，如自尊心、责任感、热情、亲人之间的爱等。通常所说的感情包括情感和情绪（emotion）两方面。情绪常指短暂而强烈的具有情景性的感情反应，如愤怒、恐惧、狂喜等。

情感和情绪是综合性的心理过程，具有特殊的主观体验、显著的生理变化和外部表情，包括生理、认知和行为3种成分。它们在每种特定的情感和情绪中起着不同的作用，而又相互作用、互为因果。在情感和情绪—认知—行为的相互作用中，情感和情绪可以是认知发展的契机，激发人去认识、去行动；也可以强烈影响认知过程发展和行为表现，如痛苦、愤怒或紧张情绪，使认知活动变得刻板和狭窄，限制知觉和思维，干扰信息解释利用和做出反应。

情感和情绪在一定环境中发生发展，交互影响，如社会文化通过几种途径影响情感和情绪：①对刺激的知觉和评价；②直接地影响情绪表情，如行为的常规仪式；③由情绪影响所形成的社会关系和评判等。

2. 意志

意志（volition）是人有意识、有目的、有计划地调节和支配自己行为的心理过程。人的行为由动机决定，动机在需要的基础上产生。当一个人在动机驱动下有意识地拟定计划、采取行动时，这种行动是自觉的、指向目标并与努力克服障碍相联系，它所涉及的心理过程就是意志。意志行为属于受意识发动和调节的高级活动，不同于生来具有的本能活动和不随意行为。人的生活、学习和劳动都体现了人类所特有的意志行为。

意志过程包括决定阶段和执行阶段。①决定阶段，是意志行为的准备阶段。此阶段首先需解决动机冲突，然后是确定行动目标和选择方法。任何意志行为都与一定的动机相联系。对动机冲突做何种选择及进一步选定方法和途径等，往往反映出其认知成分（知识、价值观等）的作用，也与意志活动有关。②执行阶段，在将行动计划付诸实施的过程中，意志品质表现为坚定地朝目标前进，努力克服各种主客观困难，执行所定的行动计划并实现目标。例如，在执行计划时遇到障碍就退缩，是意志薄弱的表现。

主要的意志品质包括：①自觉性，表现为自觉地、有意识地确定行为目标和选择达到目标的方法，并积极主动地执行计划，它的反面是行为的盲目性。②果断性，表现为遇到问题时能经过周密考虑而采取果断决定，其对立面是优柔寡断、动摇不定。③坚持性，表现在为达到目标而长时间坚持不懈，不因困难而退缩，不因挫折而灰心。需注意的是，坚持性不同于固执，固执是对事物缺乏科学认识，无视客观情况的变化，其行为不能达到预定目标还一味坚持。④自制力，即克制个人情感，控制自己行为，使行为服从于目标的实现的能力。

人的心理是认知、情感、意志的统一体，三者相互促进、相互影响、相互渗透。意志以认识为基础并随认识的发展而发展。人只有认识客观事物的变化规律，才能有意识地确定行为目标和实施行为，所以意志只以正确认识客观现实为前提。此外，许多情况下意志过程与人的情感密切联系，高尚的情感可以成为意志的动力，而消极的情感往往成为意志的阻力。改善健康相关行为也涉及意志活动。例如，戒除吸烟行为，在确定目标、制订行动计划和实施戒烟的过程中可能会遇到动机冲突和实际困难，成功戒烟即需要一定的意志力。

二、家庭因素

家庭是以婚姻和血缘关系为基础的人类社会生活的基本单位，是人类社会的细胞。家庭有多方面的功能，这些功能与社会生活的各个方面，与每个家庭成员的成长爱好、生老病死息息相关。在人类生活的每个方面，家庭成员之间存在着最强的情感联系，并相互影响。家庭成员有大量时间共同生活，在家庭中，亲属间不论在质和量上都是最主要的健康行为的直接影响因素。

家庭是个体最早接受社会化的场所。父母是对儿童进行社会化的最先执行者，是最早、最直接、最受信赖的老师，他们的言行为儿童提供了最直观的行为典范。人们所有行为的社会影响几乎都可以在家庭环境内观察到，因此家庭与个体健康行为的形成和发展有极密切的联系，家庭是健康行为影响因素的汇聚之所，也是实施健康教育的重要场所，几乎任何健康教育活动都应考虑家庭影响。

子女会从家庭中获得有关的健康知识，形成一定的健康意识，养成早期的健康行为习惯，但家庭发展的各个阶段对子女健康行为的影响有所不同。

在家庭发展的早期阶段，孩子年龄尚小，在健康行为的形成上处在一个不稳定时期。亲代原有的多种生活方式会发生变化以适应新加入家庭成员的需要，这一阶段家庭的健康行为高度依赖于各种变量。父母几乎完全控制着孩子的饮食习惯和偏好的形成。

在家庭发展的中期阶段，孩子已到上学年龄，生活习惯已较为稳定。这一阶段中，父母与其他人以及学校等社会化机构共同影响孩子的行为习惯。

在家庭的后期发展阶段，孩子已有独立性或已离开父母生活，家庭影响逐渐减弱。在许多家庭中，孩子在吸烟、饮食和体育锻炼上的态度与行为会与父母发生分歧，父母对孩子的健康行为的影响有可能增加，故在学校健康教育中有"小手拉大手"之说。

了解家庭因素对人们形成和建立促进健康行为具有积极作用，有助于更好地设计以家庭为基础的健康教育规划。个体形成有益或者有害习惯的关键时期也正是其受家庭影响最大的时期。因此，以家庭为基础的健康教育规划的最重要的价值在于对个体的长期影响。在家庭环境中，在饮食习惯、体育锻炼习惯和吸烟等行为上，家庭成员间的影响可以持续数十年。以家庭为基础的健康教育规划特别适用于针对这些与慢性疾病有密切关系的行为问题，如心血管疾病等慢性疾病，因为这些疾病在获得临床诊断以前有长达数十年的发展期。

在家庭环境中对健康行为影响最为深刻的是家庭成员之间的相互影响，包括祖父母、父母与子女间的相互影响、夫妻间的相互影响、子女之间的相互影响等，常会导致家庭成员之间健康行为的相似程度大于非家庭成员的现象，其原因类似于健康状况的"家庭聚集现象"。除遗传因素外，家庭环境通过交互影响为涉及家庭成员健康行为的重要因素，如与健康问题密切联系的饮食习惯、体育运动习惯和吸烟等存在着明显的家庭聚集现象。饮食爱好和习惯有很强的家庭聚集性。幼年孩子的食谱由家庭决定，其饮食模式受家庭影响极大。母亲通常为家庭的"食物把关人"，她对所有家庭成员饮食行为的影响特别重要。在进行以家庭为主要场所的健康教育时，作为家长的家庭成员自然为干预的重点对象，因为对他们的干预，也是对其他家庭成员类似行为的干预。

三、教育与学习因素

教育指一切增进人们掌握社会科学知识、技能、机体健康以及形成和改变人们思想意识的活动，即人们社会化的过程和手段。教育的基本职能一是传授知识和技能，二是传播思想意识和社会行为规范。其目的都是把个人转变成社会中有用、合格的成员，即社会化。受教育程度较高者，由于获取信息的渠道更多，相比较而言获取健康知识的能力越强，更容易采取促进健康的行为。

在经济水平比较一致的情况下，受教育水平不同的人可能会采用不同的行为与生活方式，由此对健康产生的影响也是不一样的。通常，受教育程度越高，其行为的理性化程度也会越高，能采用比较健康合理的方式安排其生活，可能会更偏重生活、工作条件的改善及个人精神生活的丰富；也可能把闲暇时间作为增长知识或增进健康水平的机会。

学校教育是由社会提供的正式社会化活动。学校教育在塑造青少年社会行为中发挥着关键性作用，主要通过两方面影响学生的行为：一是教师示范作用。教师是知识传授者，是理想行为模式的"活样板"。教师的言谈、举止、人格、品德等无不感染和影响学生的行为，学生往往以教师的评价作为自己行为正确与否的准则。二是学校的特殊地位。学校根据社会的要求及办学经验，创立自己的校风、校训和教学风格。学生在学校接受系统知识教育及各种行为规范教育，形成具有真才实学、优良品质，并具有文明健康行为习惯的人才。

由于儿童及青少年时期是个体社会化的重要阶段，在这一阶段培养形成健康行为可以事半功倍，对未来产生长远影响，所以各级各类学校历来都是健康教育的重点场所，学校教育的一整套理论和方法对健康教育富有借鉴意义。

学校教育从以下方面影响健康行为：通过传授科学知识和技能，提高教育对象接受、理解和应用健康信息及保健设施的能力；通过传授科学知识直接为教育对象提供健康信息；通过传播社会行为规范，使教育对象了解掌握与健康行为有关的法规制度、道德规范等，系统地按社会需求培养出符合社会行为规范的健康行为习惯。

学习因素对学习者个体促进健康行为的形成和发展，以及不利于健康行为的改变起着非常重要的作用。

行为学习方式有3个层次，以模仿为主，包括无意模仿、有意模仿和强迫模仿等。无意模仿的大多是日常生活行为，如孩子通过观察父亲的动作而学会打开香烟盒。有意模仿带有主动性，被模仿的大多是自己崇拜或欣羡的行为，父母通常是孩子们最早、最可信的榜样。榜样自然能引起人们注意，并且其行为可为人们的自我行为指导提供可信的标准。由于孩子与父母兄弟姐妹接触的频度和持续性，将家庭其他成员作为榜样而效仿其行为是孩子生活行为受影响的重要渠道。强迫模仿是指按照规定的行为模式进行学习的过程，如个人卫生习惯中的饭前便后洗手，读写姿势中的"一尺、一拳、一寸"等。

在行为发展的早期阶段，模仿是学习的重要方式，但在行为发展进入自主发展阶段后，尤其当学习一些复杂、专门的高级行为时，仅模仿就远远不够了，必须通过系统教育和强化教育，即第二、第三层次的学习方式来实现：先在教育者的启发下，全面理解和认识目标行为，从理性上感受到自身对它的需求，再去实现和学习该行为，并在各种促成和强化因素的作用下强化和巩固。通过健康教育改变不良行为和培养新的健康行为的过程大多使用这种模式。

四、文化因素

文化是人类所创造并获得人们共识的思想意识、道德规范、宗教信仰、文学艺术、风俗习惯等能够传承的意识形态、人类价值规范、精神伦理的总和。文化以语言和文字为表象，对人类行为的形成和发展具有广泛的约束和规范作用。虽然其约束行为的强度、深度、广度及侧重等各不相同，但均对健康行为有很强的作用，属于人类社会环境因素中影响行为发生发展因素中的一大类。

（一）思想意识

思想意识是人们对客观世界认识的理性化产物，表现为观点、信念等，思想意识的核心是世界观。个体的观点、信念经常不断地影响着其需求和动机，从而影响其行为。个体思想意识的形成，一方面基于其生活经历和实践，另一方面受社会观念的影响，因此思想意识具有个别性和社会普遍性，某种思想意识引起的健康行为也表现出个别性和社会倾向性。

健康、积极的思想意识带来促进健康的行为。一个有着理想和明确生活目标、积极进取、充满乐观精神、敢于承担责任与义务、不怕困难与挫折、富于理性的人，必定倾向于选择促进健康的行为并身体力行。

社会思想意识与社会成员的健康行为有着密切的关系，其作用机制在于通过认知过程作用于个体的意识倾向，进而影响需求、动机和行为。健康教育不但要传播健康信息，而且应提倡进步、乐观的思想意识，促进良好的社会风尚的形成。这说明健康教育也是社会精神文明建设的重要组成部分。

（二）社会道德

道德是以善恶和荣辱观念来评价和调节人们社会行为的一种社会规范，由风俗习惯演化而来。作为一种行为规范，道德的社会作用主要是通过对人的行为提出善与恶、正义与非正义、诚实与虚伪的社会评价而对社会成员的行为产生导向和制约作用。

道德舆论将一定的社会行为准则推荐给社会成员，经过个体的认知过程在其内心树立起某种初步的道德信念，并逐步使其道德认识深化。通过舆论的褒扬、贬抑、谴责而产生作用力，控制和影响个人的需求、动机和行为。

道德对行为的调节范围比法律制度更广泛，作用程度比风俗习惯更强。关于健康行为的社会道德对人们的健康有极大的影响，如乱倒垃圾或乱排工业"三废"从而危害人群健康的行为将会因违背了有关社会道德标准而受到舆论的强烈谴责；在公共场合吸烟或随地吐痰，会受到他人的批评和厌恶。所以，在健康知识基础上的强有力的道德舆论是促使人们采取健康行为的巨大力量。

人们的行为受本能和满足自身需求的驱动奔向自我利益，道德却推动人们奔向他人和社会利益，因此道德的社会本质是利他，但并不一定排斥利己。在利他的同时利己或在不损人的情况下利己，这两种利己是道德肯定的内容，而损人利己是道德否定的对象。健康教育提倡健康行为利人又利己的道德标准，提倡人们的行为既有利于自身健康，又有利于他人和社会的健康文明、发达昌盛。健康行为的形成和发展必须重视社会道德的力量，积极运用道德舆论来影响人们的健康认知，促使人们形成有利于健康的行为。

关于健康行为的道德规范，历来为各国所看重。道德规范是通过道德评价来实现的。道德评价有自我评价和公共评价两种形式。其中，公共评价表现为道德舆论，包括人们遵循过去经验与传统的道德规范而自发形成的道德舆论和自上而下有意识地发动的道德舆论。健康教育运用电视广播、报纸、杂志等大众传播媒体，有意地发动关于健康行为的道德舆论，比自发形成的社会舆论更集中、更系统，信息量更大，权威性更强，更能迅速影响人们的行为。

（三） 宗教信仰

宗教是人类在自然和社会压迫的条件下产生的信仰体系和实践体系，以对超自然力的崇拜为根本特征，以宗教意识、宗教组织（宗教徒因共同的宗教信仰而结成的社会组织）和宗教规范为三大要素。其信仰的超自然力实际上是支配人们的社会力量或自然力量在教徒头脑中的反映。

宗教意识可分为两个层次：一是理性形态，指系统的教义教理；二是感情形式，包括宗教情绪、情感、态度、行为意向等。宗教组织是宗教徒因共同的宗教信仰而结成的社会组织。宗教规范也是社会行为规范的一种，是以神的崇拜和神的"意旨"为核心的信仰与行为准则的总和。宗教强烈地影响着人们的行为，在一定社会环境和历史时期中是维持社会秩序的巨大精神力量。

在人类文明高度发展的今天，仍然有很多人希望通过宗教信仰和祈祷来获得健康，宗教对健康行为的影响也仍然存在。

（1） 教规教义对行为的规范：宗教在长期的发展中，形成了系统的教规教义与礼拜仪式。教规教义常常与当地社会的民情、风俗、社会道德，如积德行善、诚实守信、济贫扶弱、与人为善等相结合，形成强有力的社会支持系统。这些特点在一定条件下有利于教徒群体健康行为的形成。

（2） 给人以精神寄托：宗教作为一种有很大亲和力的特殊组织，为人们提供了群体归属和认同感，这种归属认同感有助于教徒实现心理平衡和安宁，也有助于协调人们的行为。现代社会物质文明的发展并不必然带来人类心灵的充实，生活节奏日益加快等使现代人彼此疏远、孤独和焦虑，某些宗教的修持方法，可以使人放松身心，处于宁静状态，利于一些疾病的预防、康复和身体健康的维护。

（3） 对价值观的影响：宗教信仰对人们的价值观有强烈影响，体现了强烈的普善、利他与尊重生命的特征。例如，佛教要求"普度众生"，教导"救人一命，胜造七级浮屠"；道教中有些思想倡导现世，因此一些教徒积极修炼，追求清净与健康。

（4）消极影响：宗教多信奉超自然力，与唯物主义认识和探索自然的活动相悖，因而本质上宗教理义与自然科学是冲突的。这在某些情况下对某些宗教信徒接受现代科学的健康信息有一定的消极影响。

在研究文化与健康行为的关系时，必须注意宗教影响的存在，一方面应鼓励人们继承发扬教义教规中有益于健康的成分，以科学观点对其加以解释；另一方面通过宗教组织的巨大影响来开展促进健康的活动，传播科学的健康信息，逐步取代宗教理义中与健康科学不一致的成分。

（四）风俗习惯

风俗（custom）是特定地域的特定人群在长期日常生产生活中自然形成的、世代沿袭与传承的习惯性行为模式，是一种最普遍、最广泛的行为规范。风俗习惯的形成是潜移默化的，但对行为的约束作用是很强大的。风俗体现于人的行为，影响人的思维，与环境相关。

风俗习惯与其他个体行为习惯具有明显的不同：①风俗具有广泛性。风俗与人们的生活广泛联系，包括衣食住行各个方面，表现在一举一动之中，是与健康行为联系最为密切的行为规范。②风俗具有明显的地域性，属于地区性亚文化范畴。不同的地区和民族具有明显不同的习俗，健康教育工作者需要"入乡随俗"。"入乡随俗"可以得到周围人的接纳，获得一定程度的社会认同，否则将会受到该地人群的排斥。③风俗具有较强的约束性。风俗为每个准备成为社会成员的人提供了最基本的行为模式。④风俗对人们的日常行为有强大约束力。⑤风俗具有明显的稳定性。风俗依靠世代传承，这种传承必定与人们的某种社会生产活动或某种心理需要相适应，即使社会发生了变化，这一风俗也会长期存在。风俗有顽强的生命力，一旦形成，便成为人们行为的"老规矩"和牢固的思想。

风俗对健康行为有正反两方面的影响。风俗是人们在千百年的生活实践中逐渐形成的，其中包括大量有利于健康的成分，如黎明即起、洒扫庭除、内外整洁、端午赛龙舟、重阳登高、春节前清扫房屋等。但由于时代的局限，风俗中也有不利于身心健康的部分，如烟酒不分家，宴请宾客时强制性敬酒，不醉不归等，严重危害自己和他人的身体健康。

五、大众传媒与新媒体

（一）大众传媒

大众传媒是指专业机构通过报纸、杂志、广播、电视等媒体向为数众多、范围广泛的不特定人群传播信息的过程。大众传媒对民众的社会化过程有着巨大作用，对健康行为的形成具有不可估量的影响。

现代社会大众传媒高度发达，信息量大，传播速度快、覆盖面广，在社会成员周围形成强有力的信息环境，对其健康行为的形成具有较大的作用，包括直接提供大量健康信息；传播与健康行为有关的社会行为规范；对人群的健康行为造成社会舆论压力，对行为后果提供舆论监督。同样，大众传媒一旦传播错误信息，也可对健康行为的形成产生不利的影响。大众传媒在迅速提供各种健康信息的同时也为人们提供了行为的模仿对象，通过赞扬有利于健康的行为和批评不利于健康的行为，提供正确的健康观念、价值标准和健康行为规范，对人们的健康行为具有直接干预和引导作用。

由于大众传媒的特点和商业性，各种危害健康的行为模式和生活方式也可借其迅速扩散，对健康行为产生不利影响，这些危害可以造成较严重的后果。现代社会中的一些疾病，如心脑血管疾病和癌症等被认为与大众传媒下的生活方式密切相关，因此也被称为"生活方式病"或"可由媒体传播的疾病"。

大众传播是健康教育有力的工具之一，健康教育工作者应有效利用大众传媒来普及健康知识，增进人们的健康意识，促进人们采取有利于健康的行为。

（二） 新媒体

新媒体是指相对于报纸、杂志、广播、电视等传统媒体的采用新技术创建的各种新兴传播媒体。它是伴随卫星通信数字化迅速崛起的网络媒体，特别是随智能手机媒体等技术发展出现的新型传媒。

网络媒体的信息传播不同于其他媒体，在信息内容、表现形式和传播方式等诸多方面具有鲜明的特征。

（1）信息海量、形式多样：网络媒体的信息量具有无限丰富性，网络媒体储存和发布的信息量几乎可以达到无限；网络的链接和多媒体功能集文字、图像、音频、视频、动画等多种信息表现形式于一体，为受众提供绚丽多彩、全面逼真的信息服务。

（2）及时便捷、便于检索：网络媒体可以做到信息的实时发布，在突发事件信息传播中，网络媒体常为公众及时获取信息的首选渠道；网络媒体的链接方式使用户可以很方便地通过输入关键词进行资料检索，为信息的再利用带来了极大便利。

（3）去中心化与互动：网络传播突破了大众传播"一对多""点对面"的传播形式，使传播主体多元化，形成"一对一""一对多""多对多"等多种形式兼容的传播特点。其最突出的特点是互动性，人们可以利用网络来寻求、利用、交换和存储信息，也可以利用网络来建立联系和关系。

新媒体的出现和普及对人们健康行为和健康状况的影响受到众多学者的关注。青少年是利用网络最活跃的群体，也是健康行为形成的关键群体。网络为青少年提供了求知和学习的广阔空间，为青少年获得健康信息提供了新的渠道，有助于青少年开阔视野，建立新的健康观念，不断提高健康保健技能水平。同时应注意，网络的内容并非都是正确的，网络中的不良健康信息和网络犯罪对青少年的身心健康和安全也构成了危害和威胁；网络的过度使用会导致心理障碍，形成网瘾。

当今社会，大众传播是强有力的健康传播，人际传播和群体传播是人们常用和灵活的传播方式。新媒体的出现又为健康传播提供了新的信息平台。在以促进群体健康行为建立为目标的健康干预活动中，多种干预手段并用是最有效的策略，以网络为基础的互动性健康传播（interactive health communication，IHC）干预已成为健康教育富有生命力的新领域。

六、社会因素

社会是人类生活的共同体，是处于特定区域和时期、以物质生产活动为基础的人类生活共同体，其本质是生产关系的总和。社会因素范围很广，如前述文化因素就是社会因素的一部分，对个体行为的影响无所不在。本部分主要讨论社会经济发展、人口、法律法规、社会制度等社会因素对行为的影响。

（一）社会经济发展

经济发展是人类生存和保持健康的决定力量。经济发展水平与社会居民健康水平呈正相关关系。经济发展创造出越来越丰富的物质财富，为人们采取维护和增进健康的行为提供了最重要的基础。中华人民共和国成立前，我国经济落后，人民生活资料贫乏，健康状况不良；中华人民共和国成立后，特别是改革开放后，随着经济的发展，人民物质生活水平不断提高，健康水平也不断提高，到20世纪末，人均期望寿命由20世纪50年代以前的不足39岁提高到了70岁。

从根本上讲，经济建设的目的是让社会成员生活得更好，有更高的生活质量。经济发达的国家和地区能为其居民提供更丰富的食品、安全的饮水、清洁的居室和劳动场所、良好的教育和卫生服务等。经济发展能通过给居民提供更多的受教育机会和预防保健设施等，为人们提高健康认知水平、采取健康行为创造条件；但经济发展带来的丰富的物质生活也会导致一些不利于健康的行为的发生；同时，经济发展所导致的具体经济活动和生活方式变化也会引发一些新的健康行为问题。今天，劳动条件和生活条件的改善使人们体力劳动时间减少、强度减轻；电视、电脑和智能手机的普及使越来越多的人久坐不动，导致了人类生理机能的退化和心脑血管疾病发病率的增加。

健康教育工作者在工作实践中应清醒地分析经济的迅速发展对人们健康行为形成和发展的影响，对居民医疗保健制度的影响，以及对健康教育工作本身的影响、对健康教育提出的新的挑战。例如，生活水平的提高往往伴随着人们进食过多精制食品，高热、高脂、高胆固醇，使营养素失去平衡，人群中肥胖者比重增加，心脑血管疾病和某些肿瘤发病率上升；经济发展、社会生活节奏加快、生活紧张会使不良适应行为等非健康行为增多。健康教育工作者应仔细研究社会经济活动中这些因素的变化并积极采取相应对策，使社会经济发展促进社会环境的改善必须以为人们采取健康行为提供方便、必要的资源和条件为前提。

（二）人口

人口是指一定区域内的全体居民，这些居民整体所呈现的状态与特征，如人口分布、人口构成和人口变动等称为人口现象。人口构成不同，如年龄、性别、文化、职业等不同，人们的健康行为情况也会有所不同。当社区人口的平均文化水平较高时，人们的健康认知和健康行为水平有可能也较高。

多数情况下，单位土地面积上的人口数量越大，则居住、交通、消费品供应、文化教育和医疗保健等活动的压力也相应地越大，对人们健康行为的产生和发展都可能会具有一定的影响。

人口密度过大会使人均教育投资相对不足，造成人群教育水平、文化素质低下，不利于健康行为的形成和发展；人口密度过大会导致人们生活资源的相对缺乏，平均消费水平下降，以致健康行为不能或不便被采取。例如，医疗服务供应相对不足，适当就医行为选择或实施时可能会出现困难，医务人员会因工作负荷过大、时间紧张而使医疗服务质量下降；人口密度过大，因住房拥挤，适当的居住面积不能得到保证，人们难以选择有利于健康的居所或采取改善居住条件的健康行为。同时，因人口过剩带来的失业等问题会造成地域内人们的心理紧张、焦虑，生活信心下降，不满情绪上升，使人群中不利于健康的行为大量出现，如酗酒、吸毒、犯罪等行为的发生发展。

在人口密度较大的地域，人们的主动与竞争精神较强，常具有社会组织程度较高、传播媒体效率较高等条件，因而方便健康教育工作的开展。

（三）法律法规

法律法规是国家制定认可，并由国家强制力保证实施的社会行为规范。法律法规包含行为模式和行为后果。前者是规定在一定条件下人们可以做什么事情、不可以做什么事；后者是规定人们的行为在符合行为模式时的肯定性行为后果（保护等），以及违反行为模式时的否定性行为后果（处罚等）。

世界各国与居民健康有关的法律法规涉及众多问题，我国相继制定了《中华人民共和国食品安全法》《中华人民共和国传染病防治管理法》《中华人民共和国母婴保健法》《中华人民共和国职业病防治法》《中华人民共和国国境卫生检疫法》，以及《公共场所卫生管理条例》《学校卫生工作条例》等。这些法律法规对于我国人民采取健康行为、维护和提高健康水平发挥了积极而重要的作用。

法律法规有三方面的基本作用：一是教育作用，依靠教育提高居民的认知水平，自觉遵守行为规范；二是威慑作用，有犯罪动机的人，实施犯罪行为前也不能不考虑以身试法将给自身带来的严重后果，通过威慑使其将行为约束在法律容许的范围内；三是惩罚作用，违法行为发生后，要追究其法律责任，惩罚其违法行为，强迫其服从行为规范。法律法规的这些作用是调节和控制人们行为的最强有力的手段。

虽然健康教育强调促使人们自愿采取有利于健康的行为，但对于严重危害人群健康的行为，也必须适时利用法律法规手段，通过教育、威慑和惩罚来明确禁止严重危害人群健康的行为，对于触犯法律法规的行为者，必须依法给予制裁，以防止该危害人群健康行为的再次发生。健康教育工作者应积极推动卫生立法工作，以法律的强制约束力来避免危害人群健康的行为的发生，使广大居民知法、懂法、守法，自觉维护和促进自身与他人的健康。尤其是针对团体健康行为问题，更要注重法律武器的运用。

（四） 社会制度

社会制度是一定历史条件下，一定组织在某活动领域中各种基本行为规范的综合系统；是为保证群体的共同利益，调节、制约人们社会行为的重要手段。

社会制度可分为三个层次：一是包括覆盖整个社会形态的国家社会制度，如封建制度、资本主义制度、社会主义制度等。这一社会制度制约着社会行为的一切方面，是决定不同社会经济形态性质的各种具体的社会制度的总和，对人们健康观念和健康行为的形成有着根本的方向性影响。二是某一社会活动领域制度，如社会的经济制度、教育制度、人事制度等，对人们健康行为的形成和发展也有深刻的影响。例如，教育制度决定了社会成员受教育的权利和机会，也决定了社会成员系统地接受健康信息的可能性，对社会成员健康观念和健康行为的发展有着深刻的持续影响。三是某一特定社会活动制度，如作息制度、学习制度、卫生制度、安全制度和交通规则等，对人们健康行为的形成有具体的直接影响。例如，作息制度、卫生制度等直接约束着人们的健康行为，工厂企业安全制度直接约束着劳动者的操作行为等。

在各种社会制度中，医疗保健制度与人们的健康行为最密切。医疗保健制度主要是指医疗保健费用的负担方式。不同社会条件、不同历史时期，医疗保健制度的方式和内容也不相同，主要有三种类型：自费医疗、集资医疗和免费医疗。

自费医疗即谁看病谁出钱，人们是否求医受经济收入水平影响较大，但能保持较高的遵医率；服务提供者常重医疗轻预防，有可能给予求医者不必要的服务以增加收入；服务对象有可能注意个人预防保健以节省医疗支出，但因预防保健服务的缺乏而难以有效地实现，导致人群健康水平下降、社会医疗经济负担增加。集资医疗即共同筹集资金支付医疗保健费用。例如，健康保险制度，医患双方健康行为、医疗保健服务资源利用情况表现复杂，结局相差较大。免费医疗即医疗服务不以营利为目的，有助于提高求医率，提供较高质量的预防保健服务，提高人群健康水平；但易导致医疗服务质量下降、效率降低、资源浪费。

健康教育工作要善于利用组织、团体的力量，采取制度的方式来促进人们改善健康行为，这是一条有效的、带有制度保障性的促使人们健康行为提高的重要途径。健康教育工作要善于制定完善制度，把一些社会公认的有利于保障健康的行为，以制度的形式固定下来，从根本上保障人们获取健康信息、采取促进健康行为的权利，同时限制人群中危害健康行为的发生，促使人们必须更积极、主动地采取有利于健康的行为。

七、物质环境

物质环境是指与人类生活行为相关联的自然环境和建成环境的总和，包括人类生活周围的自然条件、人工设施、建筑物等物质系统。

（一）　自然环境

自然环境（natural environment）是指与人类生活行为相互关联、相互影响的自然条件的总和，包括地理、生物以及地下资源等环境。生活于不同自然环境的人们，在适应自然环境的过程中形成了不同的生活方式和健康行为。

自然环境不同，居民的饮食生活习惯、性格特点、经济活动内容也不同。自然环境对生活在其中的居民健康行为的影响首先会体现在相应的风俗习惯上，如我国的南北方、东西部、山区与平原、沿海和内陆，由于自然环境、生物种类等不同，形成了诸如以面食、大米为主的不同饮食特点等。

同一自然环境对居民健康行为的形成常常既存在有利因素，也存在不利因素。健康教育工作者在对某一地区服务对象的健康行为进行分析时也应注意自然环境因素的影响。

（二）　建成环境

建成环境（built environment）是指人类为了更好地生活和适应社会发展而建立的人工设施，如住房、学校、社区、企业单位、休闲旅游建设等物质系统。

建成环境对居民健康行为的形成也存在有利因素和不利因素。方便的卫生设施、清洁舒适的社区条件等有利于社区居民健康行为的形成。例如，学校养成教育中的"饭前便后洗手"等卫生习惯的培养，若学校以及社会生活环境中没有设立相应方便的洗手设施，"饭前便后洗手"这一行为则无法实现。

健康教育工作者在进行健康行为影响因素分析时，也应注意教育对象生活环境中建成环境条件因素的影响，它在很大程度上制约着健康行为的实现，同时能通过相应人工设施的建设促进居民健康行为的形成。例如，近十年来我国城市社区体育运动设施的建设，很大程度上促进了城市居民参与体育锻炼的积极性，丰富了居民的日常生活，促进了社会积极健康生活方式的形成和普及。

把上述健康行为影响因素按个体自身（生物学的、心理的）、人际（人际关系）、社会（组织、社区、文化、物质环境以及政策）等水平分层（个体—人际—社会）所形成框架模型，则称为行为的社会生态学模型或观点（见本章第四节）。格林模式中的倾向因素大致相当于生态学观点的个体因素，强化因素大致相当于生态学观点的家庭因素等微观环境因素，而促成因素则大致相当于生态学观点的社会文化环境因素等宏观因素。

第四节　健康行为生态学模型与行为干预的策略

一、健康行为生态学观点与其理论发展

生态学是研究生物体及其周围环境相互关系的科学。在长期进化过程中，生物的生

存、活动、繁殖等活动逐渐形成了对周围环境的空间物质与能量的需要，各种生物所需要的物质、能量以及所适应的理化条件是不同的。

行为生态学主要研究动物行为对环境的适应和环境变化对动物行为的影响。行为生态学的研究将使人们更深刻地理解行为的本质，包括行为的发生、发展与生态条件的关系等，以更好地探究行为的本质和发生发展机制。

人类行为生态学则是研究人类生态环境对行为决策、行为发生、发展的影响，以及这些行为反过来对人类生态环境产生的影响等。人们由于所处的社会环境不同，所做出的行为反应和采取的生存方式也不同，由此就逐渐形成了不同的行为方式和行为习惯，而这些行为反过来又会影响所处的社会环境，包括物理环境和社会文化环境的形成与构建，结果会形成各具特色的社会物理环境与社会文化环境。

世界的生态系统大多受人类活动的影响，社会经济生产系统与自然生态系统相互交织，形成了庞大的生态复合系统。行为生态学理论把行为学、生态学联系在一起，了解生物行为与其生存环境（生物和非生物环境）之间的相互关系，不仅与生理学、遗传学、进化论密切相关，还涉及心理学、社会学等学科的内容。

对于人类行为的发生发展及行为影响因素，各学派有不同的认识。健康行为生态学理论在影响人类行为的各因素中分析了不同层面的生态环境因素，为人类复杂行为的发生发展提供了较为完整的解释构架。

美国学者布朗芬·布伦纳（Bronfen Brenner）提出的行为生态学理论认为，影响人类行为与发展的环境因素包括个体内、个体间、个体外多层次因素。该理论将影响人类行为的环境因素分为微系统、中系统、外系统和宏系统。

（一）微系统

微系统（microsystem）是指个体生长过程中，个体活动和人际交往直接接触的环境。包括自然环境和社会环境，伴随着个体的成长，微系统会不断变化和发展，如家庭、学校、父母、老师、同学、朋友等，不断影响着个体行为的形成和发展。

（二）中系统

中系统（mesosystem）是指各个微系统之间的联系和交互作用，若各个微系统之间有较为一致的积极联系，个体及行为的发展会产生正面的作用，反之，当各个微系统之间处于非积极联系或联系相互冲突，如价值观与教育方式等冲突，则会造成个体的诸多行为与发展的环境适应问题。

（三）外系统

外系统（ecosystem）是指个体成长过程中未直接接触或与其生长环境无直接相关性的多个环境之间的联系。外系统会对微系统、中系统产生影响，间接地影响个体的环境适应性，如父母职业、社区服务等。

（四）宏系统

宏系统（macrosystem）泛指存在于以上 3 个系统中的社会大环境，包括社会意识形态、价值观社会规范等。宏系统为环境中的个体设定了行为标准和法规制度，直接或间接地影响着个体的行为发展目标。

同时该理论还引入了时间维度，强调个体的发展是一个将时间和环境结合起来的动态发展过程。一个个体的出生，首先通过本能行为影响环境来获取食物等生存条件，时间的推移、个体生活微观环境的不断变化影响着个体行为的社会化过程，如升学、工作、结婚等，每次变化都会导致个体生态环境系统的变化，这些变化都会成为个体行为发展的动力之源。在研究个体行为发展时，应将行为放置在一系列相互影响的生态系统中观察个体行为与系统的相互作用和相互影响。

在 20 世纪后期，多位学者相继提出了健康相关行为的生态学模式，认为个体行为受多个因素的影响，包括个体自身（生物学的、心理的）、个体间（社会的、文化的）、组织、社区环境以及物质环境和政策环境等。健康相关行为的生态学模式的核心内容包括以下几个方面。

（1）健康相关行为的发生发展受到多个水平因素的影响：个体内部因素、社会文化因素、公共政策因素、物理环境因素。

（2）在这些因素和水平间存在相互联系，而人的行为与环境是相互作用的。

（3）健康教育干预活动对多个水平因素实施干预取得的效果最佳。

（4）多个水平因素的行为干预活动需在不同人群中方易实施。

人的行为受生态环境多个层次的交互作用的影响，健康行为生态学模式一般把个体所处的生态学环境分为个体自身、人际、社会环境 3 个水平；也有除个体自身生理、心理因素以外，把行为的环境影响因素分为微观生态环境和宏观生态环境等分类方式。宏观生态环境多指社会环境，包括社会文化环境、风俗习惯、法律、社会健康服务等因素；微观生态环境一般指个体所处的人际社会关系和生活环境，包括家庭成员、朋友、同学、同事，企事业单位、学校、家庭等。微观生态因素对个体健康行为形成的作用更为直接、具体，宏观生态因素较微观因素的影响面更大、更持久，影响更深刻；宏观生态环境因素可通过微观生态因素起作用。

二、健康行为生态学模式与健康教育

健康行为生态学模式强调人类个体存在于一定的社会生态环境之中并受其影响。个体发展基于个体与周围环境的互动，而环境可分为多个层次，个体所处的社会生态环境既影响个体的生存和健康成长，也影响个体行为的形成和发展，且影响健康行为的各生态学因素之间也存在着交互作用和相互关联。

健康行为生态学模式为健康教育工作者提供了健康行为形成与发展的多水平影响因素以及各水平因素间交互关系的理论框架。健康行为的生态学模式也能够指导健康教育工作者，以生态学的理论观点开发综合性的健康行为干预模式，使每个水平的影响健康行为的因素以及各水平因素间的交互关系都得以改善，从而使个体行为朝着有利于健康的方向发展。

例如，有学者把生态学理论观点应用在学生心理健康促进工作中，认为学生心理健康状况由其与环境之间的互动所决定，学生的心理发展变化是生态环境系统适应性调解后的必然结果。学生的心理健康干预应该突破仅关注有限个体的心理健康问题咨询或干预，从心理问题的个体干预拓展到以增强学生群体社会心理适应能力为主等方面。学校的心理健康干预要综合考虑影响学生心理健康发展的多重因素，不仅要考虑学生个体的个性特征，还要综合考虑学生家庭、家长，学校、师生，社区、社会等因素的影响以及各因素间的交互作用。

在健康教育干预活动中，改善健康行为的干预策略应尽可能采取包括以家庭、社区等为基础的有多个人群参与的微观生态环境因素改变的综合措施，通过社会环境中个体人际水平，包括家庭成员、同事、朋友、健康教育工作者及周围其他人的意见、劝告和支持来影响个体健康行为的形成和改善；同时需要通过社区、组织机构，相关公共政策等社会因素来规范或约束个体的健康行为。

随着社会经济和现代工业化的高速度发展，自然资源、人口、粮食和环境等一系列影响社会生产和生活的问题日益增多和复杂，基于生态学观点的健康行为形成要思考的不同层面的影响因素更加错综复杂。

第四章　健康饮食

WHO 对影响人类健康的因素进行了评估，结果表明，饮食营养因素仅次于遗传因素，居第二位。据调查，在中国人的死亡原因中，因不良饮食消费导致的死亡将近45%，说明了饮食营养对人类健康的重要性。健康饮食是构筑健康的物质基础，其核心是均衡或合理饮食，包括合理的饮食结构、合理的饮食制度和合理的食物加工方式。本章在阐述营养学基本知识的基础上重点围绕饮食结构和食物搭配来说明健康饮食的基本原则和一般方法。

营养指人体从外界摄取食物，经过消化吸收和代谢，利用食物中身体所需要的物质以维持生命活动的整个过程。

营养素指营养过程中，人体从食物中摄取的用于维持正常生长发育、新陈代谢所必需的物质，目前可分为蛋白质、脂肪、糖类、无机盐、维生素、膳食纤维和水七大类。

能量消耗指人体进行生命活动所消耗的能量，主要用于维持基础代谢、体力活动和食物的特殊动力及生长发育4个方面的需求。

基础代谢指人体在空腹、清醒、安静不动时的能量消耗。这时的能量消耗主要用于维持体温、心跳、呼吸、各器官组织和细胞的基本功能活动等基本生命活动的能量消耗。基础代谢所消耗能量的高低用基础代谢率（basal metabolic rate，BMR）表示。

必需氨基酸指一些人体自身不能合成的或合成速度不能满足人体需要，必须从食物中获取的氨基酸，包括赖氨酸、蛋氨酸、亮氨酸、异亮氨酸、苏氨酸、缬氨酸、色氨酸、苯丙氨酸及组氨酸（组氨酸是儿童所必需的）9 种。

蛋白质的互补作用指几种蛋白质营养价值较低的食物按一定的比例混合食用，可以使它们相互取长补短，从而提高混合食物中蛋白质营养价值的营养现象。

合理膳食是健康饮食的核心，简单地说，膳食中所含的营养素要做到种类齐全，数量充足，比例适当，既不过多又不缺乏，能满足人体生理状况、劳动条件及生活环境的需要。合理膳食可从膳食结构、膳食制度及食品加工方式 3 个方面来合理地安排人的膳食营养。

平衡膳食亦称均衡膳食，指膳食所提供的能量和营养素应与人体的需求保持平衡，且各种营养素之间应保持合适的比例，包括能量供给及供能营养素间的平衡、蛋白质供给及氨基酸间的平衡、其他各种营养素间的平衡、酸碱平衡及膳食供给与人的体质特征、劳动条件和生活环境间的平衡等。

膳食制度指按营养学的原则，将人体每天所需要的膳食营养进行定质、定量、定时分配安排的一种制度。

膳食营养素参考摄入量是指为更准确地使各类人群取得最佳的均衡营养所提出各类人群各种必需营养素的每日摄入量的指导性标准。参考摄入标准包括 4 方面的内容，膳食营养素平均需要量（EAR）、推荐摄入量（RNI）、适宜摄入量（Al）和可耐受最高摄入量（UL）。

膳食营养素推荐摄入量指可以满足某一特定性别、年龄及生理状况群体中绝大多数（97%～98%）个体需要量的营养素摄入水平。遵循 RNI 可以满足身体对某营养素或能量的需求，保持健康和维持组织中有适当的储备。RNI 的主要用途是作为个体每日摄入某营养素或能量的目标值。

膳食指南是营养学家概括营养学的原理，对膳食中食物的选择与搭配提出的指导性建议。

中国居民平衡膳食宝塔是中国营养学会根据中国居民膳食指南，结合中国居民的饮食习惯设计的一种比较理想的膳食模式。它将平衡膳食的原则转化成各类食物每日的摄入量，以直观的宝塔形式来表现，便于人们理解和在日常生活中执行。

第一节　健康饮食的概念

一、饮食营养与健康

（一）营养与饮食营养

营养指人体从外界摄取食物，经过消化、吸收和代谢，利用食物中身体所需要的物质以维持生命活动的整个过程。人体的营养过程一般始于饮食，因此从营养学的角度看，通常将通过饮食获取营养的过程称为饮食营养或膳食营养。

（二）营养与健康

营养是维持生命和健康的最重要因素。营养对健康的作用主要表现以下几个方面。

1. 促进生长发育

生长是指细胞的繁殖、增大和细胞间质的增加，表现为全身组织、器官和系统的大小、长短及质量的增加。发育是指身体各组织、器官和系统功能的完善过程。营养是影响生长发育的主要因素。蛋白质是构成人体细胞的主要成分，细胞的繁殖和增长都离不开蛋白质。蛋白质是少年儿童生长发育的重要物质。此外，碳水化合物、脂类、维生素、矿物质和水等营养素也在少年儿童的生长发育中扮演着重要的角色。

2. 提高智力

婴幼儿和儿童时期是大脑发育最快的时期，需要足够的营养物质，如蛋白质、二十二碳六烯酸、卵磷脂等。特别是二十二碳六烯酸，如摄入不足，就会影响大脑发育，阻碍大脑智力的开发。联合国粮农组织（FAO）曾报告，由于饥荒，非洲许多地方的孕妇营养不良，其子女的学习能力明显地受到不利的影响。

3. 促进优生

在影响优生的因素中，营养是一个重要的因素。孕妇的营养不但影响胎儿的生长发育，而且影响到孩子一生的健康。据 WHO 统计，在新生儿死亡率较高的地区，孕妇营养不良的现象一般较普遍，某些先天性畸形儿与孕妇的营养状况密切相关。如果孕妇膳食营养不良，可能造成胎儿畸形、流产或早产。如果孕妇膳食中长期缺乏锌可能会引起胎儿中枢神经系统出现畸形；膳食中长期缺乏维生素 B12，可能会导致胎儿的骨骼先天畸形。

4. 提高机体的免疫能力

免疫是机体的一种保护性机制。如果免疫力低下，机体将易受到各种病菌的侵害。如果营养不良，机体免疫系统的反应能力将降低。许多营养素如维生素 C、维生素 E、维生素 A 等都可以提高机体的免疫力。

5. 延缓衰老

人体的衰老是一种必然的自然现象，但如果营养合理，则完全可以达到延缓衰老、健康长寿的目的。例如，根据人体衰老时的生理特点，有针对性地补充营养、多吃蔬菜、水果和清淡食物，避免高盐、高脂肪饮食，可防止心血管疾病、糖尿病的发生或复发。

6. 预防疾病

营养不良包括营养不足和营养过剩，两者都可能引起疾病，如营养不足可引起缺铁性贫血、佝偻病、夜盲症等；营养过剩可引起糖尿病、心脑血管疾病等。通过合理营养可以达到预防疾病、促进健康的目的。

（三）饮食、健康饮食与健康

营养始于饮食，营养通过饮食营养来实现。WHO 近年对影响人类健康的众多因素进行评估。结果表明，遗传因素对人类健康的影响居于首位（15%），而饮食营养因素的影响仅次于遗传因素（13%），远远高于医疗因素（8%）。遗传是相对稳定的因素，因此，对人的健康起决定作用的往往是膳食营养因素。

饮食营养不良或营养不良主要表现为饮食营养不足，营养缺乏和营养过剩或不平衡同时存在。饮食营养摄入不足或利用不良所致的营养缺乏主要是微量营养素的缺乏，由此引起微量营养素缺乏病。微量营养素的缺乏没有饥饿感，被称为"潜在饥饿"，常常不易被人们及时发现，因此对人体健康的危害更大。目前，全世界约有 1/3 的人处于这种潜在饥饿状态。营养过剩或不平衡与各种慢性非传染病有关。国际权威专家认为，1/3 的癌症发生与膳食有关，如心脑血管病和糖尿病等慢性疾病，与膳食营养的关系更加密切。此外，青少年时期过量饱食还是大脑早衰的主要原因之一。日本营养学家的调查表明，30% ~ 40%的老年痴呆病人，年轻时食量都偏大。目前，营养过剩的问题比营养不良更严重。2001年WHO宣布，全世界因营养过剩而死亡的人数首次超过了因营养不良而死亡的人数。通过改变饮食营养结构和饮食习惯，可改变人体的健康状况。近几十年来，通过健康教育与健康促进计划改变居民的饮食习惯，发达国家的冠心病下降了1/3，脑血管病下降了1/2。

因此，由上所述，饮食营养对健康的影响是一把双刃剑，科学合理的饮食营养将维持、改善和促进健康，而不良的饮食营养将损害健康，甚至导致死亡。合理的膳食营养对人一生的健康都起着重要作用。我们把有利于健康的、科学合理的饮食营养和饮食习惯称为健康饮食。

二、中国居民营养与健康现状

由于近十年来，中国社会经济得到了快速发展，一方面为消除营养缺乏和改善居民健康提供了经济、物质基础，另一方面导致了膳食结构、生活方式和疾病谱的变化。2004年，《中国居民营养与健康状况》调查报告中公布了2002年中国居民营养与健康现状调查的结果，指出，最近十年我国城乡居民的膳食营养状况有了明显改善，但由于经济发展的不平衡以及营养知识的缺乏，在营养不良和营养缺乏患病率继续下降的同时，我国仍面临着营养缺乏与营养过度的双重挑战。

（一）居民膳食质量明显提高，但城市居民膳食结构不尽合理

我国城乡居民能量及蛋白质摄入得到基本满足，肉、禽、蛋等动物性食物消费量明显增加，优质蛋白比例上升。与1992年相比，农村居民膳食结构趋向合理，优质蛋白质占蛋白质总量的比例从17%增加到31%、脂肪供能比由19%增加到28%、碳水化合物供能比由70%下降到61%。但城市居民膳食结构不尽合理，畜肉类及油脂消费过多，谷类食物消费偏低。2002年城市居民脂肪供能比达到35%，超过WHO推荐的30%的上限。城市居民谷类食物供能比仅为47%，明显低于55% ~ 65%的合理范围。此外，奶类、豆类制品摄入过低仍是全国普遍存在的问题。

（二）一些营养缺乏病依然存在

铁、维生素A等微量营养素缺乏是我国城乡居民普遍存在的问题。据有关调查，2016年我国居民贫血患病率平均为15.2%；2岁以内婴幼儿、60岁以上老人、育龄妇女贫血患病率分别为24.2%、21.5%和20.6%。3~12岁儿童维生素A缺乏率平均为9.3%，其中城市为3.0%，农村为11.2%；维生素A边缘缺乏率平均为45.1%，其中城市为29.0%，农村为49.6%。全国城乡钙摄入量仅为391mg，相当于推荐摄入量的41%。

（三）慢性非传染性疾病患病率上升迅速

（1）高血压患病率有较大幅度升高：2013年，《中国居民营养与健康状况》调查报告

显示，我国18岁及以上居民高血压患病率为18.8%，估计全国患病人数为1.6亿。与1991年相比，患病率上升31%。农村患病率上升迅速，城乡差距已不明显。

（2）糖尿病患病率增加：有关调查显示，2016年我国18岁及以上居民糖尿病患病率为2.6%，空腹血糖受损率为1.9%。估计全国糖尿病现患病人数2000多万，另有近2000万人空腹血糖受损。城市患病率明显高于农村。与1996年糖尿病抽样调查资料相比，大城市20岁以上居民糖尿病患病率由4.6%上升到6.4%、中小城市由3.4%上升到3.9%。

（3）超重和肥胖患病率呈明显上升趋势：2002年《中国居民营养与健康状况》调查报告显示，截至2002年底，我国成人超重率为22.8%，肥胖率为7.1%，估计人数分别为2.0亿和6000多万。1992年，大城市成人超重率与肥胖率分别高达30.0%和12.3%，儿童肥胖率已达8.1%。2002年调查的结果与1992年全国营养调查资料相比，成人超重率上升39%，肥胖率上升97%。

（4）血脂异常值得关注：据第四次《中国居民营养与健康状况》调查报告显示，我国成人血脂异常患病率为18.6%，估计全国血脂异常患病人数为1.6亿。

（5）膳食营养和体力活动与相关慢性病关系密切：2002年中国居民营养与健康状况调查表明，膳食高能量、高脂肪和少体力活动与超重、肥胖、糖尿病和血脂异常的发生密切相关；高盐饮食与高血压的患病风险密切相关；饮酒与高血压和血脂异常的患病危险密切相关。脂肪摄入越多而体力活动越少的人，患上述各种慢性病的机会越多。

第二节　饮食的营养学基础

一、人体需要的营养素

营养素是人体从食物中摄取的用于维持正常生长发育、新陈代谢所必需的物质。目前已知的人体所必需的营养素有40多种，按其化学组成和生理作用可分为蛋白质、碳水化合物、膳食纤维、脂类、维生素、矿物质和水七大类。这些营养素在人体内既有各自独特的生理功能，又在人体的生理活动中密切联系，共同参与和调节生命活动的过程。

营养素在体内的功能可以概括为以下3个方面。

（1）供应能量和维持体温。

（2）构成机体组织和修补机体组织。

（3）调节生理功能，维持机体正常的生命活动。

（一）蛋白质

1. 必需氨基酸

蛋白质由20余种氨基酸组成。从营养学的角度而言，人体对蛋白质的需要实际上是对氨基酸的需要。人体所需的 20 余种氨基酸大多数可以在体内合成并满足自身的需要，但有 8 种人体不能合成或合成能力不能满足自身的需要，必须通过饮食从食物中摄取。如果饮食中长期缺乏这些氨基酸将直接影响机体生长发育和新陈代谢，并导致人体出现蛋白质缺乏疾病。这些必须从食物中摄取的氨基酸称为必需氨基酸，包括赖氨酸、蛋氨酸、亮氨酸、异亮氨酸、苏氨酸、缬氨酸、色氨酸和苯丙氨酸等。对于婴儿来说，组氨酸也是必需氨基酸。

2. 食物蛋白质的营养价值

食物的营养价值是指食物中所含营养素和热能满足人体营养需要的程度。蛋白质的营养价值主要由其所含的氨基酸的种类、数量和比例决定。食物蛋白质的营养价值首先取决于其含量与人体对食物蛋白质的消化吸收率，然后才取决于食物蛋白质的质量。一般地说，植物性食物中蛋白质被膳食纤维包围，不易与消化酶接触，其蛋白质的消化吸收率低于动物性食物。但是通过合理的烹调加工，则可明显提高其中蛋白质的消化吸收率。如大豆整粒加工后的蛋白质消化率只有 60%，加工成豆腐或豆浆后消化吸收率可超过 90%。在一般烹调的情况下，动物性食物（如奶、蛋、肉类）的蛋白质消化吸收率可超过 90%，植物性食物（如米、面类）的蛋白质消化吸收率只有 80% 左右。一般温度的加热，可使食物中蛋白质的结构发生改变，有利于消化吸收，但温度过高或加热时间过长，不但会使蛋白质的消化吸收率下降，而且会使一部分氨基酸被破坏。食物蛋白质的质量取决于其中所含的必需氨基酸的种类和比例。食物蛋白质中所含的必需氨基酸种类越齐全，比例越接近于人体的需要，人体对其利用率越高，其生理价值越高。通常把食物蛋白质被消化吸收后在体内的利用率称为蛋白质的生物价。蛋白质的生物价越高，其营养价值越高。

3. 蛋白质的互补作用

如果把几种蛋白质营养价值较低的食物按一定的比例混合食用，可以使它们取长补短，从而提高混合食物中蛋白质的营养价值，这种现象称蛋白质的互补作用。蛋白质互补作用的原理是调整混合性食物中的必需氨基酸种类和比例，从而使其更接近人体的需要。蛋白质的互补作用在人类的膳食调配中具有重要意义。食物蛋白质中，按人体需要其比例相对不足的必需氨基酸称为限制性氨基酸。各种营养价值较低的食物所含的限制性氨基酸是不相同的。例如，谷类食物中，含色氨酸较多而赖氨酸较少，而大豆中则含赖氨酸较多，色氨酸较少，如将谷类和大豆按一定比例混合食用，可使蛋白质的利用率提高 10% ~ 32%。

4. 蛋白质的食物来源

蛋白质广泛存在于动物性食物和植物性食物的豆类、谷类及坚果类中。鸡蛋是所有食物中蛋白质最好的来源，生物价高达 94%。动物性食物的蛋白质营养价值比较高，但色氨酸的含量普遍偏低。

植物性食物蛋白质的营养价值虽然低于动物性食物，但是由于食用量大，仍然是我国居民膳食蛋白质的主要来源。在膳食中应注意应用蛋白质互补作用的原理进行合理的膳食调配，提高植物性食物蛋白质的营养价值。

5. 蛋白质的推荐摄入量

（1）膳食营养素推荐摄入量：膳食营养素推荐摄入量是在原"每日膳食营养供应量

（RDA）"基础上提出的，可更准确地指导各类人群取得最佳均衡营养指导性标准。长期按照膳食营养素推荐摄入量摄入营养，可以满足身体对某营养素或能量的需要，保持健康和维持组织中有适当的储备。膳食营养素推荐摄入量的主要用途是作为个体每日摄入某营养素或能量的目标值。本章中仅提供成年人的膳食营养素推荐摄入量，各年龄组各类人群的膳食营养素推荐摄入量见中国营养学会制定的《中国居民膳食营养素推荐摄入量（2000年版）》。

（2）蛋白质的推荐摄入量：蛋白质的饮食摄入量与饮食蛋白质的营养价值有关，也与人的年龄、性别、工作性质和工作条件、健康状况和活动水平有关。如果蛋白质主要来源于蛋、奶、肉类等食品，成人蛋白质的推荐摄入量为每日体重 0.8g/kg。我国居民以植物性食物为主，蛋白质质量较差，因此蛋白质的推荐摄入量为每日体重 1.0～1.2g/kg。正在生长发育阶段的婴幼儿及儿童，其蛋白质需要量远较成人高，WHO 建议的摄入量为每日体重 2～3g/kg。青春期的蛋白质的推荐摄入量为每日体重 1.5～2.0g/kg。

（二）　碳水化合物

碳水化合物又称糖类，是由碳、氢、氧三种元素组合而成的一大类化合物，包括单糖、双糖和多糖。食物中的糖类，除一些不能被消化吸收的，如低聚糖、膳食纤维等以外，都在消化道中分解为单糖，主要是葡萄糖，被吸收后进入血液成为血糖。血糖随血液循环被转运到组织中供细胞利用。血糖是人体内最主要也是最佳的能源物质。人体的有些组织如大脑基本上完全靠血糖供应能量。

糖类在体内主要以糖原的形式储存，其中绝大多数储存在肌肉中，其次储存在肝脏中。人体储存糖类的能力有限，体内糖原和血糖的总量不到体重的1%。人体内血糖的浓度通常保持在一定的范围内。当进入体内的糖过多时，多余的血糖会转化为脂肪储备起来。当血糖降低时，体内的脂肪和蛋白质可转化为血糖。如果血糖不能保持在一定的范围内，长期过高，肾脏就无法将葡萄糖阻留在血液中，葡萄糖进入尿液，形成糖尿，最终可能患上糖尿病；血糖降低时，大脑将出现供能不足，表现为头晕、心悸、出冷汗及饥饿感等；当血糖过低时，可能出现低血糖休克。

1. 乳糖和乳糖不耐症

乳糖主要存在于乳汁中。婴幼儿体内有充足的乳糖酶来分解乳汁中的乳糖。但一部儿童长大后，肠内乳糖酶减少，导致乳糖不能被消化吸收。不能被消化吸收的乳糖在大肠内可被细菌发酵，产生一些化合物，刺激消化道，引起腹胀、腹泻等肠道功能紊乱，称为乳糖不耐症。有乳糖不耐症的人通常被告知不要喝牛奶，但实际上，牛奶中只含有少量的乳糖，如果采用少量多次的方法喝牛奶，大多数有乳糖不耐症的人不会出现消化道功能紊乱。如果采用少量多次的方法不能避免消化道功能紊乱，有乳糖不耐症的人可改成食用已将乳糖分解的酸奶或其他奶制品。

2. 食物的血糖指数

人体进食后，体内血糖将升高。进食后的血糖升高程度不仅取决于食物中糖类的含量，而且受许多因素的影响。许多食物，其糖类含量相同，但进食后的血糖反应却完全不同。了解食物的血糖指数对糖尿病的预防和治疗有重要的意义。我国目前的糖尿病患者，绝大多数是非胰岛素依赖型病人，他们饮食中的一个重要问题，就是如何选择低血糖指数的碳水化合物食物。

3. 活性低聚糖

低聚糖是由 2～10 个单糖聚合而成的多糖，包括普通低聚糖和功能性低聚糖。功能性低聚糖具有生理活性，被称为活性低聚糖，如低聚果糖、大豆低聚糖等。活性低聚糖不能被消化吸收，是大肠内双歧杆菌生长所必需的营养物质。活性低聚糖目前已确认的功能主要有以下 3 个方面。

（1）很难或不被人体消化吸收，可用于低能量食品中，供糖尿病人、肥胖病人食用。

（2）促进肠道内双歧杆菌的生长繁殖。

（3）属水溶性膳食纤维，具有膳食纤维的部分生理作用，如降低血清胆固醇和预防肠癌等。

（三）膳食纤维

膳食纤维也叫食物纤维，是一类不能被人类消化吸收的多糖类物质，如纤维素、半纤维素、木质素和果胶、藻类多糖等。

1. 膳食纤维的生理作用

以往认为膳食纤维只是食物中没有营养价值的成分，除了预防便秘外就没有其他的价值。近十多年来，人们发现膳食纤维具有重要的营养作用，因此许多营养学家主张把它们从糖类中单列出来，称为第七营养素。从目前的资料来看，膳食纤维的生理作用主要表现在以下几个方面。

（1）降低血浆中的胆固醇。

（2）降低餐后血糖升高的幅度。

（3）改善大肠的功能，预防便秘，加快有毒物质的排出。

（4）改善大肠中的代谢，减少毒素和致癌物质的产生。

过多地摄入膳食纤维也会引起一些副作用，如引起腹部不适，影响人体对蛋白质、矿物质、维生素的吸收等。

2. 膳食纤维的适宜摄入量和食物来源

目前，膳食纤维的适宜摄入量还没有一个统一的确定标准。一般认为膳食纤维应由天然膳食，如谷类、水果、蔬菜和豆类等提供，而不是补充纯的膳食纤维。7～10 岁儿童以每天摄入 10～15g 膳食纤维为宜，13 岁以上以 20～25g 为宜，成年人以 25～30g 为宜。

（四）脂类

脂类又称脂质，包括中性脂肪和类脂。中性脂肪通常是由甘油和脂肪酸结合形成的三酰甘油。三酯类脂是一类性质类似于油脂的物质，包括磷脂、糖脂、脂蛋白、固醇等。固醇主要包括胆固醇、维生素 D、雄激素、雌激素和孕激素等。日常膳食中的脂类通常统称为脂肪，主要是中性脂肪，类脂仅占少数。

人体中的脂类，按生理功能不同可分为两大类：一类是作为身体基本组织的，如磷脂、胆固醇、脑苷脂等，在体内含量相对稳定；另一类称为动脂，是体内能量储存的主要形式，含量变动较大。如果人体的能量摄入长期过多，多余的能量以脂肪的形式储存起来，即可导致肥胖，长期饥饿则会使人消瘦。

1. 必需脂肪酸

脂肪酸是中性脂肪的组成成分，也是一些类脂，如磷脂和糖脂的主要组成成分。食物脂肪中的脂肪酸多为长链脂肪酸，碳链的长度都在 12 个碳原子以上。自然界的脂肪酸可分为 3 类。如果脂肪酸碳链中只有单键，称为饱和脂肪酸；如果碳链中含有双键，则称为不饱和脂肪酸（包括只含有一个双键的单不饱和脂肪酸和含有多个双键的多不饱和脂肪酸）。食物脂肪都含有这 3 种脂肪酸，一般植物脂肪中不饱和脂肪酸含量较高，动物性脂肪中饱和脂肪酸含量较高。

在多不饱和脂肪酸中，亚油酸、亚麻酸和花生四烯酸不能由人体自身合成，必须从食物中摄取，被称为必需脂肪酸。其中亚油酸可在一定程度上代替或节约亚麻酸和花生四烯酸，因此是最重要的必需脂肪酸。必需脂肪酸在体内可转化成多种生物活性物质，如前列腺素、抗血小板凝集素等。如果必需脂肪酸缺乏，可能导致生长发育受阻、生殖机能障碍和皮肤病变。此外，必需脂肪酸还有降低血脂的作用。

2. 胆固醇

胆固醇是构成人体组织的基本成分，人体的一切组织器官中都有胆固醇的存在，尤其是神经系统中。胆固醇还被用来合成胆汁酸和一些重要的激素，如雌激素、雄激素和皮质醇等。因此，胆固醇是人体必不可少的营养物质。

胆固醇与心血管疾病密切相关。胆固醇沉积在动脉血管的内壁上，形成动脉粥样硬化症，能引起心脏病和高血压。因此，许多人不敢吃胆固醇含量高的食物，如鸡蛋、猪油等。实际上，在人体内存在一系列降低或清除胆固醇的机制，可以预防胆固醇过高，如胆固醇与蛋白质的结合物——高密度脂蛋白可以清除血管壁上的胆固醇。食用含高胆固醇食物时，常常可导致血液中高密度脂蛋白同步升高，起到一定的预防疾病的作用。胆固醇还能增强血管的强度，防止血管破裂。胆固醇不足，血管不够坚固，是脑出血的原因之一。此外，胆固醇不足，红细胞容易被破坏，从而导致贫血。在一项由中国和美国科学家共同完成的研究中，60～85 岁的老人，其中包括动脉硬化、高血压和冠心病患者，每天吃 2 个鸡蛋，连续 3 个月，没有发现血液中胆固醇和血脂升高。这说明鸡蛋中的胆固醇对人体并不会造成危害。鸡蛋是营养价值较高的食物之一，我们每天的膳食中都应该有适量的鸡蛋。当然，中老年人对胆固醇的清除能力有所降低，应该注意不要过量，以每天不超过 1 个鸡蛋为宜。

3. 脂肪营养价值的评价

食物脂肪的营养价值可以从脂肪中必需脂肪酸、胆固醇和脂溶性维生素的含量及脂肪的消化率等几个方面来评价。

（1）必需脂肪酸和胆固醇含量：植物油含有较丰富的必需脂肪酸，不含胆固醇。相反，动物脂肪中必需脂肪酸含量少，胆固醇含量高。因此，从预防动脉粥样硬化和心脑血管疾病的角度来看，植物油较好。但是，从另一个角度来看，多不饱和脂肪酸在体内不稳定，易氧化而产生大量脂质过氧化物。这种脂质过氧化物是衰老因子，在体内蓄积时，有促进衰老和诱发肿瘤的危险。

（2）脂肪的消化率：植物油比动物脂肪更容易消化。植物油在体内的消化率接近100%，而动物脂肪只有90%左右。

（3）脂溶性维生素含量：脂溶性维生素含量高的食物脂肪营养价值高。动物脂肪中，来自的部位不同，脂溶性维生素的含量不同。动物皮下脂肪几乎不含脂溶性维生素，而组织器官中脂溶性维生素含量较丰富，如肝脏中维生素 A、维生素 D 很丰富。奶和蛋类中维生素 A、维生素 D 亦较丰富。植物油中不含维生素 A、维生素 D，但维生素 E 较丰富。

不同食物脂肪的营养各有特点，因此最好根据具体情况搭配食用，以取长补短，充分发挥它们的营养和保健作用。

（4）脂肪的食物来源与推荐摄入量：目前脂肪的摄入量还没有统一的标准，不同的国家和民族由于经济发展水平和饮食习惯的不同，以及随着季节和气候的变化，脂肪的实际摄入量差异很大。总的趋势是，随着生活水平的提高，脂肪摄入量提高。由于高脂肪摄入与心脑血管疾病的发病率关系密切，各国的营养和医疗卫生机构建议膳食中脂肪提供的能量不能超过一定的比例，而且应该注意其中饱和、单不饱和脂肪酸和多不饱和脂肪酸的比例。一般来说，脂肪供给的能量占总能量的百分比在婴幼儿中以 30%～45% 为宜，儿童、青少年以 25%～30% 为宜，成年人以 20%～25% 宜；必需脂肪酸供能比例以达到总能量的 1%～2% 为宜。饮食中饱和脂肪酸和不饱和脂肪酸的比例以 1∶2 为宜。膳食中脂肪的主要来源是烹调油以及各种食物中所含的脂肪。目前，我们食用的一些烹调油是按 1∶1∶1 的比例对脂肪酸进行过调配的调和油。

（五） 维生素

维生素是维持人体正常生理功能所必需的一类有机化合物，它们具有以下特点：在天然食物中存在（或存在其前体，即维生素元中），但没有一种天然食物含有人体所需的全部维生素；在体内不能合成（维生素 D 除外），必须由食物不断供给；参与维持机体正常的生理功能，需要量极少，但是必不可少；在体内既不参加构成细胞和组织，也不提供能量。

目前，已知的维生素主要有 14 种，通常分成脂溶性维生素和水溶性维生素两大类。脂溶性维生素包括维生素 A、维生素 D、维生素 E 和维生素 K，其他的为水溶性维生素。脂溶性维生素随脂肪一起被吸收，可大量滞留在体内，过量时将导致中毒。水溶性维生素随水一起被吸收，体内多余的则随尿液一起排出。因此在体内储备量很小，必须每天补充。每种维生素都具有特殊的生理功能。

（六） 矿物质

矿物质又称无机盐。人体中所含的元素，除碳、氢、氧、氮主要以有机化合物的形式存在外，其余各种元素多以无机盐的形式存在。根据体内含量的多少，矿物质被分成两大类：含量较高的元素，如钙、镁、钾、钠、磷、硫和氯7种称为常量元素。其他元素含量极少，目前技术水平可检出的有70余种，其中铁、铜、锌、锰、钴、铬、钼、钒、氟、镍、硒、碘和硅等14种元素已被确认为对健康有益，是人体所必需的微量元素。

矿物质在人体内不能合成，只能通过食物来补充。矿物质在体内代谢过程中也不会消失，只能排出体外。大多数矿物质在食物中分布很广，人体一般通过正常饮食即可得到满足。人体比较容易缺乏的矿物质是铁、钙、碘、锌和硒，其中中国居民普遍缺乏或摄入不足的是铁和钙，而易摄入过多的是钠。以下主要对人体容易缺乏的矿物质——钙、铁、碘、锌和硒进行介绍。

1. 钙

钙是人体内含量最多的一种矿物质，约占矿物质总量的40%。成人体内含钙量为850~1200g，其中99%的钙以磷酸钙和碳酸钙等形式构成骨骼和牙齿，其余1%以离子的形式广泛分布在血液和组织中，发挥重要的生理功能。例如，保证神经、肌肉正常的兴奋性，调节肌肉的收缩和舒张，参与凝血过程和作为许多酶的激活剂等。

食物中的钙以钙盐的形式存在，在胃中被胃酸溶解，最后在肠道内有20%~30%以钙离子的形式被吸收，其余的70%~80%随粪便排出。钙的吸收受多种因素的影响。谷类中的植酸、某些蔬菜（如菠菜、苋菜、竹笋）中的草酸都可与钙在肠道中结合成不溶性的钙盐，脂肪消化吸收不良时留在肠道中的脂肪酸可与钙结合成不溶性的钙皂。膳食纤维过多可加快食物通过肠道的速度而影响钙的吸收。膳食中的维生素D，蔬菜、水果中的维生素C，牛奶中的乳糖均可促进钙的吸收。此外，加强体育锻炼也可促进钙的吸收和储备。

中国居民钙的推荐摄入量为每天800mg，孕妇和哺乳期妇女应适当增加摄入量。但是，根据2002年中国居民营养调查，全国城乡居民平均钙摄入量仅为每天391mg，只相当于推荐摄入量的41%。许多专家认为，这是由于我国传统膳食结构以植物性食物为主，影响了钙在肠道内的吸收，以及乳制品摄入量较少的缘故。

许多食物含有较丰富的钙，其中奶和奶制品中钙含量最丰富，且吸收率高。水产品中小虾皮含钙量最多，其次是海带。大豆及其制品也含有丰富的钙。此外，绿叶蔬菜中，油菜、芹菜叶、雪里蕻含钙量也较多。

2. 铁

成人体内含铁量为4~5g，其中70%以血红蛋白、肌红蛋白和一些含铁酶的形式存在，发挥着重要的生理功能。其余的为储备铁，主要储备在肝、脾和骨髓中。

铁是血红蛋白、肌红蛋白、过氧化氢酶和过氧化物酶等多种酶的重要组成成分，在氧的运输和细胞内呼吸过程中起着重要的作用。食物中的铁有两种形式：血红素铁和非血红素铁。血红素铁的吸收率一般可超过20%，且不受膳食中其他成分的影响。非血红素铁，吸收率只有1%~5%，且其吸收受多种因素影响。谷类和蔬菜中的植酸、草酸，过多的膳食纤维都会影响非血红素铁的吸收。而维生素C，一些动物性食物，如禽肉、鱼肉可促进铁的吸收。

中国成年男子铁的推荐摄入量为每日体重1.21mg/kg，成年女性为每日体重1.69mg/kg。动物的内脏（特别是肝脏）、动物的全血、肉类和鱼类等动物性食物含有较丰富的铁，且吸收率较高，是铁的主要食物来源。谷类、绿色蔬菜，如小白菜、菠菜、油菜等也含有一定的非血红素铁，由于食用量大，也是铁的重要食物来源。此外，黑木耳、芝麻酱、蛋黄、许多干果也是良好的铁的食物来源。

3. 碘

人体内含碘量为 20~50mg，其中 20%~30% 位于甲状腺中，其余的位于肌肉等组织中。碘是甲状腺素的重要组成成分。甲状腺素在人体内具有调节能量代谢及蛋白质、脂肪与糖类的分解与合成，促进大脑的生长发育等作用。人体内碘的缺乏将导致碘缺乏病，其表现取决于缺乏的程度、缺碘时机体所处的发育时期，以及机体对缺碘的反应和代偿能力，最典型的特征是地方性甲状腺肿（大脖子病）。

中国成人碘的推荐摄入量为每日 150ug/kg。大多数海产品含丰富的碘，是良好的碘的食物来源。

4. 锌

成人体内含锌量约为 2.5g，分布在全身组织中。锌与体内 80 多种酶的活性有关，这些酶在蛋白质、脂肪、糖和核酸等物质的代谢中发挥着重要的作用。锌的生理作用主要表现在促进生长发育，增进食欲，维护皮肤、骨骼和牙齿的正常功能，维持正常的免疫功能等方面。

不同食物中锌的吸收率差别很大，平均为 20%~30%。谷类和蔬菜中的植酸和草酸及过量的膳食纤维都可降低锌的吸收率。因此，动物性食物中锌的吸收率远远高于植物性食物。

中国成人锌的推荐摄入量：成年男性每日体重供给量为 15.5mg，成年女性为 11.5mg。动物性食物是锌的主要食物来源，其中以鲜牡蛎最高，其次是畜禽肉、肝脏及蛋类、鱼及其他海产品。谷类和豆类也含有较多的锌。

5. 硒

人体内含硒量为 6~12mg，分布在脂肪之外的所有组织中。硒有抗氧化作用，有利于循环系统以正常状态工作。硒还有提高机体免疫力、抗癌和抗重金属毒性的作用。我国从东北到西南有一条很宽的低硒地带，这一区域是硒缺乏相关病症（如克山病和大骨节病）的高发区。

中国成人硒的推荐摄入量为每日体重 50ug/kg。食物中硒含量明显受产地土壤中硒含量的影响。海产品、动物肝脏、瘦肉、谷类是良好的硒的食物来源。

（七）水

水是生命的起源。它不仅仅是我们赖以生存的战略资源，也是生命体组成的主要成分。水作为人体营养素，对于机体具有以下作用。

1. 细胞和体液的组成

一个成年男性体内的含水量占总体重的 60%，成年女性体内的水含量占总体重的 50%~55%，幼童体内的水含量高达 80%，随着年龄的不断增长，体内的水含量不断下降。水主要分布在组织细胞的内外液，其中血浆的水含量高达 83%，脂肪含水量为 10%~

30%，肌肉含水量为 25% ~80% 。

2. 调节体温

因为水的流动性大，遍布人体全身，在血液的带动下身体里的物质代谢产生的热量会快速分散，所以人体通过汗液的蒸发会带走大量的热量，维持体温的稳定，保证产热和散热的平衡。

3. 参与体内物质的代谢

体内的生化反应以水为载体，身体代谢的产物以水为溶剂，将细胞代谢的废物如二氧化碳、尿素等带到肾脏化成尿液排出，或变成汗水通过皮肤排出。

4. 润滑作用

人体内的关节、器官和组织之间都需要水的润滑作用，眼球可以保持流畅地转动、食物可以通过唾液而进入体内都是水的润滑作用。

二、人体能量需要

人的一生，每时每刻都需要从食物中获取能量，以满足生长、发育、维持正常生理功能和从事日常生活及工作的需要。在膳食营养安排中，能量是首先需要考虑的因素。机体如果得不到足够的能量，体内各种营养素也很难发挥它们应有的作用。

（一）能量单位

能量的国际单位是焦或焦耳（J）。营养学上由于能量值大，常以千焦（kJ）或兆焦（MJ)作为单位。由于以往营养学上习惯用千卡（kilocalorie，kcal）作为能量单位，因此，我们看到的许多营养学文献和资料既有以千卡为单位的，也有用千焦为单位的，还有同时以千卡和千焦为单位的。千焦与千卡之间的换算关系如下。

$$1 \text{ kcal} = 4.185\ 5 \text{ kJ}$$

（二）人体的能量消耗

成年人消耗的能量主要用于维持基础代谢、体力活动和食物的特殊动力。除此之外，孕妇子宫、乳房、胎盘、胎儿的生长及体脂储备需要消耗能量，哺乳期妇女合成乳汁需要消耗能量，婴幼儿、儿童、青少年生长发育需要消耗能力，创伤病人康复期间也需要消耗能量。

1. 基础代谢的能量消耗

基础代谢指人体在空腹、清醒、安静不动时的能量消耗。这时的能量消耗主要用于维持体温、心跳、呼吸、各器官组织和细胞的基本功能活动等基本生命活动。基础代谢受许多因素影响，其中主要是年龄、性别、体型和环境温度。

基础代谢所消耗能量的高低用基础代谢率表示。基础代谢率是指单位时间内人体所消耗的能量。

2. 体力活动的能量消耗

体力活动所消耗的能量是人体能量消耗中变动最大的部分，它决定了人体能量消耗的差异。人体每天体力活动所消耗的能量，主要取决于体力活动的强度和持续时间。

为了便于估计体力活动时的能量消耗，中国营养学会曾将体力活动的强度分为极轻、轻、中等、重、极重5级。进入21世纪后，由于工作条件和工作环境改善，机械化程度提高，原来定义的极重体力劳动者的体力活动水平已向重体力劳动者转移。另外，随着工作节奏加快，健康保健意识增强，以往被定义为极轻体力劳动者（如办公室人员），参加体育活动和休闲娱乐活动的时间增多，已经向轻体力劳动者转移。

3. 食物的特殊动力作用

在摄入食物时也需要消耗能量，这种现象被称为食物的特殊动力作用或食物的生热效应。3种可产生能量的营养素——蛋白质、碳水化合物和脂肪的食物特殊动力作用各不相同，蛋白质最强，碳水化合物其次，脂肪最弱。一般混合性食物的特殊动力作用所消耗的能量约相当于基础代谢的10%。

4. 生长发育的能量消耗

处于生长发育期的婴幼儿、儿童、青少年需要能量来构建新的组织。一般每增加1g新组织，约需消耗4.78kcal能量。能量摄入必须和生长速度相适应，能量不足，生长便会减慢甚至停止。

（三）人体能量的需要量和食物来源

WHO对人体能量需要量的定义是能长期保持良好的健康状态，具有良好的体型、机体构成和活动水平的个体达到能量平衡，并能胜任必要的经济和社会活动所需要的能量摄入量。儿童、孕妇和哺乳期妇女的能量需要量还应包括满足组织生长和分泌乳汁的能量储备的需要。人体能量需要量是指维持机体正常生理功能所需的、低于这个数量将对机体产生不利影响的能量值。正常情况下，人体的能量消耗即其需要量。

人体能量来源于食物中的碳水化合物、脂肪和蛋白质三大供能营养素。每克供能营养素体内氧化产生的能量值称为能量系数。碳水化合物、脂肪和蛋白质的能量系数分别为16.7J、37.6J和16.7J。三大供能营养素在各种食物中广泛存在，其中谷类和薯类食物中含碳水化合物较多，是膳食能量的最经济来源；油料作物含有丰富的脂肪；动物性食物一般比植物性食物含有更多的脂肪和蛋白质，但大豆和坚果类例外，它们的脂肪和蛋白质含量甚至超过动物性食物；蔬菜和水果一般能量含量较少。

在体内，三大供能物质在能量供应中的作用和地位各不相同，而且互相影响。碳水化合物是主要的供能物质，脂肪是主要的储能物质，供能是蛋白质的次要生理功能，碳水化合物与脂肪可以互相转化并对蛋白质有节约作用。三大供能营养素除供应能量外，还各有其特殊的生理功能。蛋白质和脂肪的代谢过程十分复杂，最终产物中有许多含氮化合物与酮体，如果供能比例过高将导致一系列代谢紊乱而损害健康。因此，三类供能物质在人体能量供应中应有一个恰当的比例。根据中国居民的饮食习惯，成人饮食中碳水化合物、脂肪和蛋白质的供能比例以55%～65%、20%～25%和10%～15%为宜，成人脂肪的摄入量一般不宜超过总能量的30%。年龄越小，蛋白质与脂肪供能的比例应适当增加，通常，建议成人蛋白质供能比例取10%～12%，儿童少年蛋白质供能比例取12%～15%。

随着劳动强度或劳动量的增加，饮食中能量供应量应随之增加，饮食中蛋白质的供应量也随之增加。但总地来说，这种情况下所增加的能量消耗应主要由饮食中的碳水化合物来供应，这时，蛋白质的供能比例相对较少，约为10%。至于劳动强度增加是否会影响人体对蛋白质的需要量目前尚无定论。

第三节　健康饮食

健康饮食是全面平衡的膳食。健康饮食包括两个前提：第一，人体所需要的营养必须主要通过饮食来摄入；第二，必须在不超过所需热量的前提下保证充足的营养，即饮食中所含的营养素必须种类齐全、数量充足、比例适当，在满足人体生理状况、劳动条件和生活环境需要的同时，又不会导致热量的过多摄入。满足以上两个条件的饮食称为健康饮食、平衡膳食、均衡膳食或合理膳食。

一、健康饮食的内容

健康饮食包括4个方面的内容：健康饮食结构、健康饮食制度、健康食物加工方式和食品安全。

（一）健康饮食结构

饮食结构是一日各餐中各种食物种类和数量的组成关系。健康的饮食结构应该既有其科学基础，又与人群所在环境的食物特点、经济收入、人类学特点及饮食文化相协调。但是，随着社会的发展、科学的进步和经济条件的改善，饮食文化成为饮食合理化的制约因素时，必须对饮食文化进行改造，使之适应健康饮食的要求。例如，随着我国国民经济的发展，物资供应丰富，城乡居民生活发生了明显的变化，人们开始注重饮食营养。但是，受传统的"吃美食求口福"的饮食观影响，社会的进步、经济的发展反而给"富贵病"提供了物质基础。

健康的饮食结构具有以下特点。

1. 适当控制能量的摄入，并通过适当的体育锻炼保证能量供应的平衡

热量摄入过多是目前普遍存在的饮食营养问题。大量的研究发现，热量摄入过多和身体活动不足与许多慢性非传染性疾病密切相关。因此，健康饮食首先应当控制能量的摄入，并通过适当的体育锻炼保证能量摄入与消耗的平衡。

2. 在保证摄入适当能量的前提下，控制三大供能物质的供能比例

一般在考虑饮食结构时，最常见的问题是片面地强调三大供能物质的供能比例，而忽视人体所需的热量摄入是否得到满足或是否过量。例如，在考虑蛋白质供应量时，机体所需热量必须被充分满足。如果热量摄入不足，则饮食中的蛋白质不能有效利用，甚至不能维持平衡状态,机体中原有的蛋白质将分解供能,弥补能量来源的不足。同样地,在热量摄入过量时,控制三大供能物质的比例也是没有意义的。

3. 饮食营养供应与人体的需要相平衡

对人体而言,饮食营养提供的营养不足,可能导致营养缺乏性疾病;提供的营养过多,既浪费又会给身体带来不必要的负担,甚至导致营养过剩性疾病。平衡包括能量供应的平衡、各营养素供应的平衡、蛋白质供给及氨基酸间的平衡、酸碱平衡、各营养素间比例的平衡、饮食营养与人的体质特征和生理状况的平衡,饮食营养与气候和季节的平衡等。例如,人体内的生理生化过程都是在内环境中进行的。内环境保持酸碱平衡是这些生理生化过程正常进行的前提。水果和蔬菜一般是可在体内产生碱的食物,而肉类食物一般是产生酸的食物。日常生活中,人体容易出现体内酸性物质产生过多的问题,因此保证水果和蔬菜的摄入对保持人体的酸碱平衡有重要意义。

4. 全面多样

饮食营养必须含有人体所需要的所有营养素,也就是饮食要全面。每一种食物都含有一定的营养素,但是,没有任何一种自然食物能全面满足人体营养的需要。只有通过多种食物的合理搭配才能使饮食营养全面满足人体的需要。

(二) 健康饮食制度

饮食制度是按营养学的原则,将人每天所需要的饮食营养进行定质、定量、定时分配安排的一种制度。人体对食物的消化吸收和利用有一定的生理规律,每天的不同时刻,人的营养需要不完全相同;每个人因为工作的性质或生活方式不同,作息规律也不相同。因此,必须有针对性地制定适合个体的生理特点和生理需要的饮食制度才能维持身体健康、保持工作效率。在制定膳食制度时应重点考虑以下问题。

1. 消化系统的生理特点

人体消化系统对每餐混合性食物完成消化吸收的时间为 4 ~ 5h。每餐的进餐时间间隔过长,可引起饥饿感、血糖降低,从而影响工作效率;间隔时间过短,则没有食欲,容易导致消化不良。

2. 安排好早餐

白天工作的人,主要的工作一般在上午,特别是学生,主要的课程通常安排在上午,因此应特别注意安排好早餐。早餐安排不好不但会影响学习和工作效率,而且会损害身体健康。

3. 各餐食物的分配比例

各餐食物的分配通常按能量供给量来安排。早餐的能量应占全天总能量的 25% ~ 30%,午餐占 40%,晚餐占 30% ~ 35%。

4. 根据个人的生活和工作规律调整膳食制度

很多人或因为生活习惯的改变,或因为学习和工作的需要常常工作到深夜,这种情况下应该根据人体生理活动的特点,在夜间适当的时间安排一次进餐。但应注意,这种进餐不要安排在夜间临睡前。

饮食制度制定后，如果没有生活和工作作息规律的改变，就应该认真执行。得到认真执行的饮食制度本身也是一种条件刺激因素，饮食规律一旦形成，只要到了用膳时间，人就会出现食欲，消化系统就会预先动员起来，保证摄入的食物能被充分消化吸收和利用。

（三）　健康食物加工方式

受传统饮食文化的影响，人们在烹调过程中往往过分注重食物的"色、香、味、形"，而忽略了食物在加工过程中的营养素损失，甚至非常喜欢使用一些可能产生有害健康的物质的加工方法。例如，马铃薯、面粉这些含大量碳水化合物的食物，经高温加热后可产生丙烯酰胺。丙烯酰胺可损害神经系统，并可能导致基因突变，诱发良性或恶性肿瘤。

健康的食物加工方式是：对食物进行消毒、提高人体对食物的消化吸收率和食欲，尽量减少食物中营养素的损失和避免有害物质的形成。

1. 低温烹调

低温烹调是针对高温电烤和油炸而言的，如炒、烙和清蒸等。低温烹调可在满足消毒杀菌、促进食物消化吸收的条件下，减少食物营养成分的损失、避免有害物质的产生。同时低温烹调也可以烹制出许多美味的菜式。

2. 重视食物的清理过程，减少营养的损失

不正确的食物清理过程常常导致食物中营养素的大量损失。例如，米的淘洗，淘洗时间长，淘洗时用力搓洗，或淘洗前用水浸泡，特别是用热水浸泡都会导致米中维生素、矿物质的大量损失。蔬菜先切后洗、加工前放置时间过长、加热、浸泡或切碎都会导致维生素和矿物质的大量损失。

3. 重视蔬菜的加工方法

蔬菜加工前、加工过程中和加工后营养素特别容易损失。蔬菜加工时应注意：先洗后切，切块宜大，急火快炒；少加水，勿弃汤；现做现吃，勿久置，切忌反复加热。

（四）　食品安全

最主要的食品安全问题是由微生物引起的食源性疾病。要做到食品安全，基本的饮食要求是：准备食物时应该先洗手、水果和蔬菜清洗干净；生熟食品、即食食品应分类放置；保证食物加热时内部达到安全温度；正确地冷藏易变质的食品，正确地解冻食品。

二、中国居民膳食指南

膳食指南是营养学家根据人们的饮食习惯及膳食中普遍存在的问题而制定的有关健康饮食的指导性原则。其目的在于指导人们按照自己的经济能力和市场食品供应情况，调配一日三餐，做到健康饮食。我国于1989年发布了第一个中国居民膳食指南。自第一个膳食指南发布以来，由于经济的发展、物质条件的改善及西方饮食文化的影响，我国居民的膳食结构已发生了明显变化，出现了许多新的膳食营养问题。一方面，因食物单调或营养不足所致的营养缺乏症，如儿童发育迟缓、缺铁性贫血、佝偻病虽然有所减少，但仍需进

一步控制。另一方面，与膳食结构不合理有关的慢性病（如心脑血管疾病、恶性肿瘤等患病率）与日俱增。我国居民维生素 A、维生素 B2 和钙的摄入普遍不足。部分居民膳食中谷类、薯类、蔬菜的比例明显下降，而油脂和动物性食物摄入过高。能量过剩、体重超重的问题在城市中日益突出。食品卫生状况也有待改善。针对这些问题，中国营养学会组织专家对膳食指南进行了修改，并于 2016 年公布了新的膳食指南。

推荐一：食物多样，谷类为主。平衡膳食模式是最大程度上保障人体营养需要和健康的基础，食物多样是平衡膳食模式的基本原则。每天的膳食应包括谷薯类、蔬菜水果类、畜禽鱼蛋奶类、大豆坚果类等食物。建议平均每天摄入 12 种以上食物，每周 25 种以上。谷类为主是平衡膳食模式的重要特征，每天摄入谷薯类食物 250～400g，其中全谷物和杂豆类 50～150g，薯类 50～100g；膳食中碳水化合物提供的能量应占总能量的 50% 以上。

推荐二：吃动平衡，健康体重。体重是评价人体营养和健康状况的重要指标，吃和动是保持健康体重的关键。各个年龄段人群都应该坚持天天运动、维持能量平衡、保持健康体重。体重过低和过高均易增加疾病的发生风险。推荐每周应至少进行 5 天中等强度身体活动，累计 150min 以上；坚持日常身体活动，平均每天主动身体活动 6000 步；尽量减少久坐时间，每小时起来动一动，动则有益。

推荐三：多吃蔬果、奶类、大豆。蔬菜、水果、奶类和大豆及制品是平衡膳食的重要组成部分，坚果是膳食的有益补充。蔬菜和水果是维生素、矿物质、膳食纤维和植物化学物的重要来源，奶类和大豆类富含钙、优质蛋白质和 B 族维生素，对降低慢性病的发病风险具有重要作用。提倡餐餐有蔬菜，推荐每天摄入蔬菜 300～500g，深色蔬菜应占 1/2。天天吃水果，推荐每天摄入 200～350g 的新鲜水果，果汁不能代替鲜果。吃各种奶制品，摄入量相当于每天液态奶 300g。经常吃豆制品，每天相当于大豆 25g 以上，适量吃坚果。

推荐四：适量吃鱼、禽、蛋、瘦肉。鱼、禽、蛋和瘦肉可提供人体所需要的优质蛋白质、维生素 A、B 族维生素等，有些也含有较高的脂肪和胆固醇。动物性食物优选鱼和禽类，鱼和禽类脂肪含量相对较低，鱼类含有较多的不饱和脂肪酸；蛋类各种营养成分齐全；吃畜肉应选择瘦肉，瘦肉脂肪含量较低。过多食用烟熏和腌制肉类可增加肿瘤的发生风险，应当少吃。推荐每周吃鱼 280～525g，畜禽肉 280～525g，蛋类 280～350g，平均每天摄入鱼、禽、蛋和瘦肉总量 120～200g。

推荐五：少盐少油，控糖限酒。我国多数居民目前食盐、烹调油和脂肪摄入过多，这是高血压、肥胖和心脑血管疾病等慢性病发病率居高不下的重要因素，因此应当培养清淡饮食习惯，成人每天食盐不超过 6g，每天烹调油 25～30g。过多摄入添加糖可增加龋齿和超重发生的风险，推荐每天摄入糖不超过 50g，最好控制在 25g 以下。水在生命活动中发挥重要作用，应当足量饮水。建议成年人每天 7～8 杯（1500～1700mL），提倡饮用白开水和茶水，不喝或少喝含糖饮料。儿童少年、孕妇、哺乳期妇女不应饮酒，成人如饮酒，一天饮酒的酒精量男性不超过 25g，女性不超过 15g。

推荐六：杜绝浪费，兴新食尚。勤俭节约，珍惜食物，杜绝浪费是中华民族的美德。按需选购食物、按需备餐，提倡分餐不浪费。选择新鲜卫生的食物和适宜的烹调方式，保障饮食卫生。学会阅读食品标签，合理选择食品。创造和支持文明饮食新风的社会环境和条件，应该从每个人做起，回家吃饭，享受食物和亲情，传承优良饮食文化，树健康饮食新风。

三、中国居民平衡膳食宝塔

中国居民平衡膳食宝塔是中国营养学会根据中国居民膳食指南，结合中国居民的饮食习惯设计的一种比较理想的膳食模式。它将平衡膳食的原则转化成各类食物每日的摄入量，以直观的宝塔形式来表现，便于人们理解和在日常生活中执行。

平衡膳食宝塔共分 5 层，包含了我们每天应吃的主要食物种类。宝塔各层位置和面积不同，反映出各类食物在膳食中的地位和应占的比重。宝塔建议的各类食物的摄入量一般是指食物的生重或鲜重。

宝塔建议的每日各种类食物的摄入量适用于一般健康人。应用时应根据个体的年龄、性别、体型、体力活动强度及季节在宝塔建议的范围内决定具体的摄入量，特别是供能营养素的摄入量。

（1）谷类是面粉、大米、玉米粉、小麦、高粱等的总称，每人每天应该吃 300 ~ 500g，具体供给量要根据个人的能量消耗来决定，并且要注意不要长期吃单一品种的谷类食物。

（2）蔬菜和水果经常放在一起是因为它们有许多共性。但蔬菜和水果是两类不完全相同的食物，各有优势，不能完全相互替代。一般说来，红、绿、黄色较深的蔬菜和深色水果含营养素比较丰富，所以应多选用深色蔬菜和水果。蔬菜和水果每天应吃 400 ~ 500g 和 100 ~ 200g。

（3）鱼、肉和蛋主要提供动物性蛋白质和一些重要的矿物质及维生素，每天应该吃 125 ~ 200g。但它们的营养作用也有明显区别。鱼、虾及其他水产品含脂肪很低，有条件可以多吃一些。肉类包括畜肉、禽肉及内脏，重量按屠宰清洗后的重量来计算。这类食物尤其是猪肉含脂肪较多，所以不应该吃过多肉类。蛋类含胆固醇相当高，一般每天不超过一个为好。

（4）奶类及奶制品主要包含鲜牛奶和奶粉。宝塔建议的 100g 摄入量按蛋白质和钙的含量来折合约相当于鲜奶 200g 或奶粉 28g。中国居民膳食中普遍缺钙，奶类应是首选补钙食物，很难用其他类食物代替。豆类及豆制品包括许多品种，宝塔建议的 50g 是个平均值，根据其提供的蛋白质可折合为大豆 40g 或豆腐干 80g 等。此外，要注意牛奶和豆浆的食用方法。首先应注意不要空腹喝牛奶，其次应注意不要用牛奶冲鸡蛋。豆浆并非人人皆宜，而且不宜空腹饮用或冲鸡蛋。特别要注意不能饮用有明显豆腥味，未煮熟的豆浆。

（5）纯热量食品主要包括油脂和食糖。与国际上普遍使用的食物金字塔比较，平衡膳食宝塔没有关于食糖的食用量的建议。这是由于我国居民目前饮食中食糖的数量不多，少吃一些或适当多吃些食糖对健康影响不大。但儿童、青少年不应该吃太多的食糖和含糖食品，否则会增加龋齿的危险。

第五章 社区健康教育

健康是一个永恒不变的话题，是人类最宝贵的财富，"人人享有卫生保健"是全球的共同理想和奋斗目标。随着社会经济的不断发展，工业化、城市化、人口老龄化速度的加快，医学模式和疾病谱发生了很大变化，日益广泛的健康需求与不断高涨的医疗费用之间的对立，对世界范围内的卫生保健工作提出了新的、更高的要求，大力发展社区卫生服务已被国家卫生行政部门认识和重视。社区卫生服务不再局限于疾病的治疗，而是已经发展成为整合治疗、预防、保健、康复、健康教育与计划生育"六位一体"的综合性、连续性服务。社区健康教育是社区卫生服务的主要功能之一，是健康教育工作的一个重要领域。

第一节 社区卫生服务与健康教育

社区是相对独立的地域性社会，是社会的"细胞"单位，是宏观社会的缩影。加强社区行动，开发社区资源，动员人人参与，是健康教育和健康促进发展的重要策略。社区健康教育是健康教育工作的一个重要领域，开展社区健康教育，为社区健康目标服务，是我国卫生保健事业的重要组成部分。随着对人类健康与社会发展的双向作用的认识不断深化，社区健康教育已向社区健康促进发展。目前，无论发达国家还是发展中国家都在积极开展社区健康教育与健康促进活动。

一、社区及社区健康教育

（一）社区的概述

1. 社区的含义

早在 1881 年，有德国学者就曾提出："社区是以家庭为基础的历史性共同体，是血缘共同体和地缘共同体的结合。"1978 年，WHO 在关于初级卫生保健国际会议的报告中指出："所谓社区，它是以某种经济的、文化的、种族的或某种社会的凝聚力，使人们生活在一起的一种社会组织。"我国著名社会学家费孝通教授认为，社区（community）是若干社会群体或社会组织聚集在某个地域里所形成的一个生活上相互关联的大集体。一个有代表性的社区，要具备五个要素：有聚居的一群人，有一定的地域，有一定的生活服务设施，特有的文化背景、生活方式和认同意识，有一定的生活制度和管理机构。

2. 社区的类型

按照经济结构、人口状况和生活方式多元标准分类，我国现阶段存在着城市社区、农村社区和城镇社区三大社区类型。城市社区经济与文化优势明显，人口密集，人群结构复杂，生活方式多样化，各种社会活动频繁，参与教育的机会较多，信息流动迅速。农村社区以农业经济为主导，人口聚集规模小、密度低，生活方式较为单一，信息流动慢，社区文化富于地方色彩，人际关系相对简单，血缘关系浓厚，家庭在农村生活中发挥着重要作用。城镇社区是农村城市化进程中的产物，具有城市、农村两种社区的双重属性。社区规模的划分要因地制宜，切实符合社区形态和自身条件。在我国的社区卫生服务中，城市社区是指街道、居委会，农村社区则指乡镇、村。社区卫生服务中心一般以街道办事处（乡、镇）所辖范围设置，服务人口为 3 万~10 万。

3. 社区的社会作用

社会中的各种现象和特征均可通过社区反映出来，并通过社区产生社会作用。

（1）社区是人们从事生产和日常生活的基本环境：人群的社会生活多在所属的社区范围内进行，社区内的学校、机关、商店、医院等社会机构有着特定的社会功能，为社区居民的基本生活需求提供服务，并促进社区的协调发展和稳定。

（2）社区具有管理和制约的作用：社区内的行政管理体系、管理制度、文化习俗、社区群体意识与行为规范在不同方面制约和干预社区人群的生活和行为，发挥着教育和督促人们遵守社会规范，维护社会秩序，提高社会公德及惩罚违反社会准则行为的功能。

（3）社区具有凝聚作用，促进社区成员间的协作和支持：通过社区组织动员，激发社区群众的归属感和责任感，实现个人、家庭、社会团体的自助与互助。

（4）社区健康是社区发展的重要目标之一：社区是有组织的社会实体，众多疾病和社会卫生问题通过社区卫生状况反映出来，并且这些问题需要通过具体有效的社区行动才能解决。社区领导不仅是社会经济生活的组织者，也是城乡卫生保健事业的组织者和管理者。

（二） 社区健康教育与健康促进概念

纵观各国社区健康教育与健康促进的发展历程，无论发达国家还是发展中国家，社区健康教育与健康促进均越来越显示出在卫生工作中的重要地位。早在 20 世纪 20—30 年代，中国"乡村教育"与"乡村建设运动"的倡导者们就曾在河北定县（现河北定州）等地开创农村健康教育工作，留下了宝贵的历史经验。20 世纪 70 年代以来，芬兰北卡利亚，美国斯坦福三社区，我国天津、北京等地的经验已充分证实社区健康教育是预防疾病、促进健康行之有效的策略。1986 年，首届国际健康促进大会发表的《渥太华宣言》中将加强社区行动列为健康促进五个主要活动领域之一。20 世纪 80 年代以来，随着医学模式的转变和大卫生观的确立，社区健康教育在世界范围内已进入健康促进新阶段。跨入新世纪，随着我国城市化进程及卫生服务改革与发展的步伐不断加快，作为社区建设的组成部分，社区健康教育与健康促进面临着新的挑战和机遇。

1. 社区健康教育

社区健康教育（community health education）是指以社区为单位，以社区人群为教育对象，以促进社区居民健康为目标，有组织、有计划、有评价的健康教育活动。其目的是发动和引导社区居民树立健康意识，关心自身、家庭和社区的健康问题，积极参与社区健康教育与健康促进规划的制定和实施，养成良好的卫生行为和生活方式，以提高自我保健能力和群体健康水平。

社区健康教育是全科医生进行社区动员的主要手段，也是与社区居民建立密切联系、对社区居民的健康进行分类管理的基本方法。有效的社区健康教育既可以取得良好的社会效益，也可以通过引导社区居民采取正确的健康消费观念，取得良好的经济效益，是一个投入小而收益大的卫生服务项目。

2. 社区健康促进

社区健康促进（community health promotion）是指通过健康教育和社会支持，改变个体和群体行为、生活方式和环境影响，降低社区的发病率和死亡率，提高社区居民的健康水平和生活质量。社区健康促进的两大构成要素是健康教育及其他能促使行为和环境有益于健康改变的一切社会支持系统。这就要求各级政府采取行政措施，从组织、政策、制度、立法、经济等多方面为健康教育提供支持，不断完善社区卫生服务，并建立各有关部门参加的社会大联盟，通力合作，为群众创造健康的生活条件、工作条件。

3. 社区发展

社区发展（community development）是由联合国倡导的一项世界性运动，其宗旨是加强国家政府同社区的联系，充分发挥社区成员的积极性，利用社区自身的力量，提高社区社会经济发展水平，改善社区居民生活，解决社区存在的社会问题。社区健康教育不仅是社区发展的重要内容，而且与社区发展相互促进，社区发展又是社区健康教育的重要策略。

（三）开展社区健康教育与健康促进的目的

1. 宣传社区卫生服务，提高社区卫生服务机构的知名度

通过健康教育与健康促进能够让居民了解社区卫生服务的有关政策、目的、方式、优越性、对居民的作用等。

2. 转变社区居民的健康观念

社区居民往往存在不正确的健康观念，如有病先忍，忍不住了买点药吃，吃不好又忍不了再看病，看病要上大医院、找名专家，预防没用，保健只是有钱人和有权人的享受，等等。如果不彻底改变社区居民的不正确健康观念，社区卫生服务的发展就会因缺乏群众基础而难以生存。

3. 普及自我保健知识

无知是社区居民患病或发生意外的重要原因,应该通过各种途径宣传普及自我保健知识,使居民了解一些基本的保健知识,提高自我保健能力。

4. 激励社区居民为自己的健康负责,改变不良行为和生活习惯

通过身心激励,使社区居民深刻认识到不良行为和生活习惯的危害,并自觉改变不良行为和生活习惯,在社区内提倡健康的生活方式,促进社区居民的健康发展。

5. 构建和谐健康社区

在社区内开展丰富多彩的健康教育和健康促进活动,丰富社区居民的生活,营造有利于健康的社区环境和社区意识,激发社区居民对卫生服务的需求,鼓励社区居民积极参与健康教育和健康促进活动,构建一个和谐健康的社区。

二、社区卫生服务概述

(一) 社区卫生服务定义

《中共中央、国务院关于卫生改革与发展的决定》指出:改革城市卫生服务体系,积极发展社区卫生服务,逐步形成功能合理、方便群众的卫生服务网络,实现预防、保健、临床、康复、健康教育、计划生育技术一体化服务,这为医疗改革指明了方向。我国卫计委等十部委在1999年7月发表的《关于发展城市社区卫生服务的若干意见》中对社区卫生服务的定义是:"社区卫生服务(community health service, CHS)是社区建设的重要组成部分,是在政府领导、社会参与、上级卫生机构指导下,以基层卫生机构为主体、全科医师为骨干,合理使用社区资源和适宜技术,以人的健康为中心、家庭为单位、社区为范围、需求为导向,以妇女、儿童、老年人、慢性病人、残疾人等为重点,以解决社区主要卫生问题、满足基本医疗卫生服务需求为目的,融预防、医疗、保健、康复、健康教育、计划生育技术服务等为一体的,有效的、经济的、方便的、综合的、连续的基层卫生服务。"积极发展社区卫生服务,有利于调整城市卫生服务体系的结构、功能、布局,提高效率,降低成本,建立适应社会主义初级阶段国情和社会主义市场经济体制的城市卫生服务体系;有利于将预防、保健等公共卫生服务落实到社区、家庭和个人,提高人群健康水平;有利于满足群众日益增长的多样化卫生服务需求。

(二) 社区卫生服务的内容

1. 预防服务

预防服务包括两大部分,传染病和非传染病的预防、卫生监督与管理。

2. 医疗服务

医疗服务是除在医院开展门诊服务外,根据社区居民的需要,开展家庭病床、临终关怀等医疗服务。

3. 康复服务

康复服务是对社区慢性病病人进行医院、社区、家庭的康复工作。

4. 保健服务

保健服务是对社区居民进行保健合同制管理，提供儿童保健、围生期保健等服务。

5. 健康教育服务

健康教育服务是社区卫生服务其他各项内容的基础和先导，贯穿于预防、医疗、保健、康复等各项服务之中。

6. 计划生育技术指导

计划生育技术指导是对社区育龄人群进行生殖健康、计划生育和优生优育指导。

（三） 开展社区卫生服务的意义

WHO 早已指出，社区居民 80% 以上的健康问题可以在社区中得到解决，大力发展社区卫生服务具有重要的现实意义和深远的社会影响。

1. 社区卫生服务是我国卫生改革的重点之一

1996 年以前，我国已有部分地区开展了社区卫生服务的试点工作。1997 年，《中共中央、国务院关于卫生改革与发展的决定》明确要求："改革城市卫生服务体系，积极发展社区卫生服务。逐步形成功能合理，方便群众的卫生服务网络。"其后，全国各省市积极开展了城市社区卫生服务试点工作。1999 年 7 月卫计委等十部委联合下发了《关于发展城市社区卫生服务的若干意见》，明确了社区卫生服务的基本概念、总体目标、基本组织体系框架和基本政策，提出"到 2005 年各地基本建成社区卫生服务体系框架，部分城市建成较为完善的社区卫生服务体系的工作目标"。2000 年 2 月，八部委联合下发的《关于城镇医药卫生体制改革的指导意见》明确要求：建立健全以社区卫生服务和大中型医药卫生机构分工合理、相互协作的二级卫生服务体系。2002 年，卫计委等十一部委下发的《关于加快发展城市社区卫生服务的若干意见》明确提出了加大政府支持力度和深化社区卫生服务内涵建设的发展战略。到 2006 年初，全国 95% 的地级以上城市、86% 的市辖区和一批县级市开展了城市社区卫生服务，全国已设置社区卫生服务中心 3400 多个、社区卫生服务站将近 12000 个，创建了 108 个全国社区卫生服务示范区。以社区卫生服务中心为主，社区卫生服务站为辅，医疗诊所、医务室为补充的社区卫生服务体系框架正在大中型城市逐步形成。同时，国家还建立了全科医师任职资格制度，广泛开展全科医师和社区护士的岗位培训。社区卫生服务机构为居民提供方便、快捷的医疗护理服务，计划免疫、妇幼保健、慢性非传染性疾病管理等预防保健工作有所加强。由于社区卫生服务机构贴近百姓、主动服务、上门服务，深受社区居民，尤其是老年人、残疾人、慢性病人的欢迎。2006 年 2 月 8 日，国务院常务会议专题研究社区卫生发展问题，审议并原则通过了《国务院关于发展城市社区卫生服务的指导意见》，明确了发展社区卫生服务的指导思想、基本原则和工作目标，提出了完善发展社区卫生服务的政策措施，决定成立国务院城市社区卫生工作领导小组，指导协调全国城市社区卫生服务工作，并且要求地方各级政府和有关部门建立相应的领导协调机制，层层明确责任，密切配合，推动社区卫生服务健康持续发展。卫计委按照国务院下发的《国务院关于发展城市社区卫生服务的指导意见》的精神，积极配合有关部门，不断完善配套政策，大力推进社区卫生服务体系的建设。

2. 社区卫生服务是卫生服务体系的重要组成部分，是解决广大群众"看病难，看病贵"问题的有效途径

社区卫生服务是融预防、医疗、保健、康复、健康教育和健康促进、计划生育技术服务等为一体的卫生服务。发展社区卫生服务可以深化卫生改革，优化卫生资源配置，是建立与社会主义市场经济相适应的卫生服务体系的可靠保证。社区卫生服务实行一定的社会福利政策，具有一定的社会公益性，对于构建和谐社区有举足轻重的作用。通过社区卫生人员与广大居民建立起新型的医患关系，有利于加强社会主义精神文明建设，是密切党群关系，维护社会稳定的重要途径。我国政府关于开展社区卫生服务的规划目标是，到2000年基本完成社区卫生服务试点和扩大试点，2005年基本建设成社区卫生服务体系框架，2010年全国建成较为完善的社区卫生服务体系，成为卫生体系的重要组成部分。社区卫生服务的最终目的是保护居民健康和提高居民生活质量。

3. 社区卫生服务是实现"人人享有卫生保健"的重要基础

通过提供基本的卫生服务，强调预防为主，防治结合的六位一体的服务功能，满足人民群众日益增长的卫生服务需求，将广大居民的多数基本健康问题解决在基层。让广大居民在社区卫生服务机构就近诊治一般常见病、多发病、慢性病。既保证基本医疗，又降低了医疗成本，符合"低水平，广覆盖"的原则，对职工、居民基本医疗保险制度长久稳定的运行具有重要的支撑作用。

三、社区卫生服务中的健康教育内容

随着医学模式的转变和医院服务功能的扩大，特别是社区卫生服务的开展，社区已成为推行健康教育与健康促进的重要场所。结合社区卫生服务机构的中心任务，对社区居民、病人及其家属开展健康教育与健康促进，是提高人民群众健康意识和自我保健能力、防治疾病、提高医疗质量的重要手段，也是现代医学发展的必然趋势。

社区卫生服务是以居民健康为中心，以社区为范围，以家庭为单位，以妇女、儿童、老年人和残疾人为重点人群，适应居民保健需求的综合性的基本卫生服务体系，实行预防、保健、医疗、康复、健康教育与计划生育技术指导"六位一体"，为社区居民提供从"生"到"死"的全程医疗保健。社区卫生服务中的健康教育内容非常广泛，贯穿于社区卫生服务的所有内容之中。

（一）以疾病或问题为中心的健康教育

针对各类疾病，如高血压、高脂血症、糖尿病、冠心病、癌症、性病、艾滋病、传染性非典型性肺炎、精神卫生问题等开展社区健康教育。在慢性病社区防治中，健康教育的主要内容有：①提倡健康的生活方式，控制行为危险因素；②普及慢性病基本防治知识，提高自我保健能力；③增强患者依从性，坚持规范化治疗，提高对社区卫生服务的利用等，做好慢性病社区三级预防的积极参与者和接受者的工作。

（二） 以人为中心的健康教育

针对青春期、围绝经期、孕产妇、老年人等特殊人群开展社区健康教育。通过举办新婚学校，向适龄青年普及计划生育、正常性生理，预防生殖系统感染等知识；举办孕妇学校，向孕妇宣传孕期营养、孕期注意事项、母乳喂养知识等；举办家长学校，向家长传授科学育儿知识，如婴幼儿的喂养、护理方法，母乳喂养的好处，婴幼儿的常见病、多发病防治知识，儿童卫生习惯的早期训练和培养等。

（三） 以社区卫生问题为中心的健康教育

针对环境卫生、食品卫生、饮用水安全、职业卫生、家庭健康等社区卫生问题开展社区健康教育。

（四） 以健康促进为目的的健康教育和行为干预

社区健康促进的重要责任在于促使群众对健康进行关注，能明智有效地预防和解决个人和集体的健康问题。社区健康促进的目的是使群众能更有效地维护自身的健康和他们生存的环境，并做出有利于健康的选择；促成群众终身学习，了解人生各个阶段和处理慢性疾病与伤害是极为重要的；创建良好健康行动始于家庭，个人、家庭和社区对于健康的知情权承诺是改善健康得以实现和维持的最佳保证。可见，通过开展社区健康促进，动员群众积极参与影响他们生活、卫生和健康的决策，促进群众对健康行为与生活方式的培养，对维护社区居民健康至关重要。

第二节　城市社区健康教育

城市是一个地区的政治、经济、文化中心，社区则是城市最基本的社会结构。随着我国现代化建设的加快，城市不断增多，城市规模不断扩大，城市人口不断增加，由此导致了人口密度过高、交通拥挤、住房紧张、环境污染加重等状况，并引发了一系列的社会卫生问题。

城市社区（city community）是指一定的地域范围大多数从事工商业或其他非农产业的一定规模的人口组成的人类生活共同体。城市社区的卫生状况、居民的健康状况及健康意识和行为是反映一个地区的文化水平和文明程度的重要组成部分，创建健康城市和健康社区已成为新时期卫生体制改革的主题之一。WHO指出，健康城市是一个不断创造和改善自然环境和社会环境，并不断扩大社区资源，使人们在享受生活和充分发挥潜能方面能够互相支持的城市。

一、城市社区的类型和特点

（一） 城市社区类型

目前城市社区主要有以下三种类型。

1. 法定社区

法定社区主要是指具有法定地位，其界限可明确标示在地图上的社区，尤其是指街道办事处、居民委员会两级辖区。

2. 自然社区

自然社区是指人们长期共同生产生活或按照自己的意愿选择而形成的聚集区，如各种住宅小区、居民小区和新村以及城市化了的村落等。

3. 功能社区

功能社区是指由于人们从事某些专门的活动而在一定地域上形成的聚集区。一所大学、一座军营、一个单位大院等都可以是一种功能社区。这种社区成员职业结构简单，对社区具有明显的归属感和认同感。

（二） 城市社区的特点

（1）城市社区人口聚居规模大，密度高。

（2）城市居民以工商业和其他非农产业为主要职业和谋生方式。

（3）城市社区成员的异质性高。人口的迁移、职业的多样化，使城市居民在生活、行为方式上都具有明显的差异性。

（4）生活方式多样化。由于城市居民来源、职业、所受教育等不同，其生活方式也不相同。

（5）人际交往中情感色彩淡薄。城市居民在人际交往中以事论事的方式占主要地位，邻里之间交往甚少。

（6）城市居民的组织程度高，组织结构复杂。职业、组织结构的多样化，导致城市居民组织复杂。

二、城市社区健康教育的对象及其特点

（一） 城市社区健康教育的对象

城市社区健康教育的对象是辖区内常住居民和社区所辖企事业单位、学校、商业及其他服务行业的职业人群。城市社区健康教育的重点人群是妇女、儿童、青少年、老年人、残疾人和服务行业从业人员。

（二） 城市社区健康教育的特点

城市社区健康教育就其对象、任务而言，具有以下几方面的特点。

1. 教育对象相对集中

城市社区健康教育的对象相对比较集中，尤其是新建的居民小区，居住条件较好，居民的文化水平较高，有利于健康教育的开展。

2. 共同参与

城市社区的居民大多是企事业单位或机关的职工，而且社区范围内也有学校、医院、工厂、机关等单位，他们既是健康教育的对象，又是开展社区健康教育的重要力量，必须加强与他们的联系与合作，共同落实健康教育任务。

3. 人口老龄化

城市社区老龄化程度较高，离退休职工较多，他们对老年保健和慢性非传染性疾病防治知识的需求更为迫切。

4. 可作为创建卫生城市工作的重要内容

创建卫生城市工作对城市社区健康教育提出了明确的要求，把社区健康教育列入创建工作检查考核的重要内容，有利于城市社区健康教育工作的深入开展。

三、城市社区健康教育的内容与方法

（一） 城市社区健康教育的基本内容

健康城市强调政府的承诺，强调社区行动和多部门、多学科的合作以及群众的参与。我国从 1989 年开始创建国家卫生城市活动，对改善城市卫生面貌、促进城市居民健康产生了积极的影响。

1. 社区健康观念教育

健康观念主要是指个人和群体对健康的认知态度和价值观。健康观念教育的内容主要包括现代健康理念，健康对人类生存和发展的重要性，政府、社区、家庭和个人对维护健康承担的责任，等等。健康教育是帮助个人和群体树立科学的健康理念，使其自愿采纳有益于健康的行为和生活方式的教育活动过程。因此，健康观念教育应作为社区健康教育的重要内容之一。

2. 卫生法规普及教育

自中华人民共和国成立以来，我国颁布了一系列卫生法律、法规，各级政府也颁布了大量地方性卫生法规。大力宣传普及《中华人民共和国环境保护法》《中华人民共和国食品卫生法》《公共场所卫生管理条例》，各级政府颁布的地方性城市卫生管理条例、办法、规定等，使广大居民能了解并据此调整自己的观念和行为；大力提倡良好的卫生道德观念，提倡有益于健康的生活方式，使社区居民自觉地维护社区形象。普及有关的城市卫生管理法规，也有助于社区卫生管理，提高城市居民的法治意识。

3. 社区防病保健知识教育

（1）社区疾病防治知识教育：主要包括社区常见急、慢性传染病，如结核病、病毒性肝炎、艾滋病等的临床表现、传染源、传播途径、易感人群和防治方法的宣传教育；慢性非传染性疾病，如高血压、心脑血管病、癌症、糖尿病、骨质疏松的预防和保健；触电、溺水、煤气中毒的急救，心脏按压和人工呼吸操作方法，烧伤、烫伤、跌打损伤等意外事故的简单处理，等等。

（2）环境保护知识教育：主要包括环境与健康的基本关系，生活"三废"（垃圾、粪便和生活污水）的处理，噪声、空气、水、土壤和食品污染对人体健康的危害及预防方法，苍蝇、老鼠、蚊子、臭虫、蟑螂等疾病传播媒介的生活习性、对健康的危害、药物和其他防治方法等。

（3）加强安全教育，防止意外伤害：意外伤亡如交通事故、劳动损伤、煤气中毒、溺水、自杀等，是当前造成儿童和青少年死亡及伤残的最常见原因。应通过普及安全教育，提高居民在日常生活和工作中的自我防护意识，加强青少年的安全防护措施，自觉使用安全设备，防止意外伤害的发生。

4. 社区居民健康行为的培养

随着医学模式的转变，当前影响健康的最主要因素是行为与生活方式。人类的行为是维护自身生存过程中，在适应复杂的，不断变化的周围环境时所做出的反应。当今，人们已经深刻地意识到，提高全民族健康水平的主要责任在于群众而不是医生。正如美国前总统尼克松于1971年给国会的咨文中提到，提高美国人民健康水平关键在于美国人民，可是我们的人民还没有这种意识，这是政府的责任。因此，美国在他的倡导之下建立了健康教育总统委员会，推动了美国健康教育事业的发展。

为践行党的群众路线，落实深化医改健康促进工作任务，切实提高群众的健康水平，国家卫计委决定在全国范围内开展"健康中国行——全民健康素养促进活动"。活动第一周期为2013年9月至2016年8月。每年选择一个严重威胁群众健康的公共卫生问题作为主题，围绕活动主题开展健康促进和科普宣传活动。

2013年"健康中国行"的主题是"合理用药"。此次活动旨在通过一系列健康教育活动，营造关爱生命、合理用药、人人参与的良好氛围，保障人民群众用药安全。

2014年"健康中国行"的主题是"科学就医"。大众就医知识匮乏、能力不足且存在较多误区，是导致医疗系统负担过重、医患矛盾突出等诸多问题的重要因素之一。加强科学就医宣传教育，引导公众科学就医，是推进深化医药卫生体制改革的重要内容，也是维护人民群众健康、构建和谐社会的重要举措。

2015年"健康中国行"的主题是"无烟生活"。倡导各地按照国家的统一部署，充分发挥各部门、各机构和媒体的积极性，实现全国联动一盘棋，做出声势和效果，营造全社会支持控烟的良好氛围，倡导公众养成"无烟生活"方式，为实现"健康中国"目标共同努力奋斗。

（二）城市社区健康教育的策略方法

在开展城市社区健康教育过程中，要特别树立多部门协作的大卫生观，采用多层次干预和多种干预方法并用的综合性策略和方法。即在一项健康教育中,要令尽可能多的部门和单位参与;要在促使目标人群知识、信念、行为改变的同时,促使相关的环境和卫生服务状况的改变;要根据目标人群、工作内容等特点,综合采用行之有效的教育干预方法,从而最有效地发挥健康教育的作用,取得最佳效果。

1. 利用各种传播渠道普及健康知识

(1) 积极争取当地报社、电台、电视台等新闻媒体的支持与配合:充分利用报纸、广播、电视及闭路电视、互联网等开辟健康教育专栏和刊发、播放公益广告,普及医学科普知识。其特点是覆盖广泛,知识准确系统,居民学习不受时间限制。

(2) 建立固定的宣传栏:利用街道、单位的卫生宣传橱窗、黑板报等,结合社区卫生服务中心卫生工作和季节性疾病防治开办卫生宣传栏,并定期更换宣传内容。编写时注意标题鲜明,内容新颖,文字通俗,字迹清晰,版面灵活。其特点是经济实惠,简便易行,群众喜闻乐见,便于经常更换。

(3) 组织文化教育部门开展全民健康教育:组织中小学生开展周末街头宣传活动,利用文化娱乐场所放映卫生科普电影或录像片,举行小型卫生科普展览;组织文艺团体编排卫生宣传节目,组织居民积极参加各种文体和健身活动等,把卫生知识通过通俗化、形象化、艺术化的手段表现出来。

(4) 利用老年活动室、文化活动站等社区活动场所开展健康教育活动:针对社区群众关心的、与群众健康密切相关的健康问题,如心脑血管疾病防治、糖尿病防治知识等通过讲座的形式进行普及教育。其特点是主题明确,可就一个问题详细阐述,授课人与听众可以进行双向交流;也可举办小型的健康教育展览,如采用标本、照片、模型、录像等媒介使展览主题明确、内容集中,最好能配备讲解人员。

(5) 开展"创建卫生科普一条街"活动:在本社区范围内选择一条繁华街道,组织沿街单位设置卫生宣传栏、宣传牌,各服务性商店、单位结合自身特点,结合商品介绍宣传卫生保健知识,制作公益性灯箱广告和大屏幕电子显示屏,创建无烟商场等向群众开展有针对性、形式多样的卫生科普宣传活动。这是城市健康教育的一种简便有效的形式,有利于长期坚持,也能解决一些经费问题。

2. 大力发展社区卫生服务中的健康教育

社区卫生服务机构是进行城市社区居民健康教育的重要基地,全科医生既是社区卫生服务的提供者,也是社区健康教育最直接的实施者,要充分认识到健康教育的重要性,调动一切积极因素开展健康教育,给居民提供健康信息,增强居民的防病意识,改变不良的习俗和行为,建立健康新观念,使个体对自身健康负责,是促进群体健康、提高整体素质的有效途径。

3. 结合爱国卫生运动和创建国家卫生城市,开展健康教育

开展爱国卫生运动和创建国家卫生城市活动,通过政府行为和行政干预来推动全民健康教育,提高健康教育效果,是我国现代城市管理和城市文明建设的重要内容。创建卫生城市(县城)活动,为城镇社区健康教育的发展明确了任务,创建了很好的社会环境。而城市居民健康知识知晓率、健康行为形成率、自我保健水平和公共卫生道德水平,又是衡量城市爱国卫生工作和创建国家卫生城市的重要指标。在部署、检查、总结、评比爱国卫生工作时，应根据城市爱国卫生工作的主要任务和重点，调整、充实健康教育的内容，提高健康教育水平，使二者有机地结合在一起，相互促进，以充分发挥其在推动城市卫生文明建设、增进社区居民健康方面的协同作用。

4. 结合职业卫生和劳动保护开展企业健康促进

随着城市工业化的不断发展，环境保护、职业卫生和劳动保护方面暴露出来的问题日益增多，职业危害因素可引起接触者不同程度的病损，主要是工伤、职业病及与职业有关的疾病等。对职业人群进行健康促进活动，是职业卫生服务的一项重要内容。应通过健康教育，大力普及相关健康知识，积极开展企业健康促进，改变职工不良的行为和生产、生活方式，提高员工的个人自我防范意识，减少职业危害和伤残的发生，保护职工健康。

5. 建立健康教育示范区

抓典型，以点带面，充分发挥先进典型的示范作用，是深入开展城市社区健康教育的成功经验。开展创建示范小区、示范楼、示范院、示范户活动，对营造社区健康教育氛围、促进其水平和效果的提高都会起到积极的作用。

选择示范小区要注意具有代表性。试点的目的是以"点"带"面"，全面推动工作，因此试点应该具有一定区域或范围的代表性，其经验才能够被推广和运用。

健康教育示范小区须具备以下条件。

（1）社区领导高度重视社区健康教育，把健康教育纳入社区工作重要日程，实现管理目标。

（2）有完善的社区健康教育领导协调组织，有专人负责健康教育工作。有社区卫生政策、健康教育工作制度、各种档案健全，并有一定的工作经费。

（3）社区内的医院、学校、工厂、商店、居（村）委会等单位的健康教育组织网络健全。

（4）有一支热心健康教育工作、掌握健康教育基本知识与技能的健康教育骨干队伍。

（5）有固定的社区健康教育阵地，开展经常性的健康教育活动，并取得成效。

（6）在基线调查的基础上，找出社区主要健康问题及其影响因素，制订健康教育计划，组织实施并做出评价。

（7）解决影响社区群众健康的主要环境问题和社会卫生问题，创建文明卫生的社区环境。

（8）社区居民健康知识知晓率、健康行为形成率明显提高，初步形成健康的生活方式，传染病、慢性病患病率下降。

第三节　农村社区健康教育

农村社区也称乡村社区，是相对于传统行政村和现代城市社区而言的，是指聚居在一定地域范围内的农村居民在农业生产方式的基础上所组成的社会生活共同体。农村社区是一个比自然村落、社队村组体制更具有弹性的制度平台。它围绕如何形成新型社会生活共同体而构建，注重通过整合资源、完善服务来提升人们的生活质量和凝聚力、认同感。随着社会经济的发展变化，农村社会建设相对滞后，公共服务资源匮乏的问题凸显，农民在解决温饱、基本实现小康之后，对居住条件和生产生活环境、健康服务等方面也提出新的、更高的要求。新型农村社区建设，就是要不断满足农村居民的这些要求，逐步打破城乡二元结构，让农村居民共享经济发展、社会进步所带来的物质和精神文明成果。

一、农村社区的类型和特点

（一）农村社区的类型

当前，农村社区主要有以下几种类型。

1. 村庄社区模式

村庄社区模式即一个村庄就是一个基层农村社区，它是最初形成的或因特殊地理环境而形成的零散的小村落，也称散村社区。这类社区的特点是：发展程度低，聚居程度不高，三五家、七八家在一起，非亲即故；居民大多从事种植、养殖业，经济形式单一；居民往来频繁，相知甚深，守望相助，关系密切。这类社区一般与外界交流较少，信息不灵，交通不便，居民传统观念强，比较保守，社区变迁缓慢，社会流动较少。随着社会经济的发展，散村社区一般逐渐向集村社区过渡。

2. 村庄联合社区模式

它是人数较多、规模较大、居住较集中的村庄，一般是几十户甚至几百户聚居在一起，多以平原、沿海、交通沿线、三角洲等地为聚居点，也称集村社区。集村社区的人际关系不如散村密切，血缘氏族关系开始淡化，常以一个或数个大姓宗族杂以外来的居民共同聚居；社会组织、社会制度则较散村多。集村多有服务中心，有的集村已有"期集"或集市。

3. 集镇社区模式

这是一种范围较大、结构较为复杂的农村社区模式，是我国很有发展前途的农村基层社区模式。它以集镇为中心，由周围若干村庄及散居的农户构成；也有单独由一个镇构成的，多分布于经济发达地区的农村和城市郊区。集镇社区中，经济结构和居民成分比集村社区更为复杂，人际关系比集村社区的更为疏远，居民间的血缘关系和地缘关系逐步向业缘关系过渡，居民的传统观念也逐步向现代观念转变，社会组织和社会制度则更为健全。随着农村商品化、社会化、现代化的发展，集镇社区的社会功能日益多样化。

4. 以某一地处农村的较大企业或事业单位为中心的农村社区模式

例如，江苏江阴市的一个村和山东泰安市郊区的一个村，它们都是有几亿元产值的企业，企业又办了从幼儿园到成人中专班的学校，很自然地就形成了以企业为中心的农村社区。

（二） 农村社区的特点

1. 地域大，人口密度低

农村社区地域较大，交通不便，特别是边远山村。一个人口几万的乡镇社区范围一般可达几十公里，有的更大。就是一个只有几百人口的行政村社区，可能也由几个自然村组成，范围也有几十公里。所以，农村社区人口密度一般较城市低。人口密度的高低也是长期以来划分农村社区和城市社区的一个重要标志。

2. 经济活动比较简单，商品交换水平较低，经济较落后

农村社区社会经济一般较城市落后，农民收入较低，我国农村社区居民的平均收入是城市居民的 $1/3 \sim 1/2$，生活消费水平也是城市居民的 $1/3 \sim 1/2$。随着农业生产技术的进步和市场经济的发展，农村社区工商业活动大大增加，农业商品化程度大为提高。但是，不同地区农村的经济发展非常不平衡，有的地方的农村还处于很落后的状态。

3. 社会结构较简单，居民的阶层分化程度较低

农业生产活动的单位一般是家庭，在一定土地面积的范围内，农业生产的基本过程都可由个体家庭独立完成。因此农村的社会结构中，家庭便是最重要的社会单位，它不仅仅是血缘单位，而且是生产单位、消费单位和保障单位。人们的社会关系比较简单，血缘关系占据着重要地位。农村社会结构简单的另一个重要表现是农村居民的社会阶层分化和职业分化程度较低，社会的阶级和阶层结构较城市简单。由于农业生产劳动的社会分工程度低，农村社区又以农业劳动者为主，农村居民的社会分工、职业分工较低，直接影响着社会阶层分化的程度。

4. 农村社区设施和文化生活较简单

农业生产过程主要是与自然界进行直接的物质与能量交换，土地是它最主要的生产资料，它所需的生产设施也较为简单。与农业生产力相应的农村居民生活设施、社区服务设施和文化设施等也比较简单。农村社区很多公共设施不健全，教育、医疗卫生服务设施较差，社区资源较少。农村社区远离社会的政治、经济、文化中心，加上交通设施较差，农村社区居民接受教育的机会和积极性都较低，农民的文化素质一般低于城市居民，所以农村社区的精神文化生活一般都较城市简单。

5. 居民的传统观念较浓厚，社会文化的变迁速度较慢

由于自然经济的封闭性，农业生产技术的进步缓慢，加上交通不便，社区居民多数只在本自然村范围活动，对外面世界了解甚少。因此，农村居民的血缘家庭观念浓厚，社会交往面狭窄。社区的社会文化和社会心理形成后，它的变迁频率较低，变化的速度较慢，且往往带有很强的地方色彩和某种保守性，不易受到外来文化观念的影响。随着农村经济的发展，较发达地区的农村生活居住环境有了显著的改善，交通设施明显改观，农村社区居民之间及与外界的交往有所密切，传统观念也在不断发展。

二、农村社区健康教育的对象及其特点

农村社区健康教育的重点人群是农村中小学生、老年人、病人、家庭主妇、乡镇村企

业就业人群和外出务工的流动人口。

（一） 中小学生

中小学生组织性好，接受能力强，可塑性大，青少年时期也是各种行为习惯逐步形成的关键时期，重点抓好学校健康教育不仅是国家培养儿童、青少年在意志品德、智力和体质等方面全面发展的需要，也是农村健康知识普及的突破口。中小学生能够迅速把健康知识带入千家万户；现代医学研究亦证明，有些中老年慢性疾病如心脑血管病、慢性支气管炎、风湿病等是由于在儿童、青少年时期患病后未得到及时、正确的治疗，或者治疗不彻底，或与从小养成的不良生活方式有关。因此，对农村中小学生实施制度化、规范化的健康教育，有利于造就大批全面发展的新世纪高素质人才。

（二） 老年人

随着我国逐步进入人口老龄化阶段，老年保健愈来愈成为全社会和每一个家庭突出的卫生问题。老年人是许多疾病，特别是多种慢性病的好发人群。渴望健康长寿，愉快、健康地度过人生的最后阶段是老年人的最大愿望。掌握有关的健康知识和保健技能，纠正不良行为和生活方式，减少或消除各种危害健康的因素，有利于不断地提高老年人的生活质量和生命质量。

（三） 病人

病人最容易接受健康教育。他们比健康人更渴求健康知识，他们的家属和亲人也比一般居民更加关注和渴望寻求健康知识，因此，他们是健康教育效果最佳的受众。所以，抓住一切有利时机，对病人及其家属进行有针对性的疾病预防和康复健康教育，不仅可取得事半功倍之效，还能通过他们现身说法，教育他人，使相关健康知识更加深入人心。

（四） 家庭主妇

家庭主妇是家庭的重要角色，也是健康教育的重点对象。首先，她们承担着家庭生活诸多方面的重担，要受孕、分娩、哺乳、抚养孩子，还要照顾家庭生活、农副业生产等。如果缺乏自我保健常识和科学的身心调节能力，她们的健康就得不到保障，从而危及家庭的安定和幸福。其次，家庭主妇的健康知识水平，对家庭具有举足轻重的影响。没有她们的认同，许多家庭保健措施难以落实，势必直接影响儿童、青少年的健康成长。因此，加强家庭主妇的健康教育，也是全社会普及、提高健康教育效果和健康促进的重要举措。

（五） 乡镇村企业就业人群

乡镇村企业职工是离土不离乡或半工半农，在乡村从事工业生产的人群。他们既受农村和家庭的健康危险因素影响，又受到工厂车间有毒有害物质的侵害。有相当一部分乡、镇、村办企业，因多种原因使其劳动保护条件较差，职业危害的防治尚未引起大多数管理者和职工的重视，有的甚至已直接危及职工的身心健康。随着乡、镇、村办工业的快速发展，特别是大批城市劳动密集型工业和有碍城市环保的工业向乡村转移，乡、镇、村办工业就业者的劳动保护和健康问题更加突出。因此，有针对性地开展乡、镇、村办企业职工的健康教育，是农村健康教育的重要组成部分，也是促进乡、镇、村办工业可持续性发展的必要措施。

（六）　流动人口

流动人口是农村健康教育的又一个重点人群。随着改革开放和社会主义市场经济的发展，农村不断有劳动力流入城镇和外省市，也有部分人出国务工。这些离乡离土的外流人口，由于机体免疫水平和生活环境、劳动节奏的差异，成为许多身心疾病的好发人群，有的甚至成为某些传染病远距离传播的传染源。因此，不论就其个人还是故乡或流入地区而言，加强他们的健康教育都是十分必要的。

三、农村社区健康教育的内容与方法

在我国，一般主张农村社区以县、乡（镇）、村为单位，特别是以行政村为基本干预单位，组织实施健康教育计划。在农村社区开展健康教育工作，必须根据当地实际情况，因地制宜，结合现有的卫生资源，确定健康教育内容。

（一）　农村社区健康教育的基本内容

1. 针对常见疾病的健康教育

（1）传染病及寄生物健康教育：为预防这类疾病的发生和流行，必须采取消灭或控制传染源、切断传播途径、保护易感人群这3个环节的综合性防治措施。教育内容包括：免疫，法定传染病报告，隔离与消毒知识，除"四害"知识与技能，传染病人治疗与家庭护理知识与技能，社区疾病预防与卫生公德教育等，并指导农村社区居民积极参与爱国卫生运动。

（2）地方病防治知识：如碘缺乏病、地方性氟中毒、克山病和大骨节病等的防治知识。

（3）慢性非传染性疾病防治知识：这是当前和今后相当长时期内农村健康教育的突出主题。由于老年人口增加和生活方式变化等因素，农村心脑血管疾病、癌症、呼吸系统疾病等明显增加，各种慢性疾病的致病因素、预防知识、早期症状、及时就医与合理用药以及家庭护理常识也已成为农村健康教育的重要内容。

（4）农业劳动相关疾病及意外事故的防治知识：包括常用农药种类及保管方法，急性农药中毒的表现及自救、互救知识，预防农药中毒的措施等。中暑、稻田性皮炎等的预防、早期症状及发病后治疗和家庭护理。随着农村用电及机械化程度的提高，乡镇企业增多、交通事业发展，农村中发生的意外伤害增多，机动车事故呈上升趋势，健康教育应着重提高农村居民尤其是农村青年的安全防护意识和技能，普及有关农村常见意外伤害的原因、预防及救护方面的知识。

2. 针对危害健康的行为和生活方式的健康教育

这不仅是广大农民自我保健的需要，也是他们逐步融入现代社会文明的需要。随着农村经济发展和社会进步，农村居民的健康相关行为与生活方式也在发生变化。在已富裕起来，走上小康之路的农村地区，要大力普及卫生知识，树立健康观和大卫生观念，消除"没病就是健康"的传统意识，树立自我和群体保健意识，积极参与农村初级卫生保健、参与新型农村合作医疗，坚持有益于健康的文体活动，逐步改变不良卫生习惯和生活习惯，建立文明、健康、科学的生活方式。在那些落后的农村社区，要用科学道理来解释生、老、病、死的发生，普及卫生科学知识，揭露封建迷信活动的欺骗性和危害性。健康教育应指导农民科学地安排衣、食、住、行，合理摄取营养，促进农村居民基本健康行为的养成。

3. 环境卫生与卫生法制的健康教育

随着农村、乡镇企业的发展，农村环境卫生和环境保护已成为社会普遍关心的问题。在创建卫生镇活动中，要按照全国爱国卫生运动委员会和省爱国卫生运动委员会制定的国家和省卫生镇标准，逐项对照达标。在卫生村建设中，要加强卫生要求和卫生技术指导，重点抓好饮水卫生、农村改厕、垃圾处理、消灭"四害"、住宅环境卫生、保护环境等方面的健康教育。安全用水不仅方便群众的生产和生活，又是预防和控制介水传染病、水源性地方病、恶性肿瘤等多种严重危害人民健康的疾病的治本措施。改厕有利于控制蚊、蝇滋生，预防粪口传播疾病。要大力宣传新时期的卫生工作方针政策，大力宣传《中华人民共和国食品卫生法》《中华人民共和国环境保护法》《中华人民共和国传染病防治法》《中华人民共和国职业病防治法》等，提高农民的卫生法治观念和遵法守法的自觉性。根据农村经济结构、生产特点、居民文化程度和健康知识水平、卫生条件和疾病流行情况等确定主要健康问题，提出健康教育计划并组织实施。

（二）农村健康教育的策略方法

1. 利用农村各种传播渠道开展健康教育

农村地域广阔，各地生活条件和文化习俗千差万别。健康教育工作应做到因地制宜，除了广播、电视、录像、卫生宣传栏、街头标语等广泛覆盖的传播媒体外，还应采用多种具有农村特色的健康教育方法与手段。20世纪80年代初期，福建省等地创造了以村为单位，实行"四个有"，即"天有一条线，村有一个栏，校有一堂课，村里有人管"的工作模式，曾被作为中国农村健康教育典型经验在全国推广。

目前，较广泛使用的形式与方法有以下几种。

（1）有线广播：农村有线广播网或村内大喇叭是进行社区动员，宣传卫生知识的一种经济而简便易行的方法。

（2）利用农民喜闻乐见的民间传播渠道：编写三字经、顺口溜、讲故事，编演地方戏曲、民歌、绘年画、壁画，等等，均是群众喜爱的教育形式。

（3）利用农民技术学校、文化活动站等场地设施，开办健康教育学校：在这些场所里设置卫生宣传栏、卫生报刊栏；举办卫生科普讲座；播放卫生科普录像；设置供人们阅览的卫生读物等，使之"一室多用"，成为农村健康教育的活动中心。

（4）卫生科普赶集：农村的集市活动是进行健康教育的极好机会和场所。在农村集贸市场可通过有线广播、图片展览、现场咨询、小型文艺演出等多种形式开展健康教育活动，还可组织商业部门向群众宣传与商品和药品有关的卫生知识。

（5）利用传统的民族节日和文化体育活动：在农村一些传统节日和农闲期间，可结合当地的风俗习惯，适当地把宣传普及卫生科学知识融入文体活动，也能收到良好效果。

（6）培训家庭保健员：农村家庭主妇是家庭卫生和保健活动的主角，是妇幼工作的直接对象，也是农村社会活动的积极参与者。通过农村妇联、计划生育管理网络，把农村家庭妇女组织起来，进行必要的卫生知识培训和行为指导，使其成为家庭中的保健员。

（7）开展"卫生科普入户"活动：我国各地农村健康教育工作中还广泛采用了"卫生科普入户"这一形式，将健康教育材料，如小册子、卫生报刊、卫生传单、张贴画等发到每一户，促进农村卫生状况逐步实现由个人、家庭、邻里到社区的改变。

（8）利用教育、卫生、科技三下乡活动，给农民送医送药送知识；结合送医送药，将卫生保健知识和卫生科普材料送到农民手中。

2. 结合开展创建卫生镇活动开展健康教育

介于农村社区和城市社区的过渡型居民区——乡镇社区具有城市和乡村的双重特征。作为一种独立社区形态，乡镇社区的社会作用日益突出。1997年至2005年年底，全国爱国卫生运动委员会已命名188个国家卫生县城（镇）。目前，农村创建卫生镇的活动态势很好，各地要结合这一创建活动开展健康教育，大力宣传创建活动的重大意义、创建标准、申报条件和考核命名办法。以创建卫生镇为载体，带动农村环境卫生的整治。乡镇社区还应加强生活、行为方式等健康教育。20世纪90年代以来，我国政府实施农村供水与环境卫生工程，强调通过政府组织，部门合作，社区参与，以改水、改厕、健康教育三位一体的策略，将农村供水、环境卫生和个人卫生结合起来，综合治理，改变不卫生习惯，保障农村居民的健康。这是农村初级卫生保健的一项重要任务，也是建设文明小康村镇、造福于民的基础工程。实践证明，健康教育对农民参与改水改厕起着积极的引导和促进作用，而农村生活环境和卫生状况的改善又激发了农民寻求健康信息，加强自我保健的意识，积极参与健康教育与健康促进活动。

3. 积极推进"亿万农民健康促进行动"

农民健康教育行动（以下简称"行动"）是由全国爱国卫生运动委员会、卫计委、广播电视部和农业农村部于1994年6月联合发起的全国性农民教育活动，受到了党和国家的高度重视，针对农村当前存在的主要卫生问题，结合初级卫生保健各项任务，行动以大众传播为基本策略，面向广大农村居民普及卫生保健知识，以增强农民群众的自我保健意识和能力，达到防病、保健、提高健康水平的目的。这项行动的实施已经对我国农村卫生工作的开展产生了深远的影响。《中共中央、国务院关于卫生改革与发展的决定》将行动列为切实做好预防保健工作、深入开展爱国卫生运动的重要内容。1999年11月，全国9亿农民健康教育行动领导小组第五次会议在北京召开，领导小组成员单位由原四部委增加了全国妇联、中宣部、国务院扶贫办三个部门，标志着行动进入了一个新的发展阶段。根据行动规划（2001—2005年），新时期的行动将以健康促进为基本策略，以普及基本卫生知识为突破口，以倡导文明健康生活方式和促进健康生态环境的建设为目标，采用政策导向、部门协调、社区参与、点面结合、强化核心信息等，多种形式综合干预，加强科研与合作交流，实现可持续发展。

4. 依靠农村卫生机构开展健康教育

农村卫生机构中的健康教育可伴随着医疗保健活动来开展，不断扩展、完善农村卫生机构的职能，为农民提供医疗、预防、保健、康复、健康教育等综合服务。乡村医生应利用应诊、治疗、家庭访谈等机会对患者及其家属进行面对面的健康教育和必要的行为指导，普及卫生保健知识。医院可根据条件在诊室设置固定的标语、宣传栏、宣传窗，散发健康教育处方或卫生科普材料，还可以在门诊部、住院部、预防保健中心进行健康教育。

5. 抓好城乡接合部、城镇社区和流动人口健康教育

20 世纪 80 年代以来，我国农村改革带来了农村经济的繁荣。随着农村商品经济的迅速发展、乡镇企业的迅速崛起以及活跃的城乡文化交流，乡镇社区作为一种独立的社区形态，日益显示出其重要的社会作用。乡镇社区地处城乡之间，是具有城市性质、介于农村社区和城市社区之间的过渡型居民点。

根据其自身特点，开展乡镇社区健康教育与健康促进应注意以下要点。

（1）乡镇社区是农村人口由农业向非农业转移的重要场所，乡镇企业工人和第三产业人员是社区人口的主体，流动人口占有相当大的比例。应将这些人口作为重点教育对象。

（2）乡镇企业的迅速发展使乡镇社区形成以工业为主的产业结构。环境保护与安全生产防护应是乡镇健康教育的一项重要内容。

（3）乡镇社区在城乡联系，促进城乡物质、文化交流方面起着重要的桥梁作用。乡镇社区的生活、商业和文化设施已具有城市特征，但人们的社会心理和生活习俗仍保留着浓厚的乡土气息。开展乡镇社区健康教育，应加强生活方式教育，改变传统的、不良的卫生习惯。

案例：

在某镇开展"中国农村社区健康教育模式研究"中，根据当地交通不便，管区、村与村之间距离远，条件简陋，经费有限，大部分村民文化水平较低、卫生意识较差等现状，因陋就简，因地制宜，充分挖掘、利用有限资源，成功地开展了该社区健康教育。在开始阶段，为达到宣传目的，召开了多场不同层次的、声势浩大的动员大会，由镇领导、健康教育专家分别做动员和健康教育专题报告；赶墟日将大幅横额标语悬挂在大街口及镇政府大楼上，并在主要场所设置多个制作精美、内容简明、版面美观、极具艺术感染力的大型健康教育宣传专栏；同时在镇电视台、有线广播中反复播放《告村民书》，并印制成册发到各家各户，形成强大的宣传攻势，使有关信息家喻户晓、深入人心。在实施阶段，根据干预目标编印了内容简明、针对性强、图文并茂的《健康教育小报》，由学生带回家中，念给父母家人听，使学生与家长双方都接受了健康教育。同时，根据农忙时节，村民无闲暇以及妇女们普遍文化水平较低的情况，编写了内容浓缩、简单易记的"健康知识四字歌"及简明扼要的醒目标语，用鲜艳的色彩书写在村里显眼的墙壁上，村民上下工、学生上下学都可经常念诵学习。这些方法联系实际，所花经费不多，却取得了显著的效果。

第四节　社区健康教育的实施步骤及效果评价

深化社区健康教育，做好社区健康教育项目计划、执行与评价，是每一个社区健康教育工作者应掌握的一项基本技能。开展卫生宣传教育有一套传统的教育方法，但效益往往不大。因此，用传统的办法来指导社区健康教育的实施有困难。所以，必须用健康教育计划设计理论指导实际，指导编制健康教育设计方案，指导健康教育活动的实施。健康教育的基本要求有：①规划性——为了实现健康教育的目的，要克服盲目性；②决策性——把科学的理论与群众实际生活联系起来。

一、主要任务

依照健康教育工作规范要求，做好健康教育与健康促进各项工作任务。围绕甲型流感、艾滋病、结核病、肿瘤、肝炎等重大传染病和慢性病，结合各种卫生日主题开展宣传活动。特别是积极开展"世界结核病日""世界卫生日""全国预防接种日""防治碘缺乏病日""世界无烟日""世界艾滋病日"等各种卫生主题日宣传活动。继续做好针对农民工、外出打工和进城务工人员的艾滋病防治项目传播材料的播放工作。根据《突发性公共卫生事件应急预案》，开展群众性的健康安全和防范教育，提高群众应对突发公共卫生事件的能力。加强健康教育网络信息建设，促进健康教育网络信息规范化。加强健康教育档案规范化管理。

二、实施步骤

（一）制定社区健康教育工作规划

开展社区健康教育工作，必须进行科学的设计，以明确目标，合理科学地安排工作程序，做到有的放矢，有计划、有步骤、有效地进行健康教育，这是达到健康教育目的的关键环节。进行社区健康教育的计划设计，应根据当地的健康影响因素、需求、资源、卫生服务的利用、社区力量、群众参与的可能性等来分析。既要注意防止脱离社区实际情况照搬照套，也不能凭经验行事，不讲求科学性。

（二）社区组织与动员

健康促进的核心是把社会的健康目标转化为社会的行动。社区健康教育与健康促进是从整体上对社区群众的健康相关行为和生活方式进行干预。其范围和内容极其广泛，涉及个人、家庭、群体身心健康，贯穿于社区医疗保健服务的各个方面。因此，其是一项多部门合作的综合体现。搞好社区健康教育的关键是取得社区决策者的重视和支持，争取社区卫生机构、社会团体及各单位的协作，动员社区每个家庭和群众积极参与。

1. 动员社会力量，建立健全网络社区

健康教育组织网络分两类：一是以健康教育专业机构为骨干，以社区医疗保健机构为主体的社区健康教育纵向网络；二是动员社区各单位协同参加，由社区领导牵头，教育、卫生、新闻、财政、环保、社区群众团体等共同组成的社区健康教育横向网络。网络实行双轨管理：一靠各级卫生行政部门的领导组织和业务指导；二靠各级政府部门的协调和干预。建立健康教育目标岗位责任制，纳入有关工作的考核内容。社区健康教育所是两轨的结合点，负责全区健康教育工作的总体规划、指导、监督与评价。

2. 发挥家庭作用，实施健康教育

家庭是构成社会的细胞，是社区生活中最普遍和最基本的群体。家庭环境和家庭成员之间相互影响。因此，家庭既是社区健康教育的基本对象，也是社区组织与动员的重要力量。培训家庭保健员、开展评选卫生文明家庭等活动，是家庭动员的较好形式。

3. 广泛动员群众，促使人人参与

人人参与是社区健康教育的基础，是健康教育成败的决定因素。社区人人参与，一方面是指社区领导和群众代表共同参与社区健康教育规划的设计、执行与评价，包括确定社区主要健康问题和危险因素，评估社区资源，研究活动策略及具体活动的实施与评价；另一方面是指社区的成员把参加健康教育活动作为维护自身和社区健康的行动。形成人人关心社区健康，个个参与健康教育的风气。

（三） 开发利用社区资源

社区资源是开展社区健康教育的能源和基础。只有充分开发利用社区资源，培养社区成员的自治精神和自助、互助能力，实现在相互合作和互惠互利基础上的资源共享，才能使社区健康教育与健康促进持续发展。有关的社区资源主要有以下几方面。

1. 人力资源

人力资源包括社区健康教育专兼职健康教育人员——居民中自愿无偿参与社区健康教育行动的志愿人员，或能够积极配合社区健康教育干预活动的社区居民；政府及有关部门支持并参与健康教育，对健康教育能提供援助的领导干部和职工。

2. 物力资源

物力资源包括社区现有的文化场所、设施，或开办健康教育学校所需的教学场地及教材等。

3. 信息资源

信息资源包括社区信息部门的有关信息情报，社区居民对社区健康教育计划的建议、决策及活动实施后的信息反馈。

三、效果评价

效果评价是针对健康教育项目活动的作用和效果进行评估。通常，一项健康教育计划活动实施之后，较早出现变化的是知识水平的提高和态度、信念的转变，然后才是行为的改变，而疾病和健康状况的变化则是远期效应。因此，健康教育的效果评价又可分为近期、中期和远期效果评价。近期和中期评价又称效应评价，共6项指标。远期评价又称结局评价，共2大方面指标。

1. **近、中期效果评价**（impact evaluation）

（1）近期效果评价一项健康教育计划活动的近期效果，重点表现在目标人群知识、态度、信念的变化上，因此，近期效果评价主要针对知识、信念、态度的变化进行评估。评价的主要指标有：卫生知识知晓率、卫生知识合格率、卫生知识平均分数、健康信念形成率等。

（2）中期效果评价健康教育的中期效果主要指目标人群行为的改变，评价的指标有：健康行为形成率（如单纯母乳喂养率）、行为改变率（如戒烟率）等。

2. **远期效果评价**（outcome evaluation）

远期效果评价是对健康教育项目计划实施后产生的远期效应进行的评价。远期效果包括目标人群的健康状况乃至生活质量的变化。评价的指标如下。

（1）反映健康状况的指标。

生理指标，如身高、体重、血压、血色素、血清胆固醇等。

心理指标，如人格测量指标、智力测验指标（智商）等。

疾病与死亡指标，如发病率、患病率、死亡率、病死率、婴儿死亡率、平均期望寿命等。

（2）反映生活质量的指标，如生活质量指数即 PQLI 指数、ASHA 指数、功能状态量表即 ADL 量表、生活满意度指数量表（LSI）等。

第六章 学校健康教育

学校健康教育是国民健康教育的重要组成部分，是当今公共卫生领域一项关键的预防策略。WHO 前总干事中岛宏博士在第十四届世界健康教育大会开幕式上指出："儿童青少年是一个非常重要而又最具可塑性的人群，他们形成了一个最大又最易影响的人群，为健康教育提供了一个创造健康未来的机会。"美国著名健康教育学者 Green 曾指出：学校健康教育的目的是发展学生从现在就开始处理、应对各种预期的健康挑战所必需的认知能力和行为技能。学校健康教育早已被认定是促进儿童青少年形成健康观念、增进健康的最有效手段之一，学校是开展健康教育最理想、最富潜力的场所。

第一节 学校与儿童青少年成长

一、学校的功能与特点

学校是一种历史悠久的、广泛存在的社会组织，它始于人类知识及其传播的专门化要求，是有计划、有组织、有系统地进行教育教学活动的场所，是现代社会中最普遍的组织形式。从根本上说，学校教育是一种培养人的社会活动，通过对个体传递社会生产和生活经验，促进个体身心发展，使个体社会化。这是学校区别于其他社会组织的本质特征。在现代社会中，学校的这种本质是通过两种不同取向的功能实现的：学校对个人发展的促进功能，是指学校根据社会对每一个人的基本素质要求和个人身心发展的基本规律以及不同的个性特征对受教育者所施加的影响；学校的选拔功能，是指学校根据一定社会价值标准和判断、评价其成员的模式对受教育者所做的鉴别。在现代社会中，学校的这两种功能是缺一不可的。社会发展的不同时期对学校功能的发挥提出的要求不是要哪一个不要哪一个的问题，而是如何在两种功能之间取得一种适度平衡，使教育的作用得到最大限度的发挥。因此，学校的这两种功能是不能相互取代的。

对于一个成长中的个体来说，受教育是一个社会化的过程。个人起初只是一个具有生物性的个体，只有当这些自然属性在个体的社会发展中获得了社会的存在和发展的形式时，个体才转化为个人。在从个体转化为个人的过程中，为了获得社会生活所必需的种种社会特性，就必须掌握社会文化经验，确立一定的世界观、信念和生活态度，这就要接受教育。

一般来说，学校是儿童青少年接受教育、发展技能的场所。然而，教育和健康密不可分，相互支持。可以说，教育是健康的先决条件，而健康是个体实现能力发展的必要前提和基础。世界上受教育水平越高的人，享受的生活质量通常也越高；而一个人拥有的健康无疑也保障了实现教育目标的可能。因此，学校不仅应具有发展学生学习能力的职能，还应肩负促进学生健康的功能，即学校在完成教育目标的同时，还应成为学生获得健康的场所。

学校教育的特殊之处就在于它不仅是一种有益于学生成长的文化活动，而且是一种有意义的生活。它不仅能够使学习者懂得天上、地下、人间、宇宙、生命中的许多知识，而且能够开启学生的心智，使他们明白事理，拥有开阔的胸怀、善良而美好的心灵、坚定而高尚的信念和境界。学生们所经历的学习或受教育生活，不仅是他们年轻时重要的经历，而且是他们自豪一生、愉快一生的资本和宝贵财富。学校教育对于人成长的意义，在于它能够使人们脱离无知、野蛮和愚昧，能够使人们变得高尚、文明和通达。所以，学校教育的本质和核心价值不在于它有用，而在于它的真正意义。

案例：

2009 年，国家健康教育机构将贵州省兴义市小学、初中与高中学生 2832 人作为培训对象，进行了 3 个月的麻风病健康教育培训：对学生免费发放麻风知识宣传单，在学校宣传橱窗中张贴有关麻风知识宣传画，使儿童青少年行为状况及健康水平有了很大改善。评价结果显示出：培训的学生对麻风病是由麻风杆菌引起的认识，从健康教育前的 19.28%上升到健康教育后的 92.09%；对麻风病是法定的传染病的认识，从健康教育前的 5.83%上升到健康教育后的 92.09%；对麻风病是可以治愈的认识，从健康教育前的 10.10%上升到健康教育后的 63.28%；对麻风病由国家免费治疗的认识，从健康教育前的 2.4%上升到健康教育后的 94.95%；对自己害怕麻风病者、麻风病人可以结婚生子及学校应开展麻风病健康教育等认识明显改善。从以上结果可见，贵州省兴义市中小学校所开展的学校健康教育取得了初步成效，学生健康知识、信念、行为出现明显变化，麻风病的认知及防治得到有效促进。

二、儿童青少年成长的特点

儿童青少年正处在发育、求知、成长阶段，由幼稚逐渐发育为成熟，身体的外部形态、生理功能和心理社会行为都发生着巨大的变化。其成长经历相对于人类生命进程，可以说是一个波澜起伏、充满变化的过程。在这个过程中，青春期发育时间最长，其表现充分显示了儿童青少年的成长特征。儿童青少年期可分为幼儿期、童年期、青春期，具体介绍如下。

幼儿期，亦称学前期，4~6岁。这一时期生活环境扩大，个体开始展现个性、情绪和行为特征。保健重点逐步从"养教并举"向"以教为主"过渡，应提供有计划、有重点的早期教育，开展弱视、龋齿、五官疾病和寄生物病防治，做好意外事故预防工作。

童年期，亦称学龄期，6~12岁。这一时期个体进入小学阶段。学校、家庭成为主要的影响环境；教师取代家长，成为儿童最尊崇的行为榜样。儿童无忧无虑、积极向上，是正面进行健康教育的最佳时机。良好的师生、同学间的交流，对其学业表现、自尊的建立、创造性的发挥有很大影响。应施以心理辅导和健康教育相结合的方式，促进儿童从童年期向青春期的平稳过渡。

青春期，10~20岁，是个体从童年向成年逐渐过渡的时期，经历了小学高年级、中学乃至大学，是生长发育成熟的关键阶段。在青春期，男女学生身体形态、生理机能及第二性征等方面均发生了巨大变化，是性成熟阶段。与此同时，他们的心理也在发生着巨大的变化。这一时期是充满独立性和依赖性、自觉性和幼稚性的错综复杂的矛盾时期。这种变化使儿童青少年身心得到了全面发展，也为他们在青春期历程中可能出现的一些健康问题奠定了基础。儿童青少年的发育发展具体如下。

（一）形态功能发育

生长突增标志着青春期进程的开始，不仅表现为身高、体重的突增，身体宽度、围度等指标的快速增长；而且各内脏器官、系统的生理功能也发生相应的变化。一般女生生长突增开始的年龄比男生早1~2年。这种身体形态、功能的变化既能提高学生适应环境的能力，也为他们增强自我意识、独立意识、探索意识等创造了条件。

（二）性发育

在身体各个系统的发育顺序上，生殖系统发育最晚。从出生至青春期前，生殖系统发育处于相对静止状态；青春期开始，性腺及性器官才开始发育，第二性征出现，生殖能力达到成熟，同时身体形态、功能也发生了显著的变化，最后达到真正的两性分化，表现出男女学生各自特有的体型特征。

性发育的突出表现使青少年又兴奋又害羞，对此感到既神秘又好奇。青少年性意识开始觉醒，使男生格外逞强好胜，女生则更注重仪表容貌。男女学生间表面上相互不予理睬，而实际上都有相互交往的强烈愿望。青少年渴望了解性知识，通过多种渠道关注和涉猎性知识。然而由于许多家长和教师往往采取禁锢方式，不让他们涉及任何与性有关的内容，加深了青少年对于性的神秘感，使青少年将探究行动带入非正常渠道，性意识的觉醒又会导致性欲的产生而引发性冲动。还有些青少年对性过分敏感，表现为过分热衷于性诱惑，沉湎于性幻想，容易受淫秽书刊、录像制品的影响，出现早恋行为。甚至个别青少年不顾法律和道德约束，铤而走险，发生攻击性行为而陷入犯罪泥潭。

（三）心理发展

儿童青少年是一个相对幼稚、半成熟的时期，是独立性和依赖性、自觉性和幼稚性错综矛盾的时期。他们的抽象逻辑思维快速发展起来，学习的独立性、自觉性迅速增强，在集体活动和交往中表现出更大的独立性、主动性和积极性，并形成新的个性品质，如友谊感、义务感、纪律感等。儿童青少年的生长突增，使其成人意识增强；性成熟的发展，使其开始意识到两性关系等。此外，他们不仅关心和认识客观世界，而且关心和认识主观本身，渴望了解自己的内部世界，并且能够独立自觉地按一定目标和准则评价自己的品质和能力，对未来充满希望，积极地考虑和选择自己的生活道路，并初步形成了世界观。与此同时，一些消极的心理行为也在滋生，如厌学、烦恼、孤独、自卑、挫折、嫉妒及逆反心理，说谎、疯狂追星行为，等等。

（四）学习生活环境的变化

随着社会经济、科学技术的发展，社会观念的变化，儿童青少年成长环境也表现出一些新的特征。大多数家庭对儿童青少年给予更多关照和希望，他们的物质生活条件得到很大满足，但学习压力使他们的精神生活相对贫乏。少部分儿童青少年缺少家庭的温暖和关爱，生活条件较差，承受着较重的心理负担。儿童青少年主要成长过程是在学校度过的，学校为满足家长和社会的期望以及自身发展的需要，将学习成绩作为衡量儿童青少年成长的标准。新的社会价值以及飞速发展的信息时代伴随着儿童青少年度过他们早期的人生经历。

第二节　学校健康教育活动的重要意义及发展趋势

一、学校健康教育的意义

（一）学校健康教育是保证学生全面发展的重要条件

儿童青少年时期学生是接受教育、身心全面发展的良好时期。学校健康教育是贯彻中央关于推进素质教育精神，促进德、智、体、美、劳全面发展的组成部分。学校健康教育与素质教育倡导的"五育"关系密切，彼此构成我国独特的、完整的教育内容体系。

在德育教育方面，卫生道德是健康教育的重要内容。应使学生从小树立讲卫生的意识，自觉维护公共卫生，养成良好的个人卫生习惯和生活方式，遵守卫生法规和道德规范。

在智育教育方面，学校健康教育也是文化知识的一种。应对学生进行人类自我认识的认知教育，使他们懂得以科学的方法保护和增强自身的健康；通过心理健康教育，培养健全的人格，为他们聪明才智的充分发挥奠定良好的基础。

体育和劳动在学校中是促使儿童青少年身心健康发展的积极因素。结合体育和劳动课开展健康教育，不但能使儿童青少年从小养成热爱运动、主动参加劳动的意识，而且可以加强安全与自我保健教育，促进体育和劳动对学生身心健康的作用。

美育是培养学生审美、爱好美和创造美的能力教育，与生活方式关系很大。帮助青少年自觉用健康美的尺度衡量自己的生活和行为，使美和健康两者和谐一致是学校健康教育的任务之一。给健康造成损害的美是不可取的。例如，有的女学生为了追求"体型美"以饥饿方法减肥、勒腰，结果损害了机体的正常发育；有的男学生以吸烟行为为美，认为吸烟潇洒有风度等，这些都是影响健康的不良行为，急需健康教育给予帮助。

（二）学校健康教育是实现全民基础保健的有效途径

儿童青少年时期是人一生中接受能力最强、可塑性最大的时期，是形成"动力定型"的关键时期。在此阶段，人们较易形成良好的行为习惯和生活方式，并对其一生的行为及身心健康产生深远的影响。因此，做好学校健康教育是实现和促进全民基础保健、提高群体素质的有效途径。只有人人接受学校健康教育，才能从根本上提高整个国民的健康水平，促进人人健康。

（三）学校健康教育是影响家庭、社会和整个人群的治本措施

儿童青少年在家庭中占有一定地位。他们可以把在学校所接受的健康教育知识和技能以及建立的健康行为带到家庭、带到社会，促进家庭自我保健及卫生工作，有助于形成讲究卫生的社会风尚，从长远看，会起到移风易俗的作用。

（四）学校健康教育是学校初级卫生保健工作的最根本措施

初级卫生保健的核心是使每一个个体都能得到基本的医疗保健服务，其首要内容是增强人们的卫生保健知识，提高对卫生保健服务的认同感。学校开展任何初级卫生保健工作都要有学生的自愿配合，都要依靠他们健康知识的提高、技术的掌握和行为的改变才能取得实效。例如，目前学生中普遍存在的假性近视和近年来不断增多的儿童肥胖问题，多是由于缺乏正确的用眼知识和营养知识，或者由此引起的不正确的行为方式所造成的。目前许多医学专家主张从童年期开始就要预防成年期常见的严重慢性疾病，如心脑血管疾病和某些癌症；从童年期就要知道吸烟、运动不足、不合理膳食等是以上这些疾病的危险因素而加以避免；从小就要学会选择健康文明的生活方式，这些都要依靠学校健康教育加以实现。学校健康教育为实现学校初级卫生保健奠定了基础。

二、我国学校健康教育活动的现状及发展

1991 年，教育部和卫计委共同发布的《学校卫生工作条例》规定，学校卫生工作的

目标是提高学生的健康水平。学校卫生工作的主要任务是：监测学生健康状况；对学生进行健康教育，培养学生良好的卫生习惯；改善学校卫生环境和教学卫生条件；加强对传染病、学生常见病的预防和治疗，由此明确确立了学校健康教育在整个学校卫生工作中的地位。

为推动我国学校健康教育发展，促进学校健康教育的开展和规范，1992年国家颁布实施了《中小学生健康教育基本要求（试行）》，针对我国国情，明确规定了中小学健康教育的目标与基本内容。1993年我国又颁布了《大学生健康教育基本要求（试行）》。根据大学生现有实际情况和国家的要求，提出大学生健康教育的目标是增进大学生的卫生知识，使其进一步了解健康价值和意义，增强维护自身健康的责任感和自觉性，提高自我保健和预防疾病的能力；帮助大学生自觉选择健康的行为和生活方式，消除或减少危险因素的影响，从而促进身心健康，改善生活质量。

为适应我国社会的不断发展，国家技术质量监督检验检疫总局发布《中小学健康教育规范》，从国家技术规范管理角度，进一步改进和发展了《中小学健康教育基本要求》的内容。可以说，这些文件是我国现有的对学校健康教育的国家级指导性纲领。

随着国家一系列法规、文件的出台和相应的支持，我国学校健康教育蓬勃发展，全国各省、自治区和直辖市的各级各种类学校纷纷开设健康教育课或者采用不同的形式向在校学生开展健康教育，编写完成了各类学校健康教育的教材。1997年，教育委员会在北京、天津等13个省市抽取52所中小学校进行学校健康教育检查考评，结果显示，被考评学校的健康教育开课率达100%，学生健康教育教材拥有率为100%，据初步估计，全国绝大多数省、自治区已在一定范围内开设了健康教育课，健康教育活动的覆盖率在大城市达到90%，农村为50%。

为适应时代进步的要求，2001年9月，全国第9次教育改革的《基础教育课程改革纲要（试行）》规定，健康教育在九年义务教育阶段不再作为一门课程单独设置，而是以学段划分整合到小学的思想品德与社会课、科学课、体育课，中学的历史与社会课、科学课、生物课、体育与健康课之中。2004年4月，按照新的高中课程标准，体育课将成为向高中学生开展健康教育的主题课程，在高中的3年期间，健康教育内容被列为体育课程规定的七大系列之一，要求作为必修课，体育课被定名为"体育与健康课"。可以说，这一改革是一项探索发展健康教育与其他相关课程相互结合与渗透的尝试，无疑反映了我国基础教育改革对"健康第一"原则的认同。

2008年教育部颁布的《中小学健康教育指导纲要》指出："学校健康教育是学校教育的一部分，学校管理者应以大健康观为指导，全面、统筹思考学校的健康教育工作，应将健康教育教学、健康环境创设、健康服务提供有机结合，为学生践行健康行为提供支持，以实现促进学生健康发展的目标。"随着《中小学健康教育指导纲要》（教体艺〔2008〕12号）和《国家中长期教育改革和发展规划纲要（2010—2020年）》的颁布，我国逐步明确了学校健康教育的发展方向，基本上确立了以"德智体全面发展"为指导思想，以WHO提出的"生理的、心理的、社会适应性以及道德的"四个元素健康理念为理论基础，以《中小学健康教育指导纲要》提出的"健康意识与公共卫生意识，掌握健康知识和技能，促进学生养成健康的行为和生活方式的培养目标"为目标，以"健康行为与生活方式、疾病预防、心理健康、生长发育与青春期保健、安全应急与避险"为内容结构4个领域构成的我国学校健康教育课程体系。

目前我国学校健康教育正走着一条多元化发展的道路。各种以学校为基础的综合健康教育、营养健康教育、艾滋病预防教育、控烟教育、禁毒教育、心理健康教育、青春期教育等，涉及健康教育的不同范畴和内容，多种有效的教育手段及模式的探索也不断涌现。

案例：

当前，全球艾滋病的形势十分严峻，已经引起全世界各国政府的高度重视。在我国，艾滋病感染者数量也已呈逐年上升的趋势，不仅危及我国政治、经济、社会的发展，而且对其在世界其他各国家的流行有着举足轻重的影响。2015年12月1日是第28个"世界艾滋病日"。国务院防治艾滋病工作委员会办公室（简称"国艾办"）提出"行动起来，向'零'艾滋迈进"（英文主题为Getting to Zero），主要针对流动人口、青年学生、老年人、被监管人员等重点人群进行宣传教育活动；并指出年轻的大中学生不再是艾滋病防控人群中可"忽略"的群体。中国疾控中心性病艾滋病防治中心数据显示，近5年我国大中学生艾滋病病毒感染者年增35%。青年学生间，艾滋病病毒主要以性传播为主，主要是男同性传播。而相关报道指出，中学生对于艾滋病传播途径、预防方式和感染症状的知晓率为66.4%、56.6%和48.3%。综上，应针对当前中小学生对艾滋病的知识，尤其是如何正确防护和预防艾滋病以及艾滋病的现状与危害了解较少的现状进行研究。

截至2015年，我国近50万人感染艾滋病，在我国所有艾滋病病毒感染者中约15%为15～24岁的年轻人，且年轻男性的感染率在上升；截至2015年10月底，我国报告现存15～24岁的青年学生艾滋病病毒感染者和病人9152例。在新形势下，我们要进一步增强预防艾滋病的紧迫感、责任感、使命感，大力宣传普及艾滋病的科学知识，增强全民预防艾滋病的意识，提高自我保护能力，纠正不正确的思想（如认为艾滋病无法治愈，查出来也没有用，因而不愿意进行艾滋病病毒检测等）。通过宣传教育可以使可能的感染者减少担忧、早期接受观察治疗、及早采取健康的生活方式，延缓向艾滋病的发展以及早采取措施保护家人，防止将病毒进一步传播给他人。

第三节　学校健康教育的内容与方法

一、学校健康教育概述

（一）　学校健康教育的概念

学校健康教育是指通过学校、家长和学校所属社区的所有成员的共同奋斗，给学生提供完整的、积极的经验和知识结构，包括设置正式的和非正式的健康教育课程，创造安全健康的学校环境，提供合适的健康服务，让家庭和更广泛的社区参与，以促进学生健康。

学生健康知识的不断积累对树立和发展健康行为和认知能力至关重要。美国健康教育学家格林曾说过：学校健康教育是个人在学前、学校和学院中学到的学习经验的积累，以应对健康的挑战，为学生进一步学习所需的技能奠定基础。

学校健康教育学融会了医学、心理学、教育学、行为学、哲学、社会学、美学、文学等多种学科的理论和技术，通过课堂内外多种形式的教育活动，把卫生知识和行为改变的技能传授给广大学生，使他们建立起健康概念，促使其掌握并运用科学的技术、技能，提高自我保健能力。通过把科学知识转化为儿童少年的健康行为，使学校人群中不健康的行为及不良的卫生习惯逐渐消失，达到促进学生健康的目的。

（二）　学校健康教育与健康促进学校

随着健康教育的发展，人们逐渐认识到行为改变或建立并非孤立的现象，它在很大程度上取决于社会与自然环境的制约，于是健康促进成为健康教育深化和发展的必然趋势。

WHO 第一届全球健康促进大会提出：健康促进是增进人们对自身健康控制能力并逐步改善自身健康的过程。即健康促进要求的是充分调动所有的社会、政治、经济力量，改变人们的健康条件和物质环境，促使人们做出有利于健康的选择，维护和促进自身健康。

健康促进学校是近年来在全球兴起的健康促进活动的重要组成部分。WHO 对健康促进学校的定义是：学校内所有成员为保护和促进学生健康而共同努力，为学生提供完整的、有益的经验和知识体系，包括设置正式的和非正式的健康教育课，创造安全、健康的学校环境，提供适当的卫生服务，动员家庭和更广泛的社区参与，以促进学生健康。

健康促进学校的含义较学校健康教育更为广泛，它要求家庭和社会共同参与到学校健康教育工作中来，要求倡导制定学校卫生政策，改善学校物质环境，加强学校与社区的联系，提供优良的卫生保健服务，从而为学校健康教育目标的实现奠定坚实的基础。健康促进学校必将成为学校健康教育工作深入开展的先导和指南。

（三） 学校健康教育的原则

国内外学者提出的学校健康教育原则有多种，但结合我国的国情和青少年学生的特点，在学校健康教育工作中应重点遵循以下原则。

1. 明确目标

任何健康教育项目和健康教育活动都必须有明确的近期及远期目标，因为它是规划实施和效果评价的依据，如果缺乏明确的目标，整个规划将失去意义。目标一般包括教育目标、行为目标和健康目标。

2. 突出重点

尽管健康教育是一项投入少、收效高的措施，但用于健康教育方面的投资在整个卫生资源中的比重仍然较低，如何把有限的资源用于学生最迫切的需求方面，体现在健康教育规划设计中就是要突出重点，有所侧重。切忌包罗万象，面面俱到。

3. 切合实际

学校健康教育内容的选取需有科学依据。在吸收新的信息时，要认真分析，辨别真伪，教学中不能为了提高学生的警惕性而有意夸大事实。教学方法与教学内容除了应与受教育者的接受水平相一致，更重要的是要与儿童青少年迫切需要解决的健康问题相一致。

4. 生动活泼

学校健康教育的形式应生动活泼，激发儿童青少年兴趣。从心理学角度讲，兴趣是探求某种事物的主观倾向。兴趣有直接兴趣和间接兴趣之分，直接兴趣源于生动有趣的方法，而间接兴趣使人们有了学习的动机，可以说它是知识与行为的桥梁。对于儿童青少年来说，能引起直接兴趣的教学更能调动其学习的主动性。因此，学校健康教育要注意课内与课外结合、健康教育课程与其他课程结合、集体教育与个体辅导结合、理论与实践活动结合，发挥多渠道、多形式的综合作用，并采取儿童青少年喜闻乐见的教育方法，力争做到题材新颖，内容丰富，以及描述生动、比喻恰当、简单有趣的教学。此外，教师的态度应当是积极的、鼓励的，避免消极地指责和处罚。

5. 多方参与

学校健康教育必须有家庭和社会各方面的配合才能更好地发挥作用。儿童青少年在学校获得的卫生知识、技能和正在形成的卫生习惯，需要在家庭中实践、保持和巩固。学校健康教育的任何一项举措和干预计划，若没有家庭的支持都很难收到明显效果。因此，学校应将有关健康教育培养计划、目的、要求及学生在校存在的不良行为和习惯及时告知家长，以赢得协同教育。此外，社会参与、政府支持、社区环境的改善、当地政策、规划的制定都会影响到学校健康教育的实践。学校健康教育不仅应纳入学校的整体教育规范，还应与社区的卫生和教育计划相呼应，让学生感受到学校健康教育活动是自己生活、学习的组成部分。

二、学校健康教育的目标人群及目标

（一）学校健康教育的目标人群

按学校健康教育目的和对象的不同，学校健康教育的目标人群可分为以下四级。

1. 一级目标人群

一级目标人群指中小学生群体，即通过健康教育要改变其行为的最直接目标人群。

2. 二级目标人群

二级目标人群包括授课教师和学生家长，他们是与学生有着直接的利益关系、能对学生行为产生重要影响的人群。

3. 三级目标人群

三级目标人群包括学校领导、有威望的长辈、崇拜的偶像等，他们是受学生尊重和信任，能对学生的健康知识、态度和行业产生重要影响的人群。

4. 四级目标人群

四级目标人群包括各级政府领导、广播电视媒体等可以帮助创造有利于学生成长的物质和社会环境的人群。

（二）学校健康教育的目标

学校健康教育的三大基本目标是提高学生健康知识水平，使学生树立健康信念和态度，采纳并形成健康行为和生活方式。在学校健康教育过程中，随着学生知识的增长，理解的加深，需求愿望的增大，健康教育的理念逐步渗透到学生心中，使学生的不良行为得以改正，健康行为逐渐建立以及周边环境逐步改善，最终达到促进学生健康全面发展的目标。

总之，学校健康教育的目标应包括以下方面。

1. 提高学生健康知识水平

在学校，以多种教育方式向学生较系统地传授健康知识是学校健康教育的主要形式，其目的是将学生的行为引向正确的方向，帮助学生破除无知和愚昧，抵制不良行为和习惯的影响，确立追求健康、珍惜生命、热爱生活的健康观念，并掌握各种卫生、保健、防病、体育锻炼等知识和手段，以正确的方法有效地维护自身健康。

2. 改善学生对待个人和公共卫生的态度

学生对待卫生保健的正确态度，是促使其将卫生科学知识转化为行为和习惯的动力，是健康教育取得预期目标的前提。学生对待卫生问题的正确态度是通过卫生知识的学习及受周围人的影响而逐步形成的。因此，必须抓紧生命早期这一有利时机，开展学校健康教育，使学生运用所掌握的健康知识，逐步形成正确的健康行为和生活方式。

3. 培养学生的自我保健意识和能力

当前，卫生保健观念正从依靠医疗机构的"依赖型"向依靠自己的"自助型"转变，自助型的核心就是培养个人良好的生活习惯和发展自我保健意识及能力。学校健康教育就是要启发学生理解自我保健是最佳的促进健康的方法，引导学生充分掌握个人身体特点和健康状况，树立正确的健康价值观念，激发学生主动学习健康知识和利用卫生保健服务的兴趣，指导学生掌握各项自我保健技能，使学生面对各种危险因素时能够做出正确选择。

4. 降低学生常见病的患病率及各种危险因素

儿童青少年正处在生长发育时期，往往由于不良的学习生活条件及某些不利的影响因素，易发生一些常见疾病，如近视、龋齿、沙眼、寄生物感染、脊柱弯曲异常、营养失调、运动外伤等，这些疾病的发生大多与学生不良的学习和生活方式有关。因此，学校可通过健康教育及时普及各类常见病的有关防治知识，重视学生学习生活卫生，使学生摒弃不良行为和生活方式，并结合学校定期体检，达到早发现、早矫治，降低常见病患病率的目的。

此外，一些引起成年期死亡的主要病因，如心脑血管疾病、恶性肿瘤、糖尿病、单纯性肥胖等在儿童青少年时期患病率虽低，但危险因素却普遍存在。学校健康教育的一个重要目标就是让学生懂得这些危险因素与疾病的关系，帮助他们从维护自身健康的角度出发，避免各种危险因素的侵袭。

5. 预防各种心理卫生问题，促进心理健康发展

心理卫生问题是当前儿童青少年较普遍存在的健康问题。儿童青少年的年龄不同，被生理水平所制约的心理水平不一，因此学校健康教育应根据儿童青少年不同年龄阶段的心理发育水平，采用有针对性的教育及训练方法，有计划、有目的地将心理发展知识传授给儿童青少年、教师和家长，培养儿童青少年健康的心理状态、健全的性格和顽强的适应环境能力与改善环境的能力。学校健康教育中的心理咨询和行为指导将对防治各种心理卫生问题和心理障碍、促进儿童青少年心理素质提高发挥重要作用。

6. 培养良好的生活习惯，建立健康的生活方式，提高生长发育水平

儿童青少年的发育和健康与生活环境有密切关系。由于儿童青少年本人及其家长缺乏卫生保健知识，尤其是有关合理营养、平衡膳食，有规律的生活作息制度等方面的知识，导致偏食、挑食、睡眠不足、缺乏运动等现象普遍存在，在一定程度上影响了儿童青少年的发育水平和健康状况。学校健康教育的任务之一就是针对这些问题，引导并培养儿童青少年形成良好的生活习惯，建立健康的生活方式，使他们的发育水平和健康状况随着经济和生活条件的改善逐年提高，为终身健康奠定良好的基础。

三、学校健康教育的内容

学校健康教育的内容通常要依据学校健康教育的目标以及受教育者的年龄特点、社会文化背景等多种因素确定。《中小学生健康教育指导纲要》（教体艺〔2008〕12号）提出中小学健康教育内容包括5个领域，即健康行为与生活方式、疾病预防、心理健康、生长发育与青春期保健、安全应急与避险。进行学校健康教育时，必须有合适的教材。目前我国学校健康教育教材较多，内容广泛，各有侧重。根据儿童青少年生长发育的不同阶段，依照小学低年级、小学中年级、小学高年级、初中年级、高中年级5级水平，把5个领域的内容合理分配到这5级水平中，并互相衔接，完成中小学校健康教育的总体目标。

（一）水平一（小学1~2年级）

1. 目标

知道个人卫生习惯对健康的影响，初步掌握正确的个人卫生知识；了解保护眼睛和牙齿的知识；知道偏食、挑食对健康的影响，养成良好的饮水、饮食习惯；了解自己的身体，学会自我保护；学会加入同伴群体的技能，能够与人友好相处；了解道路交通和玩耍中的安全常识，掌握一些简单的紧急求助方法；了解环境卫生对个人健康的影响，初步树立维护环境卫生的意识；知道蚊子、苍蝇、老鼠、蟑螂等会传播疾病。

2. 基本内容

（1）健康行为与健康知识：不随地吐痰，不乱丢果皮纸屑等垃圾；咳嗽、打喷嚏时遮掩口鼻；勤洗澡、勤换衣、勤洗头（包含头虱的预防）、勤剪指甲；不共用毛巾和牙刷等洗漱用品（包含沙眼的预防）；不随地大小便，饭前便后要洗手；正确地洗手；正确的身体坐、立、行姿势，预防脊柱弯曲异常；正确的读写姿势；正确做眼保健操；每天早晚刷牙，饭后漱口；正确的刷牙方法以及选择适宜的牙刷和牙膏；预防龋齿（认识龋齿的成因、注意口腔卫生、定期检查）；适量饮水有益健康，每日适宜饮水量，提倡喝白开水；吃好早餐，一日三餐有规律；不偏食、挑食；经常喝牛奶、食用豆类及豆制品有益生长发育和健康；经常开窗通气；文明如厕、自觉维护厕所卫生。

（2）疾病预防：接种疫苗可以预防一些传染病。

（3）心理健康：日常生活中的礼貌用语，与同学友好相处的技能。

（4）生长发育与青春期保健：生命孕育、成长基本知识，知道"我从哪里来"。

（5）安全应急与避险：常见的交通安全标志；行人应遵守的基本交通规则；乘车安全知识；不玩危险游戏，注意游戏安全；燃放鞭炮要注意安全；不玩火，使用电源要注意安全；使用文具、玩具要注意卫生安全；远离野生动物，不与宠物打闹；家养犬要注射疫苗；发生紧急情况，会拨打求助电话（医疗求助电话：120，火警电话：119，匪警电话：110）。

（二）水平二（小学3~4年级）

1. 目标

进一步了解保护眼睛、预防近视眼的知识，学会合理用眼；了解食品卫生基本知识，初步树立食品卫生意识；了解体育锻炼对健康的作用，初步学会合理安排课外作息时间；初步了解烟草对健康的危害；了解肠道寄生物病、常见呼吸道传染病和营养不良等疾病的基本知识及预防方法；了解容易导致意外伤害的危险因素，熟悉常见的意外伤害的预防与简单处理方法；了解日常生活中的安全常识，掌握简单的避险与逃生技能；初步了解生命的意义和价值，树立保护生命的意识。

2. 基本内容

（1）健康行为与健康知识：读书写字、看电视、用电脑的卫生要求；预防近视（认识近视的成因、学会合理用眼、注意用眼卫生、定期检查);预防眼外伤;不吃不洁、腐败变质、超过保质期的食品;生吃蔬菜水果要洗净;人体所需的主要营养素;体育锻炼有利于促进生长发育和预防疾病;睡眠卫生要求;生活垃圾应该分类放置;烟草中含有多种有害于健康的物质,避免被动吸烟。

(2)疾病预防:蛔虫、蛲虫等肠道寄生虫病对健康的危害与预防;营养不良、肥胖对健康的危害与预防;认识传染病(重点认识传播途径);常见呼吸道传染病(流感、水痘、腮腺炎、麻疹、流脑等)的预防;冻疮的预防(可根据地方实际选择);学生应接种的疫苗。

(3)生长发育与青春期保健:了解人的生命周期包括诞生、发育、成熟、衰老、死亡;初步了解儿童青少年身体主要器官的功能,学会保护自己。

(4)安全应急与避险:游泳和滑冰的安全知识;不乱服药物,不乱用化妆品;火灾发生时的逃生与求助;地震发生时的逃生与求助;动物咬伤或抓伤后应立即冲洗伤口,及时就医,及时注射狂犬疫苗;鼻出血的简单处理;简便止血方法(指压法、加压包扎法)。

(三) 水平三 (小学 5~6 年级)

1. 目标

了解健康的含义与健康的生活方式,初步形成健康意识;了解营养对促进儿童少年生长发育的意义,树立正确的营养观;了解食品卫生知识,养成良好的饮食卫生习惯;了解烟草对健康的危害,树立吸烟有害健康的意识;了解毒品危害的简单知识,远离毒品危害;掌握常见肠道传染病、虫媒传染病的基本知识和预防方法,树立卫生防病意识;了解常见地方病,如碘缺乏病、血吸虫病对健康的危害,掌握预防方法;了解青春期生理发育基本知识,初步掌握相关的卫生保健知识;了解日常生活中的安全常识,学会体育锻炼中的自我监护,提高自我保护的能力。

2. 基本内容

(1)健康行为与健康知识:健康不仅仅是没有疾病或不虚弱,而是身体、心理、社会适应的完好状态;健康的生活方式(主要包括合理膳食、适量运动、戒烟限酒、心理平衡)有利于健康;膳食应以谷类为主,多吃蔬菜水果和薯类,注意荤素搭配;日常生活饮食应适度,不暴饮暴食,不盲目节食,适当吃零食;购买包装食品应注意查看生产日期、保质期、包装有无涨包或破损,不购买无证摊贩食品;了解容易引起食物中毒的常见食品(发芽马铃薯、不熟扁豆和豆浆、毒蘑菇、新鲜黄花菜、河豚等);不随意采摘、食用野果、野菜;体育锻炼时自我监护的主要内容(主观感觉和客观检查的指标);发现视力异常,应到正规医院眼科进行视力检查、验光,注意佩戴眼镜的卫生要求;吸烟和被动吸烟会导致癌症、心血管疾病、呼吸系统疾病等多种疾病;不吸烟、不饮酒;知道常见毒品的名称,毒品对个人和家庭的危害,自我保护的常识和简单方法,远离毒品。

(2)疾病预防:贫血对健康的危害与预防,常见肠道传染病(细菌性痢疾、伤寒与副伤寒、甲型肝炎等)的预防,疟疾的预防,流行性出血性结膜炎(红眼病)的预防,碘缺乏病对人体健康的危害的预防,血吸虫病的预防(可根据地方实际选择)。

（3）心理健康：保持自信，自己的事情自己做。

（4）生长发育与青春期保健：青春期的生长发育特点；男女少年在青春发育期的差异（男性、女性第二性征的具体表现）；女生月经初潮及意义（月经形成以及周期计算）；男生首次遗精及意义；变声期的保健知识；青春期的个人卫生知识，体温、脉搏测量方法及测量的意义。

（5）安全应急与避险：骑自行车的安全常识；常见的危险标志（如高压、易燃、易爆、剧毒、放射性、生物安全）；煤气中毒的发生原因和预防；触电、雷击的预防；中暑的预防和处理；轻微烫烧伤和割、刺、擦、挫伤等的自我处理；提高网络安全防范意识。

（四）水平四（初中年级）

1. 目标

了解生活方式与健康的关系，建立文明、健康的生活方式，进一步了解平衡膳食、合理营养的意义，养成科学、营养的饮食习惯；了解充足的睡眠对儿童少年生长发育的重要意义；了解预防食物中毒的基本知识；进一步了解常见传染病预防知识，增强卫生防病能力；了解艾滋病基本知识和预防方法，熟悉毒品基本知识，增强抵御毒品和艾滋病的能力；了解青春期心理变化特点，学会保持愉快情绪和增进心理健康；进一步了解青春期发育的基本知识，掌握青春期卫生保健知识和青春期常见生理问题的预防与处理方法；了解什么是性侵害，掌握相关预防方法和技能；掌握简单的用药安全常识；学会自救互救的基本技能，提高应对突发事件的能力；了解网络使用的利弊，合理利用网络。

2. 基本内容

（1）健康行为与健康知识：不良生活方式有害健康，慢性非传染性疾病（恶性肿瘤、冠心病、糖尿病、脑卒中）的发生与不健康的生活方式有关；膳食平衡有利于促进健康；青春期充足的营养素能保证生长发育的需要；保证充足的睡眠有利于生长发育和健康（小学生每天睡眠时间10h，初中生每天睡眠时间9h，高中生每天睡眠时间8h）；食物中毒的常见原因（细菌性、化学性、有毒动植物等）；发现病死禽畜要报告，不吃病死禽畜肉；适宜保存食品，腐败变质食品会引起食物中毒；拒绝吸烟、饮酒的技巧；了解毒品对个人、家庭和社会的危害，拒绝毒品的方法；知道吸毒违法，拒绝毒品。

（2）疾病预防：乙型脑炎的预防；疥疮的预防；肺结核的预防；肝炎的预防［包括甲型肝炎、乙（丙）型肝炎等］；不歧视乙肝病人及感染者；艾滋病的基本知识；艾滋病的危害；艾滋病的预防方法；判断安全行为与不安全行为，学会拒绝不安全行为的技巧，学会寻求帮助的途径和方法；与预防艾滋病相关的青春期生理和心理知识；不歧视艾滋病病毒感染者与病人。

（3）心理健康：不良情绪对健康的影响；调控情绪的基本方法；建立自我认同，客观认识和对待自己；根据自己的学习能力和状况确定合理的学习目标；明确异性交往的原则。

（4）生长发育与青春期保健：热爱生活，珍爱生命；青春期心理发育的特点和变化规律，正确对待青春期心理变化；痤疮发生的原因、预防方法；月经期间的卫生保健常识，痛经的症状及处理；选择和佩戴适宜的胸罩的知识。

（5）安全应急与避险：有病应及时就医；服药要遵从医嘱，不乱服药物；不擅自服用、不滥用镇静催眠等成瘾性药物；不擅自服用止痛药物；知道保健品不能代替药品；毒物中毒的应急处理；溺水的应急处理；骨折简易应急处理知识（固定、搬运）；识别容易发生性侵害的危险因素，保护自己不受性侵害；预防网络成瘾。

（五）水平五（高中年级）

1. 目标

了解中国居民膳食指南，了解常见食物的选购知识，进一步了解预防艾滋病的基本知识，正确对待艾滋病病毒感染者和病人；学会正确处理人际关系，培养有效交流的能力，掌握缓解压力等基本的心理调适技能；进一步了解青春期保健知识，认识婚前性行为对身心健康的危害，树立健康文明的性观念和性道德。

2. 基本内容

（1）健康行为与健康知识：食品选购的基本知识，中国居民膳食指南的内容。

（2）疾病预防：艾滋病的预防知识和方法；艾滋病的流行趋势及对社会经济带来的危害；艾滋病病毒感染者与艾滋病病人的区别；艾滋病的窗口期和潜伏期；无偿献血知识；不歧视艾滋病病毒感染者与病人。

（3）心理健康：合理宣泄与倾诉的适宜途径，客观看待事物；人际交往中的原则和方法，做到主动、诚恳、公平、谦虚、宽厚地与人交往；缓解压力的基本方法；认识竞争的积极意义；正确应对失败和挫折；考试等特殊时期常见的心理问题与应对。

（4）生长发育与青春期保健：热爱生活，珍爱生命；青春期常见的发育异常，发现不正常要及时就医；婚前性行为严重影响青少年身心健康，应避免婚前性行为。

（5）安全应急与避险：网络交友的危险性。

四、学校健康教育的实施途径及保障机制

（1）学校要通过学科教学和班会、团会、校会、升旗仪式、专题讲座、墙报、板报等多种宣传教育形式开展健康教育。学科教学每学期应安排 6~7 课时，主要课程为"体育与健康"。健康教育教学课时安排可有一定灵活性，如遇下雨（雪）或高温（严寒）等不适宜户外体育教学的天气时可安排健康教育课。另外，小学阶段还应与"品德与生活""品德与社会"等学科的教学内容结合，中学阶段应与"生物"等学科教学有机结合。对无法在"体育与健康"等相关课程中渗透的健康教育内容，可以利用综合实践活动和地方课程的时间，采用多种形式，向学生传授健康知识和技能。

（2）各地教育行政部门和学校要重视健康教育师资建设，把健康教育师资培训列入在职教师继续教育的培训系列和教师校本培训计划，分层次开展培训工作，不断提高教师开展健康教育的水平。中小学健康教育师资以现有健康教育专兼职教师和体育教师为基础。要重视健康教育教学研究工作，各级教研部门要把健康教育教学研究纳入教研工作计划，

针对不同学段学生特点，开展以知识传播与技能培养相结合的教学研究工作。

（3）各地应加强教学资源建设，积极开发健康教育的教学课件、教学图文资料、音像制品等教学资源，增强健康教育实施效果。凡进入中小学校的自助读本或相关教育材料，必须按有关规定，经审定后方可使用；健康教育自助读本或者相关教育材料的购买由各地根据本地实际情况采取多种方式解决，不得向学生收费，以免增加学生负担。大力提倡学校使用公用图书经费统一购买，供学生循环使用。

（4）重视对健康教育的评价和督导。各地教育行政部门和学校应将健康教育实施过程与健康教育实施效果作为评价重点，具体包括学生健康意识的建立、基本知识和技能的掌握和卫生习惯、健康行为的形成，以及学校对健康教育课程（活动）的安排、必要的资源配置、实施情况以及实际效果。各地教育行政部门应将学校实施健康教育情况列为学校督导考核的重要指标。

（5）充分利用现有资源。健康是一个广泛的概念，涉及生活的方方面面，学校健康教育体现在教育过程的各个环节，各地在组织实施过程中，要注意健康教育与其他相关教育，如安全教育、心理健康教育有机结合，把课堂内教学与课堂外教学活动结合起来，发挥整体教育效应。

（6）学校健康教育是学校教育的一部分，学校管理者应以大健康观为指导，全面、统筹思考学校的健康教育工作，应将健康教育教学、健康环境创设、健康服务提供有机结合，为学生践行健康行为提供支持，实现促进学生健康发展的目标。

五、学校健康教育的形式和方法

（一）学校健康教育的形式

利用信息传播开展学校健康教育工作是当前国内外健康教育发展的主要趋势。学校健康教育主要是针对学生群体的工作，以解决他们的健康问题和培养他们的健康行为为目的。健康信息的传播可以帮助学生获得在健康问题上做出决定所需要的知识、意见和态度。如果所传播的信息能够让他们理解、认可、相信并接受，那么通过信息传播的教育就取得了巨大的成功，这也决定了信息传播教育必须采取多种形式，才能实现预期的教育目标。

目前，学校健康信息传播教育有3种形式，即直接教育形式、间接教育形式和专题教育形式。

1. 直接教育形式

直接教育形式是学校健康教育最基本和最重要的途径，可针对受教育者的具体健康问题和特点，进行有针对性的知识、技能传授和强化教育，是促使受教育者改变信念、态度的有效教育形式。在学校健康教育中，常用的直接教育形式有以下几种。

（1）健康教育课：这是一种目前国内普遍采用的信息传播教育形式，以课堂讲述较为多见。课堂讲述以教师作为教学过程的主导者，依据教育学原则，主要以课本教材，或辅以一些实物、图片、幻灯等手段组成教学过程，是一种系统知识、技能传授方式。

（2）讲座：是一个人或多数人传播信息的行为，如学术报告会、专题讲座等，是我国学校健康教育广泛采用的一种形式。

（3）健康咨询：即健康教育人员或卫生工作者为学生解答生活中的各种健康问题，帮助学生避免或消除心理、生理、行为及社会各种非健康因素的影响，以提高身心健康的水平。

（4）小组活动：以目标人群组成的小组为单位开展的健康教育活动。由于受教育者置身于群体中，受群体意识、群体规范、群体压力、群体支持的影响，更易摒弃旧观念，确立新的态度和行为。

（5）个别劝导：指健康教育工作者在健康教育活动中针对个别受教育者的具体情况，通过传播健康知识、传授有关的健康技能，说服其改变不健康状态及行为的过程，是健康教育工作的重要形式和主要手段。

（6）同伴教育：同伴教育就是利用青少年的团伙倾向，首先对有影响力和号召力的青少年进行有目的的培训，使其掌握一定的知识和技巧，然后他们再向周围的青少年传播相应的知识和技能，甚至向更广泛的范围传播，以达到群体教育的目标。它的特点是教育者和被教育者之间没有代沟，教学形式打破了传统的以教师为中心的教育模式，取而代之的是平等交流的教学方式，加强了被教育者的参与热情，提高了教育效果。同伴教育的活动形式多种多样，可以是朋友间的聊天或是有组织的小组讨论。同伴教育的内容多是针对一些敏感问题，如性行为、性病、吸毒、吸烟等。

2. 间接教育形式

随着科学技术的进步，各种媒介技术的发展，间接教育形式在学校健康教育工作中应用得越来越广泛。间接教育形式常利用4种媒介技术：大众媒介、视听手段、系统学习和教学电视。信息通过电视、广播、图表、标语、书籍、手册和教学设备传播。学校健康教育中常采用的间接教育形式有以下几种。

（1）大众媒介：大众媒介是健康教育工作强有力的工具。在4种媒介中，大众媒介不同于其他3种媒介，它的目标人群数量相对较大，信息相对简单完整。学校健康教育可充分利用大众传播媒介的各种教育形式，如订阅各种卫生报纸、杂志、丛书和卫生宣传画，组织收听收看卫生广播节目、卫生科教电视片、电影，开展"卫生科普游园""卫生知识竞赛"等生动活泼的宣传教育活动，紧密围绕各个时期学校的卫生工作任务，通过各种大众媒介的广泛传播，促进学生、教职工、家长及广大社区成员在知、信、行上不断向更加健康的方面发展。

（2）视听手段：视听手段与大众媒介具有一定的相似性，但两者之间存在着范围和综合性的差别。视听手段接触的是一个有限的靶人群，如某班级或某年级的学生。视听手段对其他教育方法，如演讲、小组讨论、游戏或行为矫正等起到一种补充或加强作用。在学校健康教育中，影视材料是使用最广泛的视听手段，对于不同主题、不同年龄人群，利用电影、录像传授有关健康知识是十分有效的。

（3）系统学习：指借助于教学仪器、试验和计算机而进行的学习方法，此方法能将有关材料安排到一个精心编制的连续过程中。系统学习可以提供一套完整的信息，如教学软件、模拟教具等，学生根据自己的不同情况掌握学习进度，除解答问题以外，一般不需要教师指导。系统学习的新发展是辅以计算机的辅助教学，学习者可以使用一个终端和计算机对话。当学习者的个体差异大，需要个别学习时，系统学习比较适合；当学习材料相对清楚或内容需要保密或不宜公开时，如性病、生殖生理等，这也是比较适宜的方法。

（4）教学电视：教学电视能够像系统学习一样，提供独立的指导程序，不同的是教学电视常用于整个班级，而一些特制的教学节目可在全国或特定地区播放。许多专家认为教学电视在认知和心理思维活动技巧的研究中具有很多优点。

3. 专题教育形式

专题健康教育是指为预防某种健康或疾病问题，以及消除该病的致病因素或降低发病率而进行的健康教育形式。如青春期性健康教育、预防吸烟健康教育、艾滋病预防的健康教育均属专题健康教育范畴。专题健康教育是学校健康教育活动中经常使用的一种形式。

总之，在进行学校健康教育时，要根据学生的年龄特点、健康问题及健康行为的特点、影响健康行为各因素的特点来选择信息传播教育形式。而要使健康传播活动获得良好的效果，促使学生接受信息，转变态度和改变行为，就必须因人、因时、因地制宜，根据自身拥有的资源，选择和应用适宜的信息传播教育形式，而且必须综合运用各种教育形式，才能使健康教育达到预期的目标和要求。

（二） 学校健康教育的方法

学校健康教育方法是为实现预期教育目标而采取的有系统、有组织的手段。然而，在校学习的中、小学生正值生长发育、体魄强健、精力旺盛时期，良好的自身状况往往使他们难以认识到在一个人健康时期建立良好卫生习惯和行为对其一生的重要意义，缺乏对健康教育学习的积极兴趣和求知欲望。这些无疑给学校健康教育的开展带来一定的难度。

成功的学校健康教育就是要在这种特定的环境下，针对学生所具有的特殊情况，通过最有效的教学手段和方法，激发学生学习有关健康知识的兴趣和自觉意识，指导学生掌握具体实用的健康知识、技巧和才能，以实现所规定的教育目标。

1. 学校在开展健康教育时应考虑的因素

（1）学习的认知过程：学习者在健康教育的学习过程中，都要经历获取信息、理解、分析并归纳综合的过程。因此，在进行健康教育时，要运用各种有助于学习者理解、应用、分析、综合及评价的方法，如采用游戏、角色扮演、小组活动、使用某些视听设备等方式，达到向学习者提供有关健康信息的目的。

（2）学习的情感因素：情感因素即指学习者自身所具有的信念、态度和价值观，这些因素往往能够影响学习者对提供信息的认识及接受水平。因此，在健康教育学习中要注意引入积极的学习过程，使学习者的信念和态度受到影响，自觉反省原有的价值观念，并转向更有益于健康的方面。

（3）学习的心理动力因素：在健康教育中，利用各种演示或实践的机会，向学习者分解、展示一些复杂的行为或技能，为学习者提供决策、协商、处理各种关系、解决问题等练习机会，调动学习者的内在动力，使他们能够较容易地理解、掌握有关技能。

（4）学习的环境因素：由于健康教育不仅与个体有关，还涉及学校和社区的健康兴趣。因此，个体、学校以及社区环境的健康需求也会渗透到整个健康教育中，并由此影响学校健康教育活动。所以，一些健康教育学的专家建议，在学校开展健康教育时，还应针对个体、学校和社区三者的交叉兴趣，采取相应的教育方法，由此建立一个统一、和谐的学习环境。

2. 学校健康教育的教学方法

目前，学校健康教育常用的教学方法有以下几个方面。

（1）讲述：这是一种较为传统的教学方法。教师是教学过程的主导者，依据教育学原则组织学生学习，安排学习时间、内容和时间分配，并进行定期考评以检查教学效果。目前我国学校健康教育多采用这种方法。

（2）讨论：讨论即让参与者围绕一个或数个问题发表见解的一种方法。这种方法的运用可以在全班进行，也可以在小组进行，可以穿插在课堂授课之中，也可以单独设立某个专题进行。该方法的目的在于激发各种观点的自由交换，允许每个参加者就某个主题公开坦诚地发表个人意见或倾听他人的观点。这种方法最大限度地调动了学习者的内在学习动力。

（3）头脑风暴：指邀请学生或其他参加者自愿就某些问题（问题由教师或组织者提出）做出迅速的应答反应。这种方法的优点在于有利于创造参与气氛，引起学生的思考和兴趣，提高学习效率。

（4）角色扮演：这种方法是通过让学生扮演某一情节中的不同角色，再现现实生活中的一些情景，使扮演者及观众均感到身临其境，仿佛直接参与到一个事件中，从中受到启发。这种方法有利于引起和发挥学生的兴趣和能力，促进他们的态度、信念及价值观念的转变，并培养彼此间的交流及合作精神。

（5）示范：即通过某些具体示范演示，让学生亲自体会并深入了解一些健康教育的内容。示范法不仅可以在教室里进行，也可以在与教育内容有关的实际工作场所进行。这种方法的优点在于可以使教学形式更加生动活泼，增加学生的兴趣，并使学生学到相应的技能。

（6）案例分析：即向学生介绍一个真实的事件或案例，请学生参与分析讨论。案例分析是目前常用的一种参与式教学方法，它通过分析、讨论、评价具体的案例，促进学生的自我决策技能和解决问题能力的提高。在进行案例分析时，鼓励学生根据自己具有的知识、技能及经验参与思考，展开交流。

第四节 学校健康教育的实施步骤及效果评价

一、学校健康教育工作的计划

（一） 制订学校健康教育计划

学校健康教育所面对的目标人群是处于生命准备时期的儿童青少年，为了确保学校健康教育能取得预期的社会效益，在开展工作之前，必须对所实施的健康教育规划进行周密合理的设计，既要保证计划的科学性，又要体现计划的可行性。

制订学校健康教育计划要目标明确，重点突出，切合实际，并具有预见性和灵活性。可根据教育部、卫生部门对学校健康教育与健康促进内容评估的规定，以及本地区儿童青少年实际健康需求和存在的健康问题，并考虑长远健康发展目标，制订出各校切实可行的行动计划。

学校健康教育计划设计是为计划的实施和评价服务的，在设计时应解决以下8个问题：①做什么，健康教育计划的内容和目标是什么；②为什么，开展健康教育的理由或原因及目的；③何时做，健康教育活动的日程计划与时间安排；④哪里做，健康教育活动开展的地点与范围；⑤何人做，实现计划的人力资源；⑥对谁做，健康教育计划的目标人群；⑦怎样做，计划实施的步骤、策略和技术；⑧预期结果，计划实施后取得的社会效益和经济效益。

学校健康教育计划设计的模式及程序可参考美国健康教育专家格林教授提出的格林模式。它是一个较为成功的理论模式，根据它可制订出全面的计划，常被健康教育工作者作为计划设计和评价的指南。

（二） 设立学校健康教育领导和组织管理机构

实施学校健康教育的单位，必须加强对决策层的开发，转变观念，提高对学校健康教育目的、意义的认识，树立信念，使决策者有决心把健康教育纳入学校的议事日程。必须成立由校长或其他主要负责人领导的健康教育工作领导小组，它由校德育处、教务处、少先队、共青团、学生会和学校医务室等部组成，还应吸收社区领导及家长代表参加。定期召开会议，检查督促学校健康教育各项规划的实施情况，并对规划实施中出现的各种问题进行研究，以保证学校健康教育目标的实现。各部门都应有明确的职责与分工，实行目标管理。

二、学校健康教育工作的实施

学校应该为开展健康教育工作创造必要的条件，使学校环境有利于健康教育计划的实施、目标的实现，具体应做好以下几方面工作。

（一）制定学校健康教育政策

学校健康教育政策是顺利开展学校健康教育的保证，体现学校决策者的思维观念，并影响学校健康教育行动和资源利用。学校健康政策内容包括以下几个方面。

（1）有关学生禁止吸烟、饮酒的政策。
（2）进行健康筛查的政策。
（3）发生紧急情况时所采取的应对措施的政策。
（4）在保证男、女学生利用学校资源方面平等的政策。
（5）有关食品安全的政策。
（6）关于艾滋病病毒、艾滋病控制及其安全管理的政策。
（7）适合本地区情况和控制蠕虫或其他寄生虫病的政策。
（8）急救相应的政策和规划等。

假如学校已经颁布了某些方面的卫生政策，而这些现存政策没有全面地涉及健康问题，则应对其进行补充和完善。

（二）创建学校健康环境

学校健康环境是激发和促进学生参与健康活动，主动培养健康意识的外部环境，它包括人际环境、事物环境和物质环境。

人际环境主要是指学校内师生间、同学间以及和其他工作人员间的关系是否密切协调、互尊互敬，形成一种和谐的气氛。

事物环境是指校内各种活动和措施以及师生员工的健康状态，如课程的安排、制度的制定、课外活动、学校的安全措施、考试等。

物质环境是指学校的基础环境及自然环境，包括校址的选择，学校的建筑，操场的大小，教室采光照明、通风采暖、课桌椅，给水及排水设备，厕所，食堂，垃圾处理，运动设施等。

（三）提供学校卫生服务

学校卫生服务指学校或有关卫生服务机构向学生提供直接服务，并与学校建立合作关系，共同担负起学校卫生保健和教育的责任，是整个学校健康教育规划不可缺少的部分。它包括学生发育监测、健康检查、牙齿检查、视力、听力检查、免疫接种和传染病管理、常见病和身体缺陷的纠正、突发性疾病的紧急服务、意外事故的应急措施、心理咨询以及为伤残学生提供必要的服务等。

（四）　协调学校与社区关系

学校与社区关系指学校与学生家庭之间的联系，以及学校与学校所在社区各组织、团体之间的联系。其内容包括：学校积极地与当地社区建立联系，师生共同参与社区活动，向社区通报学校有关健康教育的规划、倡议等。在学校生活中，提倡家庭和社区的参与，如请家长参与学校食品政策的制定与实施、学校建设和体育活动等。此外，学校应积极争取社区大众的合作和社会舆论的支持。

三、学校健康教育评价

学校健康教育评价是学校健康教育总体计划的重要组成部分，它贯穿于整个计划的实施过程，是衡量学校健康教育计划的科学性、实用性、可行性等方面重要、客观的尺度。

（一）　评价的原则

波勒克（Pollock）提出了学校健康教育评价的 7 条原则。

（1）评价应是连续的，与整个计划同步。

（2）评价应围绕学校卫生计划中所有重要的方面。

（3）评价应关心结果、步骤和内容。

（4）评价应是合作性的，即有关人员都应参与，包括学生、领导、教师、医务人员、专家和社区代表。

（5）评价重点应放在计划的目标和目的上。

（6）评价应有一个长期计划。

（7）评价应收集资料和保存记录。

（二）　评价的内容及指标

学校健康教育评价的内容除了知识、信念与态度、行为外，更要结合青少年发育旺盛的生理特点，把生长发育水平及健康状况作为重要的评价内容。

1. 健康知识的评价

健康知识的评价即围绕所干预的内容及有关的知识进行书面测验，最常用的方法是问卷法。对低年龄儿童，可采用个别谈话的方式进行测验。群体评价指标以得分的及格率或测验平均得分做比较，个体以自身的前后得分情况来衡量。

2. 卫生保健信念的评价

学生的卫生信念是指他们对卫生知识、卫生保健设施、卫生行为的认识、观点和态度的概括。卫生保健信念有各种表现形式，评价指标涉及面较广，如健康教育活动的自愿参与率，卫生报刊的阅读率，对某些正确及不正确卫生行为的肯定或否定率等。

3. 健康行为的评价

健康教育的核心是对行为的干预，因此，健康行为变化的评价是学校健康教育评价的重要方面。可在日常学习生活中及家庭联系中了解学生健康行为和行为的变化。评价健康行为的指标可采用健康行为的形成率、不良行为的改正率等。

4. 生长发育水平及健康状况评价

通过定期的体格检查、身体素质的测验，与当地的生长发育标准、常见病患病水平进行比较来衡量健康教育效果。

5. 公共卫生面貌的改善

公共卫生面貌的改善是对学生信念及行为改进的一种间接评价，包括学生精神面貌和道德风尚的改变，如保护环境卫生的自觉性增强，成为义务宣传员；主动抵制不良行为等。

评价指标依实际情况进行设计、选择。

（三） 评价方法

目前采用的评价方法有多种，具体评价方法应根据评价目的进行选择。

1. 问卷调查

问卷调查（questionnaire survey）是根据事先设计好的表格、问卷、量表等进行调查的方法，是由被试者自行选择答案的一种方法，也是评价学生知识、态度和行为最常用的一种方法。目前，问卷试题通常采用3种形式：是非、选择、等级排列。

2. 行为观察

行为观察（behavior observation）是用于观察行为的最常用方法。通常采用自然观察法，即通过人的感官在没有人干预的情况下观察他人的行为，并把观察结果按时间顺序系统记录下来。在观察法中，应注意不能就某一孤立事件做出评判。

3. 自我评估

自我评估（self－evaluation）指学生自己向教师、保健教师或健康教育者报告个人与健康教育项目有关的认知、兴趣、态度、信念和行为，如报告吸烟、膳食、卫生习惯、锻炼等方面的情况。如有必要和可能时，辅以询问家长来核实自我报告的可靠性。

4. 个别交谈

个别交谈（personal interview）指健康教育项目开展前后，由教师、调查人员与接受教育的对象面对面地交谈，直接了解他人行为及心理状态的方法。这是评估学生健康知识、态度与实际行为改进的必要步骤之一。应用时要有周密的计划、有主题。

5. 家长访谈

家长访谈（teacher－parent interview）是指采用召开家长会、与家长进行座谈或家访的形式，了解学生健康知识掌握和提高的情况，以及已养成哪些卫生习惯，还有哪些薄弱环节等，并征求家长对健康教育实施的意见，以便正确做出有关学生健康行为的评估。

（四） 评价中应注意的问题

学校健康教育评价是一项复杂而细致的工作，为使评价结果客观、准确，应注意以下两方面问题。

1. 评价中对照组的设置

在必须设立对照组的评价中，对照组的选择要合理，与实验组之间要有可比性。如果两组之间在未开展健康教育前就存在与评价内容有关因素的差异，这种评价研究就失去了意义。因此，在选择对照组时应慎重。

2. 评价时间

评价时间如果不当，往往会出现低估或高估效果，导致不同结论。如戒烟效果评价，年轻人起初受到教育激励、团体互动等影响，戒烟率可能较高，但随时间推延，戒烟率可能会逐步下降，如果只在教育刚结束后评价一次，往往高估效果。解决的最好办法是多次重复评价，这样即可消除因评价时间不当而得出的错误结论。

第七章　家庭健康教育

　　家庭是社会的细胞，是构成社会的基本单位，是个人生活的重要处所。家庭中每位成员的心理、行为和生活方式等，在很大程度上受家庭环境的影响。中国是世界上人口最多的国家，也是世界上家庭数量最多的国家。家庭规模、结构、类型等随着外部环境的变化也呈现出多样性和复杂性，且家庭类型和生活质量密切相关，因此，开展家庭健康教育与家庭健康评估工作十分重要。

第一节　家庭概述

一、家庭的定义、类型、特点及关系

（一）家庭的定义

　　家庭是指在同处居住的，靠血缘、婚姻或收养关系联系在一起的，两个或更多的人所组成的，由法律、习俗和伦理固定下来的、共同生活和彼此依赖的基本团体。现代意义的家庭除了强调婚姻关系和法定的收养关系外，也承认多个朋友组成的具有家庭功能的家庭，如同性恋家庭、同居家庭、群居家庭等。同时，有人提出家庭是通过生物学关系、情感关系或法律关系连接在一起的一个群体。总之，家庭是以血缘、婚姻、供养、情感和承诺的关系为基础而建立起来的、有共同生活活动的基本群体。

　　家庭是人类生活的主要处所。人们习惯于家庭生活，主要的人际关系和最基本的生活经历都发生在家庭，日常生活饮食起居需要家庭，遇到事情更离不开家庭。家庭对健康的影响涉及家庭成员的生理、心理和行为的各个方面，是个人健康和疾病发生发展的最重要的背景因素。家庭成员的疾病和健康状况与家庭的生活方式、生活环境、人际关系密切

相关。

（二）家庭的类型

家庭主要有 3 种基本类型：婚姻家庭、一方抚养子女家庭和非婚姻家庭。

1. 婚姻家庭

婚姻家庭是按照婚姻家庭关系基本准则、具有合法婚姻关系的夫妇及其未婚或已婚子女组成的家庭。一般包括两类，第一类主要有核心家庭（由父母及其未婚子女组成）、主干家庭（由父母与已婚子女及其第三代组成）、联合家庭（由父母和几个已婚子女及孙子女组成）等；第二类包括夫妻分居家庭、丈夫或妻子或父亲或母亲离家家庭、丁克家庭、继父母家庭、领养或抚养家庭等。

2. 一方抚养子女家庭

一方抚养子女家庭包括自愿单身领养家庭、非自愿单身领养家庭、父母离异有孩子的家庭等单身、单亲家庭，随着改革开放的不断深入及城市化的发展，由于人口流动性增加、离婚率升高等原因，单身、单亲家庭数量也呈上升趋势。

3. 非婚姻家庭

非婚姻家庭包括同居家庭、同性恋家庭、享用同一居室的人组成的家庭、非亲属关系组成的家庭等不具备传统家庭形式，但也行使着类似功能的家庭。非婚姻家庭数量在某些西方国家和我国一些城市、地区有明显上升趋势。

（三）我国家庭的特点

由于我国实施了多年的计划生育政策以及城乡居民生活水平不断提高，《中国家庭发展报告（2015 年）》调查的主要结果显示，当前，我国家庭发展呈现出以下几个特点。

（1）家庭规模小型化、家庭类型多样化。现在两人家庭、三人家庭是主体，由两代人组成的核心家庭占六成以上。同时，单人家庭、空巢家庭、丁克家庭也在不断地涌现。

（2）家庭收入差距明显。20% 收入最多的家庭和 20% 收入最少的家庭，收入相差 19 倍左右。

（3）家庭养老需求和医养结合的需求比较强烈。现在家里的老人养老靠自己和家庭成员。老年人养老最强烈的需求是健康医疗，同时对社会化需求比较强烈。

（4）父亲在照料和教育儿童的过程当中发挥的作用、扮演的角色比较有限。

（5）计划生育家庭的发展状况明显好于非计划生育家庭。总体比较而言，计划生育家庭比非计划生育家庭在经济发展、健康管理、代际互动等方面都有明显优势。

（6）流动家庭和留守家庭已经成为家庭的常规模式。据了解，当前的流动家庭接近20%，产生了一些留守儿童、留守妇女、留守老人。

（7）城乡针对家庭的社区公共服务差异明显。农村社区提供的各项公共服务比例明显低于城市社区，基础卫生设施亟待改进。

（四）家庭关系

从家庭的发展历史来看，健全的家庭关系主要有 8 种。

1. 婚姻关系

传统的家庭都是由成年男女通过合法的婚姻而建立的，婚姻是联结家庭的中心纽带。

2. 血缘关系

血缘关系是最古老的家庭关系，原始社会的氏族家庭就是一种血缘家庭，其总是以血缘关系而延续、扩展着。

3. 亲缘关系

大家庭中的亲缘关系最为庞大和复杂，庞大的亲缘关系提供了丰富的家庭内部资源。养子、养女、继父、继母、岳父、岳母、公公、婆婆等都是以亲缘关系为纽带而联结的家庭关系。

4. 感情关系

婚姻、家庭以感情为基础，婚姻、家庭一旦失去了感情色彩，便失去了灵魂和其应有的作用。只有充满温馨和爱心的家庭才能成为避风港。

5. 伙伴关系（相伴相爱）

夫妻双方既是性生活配偶，又是生活中的伴侣。家庭中的伙伴关系是以感情、爱情为基础的，因此实际上是一种爱的伙伴关系。

6. 经济关系

家庭经济是社会经济积累与消费的重要形式，个人的经济发展与消费总是以家庭为单位，家庭是社会最基本的经济消费团体。

7. 人口生产与再生产关系

人口生产是家庭独一无二的功能，任何其他的社会团体都不能承担这一功能。

8. 社会化关系

家庭是一个人社会化最重要的载体。家庭承担着培养合格的社会成员的责任，因此存在着榜样与模仿、教育与被教育、影响与被影响的关系。

二、家庭结构与功能

（一）家庭结构

家庭的内在结构包括家庭权力结构、家庭角色与沟通和家庭价值观。

1. 家庭权力结构

家庭的权力中心即为一家之主，它可以是约定俗成的，如父亲为一家之主，也可以是继承的，如传统的大家庭有长子在父亲去世后掌握家政大权的规定。随着社会的变迁，家庭权力中心的形成越来越受感情和经济因素的影响，封建专制的家庭权力形式正逐渐向民主、自由的家庭权力形式转变。

2. 家庭角色与沟通

家庭角色健康的关键点在于家庭内有良好的沟通，幸福的家庭必定从良好的沟通开始。健康家庭能维持良好的交流关系，家庭成员能相互提供感情上的支持，并一起应对困难，对内有共同的"家庭认同感"。夫妻作为家庭角色的核心主体，任何一方的行为都会受对方的影响。一旦出现沟通不良等问题，就会导致各种婚姻家庭问题，引发各种婚姻家庭的矛盾冲突，甚至导致婚姻解体。

3. 家庭价值观

家庭价值观是指家庭成员对家庭活动的行为准则和生活目的的共同态度或基本观念，它是一种非常微妙的东西，常常不在人的意识范围之内，却深深地影响家庭成员的感觉、思维方式和行为。每个家庭成员都可以有自己的价值观，它们相互影响并形成家庭共有的价值观。价值观的形成受传统观念、社会伦理道德和法律规范等因素的影响，也与个人品质、受教育水平、社会地位、经济状况、个人信仰等因素有关。一个家庭的疾病观、价值观直接关系到家庭成员的就医行为、遵医行为、实施预防措施、改正不良行为习惯等方面，因此对维护家庭健康至关重要。由于家庭的价值观直接关系到家庭健康教育的成败，因此健康教育工作者在开展家庭健康教育之前必须了解一个家庭的价值观，确认健康问题在家庭中的地位，这样才能同家庭一起制订出切实可行的健康教育计划，从而解决家庭中的健康问题。

（二）　家庭功能

家庭作为将生物人转化为社会人的第一个社会基本单位，其功能是任何机构所不能替代的。家庭的功能有两个方面：对社会的作用和对家庭成员的作用。这两个方面有机地联系在一起。具体来说，现代家庭的主要功能有以下几个方面。

1. 情感功能

家庭是建立在感情基础之上的，并以血缘和婚姻为纽带相结合，家庭成员的感情交流最为直接、频繁，也最为深厚。家庭成员通过相互理解、相互关怀与支持，以及共同的娱乐活动调节心身、恢复体力，并增强家庭成员间的亲密程度。

2. 性爱与生殖功能

性爱功能体现在大多数人通过建立家庭满足性欲，家庭在保证夫妻正常性生活的同时，又借助法律、道德和习俗的力量来限制家庭之外的各种性行为。生儿育女是家庭自产生以来所特有的功能，包括生殖和抚育两个方面。家庭生育子女、传宗接代的功能使人类种族和社会延绵不断。

3. 抚养和赡养功能

抚养是指夫妻之间以及家庭中同辈人之间的相互供养、帮助和救援，这体现了同辈人应尽的家庭责任和义务。赡养是指子女对家庭中长辈的供养和照顾，体现了下一代人对上一代人应尽的家庭责任和义务。

4. 经济、教育和社会化功能

家庭必须为其成员提供充足的物质资源，如金钱、生活用品、居住空间等。只有具备充足的经济资源，才能满足家庭成员的生理、接受教育、医疗保健、健康促进的需要。同时，家庭还具有把其成员培养成合格的社会成员的社会功能。童年期是人的关键时期，家庭中的亲子关系和家长的言传身教，对儿童的语言、情感、角色、经验、知识、技能与规范方面的习惯均起到潜移默化的作用。

5. 健康照顾功能

通过家庭成员间的相互支持，可以抚养子女、赡养老人、保护家庭成员的健康，家庭成员生病时，能提供多方面的照顾。家庭照顾主要包括：提供适当的饮食、居住条件等物质资源，能够维持适合与健康的居家环境，有足够的维持个人健康的资源，进行保健和病人的照顾，为病患、伤残者提供家庭支持。当家庭某一成员出现严重健康问题（身体上或精神上异常引起病患或残疾）时，家庭会调动所有资源提供人力、财力、物力以及精神、情感等方面的支持。

（三） 健康家庭

健康家庭是指能持续地为每位家庭成员保持最佳的健康状况和发挥最大的健康潜能提供资源、指导和支持，能够满足和承担个体的成长的家庭。健康家庭中，每位成员都能感受到家庭的凝聚力，这种家庭的特点是家庭成员精神健全，相互间有承诺、有感情，并互相欣赏、积极交流、共享时光；同时，家庭有能力应对压力和处理危机。

1. 健康家庭模式

（1）临床模式，是指家庭系统在生理、心理、社会文化、发展及精神方面的一种完好的、动态变化的稳定状态，家庭没有功能失调或衰竭的表现。

（2）角色执行模式，认为家庭能有效地执行家庭功能和完成家庭发展任务。

（3）适应模式，认为家庭能有效地、灵活地与环境相互作用，完成家庭的发展，适应家庭的变化。

（4）健康幸福论模式，认为家庭能持续地为家庭成员保持最佳的健康状况和发挥最大的健康潜能提供资源、指导和支持。

这4个模式没有相互重叠，而是反映不同层次的健康家庭。

2. 健康家庭应具备的条件

（1）家庭给予各成员足够的自由空间和情感支持，家庭各成员对某一角色的期望趋于一致。

（2）家庭成员有自己的健康观、疾病观等家庭价值观，并能用共同信奉的价值观来促进家庭成员的发展，共同面对挑战和共享平等发展机会。

（3）家庭有良好的交流氛围，家庭成员间交换信息清晰、具体、有效。

（4）家庭成员在进行家庭决策时体现民主和集中。

（5）家庭有健康的居住环境和生活方式以及有支持和关心的温馨氛围，家庭内的安全、膳食营养、运动、闲暇等是成员健康发展的重要基础条件。

（6）家庭能充分参与邻里间的互动，参与自愿组织、民间组织的活动等，能充分运用社会网络和社区资源满足家庭成员的需要。

健康家庭受到家庭成员的知识、态度、价值、行为、任务、角色以及家庭结构类型、沟通、权力等因素的综合影响。家庭成员保健知识、健康行为等与其健康状况呈正相关，而家庭婚姻、沟通、权力结构与经济状况等也与健康家庭密切相关。

因此，理想的健康家庭不等于每个家庭成员健康的总和。在评估健康家庭时，不能仅通过对家庭成员健康的评估来评定健康家庭，也不能只局限于个体的行为、态度、信仰和价值，而是要扩展到整个家庭系统。

第二节 家庭与健康

WHO 在《2000 年人人健康全球策略》中提出，"健康首先从家庭、学校、工厂开始"。结构完整、功能良好、成员间和睦、感情融洽的健康家庭可以促进成员的身心健康。家庭不仅是引发疾病的因素之一，也是开展卫生保健教育的最基本单位，了解家庭与健康的关系是健康教育学的重要内容之一。

一、家庭对健康和疾病的影响

家庭可以通过遗传、环境、感情、支持、社会化等途径来影响个人的健康，个人的疾患也可以影响家庭的各方面功能。

（一）遗传和先天的影响

人类每一个体都是一定的基因型与环境相互作用的产物，许多疾病都是通过基因继承下来的，如血友病、地中海贫血、G – 6 – PD 酶缺乏症、白化病等。一些影响健康的生理或心理特性也受遗传因素的影响，家庭成员在这些方面经常有类似的遗传倾向。例如，研究表明，受孕期间严重焦虑的母亲所生的婴儿有神经活动不稳定的倾向。

（二）对儿童发育及社会化的影响

家庭是儿童生理、心理和社会化成熟的必要条件。个人心身发育的最重要阶段（0～14 岁）大多是处于家庭内的。儿童躯体和行为方面的异常与家庭病理有密切的关系。例如，3 种精神问题——自杀、抑郁和社会病理人格障碍与长期丧失父母照顾有关。3 个月至 4 岁这段时间是儿童身心发育的关键时期，因此，这一时期的父母亲情对儿童的影响也最深刻，健康教育人员应劝告家长尽可能避免在此期间与孩子长期分离，若不可避免，应采取一些必要的措施来减少儿童心灵上的创伤。离婚率的不断上升，单亲家庭的日益增多，会给儿童的成长造成很大的负面影响。

（三）对疾病传播的影响

家庭在疾病发生、发展、治疗、转归中均存在影响。容易在家庭中发生传播的疾病多为感染性疾病和神经性疾病。例如，Meyer 和 Haggerty（1962 年）的研究表明，链球菌感染与急、慢性家庭紧张有关。病毒感染在家庭中也有很强的传播倾向。Buck 和 Laughton

（1959 年）的研究证实，有神经性疾患的人的配偶也有产生与他们自己相同的神经性疾病的倾向，尤其是在结婚第 7 年之后。患神经性疾病母亲的孩子也处于患类似神经性疾病的危险之中。

（四） 对成年人发病率和死亡率的影响

研究证实，对于成年人的大部分疾病来说，丧偶、离婚和独居者的死亡率均比结婚者高得多，鳏夫尤其如此。丧偶后的第一年中，寡妇或鳏夫的疾病死亡率明显升高。有研究表明，年轻鳏夫（25～35 岁）因多种疾病的死亡率都比对照的结婚组高 10 倍，而当他们再婚后，死亡率都低于普通对照组。可见，良好婚姻对家庭成员的健康有保护力，至少对男性如此。

（五） 对疾病恢复的影响

家庭是治疗疾病的良好场所，家庭的支持对各种疾病尤其是慢性疾病和残疾的治疗和康复有很大的影响。研究表明，很多疾病发生前都伴有生活压力事件的增多；家庭也常常影响慢性病患者对医嘱的依从性，如在糖尿病患者的饮食控制中，家人的合作与监督是最关键的因素；脑卒中、瘫痪病人的康复更与家人的支持密切相关。

（六） 对求医行为、生活习惯和行为方式的影响

1. 对求医行为的影响

家庭成员的健康观念往往相互影响，一个成员的求医行为会受另一个成员或整个家庭的影响。家庭的支持也常影响家庭成员求医的频度，若某一家庭成员频繁就医或过分依赖医生和护士，往往表示该家庭有严重的功能障碍。

2. 对生活习惯和行为方式的影响

家庭成员往往具有相似的生活习惯和行为方式，由于受模仿和从众心理的影响，一些不良的生活习惯和行为方式也常成为家庭成员的"通病"，明显影响家庭成员的健康。例如，父亲吸烟，儿子也容易吸烟等。

二、家庭生活周期

家庭生活周期通常是指家庭遵循社会与自然规律所经历的产生、发展与消亡的过程，通常经历恋爱、结婚、受孕、养育儿女、空巢、退休、丧偶独居等时期。家庭就如同人的一生一样，也需要经历幼年、青少年、成年、老年等发展阶段。每个阶段在生理、心理及社会等方面都会面临不同的问题。家庭生命周期的概念最早由乡村社会学家（Sorokin，Zimmermann and halpin，1931；Loomis and hamilton，1936）提出，用于描述家庭内所发生的一系列生命事件，其中最重要的就是婚姻、生育、子女离家与死亡。之后，此概念被大量引用修改，直至 1997 年，美国学者 Duvall 根据家庭的功能将家庭生活周期分为 8 个不同阶段：新婚期、第一个孩子出生、有学龄前儿童、有学龄儿童、有青少年、孩子离家创

业、父母独处（空巢期）和退休。实际上，家庭生活周期是与个体的发育时期交织在一起的。然而，在一些特殊的场合，家庭并不经历生活周期的所有阶段，可在任何一个阶段开始或结束，如离婚和再婚，这种家庭往往存在更多的问题。家庭生活周期一般可以根据家庭结构和每个家庭成员的客观资料来确定。

三、家庭健康教育和家庭生活周期健康教育

1. 家庭健康教育

家庭健康教育就是以家庭健康为目标，对家庭成员进行有计划、有组织、有系统的教育活动，促使家庭成员自觉地采取有利于健康的行为和生活方式，消除和减少影响健康的危险因素，以达到预防疾病、促进健康，提高生活质量的目的。

2. 家庭生活周期健康教育

家庭环境直接影响身心健康，家庭成员的性格、生活习惯、心理状态将相互影响。性格孤僻、冷若冰霜的父母，很难培养出天真活泼的孩子。作为孩子首任老师的父母和长辈，必须加强自身修养，不断学习，掌握健康而正确的知识，在思想、道理、行为和生活方式等诸多方面成为子女的楷模，养成良好的习惯，如早晚要正确刷牙，食后漱口，饭前便后要洗手，不挑食、不暴饮暴食，不随地吐痰，不吸烟、不酗酒，每天坚持体育锻炼，生活有规律，等等。这些健康行为，在家庭成员的相互影响下，天长日久就会成为习惯。家庭能及早发现健康问题，如疾病的先兆和早期症状，并对各种应急事件做出反应，同时家庭又是卫生保健系统中不容忽视的一部分。国外学者把病人、家庭和卫生保健系统地描述为"治疗三角"，三者间相互影响、相互制约。当家庭成员支持医生的治疗方案时，就能促进病人的康复，反之就会阻碍疾病的治疗，可见积极开展家庭健康教育，使每个家庭成员都掌握必要的保健知识，不仅有助于对疾病进行早防早治，而且有助于发挥卫生保健系统的最大效能，使人人享有初级卫生保健得到更好的落实。

第三节　不同家庭生活周期的健康教育

目前将家庭生活周期普遍分为 8 个阶段，每个阶段都有不同的家庭问题。家庭问题不同，健康教育的内容也不同。本教材重点讲述新婚期、围生期、婴幼儿期、学龄前期、学龄期、青春期、中年期及老年期的家庭健康教育问题。

一、新婚期及围生期

新婚期一般指从确定婚姻关系（结婚登记）到结婚后一年。WHO 规定，围生期一般是指自妊娠第 28 周（胎儿达到或超过体重 1000g，或身长达到 35cm）至出生后足 7 天之

内的一段时间。这一时期健康教育的内容主要包括婚前、孕前、孕期、产期、产后保健。

（一） 婚前、 孕前保健 （未婚期）

1. 婚前家庭健康教育

婚前家庭健康教育包括：开展婚前卫生咨询与指导，有关性卫生的保健和婚检教育；新婚避孕知识及计划生育指导；受孕前的准备、环境和疾病对后代的影响等孕前保健知识；遗传病的基本知识；影响婚育的有关疾病的基本知识；其他生殖健康知识。进行婚前卫生咨询时，应当为未婚夫妇提供科学信息，对可能产生的后果进行指导，并提出适当的建议。

婚前检查和指导是家庭优生的第一步，父母的健康是子女健康的基础和保证，婚检的内容为全身检查、生殖器检查、遗传病和先天性疾病检查以及血型检查等。如果发现有痴呆、精神分裂症、遗传性疾病等均应禁止结婚。对健康的双方，还要做好遗传咨询、婚后避孕和家庭生育计划的指导。

2. 心理健康教育

热恋时，双方很容易沉溺于感情的旋涡之中，而婚后却是男女双方"互相发现"（特别是缺点）的暴露时期，这是许多新婚家庭普遍存在的问题，也是婚前心理健康教育不足的表现。夫妻双方本来是在两个不同家庭中成长起来的，长期养成的个性、处事习惯会有很大差异，谦让是处理矛盾的钥匙。如果没有谦让做纽带，就难以做到互相理解。因此，夫妻双方应该做到冷静的"心理反思"，对两人的性格差异、爱好上的差别、生活习惯上的不同等方面要有充分的认识和心理准备。

3. 生育时间的选择

有计划地生育是改善妇女和儿童健康状况的有效措施。受孕次数多和怀孕间隔太短、高龄生育或生育年龄太小等因素造成了全世界大约三分之一的婴儿死亡，避免 18 岁以前受孕，且受孕间隔最少应为 2 年，这样才能显著地改善妇女和儿童的健康状况。从健康角度考虑，女性在 18 岁以前是不能受孕的，因为 18 岁以前的女性在生理上还未成熟，这时生育很容易出现早产儿和低体重儿，这些孩子又极易在第一年内死亡；同时，这时生育对母亲本身的健康危害极大。因此，少女只有在发育成熟后，才能做母亲。而 35 岁以后，女性怀孕与分娩的危险性又一次增加。若女性大于 35 岁时受孕，并且是多次受孕，她本人和未出生的孩子都更加危险。

4. 孕前保健

孕前保健包括医疗、保健机构应当为育龄妇女提供有关避孕、节育、生育、不育和生殖健康的咨询和医疗保健服务。医疗、保健机构应当为孕产妇提供下列医疗保健服务：为孕产妇建立保健手册（卡），定期进行产前检查；为孕产妇提供卫生、营养、心理等方面的医学指导与咨询；对高危孕妇进行重点监护、随访和医疗保健服务；为孕产妇提供安全分娩技术服务；定期进行产后访视，指导产妇科学喂养婴儿；提供避孕咨询指导和技术服务；对产妇及其家属进行生殖健康教育和科学育儿知识教育；其他孕产期保健服务。

（二）　孕期、产期、产后保健

WHO 在 1998 年提出"母亲安全"的宣传主题，"儿童优先""母亲安全"成为举世公认的准则，每个家庭以及全社会都来关心保护母亲。全面开展妇女生殖保健服务，加强对孕产妇孕期、产期和产后的保健服务。每个家庭都应充分认识各种危险的先兆，以此来减少怀孕和分娩的危险。母婴保健技术服务主要包括：有关母婴保健的科普宣传、教育和咨询；婚前医学检查；产前诊断和遗传病诊断；助产技术；实施医学上需要的节育手术，新生儿疾病筛查；有关生育、节育、不育的其他生殖保健服务。

案例：19 岁女生校内产子意外身亡

2016 年 3 月 27 日，早晨 7 点左右，在山东某学院四号宿舍楼 4××6 房间，一名女生被人发现趴在阳台上死亡，被发现时身边还有一名刚出生的婴儿。

学院宣传统战部副部长向记者描述："当天晚上她光说肚子疼，谁也想不到有这样的事。"这名女生为什么没有向同宿的舍友求救呢？该部长说，因为放假的原因，该女生宿舍只有她自己，但就在昨晚还有其他宿舍的同学去看过这名女生，两人一同上厕所时，这名女生还专门把同学支开了。"发生这样的事家庭也很沉重，毕竟自己的孩子，现在都是'二四'这种家庭，学校也不愿意看到这个情况。"该副部长说。

19 岁的花季少女，一条鲜活的生命，因为对自己缺乏保护意识，就这样离开了。学校、家庭还有她身边的同学，如果有一个人了解到情况并且做好相应的保护措施，哪怕是一句提醒，可能悲剧就不会发生。

1. 产前检查

初查于孕 12 周前进行，孕 20 ~ 36 周检查 3 ~ 5 次，凡可能生出有缺陷儿者应尽早终止妊娠以及每周（农村每月）检查一次，直到安全分娩。若发现有高危因素存在，应及时检查并果断处理，加强监护与特殊管理。

2. 高危妊娠筛查

通过产前检查及时筛出高危因素，并立即进行监护和特殊管理，掌握其对母婴健康的危害程度，对高危孕妇进行专册登记，卡、册要逐项填写并及早转到上级医疗保健单位。结合胎儿成熟度的预测和胎盘功能，选择对母婴有利的分娩方式适时分娩。凡属禁忌证者，尽早终止妊娠。

3. 产时保健

注意分娩先兆，认真执行接产常规，正确处理分娩并开展无痛分娩，提高接产质量，重点做好防滞产、防感染、防产伤、防出血、防窒息，加强对高危产妇的分娩监护。家庭健康教育应宣传围生期的生理和心理卫生知识，促进孕妇身体和精神尽早恢复。

4. 新生儿保健

及时掌握新生儿健康状况并进行重点监护，对出生 24h 内的新生儿注意保暖，严密观察，正常新生儿应争取 6 ~ 12h 喂奶，提倡并教育母亲母乳喂养。用母乳喂养的孩子较其他方式喂养的孩子患病少，营养不良的情况也较少发生。出生后头 4 ~ 6 个月，母乳才是婴儿最好的食物和饮品；婴儿出生后，尽可能早地用母乳喂养，为孩子产生足够的母乳，需要频繁吸吮刺激；母乳喂养应持续到婴儿出生后的第二年。

二、婴幼儿期、学龄前期及学龄期

1992 年，我国参照世界儿童问题首脑会议提出的全球目标和《儿童权利公约》，发布了《九十年代中国儿童发展规划纲要》。这是我国第一部以儿童为主体、促进儿童发展的国家行动计划。2001 年，国务院颁布了《中国儿童发展纲要（2001—2010 年)》，从儿童健康、教育、法律保护和环境 4 个领域提出了儿童发展的主要目标和策略措施。2011 年 7 月，国务院发布《中国儿童发展纲要（2011—2020）年》（以下简称《纲要》），从儿童与健康、儿童与教育、儿童与福利、儿童与社会环境、儿童与法律保护 5 个领域提出了儿童发展的主要目标和策略措施。《纲要》坚持儿童优先原则，保障儿童生存、发展、受保护和参与的权利，缩小儿童发展的城乡区域差距，提升儿童福利水平，提高儿童整体素质，促进儿童健康、全面发展。儿童在其生长发育过程中要经历新生儿期、婴儿期、幼儿期、学龄前期和学龄期，这一阶段是人一生中体格、神经、精神等各方面生长发育最快的阶段，也是身心健康打基础的阶段。但这一时期，人体免疫系统发育不健全，又缺乏独立生活和自我保护能力，只有通过系统的儿童保健工作，才能保证其健康成长发育。

（一） 3 岁以下婴幼儿期保健

我国儿童保健是从出生到 14 周岁范围的系统保健。3 岁以下儿童保健从易感儿童人群出发，重点是 7 岁以下的儿童，特别是新生儿和 3 岁以下的婴幼儿，这是降低儿童死亡率和提高期望寿命的关键。管理的重点应主要放在健康教育、营养指导、预防接种和传染病、常见病、多发病防治等方面。同时，应根据不同时期儿童的特点进行管理。3 岁以下儿童保健基本要点包括：

（1）从出生到 3 岁的孩子应当每月测量体重，若体重两个月不增加，可能出了问题，应及时就医。

（2）孩子出生后的 4~6 个月内，母乳是最好的食物。

（3）从 4~6 个月龄开始，孩子需在母乳之外添加其他食物。

（4）3 岁以下儿童每日需进餐 5 次或 6 次。

（5）3 岁以下儿童的饮食需在家庭一般食物的基础上增加少量的植物油或动物油。

（6）所有的儿童均需要含丰富维生素 A 的食品。

（7）患病后，孩子需要补充额外的食物，以弥补其生病期间的生长损失。

（8）和孩子谈话、玩、表示爱抚，对孩子身体、智力及情感的发育必不可少。

（二） 学龄前期健康教育

婴幼儿期和儿童期健康教育的主要对象依然是孩子的父母，以及托幼机构的领导和工作人员。其工作任务是帮助其掌握母乳喂养和正确添加辅食的知识与方法；促进孩子感觉、语言和动作发育，初步形成信任感；按计划给孩子免疫接种；预防此期的常见病和传染病；教给孩子最基本的生理卫生知识、培养孩子的个人卫生习惯等。

（三）学龄期健康教育

学龄期健康教育主要对象包括儿童，儿童父母、学校领导和教师等。家庭健康教育工作任务是继续增加孩子的卫生知识、培养和巩固良好的卫生习惯，促进孩子的身心健康发展，预防和矫治常见病、多发病。学龄期健康教育的重点包括身体健康教育和心理健康教育两个方面。

1. 身体健康教育

（1）良好的饮食习惯：学龄前期是人一生中机体组织和器官生长发育最旺盛的时期，在这个关键期，家长应该精心平衡儿童的膳食。良好的饮食习惯包括：饮食应定时、定量，不暴饮暴食。不挑食、不偏食，少吃零食，睡前不吃零食，尤其不应吃点心、饼干和糖果等甜食。不喝生水，少喝饮料，不吃腐败变质和质量不合格的食品。多食富含维生素、矿物质及微量元素的蔬菜和水果。

（2）良好的个人卫生习惯：饭前便后要洗手，茶杯、餐具、牙具、毛巾要专用，每日刷牙。勤洗澡，勤剪指甲，不用手咬指甲，忌用手揉眼睛。保持居室及环境卫生。按时作息，不蒙头睡觉，每天保证充足的睡眠时间。

（3）适度运动：合理地引导儿童进行体育锻炼，促进儿童机体的生长发育，提高儿童机体对周围环境急剧变化的耐受性，增强对各种疾病的抵抗力，提高儿童对体力活动和智力活动负荷的耐受力，为儿童一生的健康奠定良好的基础。应该让儿童每天保证 1h 以上的室外运动，并形成习惯。

（4）预防疾病：意外伤害与感染是学龄前期儿童的主要健康问题。应教育父母注意家庭环境的安全、营养的均衡调配和养成良好的习惯。

2. 心理健康教育

儿童心理健康主要指儿童心理发展达到相应年龄组幼儿的正常水平，情绪积极、性格开朗，无心理障碍，对环境有较快的适应能力。学龄前是儿童人格发展的重要时期，模仿是儿童人格发展的最大特征，因此，父母的思想、性格和行为对这个时期的儿童具有重要意义，应提醒父母为儿童提供好的榜样和环境。家庭是儿童实现社会化的最初场所，儿童早期的社会化行为首先是在家庭中获得的。家长在满足儿童各种需要的基础上，要帮助他们感知理解他人的情感，懂得在社会生活中与他人分享、合作，培养他们乐于和善于助人，并在与人交往中认识自己和接纳自己。具体来说，儿童心理健康教育主要包括以下几点。

（1）情感教育：父母对孩子无私的爱使孩子具有了安全感、信赖感和幸福感，这种深刻的情感体验是儿童健康心理的坚实基础。

（2）行为习惯的培养：孩子在成长的过程中，有许多习惯需要养成，如生活习惯、卫生习惯、学习习惯、劳动习惯等。良好的生活习惯是指儿童按照日常生活的秩序正常而有规律地饮食起居。生活有秩序有利于减少神经系统的负担，有利于保持愉快的心情。

（3）完善的个性品质：应从小培养孩子诚实、勇敢、努力、刻苦、做事认真负责、坚忍不拔、独立、自信、文明礼貌、遵守规则、关心他人、有同情心等良好的个性品质。良好的个性品质是家庭心理健康教育的核心。

三、青春期

1965 年，WHO 将青春期的年龄范围定为 10～20 岁。由于种族、地理以及文化之间存在着很大差异，我国根据青少年生长发育的实际情况，一般将女孩从 9～11 岁开始到 17～18 岁，男孩从 11～13 岁开始到 18～20 岁划为青春期。处于青春期的青少年在身高、体重、体型（肌肉骨骼发育与脂肪分布）上发生重大变化，身体形象是青少年最敏感的焦点。同时，第二性征出现，性器官发育成熟，性功能开始出现（月经与遗精）。性器官的发育与第二性征的出现常令青少年不知所措，容易引起青少年心理上的困扰。因此，青春期的家庭健康教育以身心发育和性健康教育为主。

（一） 身心发育教育

1. 生理卫生知识教育

生理卫生知识包括男、女第二性征出现及各个不同时期生长发育的特征和保护措施，如要经常更换内裤，保持外生殖器清洁；内裤最好选用透气性好的棉织品，要略微宽松一些。睾丸适合略低温度，若内裤过紧，会影响睾丸生精功能，日后会影响生育能力。女性在青春早期，生殖系统发育尚未完全成熟，初潮以后一两年内常会出现短期闭经或月经周期紊乱，有时可因环境变化、情绪波动、寒冷刺激或过重劳动等因素导致月经紊乱、闭经、痛经、经量过多或过少等情况，因此应重视经期卫生。

2. 心理健康教育

心理健康教育的目标是使青少年保持愉快的情绪，解除不必要的心理压力；树立健康的人生观；有良好的人际关系；正确进行异性交往；培养积极向上、乐观的情绪。

3. 生活方式

合理安排生活、工作和学习，要适当地运动，正常地娱乐和休息。养成良好的个人卫生习惯，包括口腔卫生、用眼卫生和写字、读书、站立的正确姿势，防止龋齿、近视和脊柱弯曲等。保证充足的睡眠，不吸烟、不酗酒、不吸烟，注意体育锻炼和适当的劳动。

（二） 性健康教育

随着社会的开放，外来文化的冲击，大众传媒的无孔不入，处于青春期的孩子难以避免其影响。由于性问题的个别性与隐私性，在家庭中对孩子进行性健康教育是最好的途径。如果性知识不正确，容易导致青少年的不良性行为。因此，家长首先要接受性教育，树立正确的性价值观。家长必须先认识到性教育是培养青少年健全人格，以适应社会和家庭生活的重要途径，才能以严肃而科学的态度来对待它，才能培养孩子对性的正确而积极的态度。家庭中的性健康教育主要包括以下几个方面。

1. 性生理教育

向孩子传授科学的性知识，包括男女生殖器官的解剖、生理学知识，青春期发育的表现和卫生（第一和第二性征），月经和遗精，生育过程，避孕和计划生育等知识。

2. 性心理教育

指导青少年认识性是人类的正常功能，包括：解除少女对月经、少男对遗精的恐惧和忧虑，消除对性器官变化的担忧，克服性冲动的困扰，等等。

3. 性道德教育

性道德指社会道德和个人品质体现在男女两性间的道德规范和行为准则。青春期性道德教育是指青春期阶段联系和调整男女青少年之间关系的道德规范和行为准则。

4. 性美学教育

指导孩子明确自己的性角色、男女性心理特征、男女社会角色特征，使青少年懂得符合自己性角色的言谈、举止和健康的美，培养自信心和自尊心等。

四、中年期

我国对中年期的年龄划分一般以 40～59 岁为界，在此期间称为中年期，也称为老年前期。现代医学以 45 岁为界来划分人体的生命过程：45 岁以前为发育成熟期，45 岁以后为退缩期。中年人是社会的栋梁和财富的主要创造者，既承受着繁重的工作和家庭负担，更承受着各种紧张刺激与压力。由于较多地暴露于各种疾病危险因素，出现在老年时期的许多慢性疾病往往在中年时期即已开始发展，所以中年保健是保护生命的重要环节。中年期家庭健康教育应更多关注中年人身体及心理方面的问题。

（一）中年人体质变化及心理变化

在人生的一生中，中年时期是最值得珍惜的时期。中年人无论在事业上、思想上、生活上都比较成熟，是社会的中坚、家庭的骨干。但中年时期也是人的身体发生重要变化的时期，它既是青年的延续，也是老年的初期。表面上，看中年人仍然年富力强，但内在的生理变化以及身体各脏器已经由成熟开始向衰退过渡，开始进入由盛趋衰的转折时期。

1. 中年体质变化

进入中年时期后，人的各种生理机能已开始衰退，主要表现出以下特点：

（1）外形改变最为明显的是皮肤皱纹增加。

（2）应注意避免长时间地近距离用眼和低头作业，以免导致急性闭角型青光眼的发生。

（3）中年人头发易于脱落，变得稀疏，有些人因部分头发脱落而秃发，有些人黑发变为灰白色。这常常与遗传、环境、和营养状态等有关。

（4）肌肉力量下降，密质骨逐渐变薄，容易产生关节肌肉不适感，如腰腿痛、肩周炎等。

（5）内脏器官的生理功能发生一些变化，主要体现为内脏器官储备力降低，适应能力和抵抗力减弱。血液胆固醇增加，血管逐渐硬化，高血压、心脏病、脑卒中等血管疾病的发病率增加。消化功能和各种代谢率都有不同程度下降，包括消化液、胰岛腺分泌量减少，糖耐量差。肾脏功能开始减退，代谢的速度和膀胱的容量都有所减低。

2. 中年心理变化

人到中年，在知识以及实践经验方面均有了丰富的积累，对一些事物的认识和理解、判断和分析能力有了较大幅度的提高。中年是人生值得珍惜的时期，是人生中最有成就的时期，其创造性思维已经达到人一生中最发达的阶段。中年期是向老年期过渡的时期，具有自身独特的心理特征。

（1）心理相对稳定和成熟：中年人情绪稳定，情感理性化，认知、思维、意志、情感等行为基本定型，此时人的精神面貌具有一定倾向性和稳定性，对一些事物能够进行独立分析和判断，理解能力高度发展，思维能力日益完善。中年人具有较高社会准则、行为规范，他们已形成了固有的道德观念和人生准则，在待人处事方面表现得成熟而理智，能够担当起社会赋予的重任。

（2）生活能力独立、经济收入稳定：中年期是人的一生中事业最为鼎盛的时期，具有较高的生活能力和经济收入水平，能够担负起家庭重任，承担起对子女的教育和抚养责任。

（3）事业有成：中年时期人的精力充沛，经验丰富，自信且有毅力，而且对人生和生活的认识独特而有创造力。在此时期，他们常常被赋予重任，在单位担当领导职务或成为单位中各个部门的业务骨干。

（4）人生中的"多事之秋"：中年人承受着来自家庭、社会、事业等多方面的压力，尤其是一些事业有成的中年人，心理负荷会更加沉重，加之此时机体在慢慢地从鼎盛时期向衰退期过渡，因此会出现较多的心理障碍和身心疾病，所以常常把中年期称为"多事之秋"。

（二）中年心理问题及主要原因

1. 社会与家庭重负，导致身心疾病的出现

由于中年人处于"多事之秋"，处于家庭、社会和人际关系的矛盾之中，要同时兼顾家庭、事业，给自己带来较多的心理压力，会出现许多影响健康和生活质量的身心疾病。此时许多中年人常常会有重事业轻健康的观念，使自己处于难以承受的重压之下。

2. 不重视自我保健，引发各种慢性疾患

中年期人的生理功能的衰退，加之精神紧张、过劳、生活方式不健康，常常会引发如高血压、冠心病、高脂血症、糖尿病、溃疡病、癌症及脑血管疾病等各种身心疾病，严重影响生存质量。

3. 家庭内部矛盾

中年时期，人们要面临着对子女的抚养及对老人的赡养和生老病死等事件，处于各种复杂的关系之中，不仅要处理好夫妻关系、亲子关系，而且会面临着周围人及其他亲朋好友的各种复杂关系。中年人在处理这些关系等问题上耗费大量精力，如果协调不好，会使他们陷入重重矛盾和深深的烦恼之中，严重者可导致身心障碍。

4. 经历围绝经期

中年人将经历围绝经期，此时人们会不自觉地表现出焦虑、多疑、敏感、抑郁、烦恼

和其他自主神经功能失调的征象。

（三） 家庭健康教育对策

1. 保持健康的情绪、培养良好的个性

养成身心放松、乐观通达的心态。情绪状态好，往往会思维敏捷，行动果断，不怕困难，精力旺盛，工作热情高。中年人在事业追求上要量力而行，切忌超过心理及生理极限，应知足常乐。

2. 劳逸结合，合理用脑，养成科学的生活方式

中年人长期处于高度压力之下，必将危害健康，极易导致多种身心疾病的发生。中年人要防止过度疲劳，当脑力劳动强度大时，要控制和减少无谓的社会应酬和夜生活，保证充分的休息时间，还要多参加各种各样的体育锻炼。

3. 正确对待，自主缓解心理压力

心理压力无时无刻地存在于我们的日常生活中，并已成为人生中固有的一部分。工作不适应、生活变迁、疾病、人际关系和经济问题、家庭和社会责任等都可能形成心理压力。中年人应增加社会交往，加强自我控制力，以积极的态度对待日常生活中出现的各种问题。

4. 自我心理调节

（1） 对事物认知上的调节：①对社会角色变化认知上的调节。中年人一定要适时调整认知，接受已步入中年的现实，适时地调整作息时间，劳逸结合，张弛有度，忧乐适度，动静适宜，防止超负荷工作，透支体力及健康。②对家庭角色变化认知上的调节。主动创造家庭中的民主气氛和现代意识，使两代人之间求同存异、互相理解，改善家庭的气氛，保持家庭和谐。③对人际交往中角色认知的调节。中年人的社会地位及角色发生了很大的变化，从家庭的角度看，子女逐渐长大成人，因此，中年人要扮演好为人长辈的角色。在事业上，中年人面临着地位的变化或者工作变迁，新环境中人际关系需要在短时间内适应。

（2） 情绪的自我调节：①采用各种心理应对方式来调节情绪；②采用肌肉放松训练来调整情绪；③通过瑜珈等运动来消除情绪上的波动，改善自主神经功能；④通过生物反馈训练，学会控制和改变自己的心理状态。

（3） 生活行为的自我调节：中年人应当自觉改变自己的不良行为习惯和生活方式。做到生活有规律；摒弃吸烟、饮酒等不良嗜好，建立健康的生活方式，如每天吃早餐，保证7~8h充足的睡眠；坚持体育锻炼；控制体重。如果由于一些特殊原因需要变换工作内容或工作环境，就需要从心理上来适应这种不可避免的环境变化。

案例：中年危机调查

"近四成中年人深陷中年危机"。近来一份覆盖中国六大城市的《中年危机调查》（《2013零点指标数据中年危机调查》，零点指标数据，2013年）从情感、工作、健康、财务及人际圈五个维度对30~50岁城市居民进行了全方位调研，数据显示，处于41~45

岁年龄段的人群中，有近四成（38.9%）对"人到中年，危机四伏"的感触深刻，其中尤以婚姻和职场问题为甚。

婚姻情感问题为中年危机主因。大部分调查者表示婚姻生活平淡，仍有激情和恋爱感觉的婚姻仅占总数的两成不到（14.5%）。不少中年人形容自己当下的婚姻状况是"枯燥无味，稳定得如一潭死水"，而女性对婚姻状态的负面感受明显要高于男性。专家分析，这些状况的形成往往是中年男女身心变化的不同步所致。

别让"性"福影响幸福。当男人渐感力不从心时，并不愿意积极面对自己的身体变化。他们或将 ED 归咎于自然衰老，采取忍耐态度，或敷衍伴侣，刻意疏远，或自寻偏方而不愿就医。这些处理方式不仅会惹来伴侣的猜忌，由此带来的心理失落感更会进一步影响男性身心健康，长此以往则会步入恶性循环，令婚姻亮起红灯，令幸福家庭分崩离析。

中年阶段的夫妻是守一份平淡，拥一份温暖。这份真情需要依靠夫妻之间长期、充分的彼此沟通和交流才得以长久"保鲜"。这不仅包括情感上的沟通，也包括亲密感的维系。而中年男性有了"幸福家庭"作为坚强后盾，自然会产生更大的动力应对来自事业等其他方面的挑战，不至于"人到中年，危机四伏"。

总之，中年期健康教育的主要任务是针对中年人的常见病、多发病和将要在老年期发生的一些慢性疾病的行为危险因素、与各种职业有关的行为危险因素、中年人常见的身心问题以及这些危险因素和问题的影响因素，多层次、多方面、多种途径地开展工作，达到提高身心健康、提高生活质量的目的。健康教育的对象不仅是中年人本身，还应包括有关政府领导、工作单位负责人、社区负责人、社会服务机构人员、非政府组织人员、家庭和社区的其他成员等。

这一时期还必须特别重视对中年妇女的健康教育。中年妇女担负各种社会赋予的角色，而且比男性在人类生育和哺育下一代方面承担更多职责与压力。女性的解剖生理特征也使之易出现生殖健康（reproductive health）问题。妇女在社会生活诸多方面处于与男性不平等的地位，更容易遭受身心伤害，更需要社会的支持和关怀。

五、老年期

人口老龄化是世界人口发展的必然趋势，是人口转变的必然结果，是当今世界各国都要面临的一个严峻的挑战。随着我国 20 世纪中期出生高峰的人口陆续进入老年期，21 世纪前期将是我国人口老龄化发展最快的时期。人口老龄化给我国城乡社会及家庭发展带来了严峻的挑战，居家养老照料、医疗护理服务以及养老服务和医疗服务融合发展等问题亟待解决。

（一）相关概念

1. 老年人

老年人是指达到或超过老年年龄界线的人。1996 年，《中华人民共和国老年人权益保障法》（2012 年 12 月 28 日修订）规定老年人是指 60 周岁以上的公民。将 60 岁作为中国老年年龄的界线是合理的。国际上一般将 15 岁定义为未成年人界线，即 0 ~ 14 岁的人口均为未成年人口。在给出老年人和未成年人的年龄界线后，也就明确了成年人的年龄界线为 15 ~ 59 岁。

2. 人口老化

在总人口中，如果老年人口的比例不断提高，而其他年龄组人口的比例不断下降，这一动态过程称为人口老化；反之，如果老年人口的比例不断下降，而其他年龄组人口的比例不断上升，这一动态过程称为人口年轻化。

3. 人口老龄化

人口老龄化是指在社会人口的年龄结构中，60 岁或 65 岁以上人口比重增加的一种趋势。

4. 老年人口系数

老年人口系数是指一个地区 60 岁以上（含 60 岁）或 65 岁以上（含 65 岁）人口的数量在该地区人口总数中所占的百分数。根据联合国标准，当一个国家或地区年满 60 岁及以上人口超过总人口数的 10% 或年满 65 岁及以上的人口超过总人口的 7% 时，则标志着这个国家或地区成为老年型社会或老年型国家。20 世纪 80 年代，几乎所有发达国家都进入了老年型社会。

5. 人口老化问题

人口老化问题是指在总人口中，老年人口的比例不断提高，而其他年龄组人口的比例不断下降的动态过程给社会经济带来的问题。老年人口问题是指老年人口这一特殊的群体给社会经济带来的问题。一个国家或地区的人口不论是老龄化还是年轻化，都会存在老年人口问题，即存在老年人口问题不一定存在人口老化问题，而存在人口老化问题则一定存在老年人口问题。

（二）　我国人口老龄化特点

1. 我国已经成为老年型国家，老年人口数量居世界第一

根据《中国统计年鉴——2015》的结果，我国人口的年龄结构已经进入老年型。截止到 2014 年年底，我国总人口数 136782 万，比 2013 年末增加 710 万人。其中，60 周岁及以上人口 21242 万，占总人口的 15.5%；65 周岁及以上人口 13755 万，占总人口的 10.1%。

2. 人口老龄化的速度来势迅猛，高龄老年人口比重大

世界发达国家 65 岁及以上人口比重从 7% 上升到 14% 需要经历的时间为：法国 115 年，瑞典 85 年，美国 60 年，英国 45 年，日本 25 年。我国人口年龄结构从成年型转入老年型仅用了 18 年的时间。21 世纪的中国将是一个不可逆转的老龄社会。2001—2100 年，中国的人口老龄化可以分为三个阶段：第一阶段，2001—2020 年，是快速老龄化阶段，到 2020 年，老年人口将达到 2.48 亿，老龄化水平将达到 17.17%。第二阶段，2021—2050 年，是加速老龄化阶段，到 2050 年，老年人口总量将超过 4 亿。第三阶段，2050—2100 年，是稳定的重度老龄化阶段。2050 年，中国老年人口规模将达到峰值——4.37 亿。这

一阶段，老年人口规模将稳定在3亿~4亿，80岁及以上高龄老人占老年总人口的比重将保持在25%~30%。

3. 未富先老，矛盾凸显，经济发展压力增强

2001年，我国正式进入老龄化社会，65岁及以上老年人口占全国总人口的7.1%，而当年人均GDP仅为1041.6美元，与发达国家存在较大差距，不及德国、英国和加拿大的1/20，仅为美国和日本的3%左右。2012年，我国人均GDP虽然大幅增长至6188.2美元，但与美国、日本、德国、英国等多数发达国家相比，仍然存在较大差距，经济发展压力依然较大。大部分发达国家都是在物质财富积累达到一定程度后，才开始进入人口老龄化阶段，因此，这些国家有足够的财力来解决老年人的养老问题。

4. 老龄化发展的不规则性和累积性，地区老龄化发展不平衡

我国3次生育高峰使人口猛增，实行计划生育后生育率下降。当高峰期出生的人口陆续进入老年时，老龄化速度加快，老龄化程度加深，并在一段时间内形成累计态势，其结果将是劳动年龄人口比重逐年递减，老年供养系数大幅度上升。我国不同地区人口老龄化发展不同。最早进入人口老年型城市行列的上海（1979年）和最迟进入人口老年型城市行列的宁夏（2012年）比较，时间跨度长达33年。

5. 农村老龄化程度远高于城市

在城市化和工业化过程中，农村青壮年人口大量流入城市，农村人口老龄化日趋严重。从不同地区的老龄化情况来看，由于以常住人口为基数，常住人口老龄化最严重的城市依次是重庆、四川、江苏、辽宁、安徽，上海排在第6位，北京排在第13位。而与之相反，中西部地区留守人口的老龄化现象更为突出，养老需求也更大。从人口流动来看，流动人口流入量最大的地区是广东、上海和浙江，流出量最大的地区是河南、四川和安徽。

（三）人口老龄化带来的主要问题及原因分析

人口老龄化带来了两大问题：一是老年人口本身的问题，即老年人口的医疗、教育、赡养、学习、娱乐、劳动等问题。当前，医疗和赡养问题尤为突出。二是未来20年内，老龄化的加速将对经济、科技、人口、社会发展等产生巨大的影响。一定程度的老龄化是实现人口转变的标志，是实现人口零增长必经的途径，同时人口老龄化和高龄化的程度对人口也产生了很重要的影响。

1. 社会养老保障覆盖率低

由于我国社会养老保险起步较晚，当前受益的老年群体还很有限。目前，无论是在城市还是在农村，很多老年人都没有为自己的晚年做好充分的准备，而子女下岗更增加了老人的负担，削弱了家庭的经济供养能力。

2. 老年人空巢家庭逐渐增多

近些年来，农村的许多年轻人外出打工，造成农村老年人空巢家庭增加。在城市，子女或出国留学或异地工作以及住房条件的改善、分户，致使一些老年人在空巢家庭里，而以往与子女共同生活是我国老年人主要的生活方式。根据第六次全国人口普查所统计的我

国老年人口家庭居住、健康照料供养状况报告，我国老年空巢家庭迅速增长，占比已达31.77%。

"空巢老人"急需经济供养保障、医疗药费保障和生活照料保障。这也是我国目前老龄人口最需要的三大保障。受经济、社会条件的制约和认识水平的影响，老年人权益保障还存在许多薄弱环节，贫困、医疗、护理问题日益增多，代际关系也出现许多新问题。建立健全老年保障法律体系已经势在必行。

（四）老年人的生理特征

老年人的生理特征主要是衰老或老化，这是人类生命新陈代谢的必然过程和规律。衰老主要表现为内脏器官与组织的萎缩，细胞数量减少，再生能力降低和多种生理功能障碍，其特征如下。

1. 外貌老化

外貌老化最明显的表现为头发变白、脱落；皮肤强性减弱，皱纹增加；眼睑下垂；老年性色素斑出现。椎间盘萎缩和脊椎骨弯曲度增加、下肢变曲、骨质疏松等原因使老年人身高普遍下降。

2. 视力、听力减退

一般在50岁左右"老花眼"即出现，这是人的眼球和它的附属组织老化，晶状体弹性减低所致。随着年龄的增长，"老视"将日益加深。老年人的听力下降也很明显，对低音的听力比对高音的听力减退更快，所以往往要大声才能使老年人听到。

3. 细胞组织萎缩

老化使脏器组织中的细胞数量减少，再生能力降低，组织器官都有不同程度的萎缩，以肌肉、脾脏、肝脏、肾脏等器官萎缩较明显。

4. 脏器功能下降

老年人的脏器功能都有不同程度的减退，一般可减少50%左右。心脏搏出量减少40%~50%。主动脉内膜增厚，弹性减小。胸廓由扁平变为桶式，肺活量减到50%~60%，表现为"老年性肺气肿"。肾功能减低40%~50%。神经细胞是属于出生后不再进行分裂的细胞，一般40岁开始，脑神经细胞迅速减少，70岁以上约减少30%，脑细胞减少使脑重量减轻。脑组织逐渐萎缩，常可导致老年人行动迟缓、智力衰退、记忆力下降等。

5. 免疫功能降低

随着年龄增长，老年人的免疫功能逐渐降低。具有免疫功能的胸腺萎缩，外周淋巴细胞减少，功能下降，抵抗力减弱。体液免疫功能表现为对外来抗原产生抗体的能力降低，而对自身抗原产生抗体的能力亢进，使老年人容易发生自身免疫性疾病。

老年人的衰老变化有明显的个体差异，不同器官和不同组织之间的退化程度也存在明显的差别。这与个人的体质、遗传、性格、环境、保养程度等因素有关。

老年人新陈代谢功能减弱，性功能减退，眼老视，听力不同程度下降，皮肤老化，皱纹、白发增多，这些均属于生理改变。此外，还有心理变化。心理老化是心理失调的前兆，并阻碍其创造力及潜力的发挥，甚至会导致身心疾病。对此，我们应采取必要措施加以防范。

（五） 保持和增进心理健康

心理健康与身体健康一样，可以通过锻炼和自己的努力获得。对于老年人来说，在自己不断老化、功能逐渐衰退的时期，讲究心理卫生，使自己思想豁达、精神愉快、心胸开朗，避免精神不振、忧郁多愁、惊恐悲伤，对延缓衰老是非常重要的。

1. 心情开朗，自我调适

首先要认识老年人虽体力渐衰，但生活和工作经验丰富。遇到不愉快的事，要冷静处理，始终使自己保持乐观情绪，随遇而安，知足常乐，善于运用心理卫生保健知识化解矛盾，保持心绪平衡。

2. 自知自爱，积极进取

自知自己身体状况，既不盲目疑病，也不轻易言老，做力所能及的工作。爱惜自己，重视身心健康，珍惜自己的品德、荣誉，自尊、自信、自制。要保持向上精神，以百折不挠的意志和奋发进取的精神，朝着人生奋斗目标前进，祛除暮气。

3. 重视养生，锻炼身体

《黄帝内经》中说："夫道者年皆百数。"意思是懂得养生之道的人长寿。因此，老年人要自强不息地锻炼身体。因为人的心理活动以生理活动为基础，所以要延缓老年人心理衰老，通过体育锻炼来保持生理活动的一定水平，是心理健康和长寿的重要途径。

4. 多动脑筋，永葆青春

人的衰老与大脑衰老密切相关，若大脑功能衰退，人的生理功能也将衰退，大脑对机体活动的调节能力也开始下降，各种功能的减弱容易导致心理老化。所以要培养求知欲，多读书，做自己力所能及的事。勤学好动，保持青春热情，可防止忧郁，使自己青春长驻。

5. 生活规律，劳逸适度

一个人的生活越有规律，大脑的活动也越有规律，从而保证心理活动的健康发展。如按时作息，劳逸结合，可保持最佳精神状态。老年人要避免酗酒、吸烟等恶习和不良嗜好摧残身心健康，也要防止过于安逸。

（六） 老年人生活质量

从我国实际出发，生活质量目前在我国至少包括以下 6 个方面：物质生活、精神文化生活、生命质量（身心健康和社会功能）、自身素质、享有的权益和权利（人权、自由、机会等）、生活环境（包括社会、自然环境，或称生存条件，下同）。这 6 个方面对一个人的生活质量来说是不可或缺的。身体健康是生存和发展的自然基础，物质生活是生存和发展的物质基础，精神文化生活是生存和发展的精神支柱、思想境界和需求层次。前三方面是生活质量的前提或必要条件，后三方面是生活质量的充分条件。

1. 物质生活方面

收入（或说经济保障）对所有人来说都是对物质生活水平最有决定性的项目。对大多数老年人来说，老年人的物质生活状况从长远来看很大程度上取决于其退休金、养老金、救济金等形式的收入能否同社会收入水平、物价相符合，老年人享受的公共福利待遇能否"水涨船高"，共享社会发展成果。

2. 精神文化生活与身心健康方面

由于脱离原来的工作岗位，大多数老年人思想境界常常不自觉地脱离现实生活，因此，老年人应做好正确的心理保健，调整期望值，培养自己开朗、乐观、豁达的性格。此外，到老年期会出现诸如配偶、子女、亲友及各种社会关系的丧失，解除孤独感就成为老年精神文化生活的一种特殊需求。此外，老年人应利用社会活动提升自己的社会价值，使自身社会价值得到肯定和满足。作为生活质量基础的老年人身心健康是许多老年人的首要要求，是老年人生活质量的根本保证。优先和平等地享受医疗、在衰老甚至自理能力低下时得到照料、护理和康复是老年人最普遍和迫切的特殊需求。现在国内外普遍倡导的健康老龄化和积极老龄化以及健康的生活方式对老年期生活质量提高是至关重要的，也是老年人的一种生活的特殊需要。

3. 自身素质提高并充分享有各种权益、权利和平等机会

提高自身素质就是直接提升生活质量。在现实生活中，老年人的物质生活富裕而精神生活"贫困"的现象并不罕见，这是低素质的表现。能够提高老年人自身素质的养生保健、强身健体活动和通过老年教育创造良好的生活环境是老年人进入晚年的一种高层次需求。

老年人生活质量的感受最差的莫过于受歧视、受虐待、被侵权，最宽慰的是受到尊重，有平等机会和自由选择的权利。老年人特别期盼对有关自己的事情拥有决定权、自主权。作为弱势群体，老年人对人权、自由选择、平等机会的追求是其他群体常常感受不到的。

4. 生活环境（或生存条件）

高生活质量需要有一个良好的社会环境和生态环境来保证，这对所有人群都是一样的，但老年人特别需要一个能使其生活有保障、受尊重，能实现自我价值的支持环境。这种支持环境包括人居环境、温馨的家庭环境、融洽的社会人际关系环境等，但更有决定性意义的是社会的政策、法律和道德环境。

我国 1982 年在干部离休政策中曾提出"老有所养、老有所医、老有所为、老有所学、老有所乐"，1996 年写入《中华人民共和国老年人权益保障法》第三条，2000 年又增加了"老有所教"，这六个"老有"是我国提高当代老年人生活质量的对策依据，它包括老年人物质生活、健康保障、精神文化生活和参与社会等内容。其中，在"老有所医"上要将当前对老年人健康以治疗为主的模式转变为集预防、治疗、照料、护理和康复为一体的模式。在制定社会政策时要用健康老龄化和积极老龄化的思维来指导提高老年人的生命质量。

（七）　健康老龄化

1987 年世界卫生大会将"健康老龄化的决定因素"作为主要的研究课题。1990 年，

WHO 把"健康老龄化"作为应对人口老龄化的一项发展战略。它是指老年人在晚年保持躯体、心理和社会功能的健康状态,将疾病或生活不能自理的时间推迟到生命的最后阶段。健康老龄化包括 3 个方面的内容:一是使老年人自身维持良好的生理、心理和社会适应功能,拥有较高的生活质量,力图把身体功能障碍的发生推迟到生命最后阶段,使老年人口"无疾而终";二是使老年群体中健康、幸福、长寿的老年人口占大多数,且所占比例不断增加;三是进入老龄化的社会能够克服人口老龄化所产生的不利影响,保持持续、健康、稳定的发展,为生活在其中的所有人的健康、富足、幸福的生活提供物质基础和保证。

(八) 积极老龄化问题

积极老龄化问题就是要把人的老化过程看成一个积极面对的过程。WHO 研究结果表明,尽管比较多的老人有慢性病或其他疾病,但这不表明他们就是伤残、就是负担,老龄人口中只有不到 20% 的人需要在生活上照顾,80% 以上的老人是能够自己照顾自己的。85% 以上 65 岁的老年人一般都会有一种或几种慢性病,而事实上慢性病和急性病是具有不同性质的,慢性病可以有效地被控制而不恶化,虽然不能根治,但并不能表明生活质量很差。80% 的老人是健康的,是正常的老化,全社会要推广老年人的正面形象,用"积极老龄化"来代替"健康老年"。整个社会都应关心、关爱老人,使他们都拥有一个积极、健康的晚年。

第四节　家庭健康教育的实施步骤及效果评价

一、家庭健康教育工作的计划

家庭健康教育是整个健康教育工作中不可缺少的重要环节,从现代化社会的发展趋势和家长素质教育的需求来看,目前家庭健康教育还存在一些问题,主要有家庭健康教育工作整体发展不够平衡,社区家庭健康教育资源有待进一步开发,家庭健康教育的理论研究与实践指导相对滞后,家庭健康教育工作经费投入不足等。家庭健康教育工作应在政府相关部门的领导下,广泛宣传,发动社会力量和广大群众共同参与家庭健康促进计划,注重发挥计划生育协会等非政府组织和群众团体的积极性,为各种社会资源参与家庭健康促进计划搭建平台。通过有效的途径吸引更多的专家学者和志愿者参与家庭健康促进计划,为推广计划出力献策。

家庭健康教育计划的可行性直接影响到健康教育工作的成效。因此,在制订家庭健康教育计划前,必须对本地区的基本情况进行全面、详细的了解,然后综合各项情况,因地而异、有针对性地制订合理可行的健康教育计划,并在实施过程中及时对计划做出评估,总结经验和不足之处，从而不断增强制订健康教育计划的能力和水平。

二、家庭健康教育工作的实施

（一）家庭主要成员培训

要推动健康教育家庭化的形成，首先要培训家庭主要成员，使受过培训的家庭成员能承担对其他成员进行健康教育的责任，能在长期的家庭日常生活中给其他家庭成员以教育、指导、影响和监督。

举办家庭主要成员健康教育培训班，可由社区行政部门负责组织召集，由卫生部门承担授课任务。也可由社区行政部门与卫生部门共同组成健康教育委员会或领导小组，承担培训任务。

健康教育实践证明，家庭主妇是家庭保健活动的主角，也是妇幼保健工作的直接对象。通过妇联、计划生育管理网络，把家庭主妇组织起来，进行必要的卫生知识培训和行为指导，使她们成为家庭的保健员。

（二）通过竞赛树立家庭健康教育示范户

激励与竞赛是健康教育工作的有效方法。社区可以组织一些竞赛性活动，如以家庭为单位的健康知识竞赛、组织家庭健康教育考核评比活动。对于各种活动的优胜者给予适当的物质与精神奖励，还可以将家庭健康教育作为创星级文明户的评化内容之一，使家庭健康教育得以普及。

培养家庭健康教育示范户，可以在家庭健康教育考核评比等活动中，挑选出一些素质较高的家庭，作为家庭健康教育示范户，利用榜样的力量开展知识及行为的综合性健康教育活动。多数人都有崇善尚美的心态，只要在改变家庭环境面貌上下功夫，使周围人能感受到示范家庭环境逐步变美，有了让人感受得到的好处，人们往往会产生模仿学习愿望，示范的作用就会逐步扩展。

（三）建立家庭健康教育小组

在培养示范户的基础上，把临近的几个家庭组成一个家庭健康教育小组，是一种既有组织又比较自由的健康教育形式。一般以 3~5 户为宜，以使一个家庭能容纳整个小组的成员，便于集中学习。在小组中有一户示范户带动大家，学习效果会更佳。

家庭健康教育小组的活动时间可以相对固定，如每周或每 2 周 1 次，具体时间可由小组成员协商决定。学习地点不一定固定在哪一家，可在每户间轮流，这样既可以促进各家的健康状况，又有利于邻里之间交往，密切邻里关系。

授课人由健康教育小组成员轮流承担。这样，能促进每个成员在学中讲，在讲中学，提高学习效果。在要求别人做时，自己需要先做到，这样能促进不良行为的改变和健康行为的建立。社区健康教育工作者应将适当的家庭健康教育科普读物编印成传单或小册子等形式，提供给每个家庭。

经济比较发达的地区，也可将健康教育科普报刊、书籍推荐给每个家庭，使其能经常学习。

三、家庭健康教育工作的效果评价

评价工作是总结经验、吸取教训、改进工作的系统化措施。实施家庭健康教育监督、评价和强化工作是健康教育的重要工作。评价工作不只是在健康教育计划完成之后进行的，而应在开始时就进行。贯穿整个健康教育过程的评价活动应该对健康教育工作起到正面的激励作用，使健康教育工作始终面对健康的挑战。

（一） 评价的形式

评价的形式按照性质可分为形成性评价和总结性评价。

（1）形成性评价是指家庭健康教育工作开始时和健康教育工作过程中对健康教育工作的评价，主要用于了解家庭居民的需求及对健康教育工作的反馈。同时，形成性评价可对发现的问题、存在的矛盾以及失误、遗漏和不完善、不切实际的内容随时进行修订和调整。

（2）总结性评价是在健康教育工作计划告一段落时进行的全面评价，也是对整体健康教育工作的回顾和总结。总结性评价不仅评价了健康教育计划完成后所取得的技术效益、经济效益和社会效益，而且为制订下一步家庭健康教育计划提供了有益的经验，有利于长远目标的实现。

（二） 效果评价常用指标

家庭健康教育效果评价常用指标包括家庭健康教育参与率、覆盖率，家庭健康教育满意度，家庭成员对各种疾病防治知识的知晓率，青少年性知识知晓率，婚前检查率，母乳喂养率等。

（三） 评价方法

家庭健康教育的评价方法包括家庭座谈会、家庭访问、问卷调查等。

第八章 运动与健康

第一节 体育锻炼与健康

随着人类社会的进步和发展，体育锻炼已深入社会各阶层，成为现代人生活中不可缺少的一部分。人们已从以药物防治疾病为主转变为以体育锻炼健身防病为主，并开始领悟体育锻炼的真谛与价值。体育锻炼是运用各种体育手段，并结合自然的因素（阳光、空气、水）来锻炼身体，以增进健康、增强体质为目的的体育活动过程。体育锻炼是实现体育目的的基本途径之一，对促进人体生长发育和形态结构的发展、塑造健美体态、提高机体工作能力、消除疲劳、调节情感以及预防与治疗某些疾病等都有重要意义。其意义主要表现在以下 5 个方面。

一、促进躯体健康

进行体育锻炼时，人体所有器官对血液、氧气和营养物质的需求量大大增加。为了满足机体需要，心血管循环系统形态结构就必须得到改善，动脉血管壁中膜增厚，平滑肌细胞和弹力纤维素增多，骨骼肌毛细血管分布数增加，形成迂回，分支吻合丰富，冠状动脉口径扩大，心肌毛细血管增多，心肌纤维变粗，心壁增厚，整个心脏体积扩大。

坚持适量的体育锻炼可改善心血管形态结构，自然也就增强了生理功能，促进了躯体健康。具体表现为：①提高了血液、氧气和营养物质的储备能力，大大减少了外周血管循环的阻力和心脏工作负荷；②安静时心跳频率较缓慢、有力，一般活动时心跳频率增加少，剧烈运动时增加多，运动后心跳频率恢复快；③加速了体内脂肪、糖和蛋白质的分解与代谢，并产生了大量的高密度蛋白，既可防止脂肪粥样硬化形成，又可对抗动脉硬化，防止心血管疾病的发生。据有关医学资料显示，缺乏体育锻炼的人的心血管系统疾病发生率大大高于经常参加体育锻炼的人。

二、改善消化系统形态结构与生理功能

进行适量体育锻炼时，人体代谢活动大大加强，促进代谢率大幅度增加，提高了能量消耗。据科学研究和实践表明：以10min走1000m的速度散步，每分钟能量消耗相当于坐着工作的3倍；以每分钟130m的速度慢跑，每分钟能量消耗相当于平时的5~6倍；参加一场40min的篮球比赛，每分钟能量的消耗相当于平时的20倍；游泳运动的能量消耗比平时大得多。适量运动促进了消化酶的分泌，大大提高了对食物化学消化的能力。同时因为胃肠蠕动加强，对食物产生"摩擦"，促进了物理消化，避免了食物在胃肠滞留时间过长导致胃肠疾病的发生。此外，体育锻炼促进体内释放出更多的使人快乐、开心的脑啡肽、内啡肽和肾上腺素，会大大刺激食欲，增强消化与吸收能力。科学研究和实践证明，坚持适量体育锻炼能减少多余能量储存，增加能量消耗，避免其转为脂肪积聚导致肥胖，这是健肌减肥的最佳、最有效的方法。

三、改善呼吸系统形态结构与生理功能

适量体育锻炼属于有氧代谢，适量体育锻炼时，机体对氧的需求量比平时多几倍乃至十几倍。为了满足肌体的需氧量，呼吸系统形态结构与生理功能在频繁的"气体交换"中不断改善，大大减少了呼吸系统疾病的发生。

四、改善运动系统形态结构与生理功能

（一） 对骨骼的影响

坚持适量体育锻炼促进了人体血液循环和新陈代谢，确保了有充足的营养物质供应给骨骼，从而促进了骨细胞生长发育、骨密质增厚。骨小梁的排列根据运动的压力和拉力不同变得更加整齐有规律；骨的表面突起更加明显和粗壮，有利于肌肉和韧带牢固地附在骨骼上。科学研究和实践都表明，坚持适量锻炼身体的人的骨骼比一般人的骨骼粗壮、坚硬和稳固，骨的承受能力增强，抗折、抗弯、抗压和抗扭曲性能都要强得多；骨的生长发育要好，会比一般人高8~9cm。

（二） 对肌肉的影响

科学研究和实践表明，体育锻炼时，肌肉内的毛细血管开放数目达2000~3000条，要比平时增加25~30倍，而且血管口径也会扩大，所以肌细胞所得到的营养物质要比平时多25~30倍。充裕的营养物质能促进肌细胞生长发育，肌纤维变粗（力量锻炼使白肌细胞变粗，耐力锻炼使红肌细胞表面积增大，速度锻炼使红、白两种肌纤维都变粗），肌

肉表面积增大。体育锻炼促进肌肉组织的化学成分中的肌糖原、肌球蛋白和肌红蛋白等含量增加，从而增加肌肉收缩力、耐久力和弹性。坚持适量体育锻炼的人，肌肉丰满、结实有力、匀称、协调和有弹性，要比一般人的肌肉重 10% ~ 15%。

（三）对关节和韧带的影响

体育锻炼增强了关节周围肌肉和韧带的弹性和收缩性，增加了关节的"摩擦"，使关节囊增厚。所以，关节显得灵活、敏捷、活动幅度大、韧带收缩性能好。

五、改善神经系统形态结构与生理功能

体育锻炼促进了人体血液循环、新陈代谢、消化与吸收和气体交换，大脑氧利用率从 25% 增加到 32%。在营养物质和氧气供应充足的情况下，促进了脑细胞生长发育，大脑的沟壑数目增加，大脑皮质增厚，从而使大脑表面积扩大，重量增加，大脑形态、结构都得到改善。

体育锻炼项目繁多，内容丰富，动作变化复杂，肌肉活动转换快，在这种变化错综复杂的体育锻炼中：一方面需要更多脑细胞参与"工作"；另一方面大脑神经要做出准确、及时和协调的反应与综合处理，从而提高了大脑皮质的兴奋与抑制转换的灵活性和均衡性。科学研究和实践证明，对最简单和较复杂的信号反应时（反应时是指人从看到信号后，通过神经传导到做出相应的动作的时间），一般人分别是 217.5ms 和 372.5ms，坚持体育锻炼的人分别是 161.45ms 和 248.7ms，分别缩短 56.05ms 和 123.8ms。又如，经常打乒乓球和不经常打乒乓球的人比较，在短短 3 个月里，反应时间就从 0.09s 缩短到 0.07s。经常进行体育锻炼的人并不是"头脑简单，四肢发达"，相反会变得反应快、理解快、分析快、判断快、记忆好。

第二节　体育锻炼原则和方法

一、体育锻炼原则

体育锻炼原则是体育锻炼的依据和准则，是人类在长期体育锻炼实践中积累的成功经验的总结和概括。体育锻炼原则对指导身体锻炼具有普遍意义，如果忽视了体育锻炼原则，不但达不到预期目的和效果，还可能"好事变坏事"，发生意外事故。

体育锻炼原则包括自觉锻炼、适量负荷、从实际出发、循序渐进、全面锻炼、持之以恒、巩固与提高。

（一） 自觉锻炼原则

自觉锻炼原则是指体育锻炼者要明确体育锻炼的目的和意义，把发自内在的需要变为自觉的行动。正如毛泽东在《体育之研究》一文中所阐述的："欲图体育之有效，非动其主观，促其对于体育之自觉不可。"也就是说，如果想让体育锻炼对人体健康有效果，一定要发挥内在主观能动性，出自健康需要自觉去锻炼。只有正确处理好动机与效果的统一，才能提高锻炼的兴趣性、积极性和自觉性，最终达到预期的目的和效果。

（二） 适量负荷原则

适量运动负荷是指在体育锻炼时，要科学合理地安排身体所能承受的运动负荷，而且要运动与休息交替进行，即使身体有一定程度的疲劳感觉，但又不至于产生过度疲劳。科学研究和实验表明，灵活轻快和不拘形式的适量运动负荷体育锻炼才有益于人体身心健康。目前，世界上公认的适量运动负荷是每分钟 130 次的心率。

适量运动负荷应符合下列要求：

（1） 每次持续运动时，心跳频率一般控制在极限心率每分钟 220 次的 60%～80% 为宜。例如，一个 21 岁的青少年，他的适量运动负荷应该是每分钟 220 次乘以 60%～80%，相当于每分钟 119～159 次的心率。

（2） 每次从运动中至少消耗能量 300cal（1.225kJ），每周从运动中至少消耗能量 1800～2200cal（7511～9.256kJ）。

（3） 运动时间应根据个人实际情况来确定。一般而言，每次体育锻炼时间以每周 3～5 次、每次 20～30min 为宜。

（4） 运动量与运动强度应根据个人的需要取得平衡，做到互补。

（5） 体育锻炼后，心率较快恢复到平时状态，心情舒畅，精神饱满，食欲、睡眠良好，保持良好的生理和心理状态。

（三） 从实际出发原则

体育锻炼可以增强体质，促进身心健康，但绝不是万能的。为了达到预期目的和效果，要求每一个人在体育锻炼时都要从个人的年龄、性别、职业、健康状况以及对体育锻炼知识、技术、技能、方法和爱好等方面的实际情况出发，制订切实可行的锻炼计划，确定适合个人的运动负荷和内容，做到既有一般要求又有区别对待，量力而行，不可盲从。

（四） 循序渐进原则

循序渐进是指在体育锻炼时所学习的技术、技能和方法，都要从简单到复杂，从易到难，从低级到高级，从少到多，运动负荷从小到大，逐渐增加，锻炼时间从短到长，逐渐延长，距离从近到远，逐渐加长……因为人体的生理功能和心理状态对运动负荷的适应能力，人对锻炼的技术、技能和方法的认识，都有一个从量变到质变的过程，如果盲目追求或好高骛远、急功近利地进行体育锻炼会适得其反，甚至损害身体。

（五） 全面锻炼原则

人体是在神经系统统一调节下的有机整体，人体各器官系统和经脉机能之间既互相联系又互相制约。人体任何一方面的发展都能促进其他方面的发展，任何一方面受到制约也会使其他方面受到制约，人体这种协同关系同样在体育锻炼中显示出来。体育锻炼项目繁多，对促进人体健康各具不同的作用，如果进行单一的项目锻炼，就有可能造成畸形发展，使身体发展不平衡，如果交替进行较为全面的项目锻炼，身体就会得到全面均匀的发展。处于生长发育时期的青少年更应全面锻炼，全面促进身心健康发展。

（六） 持之以恒原则

持之以恒，是指体育锻炼者要坚持，绝不可断断续续地"玩体育"。无论是人的形态结构与生理功能、身体素质与健康水平以及心理素质，还是体育锻炼的技术、技能和方法等，都是在积累效应中提高的。如果断断续续地"玩体育"，则收不到锻炼身体的效果。

（七） 巩固与提高原则

巩固与提高，是指在体育锻炼中，健身运动的技术、技能和方法要在实践中不断改进，经过学习→实践→巩固→提高的循环过程，逐步形成一套适合自己的体育锻炼方法。

二、体育锻炼方法

体育锻炼方法是指针对人体形态结构、生理功能和疾病情况，制订行之有效的锻炼计划，使人体在一定时间内获得累积效应的锻炼方法。随着人类社会的进步与发展，特别是科技日新月异的发展，体育锻炼方法可谓百花齐放，百家争鸣。从大范畴来说，体育锻炼方法可分为徒手体育锻炼方法和器械体育锻炼方法两大类；从人体生理机能活动能力变化规律和疾病状况来说，体育锻炼方法可以分为健身锻炼方法和康复锻炼方法两大类。

（1）徒手体育锻炼方法：徒手保健操、各种健美体操、体育舞蹈和散步、慢跑、太极拳、长拳、游泳等。

（2）器械体育锻炼方法：健身房（室）内通过各种健身器械、各种球类、各种武术器械、器械体操等进行锻炼。

（3）健身锻炼方法：速度、耐力、力量和协调与柔韧性锻炼方法，以增强内脏、器官与生理功能和强肌健美的锻炼方法。

（4）康复锻炼方法：恢复生理功能和防治慢性疾病的锻炼方法。

对以上体育锻炼方法，要依据爱好、年龄、性别、工作性质、季节与气候、健康和疾病等具体情况进行选择，讲究科学性和针对性，做到对症下药、有的放矢，提高体育锻炼的实效，促进身心健康。

（1）从年龄结构方面选择项目锻炼。例如，20岁以下的青少年要选择一些运动负荷较小的速度和跳跃项目，进行全面锻炼，促进全面发展；20～30岁的青年人要选择一定重量的器械，进行快速、重复锻炼，增强肌肉力量和耐力；30~40岁的中年人，要选择一些运动负荷大的项目进行较长时间的锻炼，巩固形态结构与生理功能，加强新陈代谢、健肌减肥，防止退行性病变；40~60岁的中老年人，要多选择一些协调性、灵敏性、负荷较小、时间较短的趣味性项目锻炼，延缓衰退，保持身心健康；60岁以上的老年人，要选择一些轻松项目锻炼，改善心脑血管功能，维持基本活动能力，延年益寿。

（2）从工作性质方面，要针对不同职业选择不同的体育锻炼方法。例如，久坐的、运动较少的公务员、财务人员、司机等，在工作1.5~2h后要做一些徒手体操，活动全身，促进血液循环，保持工作活力；长期从事脑力劳动的知识分子，就要选择一些轻快活泼的项目，如体育舞蹈、太极拳、慢跑、散步等，使脑力与体力交替活动。

（3）从季节与气候方面，要适时选择项目锻炼。例如，春天是跑步和郊游的最佳季节；夏天，游泳是适宜的锻炼项目；秋天，各种球类项目是最佳选择；冬天，慢长跑、滑冰、太极拳的锻炼效果最好。

（4）从健康或疾病状况方面，可以根据医嘱和自我感觉选择合适项目锻炼。女性要根据自身生理、心理特点，采用适量负荷的协调、柔韧性项目进行锻炼，增强盆腔、腰腹的生理功能，选择各种球类、健美操、体育舞蹈、跳绳等项目锻炼，健肌减肥，保持优美体型。

第三节　健康体适能的生理学和训练

健康体适能是体适能的重要组成部分，主要由身体成分、心肺适能、肌肉力量、肌肉耐力和柔韧性等与人类健康密切相关的要素组成。具有良好的体能是人类健康的最重要标志，是人类享受生活、提高工作效率和增强对紧急突发事件应变能力的重要物质基础。健康体适能水平受遗传、营养、环境和运动等多种先天和后天因素的影响，而运动是发展体适能和增进健康最为积极和有效的手段。

一、体适能的概念和分类

体适能是人类适应生活、工作、学习和休闲等体力活动应具备的各种身体能力，通常根据其与身体健康和运动能力的关系分为健康体适能和竞技体适能两个部分，前者主要由身体成分、心肺适能、肌肉力量、肌肉耐力和柔韧性等与人体健康密切相关的要素组成，而后者则主要由灵敏性、协调性、平衡性、速度、爆发力和反应时等与运动竞技能力有关的要素组成。

二、健康体适能的生理学

（一）心血管适能

1. 心血管适能的生理学

心血管适能反映由心脏、血液、血管和肺组成的血液运输系统向机体运送氧气和能量物质，维持机体从事运动的能力。由于拥有良好心血管适能的人通常也具有较好的运动耐力和有氧运动能力，心血管适能有时被称为心血管耐力或者有氧适能。心血管适能的评价方法较多，有直接反映心脏泵血功能的最大心排血量、反映机体氧气摄取和利用能力的最大吸氧量，也有间接推测心血管适能的台阶试验、20 米往返跑试验、六分钟跑走试验等各种运动负荷试验。由于间接测试的方法简便且易被接受，因此其成为当前心血管适能评价的常用手段。

2. 心血管适能与健康

心血管适能与人体健康有着极为密切的关系，经常参加体育锻炼对身体健康有着多方面的良好作用。在心脏方面，经常性运动能够引起以心腔扩大和心壁增厚为主的运动性心脏增大。这种增大同时伴有心脏最大泵血能力的提高，是心脏泵血功能适应机体活动需要而增强的结果。此外，在完成运动强度相同的非最大强度运动时，经常运动的人心输出量增加的过程较久坐者低，表现出良好的能量节省化特征，反映出经常运动可以使人体能量的利用更为经济有效。而不经常运动则会通过减弱心脏的泵血功能而影响机体的健康。毛瑞斯和瑞弗 1954 年发表了著名的对伦敦公车司机的研究报告，他们比较了公车司机和售票员的冠状动脉疾病（CAD）发病率，发现售票员的活动比司机多，CAD 的发病率比司机低 30%。此后，更多的研究还表明，人体死亡危险率和第一次 CAD 的发生率与参加体育锻炼的多少成反比。经常运动可以优化人体的心肌蛋白质组成，同时可以校正因高血压等原因引发的心肌蛋白质组成异常。1993 年，美国心脏病协会指出，"不活动是心血管系统疾病发展的一个危险因素"，并将缺少体育活动与四大危险因素——吸烟、高血脂、高胆固醇以及高血压相提并论。在血管方面，已有明确的证据表明，经常运动有助于保持血管的弹性、维持动脉血压的稳定、增大冠状动脉直径，促进侧支的形成、改善心肌的血液循环等；此外，积极参加适当的体育锻炼还可以有效减少脑卒中的危险性。但是，过于剧烈的运动和憋气等对心血管的健康是不利的。

（二）体质含量

1. 身体组成的生理学基础

身体组成是指人体内所含脂类、水分、蛋白质及无机盐等主要化学组成成分的百分比，它在一定的程度上反映了身体的化学组成以及生长发育、营养状况和体育锻炼等多种因素的综合性影响，是影响人体健康水平的重要因素。人身体组成的评价有多种方法，但从健康科学角度出发，一般可以区分为脂类和脂类以外的去脂部分，后者主要包括骨骼、肌肉和水分，它们的数量分别以脂类和去脂体重的重量或者体脂百分比来表示。去脂肪体重是体内去除脂类物质以外的组织重量。因为精确测量人体体内脂类物质含量非常困难，故常以瘦体重代表去脂体重，两者的差别在于前者包含了基本脂的重量，体内脂类的数量通常可以通过一些特殊的仪器和方法加以测量，也可以通过计算体重指数（body mass index，BMI），即体重/身高^2（kg/m^2）的比值加以反映。正常人体内脂肪含量因年龄、性别和营养状况的不同而变化，一般认为健康青年男性为体重的10%~20%，女性为20%~30%，而男性超过25%，女性超过30%，通常被认为是肥胖。

2. 身体成分与健康

脂肪是机体储量最多的能源物质。每克脂肪在体内完全分解氧化可释放的能量是等量糖提供能量的两倍之多，因此体内储存脂肪作为能源比糖更为经济。脂肪除了氧化功能之外，还可以提供机体所需的各种必需脂肪酸。如果缺乏这些必需脂肪酸就会影响机体代谢，通常表现为上皮功能不正常、对疾病的抵抗力下降以及生长停滞。此外，必需脂肪酸还是磷脂的重要组成部分，它们具有抗脂肪性肝病作用，还能降血脂、防止动脉粥样硬化等。脂肪还可以协助脂溶性维生素A、维生素D、维生素E、维生素K和胡萝卜素等的吸收。这些物质溶于食物的油脂中，在肠道内随油脂的消化产物一起被肠黏膜吸收。食物中脂肪含量太少可以影响这些脂溶性维生素的吸收，造成相应维生素的缺乏症。脂肪组织比较柔软，存在于皮下和重要的内脏器官周围，可以起到防震作用，在一定程度上使人体在跑动、跳跃、翻腾和滚动时免受损伤。此外，脂肪不易传热，故能防止体温散失，维持体温恒定，但是，体内脂肪含量过多，可造成机体超重或者肥胖，从而导致高血压、高血脂、冠心病、糖尿病和某些癌症的发病率增高，生活质量下降，预期寿命缩短。以BMI与人体健康的关系曲线为例，BMI<20kg/m^{2}或>25kg/m^2，总体死亡率比较高，而BMI为22~25kg/m^2，总体死亡率相对较低。

（三）肌肉适能

1. 肌肉适能的生理学基础

骨骼肌是由具有收缩功能的肌细胞构成的人体最大的组织，约620余块，占体重的40%左右。骨骼肌的基本功能是通过收缩来克服和对抗阻力以维持人体运动，人体的许多活动（如劳动、运动和日常生活中的各种身体活动）都是通过骨骼肌的收缩和舒张实现的。肌肉力量和肌肉耐力是实现人体运动的动力来源，也是肌肉适能的基本组成成分，前者是指骨骼肌收缩时依靠肌紧张来克服和对抗阻力的能力，通常以对抗和克服最大阻力的重量、力矩或做功量多少表示；而后者是指骨骼肌维持长时间运动的能力，一般以定量运动负荷的次数、负荷持续时间或者输出功率变化来表示。

肌肉运动时参与活动的肌纤维的数量及其活动模式受人体中枢神经系统的控制。中枢神经系统动员肌纤维参加收缩的能力称为中枢驱动。人体肌肉在进行最大用力收缩时，并不是所有的肌纤维都同时参加收缩，动员参与活动的肌纤维数量越多，则收缩时产生的力越大。研究发现，缺乏训练的人只能动员肌肉中60%的肌纤维同时参加收缩，而训练水平良好的运动员肌纤维的动员可高达90%及以上。此外，人体运动时完成一个最简单的动作也需要许多块肌肉共同实现，而不同的肌肉群是由不同的运动中枢神经支配来工作的，不同神经中枢之间的协调关系得到改善，就可以提高主动肌与对抗肌、协同肌、固定肌之间的协调能力，使各个参与活动的肌肉群能各司其职，协调一致，发挥更大的收缩力量。

2. 肌肉适能与健康

肌肉适能与体适能的其他组成要素一样，与人体健康和生活质量的关系密不可分。拥有强有力的肌肉和良好的耐力能够提高人体运动系统的工作能力，以适应各种工作、生活以及休闲和娱乐的需要。此外，经常进行发展肌肉适能的身体训练还有助于优化身体各组成成分的比例，使身体构成更趋合理；能够增强肌肉，特别是维持身体姿势的肌肉的力量和耐力水平，使身体形态更加完美；能够维持老年人的肌肉力量、平衡能力和骨密度，从而提高老年人生活自理能力。另外，还有不少研究发现，肌肉适能有助于提高个人的自信心和自尊心，从而提高人们的心理健康水平。

（四）柔韧适能

1. 柔韧适能的生理学基础

柔韧适能是对机体单个关节或者多关节活动范围的测度，可从其外部运动形式分为动力性柔韧性和静力性柔韧性。前者是指肌肉、肌腱、韧带根据动力性技术动作需要，拉伸到解剖学允许的最大限度的能力；而后者是指肌肉、肌腱、韧带根据静力性技术动作需要，拉伸到动作所需要的位置角度，控制其停留一定时间所表现出来的能力。依据完成柔韧性练习的表现，柔韧性又分为主动柔韧性和被动柔韧性。主动柔韧性是人主动运动中表现出来的柔韧素质水平；被动柔韧性则是在一定外力协助下完成或在外力作用下表现出来的柔韧水平。主动柔韧性不仅反映对抗肌的可伸展程度，而且可反映主动肌的收缩力量。此外，还可以按照身体部位的不同，分为上肢柔韧性、下肢柔韧性、腰部柔韧性、肩部柔韧性等。人体柔韧性的好坏主要取决于关节的骨结构、关节周围组织的体积和肌肉韧带组织的伸展性，此外还与年龄、性别、体温和针对性的体育活动等因素有密切的关系。

柔韧适能是对关节活动范围的测度，但是，没有一个实验能够检测全身所有关节的柔韧性。因此，柔韧的评价主要通过对多个主要关节柔韧适能的检测进行。这些检验主要包括：①坐姿体前屈，主要用于检测和评价全身柔韧性；②双手背部对指试验，主要用于检测和评价肩关节柔韧性；③仰卧单举腿试验，主要用于检测和评价髋关节和大腿后群肌肉的柔韧性。

2. 柔韧适能与健康

柔韧适能和改善柔韧适能的各种练习方法越来越受到人们的关注。这是因为适当的牵引练习能够使处于痉挛状态的腰背和臀部肌肉得到缓解，减少腰背疼痛和不适；能够使长时间处于静止收缩状态的肌肉得到放松，减缓肌肉疲劳的发生和发展；能够有效地改善运动员全身关节的柔韧性，以更好地适应运动技术的要求，提高比赛成绩；甚至有研究认为，适当的盆骨和髋关节牵引练习，有助于缓解某些类型的女性月经疼痛。但是，不正确的牵引方式和过大、过快的牵引也常常造成肌肉、韧带等组织的损伤。

三、健康体适能的训练

（一）健康体适能训练概述

1. 健康体适能评价

健康体适能评价是制订和实施健身运动计划的第一步，它是确保健身运动的有效性和安全性的重要环节，其目的在于全面了解个人与家庭的疾病史、运动爱好、生活条件和健康体适能水平等，发现潜在的疾病危险因素，排除运动禁忌症以及明确健康体适能的基本构成特点，以便确定是否适合参加健身运动以及如何根据自身的特点制订科学合理的健身运动计划。

健康评价的内容通常包括两项，即一般医学检查和填写身体健康状态问卷（Physical activity readiness questionnaire，PARQ）。PARQ 是一份由 7 个问题组成的自我陈述量表，由加拿大从事家庭体适能测验的学者提出。这 7 个问题主要反映心血管和运动系统方面的健康状况，要求被测者必须认真和真实地填写。如果回答"是"的问题在一个以上，必须向医生或者健身指导咨询，以确定是否可以参加健身运动或者适合参加哪些健身运动；如果对所有问题的回答都是否定的，说明健康状况良好，可以安全地参加健身运动。

健康体适能水平的检测与评价主要用于帮助锻炼者明确自身健康体适能状态，以便指导其制订科学合理的健身运动计划和选择合适的健身运动方法，使健身运动更加有效。通常，健康体适能水平的检测内容包括身体成分、心血管适能、肌肉适能和柔韧性，个别人群，如老年人，还可增加骨密度检测等。

2. 制订计划

制订健身运动计划是一个依据一般健康检测、健康体适能水平评价以及个人健康锻炼目的和动机来制订健身锻炼目标，规划健身锻炼项目和安排健身运动日程的过程。制订健身运动计划通常是在有经验的健身教练或者体育教师的帮助下进行的。计划内容通常包括以下一些内容：个人健康体适能水平及其基本构成特点；健身锻炼的长期规划和阶段性目标；实现健身锻炼目标的各种健身锻炼手段、方法和日程安排；保证健身计划有效实施的各种建议等。

3. 练习

练习通常是指人们在从事运动训练、舞蹈、游戏、工作、休闲、日常生活和健身运动等情况下所进行的各种体力活动，而健身练习是为实现健身锻炼的目的而进行的各种体力活动，它们与通常意义上的体力活动具有相同的生物学基础，但是具有不完全相同的健身价值。身体练习是保持和提高身体运动能力和健康体适能水平的基本手段，其健身锻炼的效果主要取决于练习形式等因素与机体的交互作用。

（1）练习形式。依据人体进行身体练习时能量代谢特点的不同，生理学通常将各种身体练习分为有氧练习和无氧练习。有氧练习是指运动过程中，肌肉所需要的能量主要来源于糖和脂肪等能源物质有氧氧化的身体活动，这类练习的运动强度相对较小，持续时间较长，主要由慢肌纤维参与完成；而无氧练习则指主要来源于能源物质的无氧代谢的身体活动，此类活动的运动强度较大，持续时间较短，主要由快肌纤维参与完成。日常机体活动所需要的能量大部分来自能源物质的有氧氧化，而在进行各种竞技运动和健身锻炼时，属于纯无氧和有氧方式供能的活动都比较少见，绝大部分的身体活动是有氧氧化和无氧代谢混合获取能量的练习，只是获取能量的比例不同而已。另外，练习还可根据锻炼的目的分为心肺耐力练习、柔韧性练习和力量性练习等。

（2）强度。强度是指单位时间内机体运动所完成的机械功。在一些周期性较强，如跑步、游泳、自行车和划船等活动中，由于体重在一次性练习中基本恒定，衡量强度的大小往往以跑速、游速、骑行速度、划速或者最大速度的百分比表示；而在一些非周期性的练习中，则往往是用完成负荷的重量或者单位时间内完成同一负荷的次数多少来衡量。显然，以上表示练习强度的方法是将人体作为纯物质个体或者物理个体进行的，而没有充分将人作为一个生命有机体考虑。为了准确了解机体在完成各种外部负荷运动时的"内部"反映，运动生理学通常以"生理负荷强度"来标定运动负荷强度的大小，在此情况下，生理负荷强度通常以运动时的心率耗氧量、血液乳酸浓度和表面肌电图信号振幅等指标的变化表示。

（3）运动量。运动量是指一次健身锻炼中完成各种强度练习的总量。在非周期性运动中，可以用完成练习的总时间和总次数表示；在周期性运动中，用完成总距离计算；在力量性练习中，则用完成力量练习的总重量来衡量。

（4）持续时间。持续时间是指一次练习或者一次锻炼持续的时间。在练习强度和密度基本相同的条件下，运动持续时间越长，机体的负荷量越大。

（5）频度。频度通常是指每周健身锻炼的次数。练习者健身锻炼的频度取决于健身锻炼的目的、身体健康状况和健康体适能水平等因素。就生理学而言，一般以机体生理功能能够从前一次的运动中得以完全恢复并且没有明显的疲劳感为前提。强度、运动量、持续时间和频度是构成健身练习负荷的四个基本要素。它们之间既相互联系，又相互影响，在其他要素相对不变的情况下，任何一个要素的变化都会改变机体承受的生理负荷，进而影响健身锻炼的效果。

4. 准备活动与放松整理活动

准备活动与放松整理活动是健身锻炼活动的基本组成部分，前者指的是在运动开始阶段进行的一系列低、中强度的身体练习，而后者指的是在运动结束阶段进行的旨在促进身体机能恢复的身体练习。

准备活动一般可分为3类：①一般性准备活动——指一些低、中强度的身体活动，主要包括一般性的徒手操、伸展性练习和慢跑等；②专门性准备活动——指与正式练习相类似的活动。例如，篮球运动员做一些运球、投篮或足球运动员做传停球、射门等练习；③混合性准备活动——兼有一般与专门准备活动的生理效应，是比较理想的准备活动方式。准备活动的主要作用是有效地克服人体的生理惰性，使人体从相对静止的状态过渡到运动状态，具体表现在以下几个方面：a. 可以提高中枢神经系统的兴奋性、增强机体内分泌的活动；b. 可以预先克服自主神经的功能惰性，提高内脏器官的功能，使心肺功能得到更加有效的动员；c. 可使体温适度升高，从而增强代谢酶活性，加快生化反应速度和提高血红蛋白氧释放能力等；d. 可使肌肉温度升高，有效地降低肌肉的黏滞性，提高肌肉收缩效率，有效预防运动损伤；e. 可增强皮肤的血流，有利于散热，防止运动时体温过高。放松整理活动是在正式身体练习后继续一些加快机体功能恢复的较轻松的练习。通过放松整理活动，可减缓肌肉酸疼，有助于消除疲劳；使肌肉血流量增加，加速乳酸代谢和其他代谢产物的消除；预防激烈活动骤然停止可能引起的机体功能失调等。放松整理活动的内容主要包括一些深呼吸运动、全身心放松的动态和伸展性练习，尤其注意使运动中主要负荷部位的肌群得到充分放松。整理活动的时间应该根据运动中的负荷与强度大小来安排，一般为 5~15min。

（二） 心血管适能训练

心血管系统的生理功能具有良好的适应能力，运动时在神经、激素和肌肉活动本身的影响下，心血管系统的功能活动加强，以适应身体运动的需要。而长期卧床或者缺乏运动使心血管系统的活动长期处于低弱状态，久而久之，会使功能退化。然而，按照当代科学研究的理论，并不是所有的肌肉活动或者身体运动都能够有效地改善心血管适能，相反，如果以一些不恰当的方式进行运动反而会影响心血管功能的发展。因此，安全而有效地改善心血管适能应以科学理论为指导。

1. 锻炼项目

发展心血管适能的运动项目很多，但是，各种项目的活动除了有利于心血管适能的改善以外，还应有助于健康体适能其他方面的发展，因此，选择什么项目应该根据锻炼者的锻炼目标、技能水平、客观场地、器材条件、个人兴趣和季节等自然环境条件来确定。一般来说，那些节奏性强的、以有氧供能代谢为主的、连续的、有较多大肌肉参加的且可以较长时间进行的活动，都比较适合作为发展心血管适能的运动项目。这些运动项目主要包括步行、慢跑、骑自行车、游泳、有氧舞蹈、跳绳、赛艇、越野滑雪、爬楼梯以及各种耐力性的游戏和我国传统的太极拳、太极剑等。此外，近年来，美国总统体育与竞技委员会（PCPFS）还组织专家对 14 种常见改善心血管适能运动项目的健身价值进行定量评价研究，提出了一个定量评价分值，分别对慢跑等 14 个项目在发展心血管适能、肌肉力量、肌肉耐力、柔韧性和控制体重以及改善消化系统和促进睡眠等方面的作用赋予不同的分值，以帮助锻炼者从中选择适合自己的锻炼项目。

2. 练习强度、持续时间和频度

练习强度是决定心血管适能最重要的练习因素，原因是练习强度直接决定着运动的代谢性质和心脏做功大小。练习强度太小，不能有效地刺激心脏的泵血功能，从而不能形成良好的适应性变化；练习强度太大，心脏收缩和射血能力反而下降，运动的危险性增加，加上运动时肌肉收缩产生大量乳酸，容易造成身体疲劳而过早结束运动，对于发展心血管适能也不利。科学研究证明，对于改善心血管适能而言，60%~80% VO_2max（最大摄氧量）的练习强度最为合理，原因之一是对于大多数人而言，在这一强度范围内运动时心脏的每搏输出量较大，同时心脏的血液供应状态良好；另外，就改善 VO_2max 而言，在此范围内进行锻炼有效性较高，危险性较低，因而锻炼的效果最好。

计算最佳练习强度的方法很多，而从实际应用出发，根据运动时心率变化与 VO_2max 在一定范围内成线性相关的事实，获得发展血管适能运动的最佳心率范围的方法最为常用。该方法最初是由 Karvonen 建立的，所以又称作 Karvonen 法。利用该方法计算得到的最佳运动心率范围与通过 VO_2max 直接测定获得的结果是一致的。

利用 Karvonen 法计算最佳练习强度范围包括以下 3 步：

（1）计算心率储备（heart rale reserve，HRR），HRR = 最大心率（HRmax） – 安静心率（HRrest），其中，最大心率不容易测定，通常用 220 减年龄来推算。

（2）分别计算 60% 和 80% 的 HRR。

（3）将以上 60% 和 80% 的 HRR 计算结果各自加上安静心率，便可获得最佳运动强度范围。例如，某锻炼者的最大心率为 200 次/分，安静心率为 60 次/分，那么该锻炼者的心率储备为 140 次/分，其 60% 和 80% 的心率储备值分别为 84 次/分和 112 次/分，最后得到的最佳练习强度范围为 144 次/分到 172 次/分。

练习持续时间和频度应视锻炼者的健康体适能水平而定，对于经常不参加运动或者健康体适能水平较低的人，最初参加运动时的有效运动时间，即不包括准备活动和放松整理活动在内的实际运动时间一般在 20~30min，频度小于 3 次/周。随着健康运动的进行以及身体运动适应能力的提高，逐渐将练习持续时间增加到 45~60min，练习频度增加到 3 次/周以上。

3. 锻炼方法

锻炼方法是利用锻炼手段来实现锻炼目的的途径和方式，在实现健身锻炼目标过程中同样发挥着重要的作用。健身锻炼的方法取决于健身运动的目标和内容，就发展和改善心血管适能而言，常用的锻炼方法主要包括持续训练法、间歇训练法和重复训练法 3 种。

（1）持续训练法。持续训练法是发展心血管适能的主要方法，其特点是练习时间长且不间断，运动强度适中而运动量相对较大。根据运动中练习强度的保持情况，持续训练法还可以进一步分为匀速训练法和变速训练法两种，前者的训练强度基本保持不变且一般保持在有氧代谢范围之内，此时的心率为 150~170 次/分，练习持续期时间在 20~30min，这种方法常被用于一般有氧耐力训练；后者是在较长时间的持续运动中，有规律地变换练习强度的耐力训练方法，一般的强度变化范围是在个人最大强度的 70%~95%，此时心率为 140~180 次/分。如果练习强度处于有氧代谢范围内，这种训练方法的训练效果与匀速训练法相同；而当练习强度超过有氧代谢范围时，这种训练方法对发展无氧耐力有较好的作用。

（2）间歇训练法。间歇训练法是指在两次训练之间安排适当的间歇休息，在身体机能尚未完全恢复的情况下开始下一次练习的训练方法。由于间歇训练法对练习强度、重复次数、训练组数和间歇休息的时间与方式均有严格的规定，且身体机能始终处于较高活动水平，故这种训练对机体氧运输系统活动和能量代谢过程均有较大的影响，是发展运动耐力的常用方法。采用间歇训练法进行运动耐力训练时，如果练习强度在有氧代谢范围内，主要用于发展有氧耐力；如果运动强度超过有氧代谢，则主要用来发展无氧耐力。以发展无氧耐力为例，一般情况下练习的持续时间为 0.5~4min，练习强度较大，练习之间的间歇休息时间较短，保证机体在尚未完全恢复的情况下重复练习。完成这类间歇训练时，神经肌肉系统可以在高乳酸浓度状态下进行长时间工作，从而有助于发展其耐受乳酸的抗疲劳的能力。

（3）重复训练法。重复训练法是一种反复多次进行同一练习的运动训练方法，与间歇训练法一样，该方法也在每次练习之间安排间歇休息，但是与间歇训练法不同的是，重复训练法要求锻炼者在间歇休息期间身体机能完全恢复后再开始新的练习。重复训练中，练习强度、练习次数和运动量的控制取决于锻炼的目的，发展心血管适能的重复训练强度多在有氧代谢范围，而发展无氧耐力的重复训练强度多在无氧代谢范围。多数情况下，重复训练法主要用于发展无氧耐力，原因是重复训练法的间歇休息时间长，身体机能的恢复充分，能够承受较大强度的运动。但是，每次的重复练习都是在体内堆积的乳酸已经大部分被消除的情况下进行的，因此其对改善人体耐受乳酸能力的作用不及间歇训练法。

（三）肌肉适能训练

1. 肌肉适能训练的原则

（1）超负荷原则。超负荷不是指超过本人的最大负荷能力，而是指力量训练的负荷应不断超过平时采用的负荷，其中包括负荷强度、负荷量和力量训练的频率。超负荷力量训练能够不断对肌肉产生较大的刺激，从而使其产生相应的生理学适应，使肌肉力量增加。研究指出，力量训练的超负荷是一个持续的过程。以某个锻炼者用杠铃进行弯举为例，如果该锻炼者训练前能将 40kg 的重量最多举起 8 次，而经过一段时间的力量训练后，举起次数增加到 12 次，这时就应该增加力量负荷的强度，这就是人们常说的"负荷 8，练到12"。一般情况下，发展肌肉力量和肌肉耐力所使用的负荷强度有明显的差异。对于力量训练初期或者力量较弱的人，发展肌肉耐力可以"负荷 10，练到 15"或"负荷 15，练到20"；而用于发展肌肉最大力量的练习，可以"负荷 1，练到 5"；静态力量练习可以"负荷 5s，练到 10s"等。

（2）渐增阻力原则。在肌肉力量和耐力训练过程中，由于超负荷而使肌肉力量增强。但在最初的训练负荷达到某个阶段时，随着肌肉适能的改善，原来的超负荷变成了低负荷。这时，如果继续使用原来的练习负荷就难以使肌肉适能继续得以改善。因此，应根据练习者的肌肉适能的变化及时调整练习负荷。但是，增加练习负荷必须遵守循序渐进的原则，因为肌肉对于运动负荷的适应是一个缓慢的过程。

（3）专门化原则。发展肌肉力量的抗阻练习，应包括直接用来完成某一技术动作的全部肌群，并尽可能使肌肉活动与技术动作的要求相一致。专门化原则的生理学依据是力量训练过程中的肌肉活动与所从事的专项特点不一致，对神经系统协调能力以及局部肌肉生理、生化特征的影响也不同。

（4）合理练习顺序原则。力量训练是由多种力量练习组成的，而练习的顺序可以直接影响训练的效果。一般情况下，大肌群训练在先，小肌群训练在后，原因是小肌群在力量训练中比大肌群容易疲劳，会在一定程度上影响其他肌群乃至身体整体的工作能力。

2. 训练方法

（1）等长训练法。肌肉收缩而长度不变的对抗阻力的训练方法称为等长训练法，又称为静力训练法。应用这种肌力训练方法时，可以使肌肉在原来的静止长度上做紧张用力，也可以在缩短一定程度时做紧张用力。等长训练法的优点是肌肉能够承受的运动负荷重量较大，因此是发展最大肌肉力量的常用方法。此外，等长练习时神经细胞长时间保持兴奋，有助于提高神经细胞的工作能力；等长练习时肌肉对血管的压力增大，影响肌肉的血液和氧气供应，从而对肌肉无氧代谢能力的提高、肌红蛋白含量的增加和肌肉毛细血管的增生等均有良好的影响。但等长练习时肌肉缺乏收缩和放松的协调，练习也相对枯燥无味。此外，研究表明，等长力量训练的效果具有明显的"关节角度效应"，即等长力量训练的效果仅局限于受训练的关节角度。因此，等长力量训练应根据运动员所从事的运动项目的特点，确定合理的关节训练角度，如此才能确保训练的效果。

（2）向心等张训练法。肌肉收缩和放松交替进行的力量练习方法称为向心等张训练法，常称为动力训练法，负重蹲起、负重提重、卧推、挺举等均属于此类。向心等张训练法的优点是肌肉运动形式与多数竞技运动项目的运动特点相一致。因此，该力量训练能够有效改善运动成绩。此外，其在增长力量的同时还可以提高神经肌肉的协调性。其缺点是力量练习中肌肉张力变化具有"关节角度效应"。向心等张训练法的训练效果主要取决于训练负荷强度、重复次数和动作速度等因素。一般情况下，如果训练的目的是发展力量耐力，应采用低强度、高重复次数的训练，如 15～20RM 的负荷强度，每次练习 2～3 组；如果训练的目的是发展最大肌力，应采用高强度、低重复次数的训练，如 1～6RM 的负荷强度，每次练习 2～3 组。

（3）离心训练法。肌肉收缩产生张力的同时被拉长的训练方法称为离心训练法，它也属于动态训练方法，肌肉在负重条件下被拉长的动作均属于此类。研究发现，肌肉在进行离心收缩时所产生的最大离心张力比最大向心张力大 30% 左右，因此该训练方法能够对肌肉造成更大的刺激，从而更有利于发展肌肉横断面积和肌肉力量。离心力量训练法的不足之处是训练后引起肌肉疼痛的程度较其他方法明显，原因可能是离心收缩容易引起肌肉结缔组织损伤。

（4）等速训练法。等速训练又称为等动训练，它是一种利用专门的等速训练器进行的肌肉力量和耐力训练方法。进行等速力量和耐力训练时，等速力量训练器所产生的阻力是和用力的大小相适应的，只要练习者尽最大的力量运动，肢体的运动速度在整个运动范围内都是恒定的，而在此活动范围内只要练习者尽全力运动，产生的肌肉张力也是最大的。因此，等速力量和耐力训练法事实上是一种可以使肌肉在整个活动过程中呈"满负荷"工作的力量训练方法。研究认为，等速力量和耐力训练法是发展动态肌肉力量最好的训练方法。

（5）超等长训练法。肌肉在离心收缩之后紧接着进行向心收缩的力量训练方法称为超等长训练法。运动训练中常用的多级跳和深蹲等练习都属于此类方法。目前，超等长训练法主要用于爆发力的训练，其生理学依据是肌肉在离心收缩后紧接着进行向心收缩时，可借助肌肉牵张反射机制和肌肉弹性回缩产生更大的力量。

（6）震动训练法。震动训练法是近年来发展和建立起来的，通过给人体施加一定频率（25~60Hz）和强度的机械振动来保持和提高肌肉力量与耐力的训练方法。国内外研究表明，这种肌肉力量训练方法能够很有效地改善一般人、瘫痪患者乃至优秀运动员的肌肉力量和肌肉耐力。因此，受到运动训练和康复医学等相关领域的关注。

震动训练法通常与一般的肌肉训练同步进行，作为一种附加训练手段来发挥作用。运动生理学研究表明，在进行一般的肌肉力量练习过程中，有60%~90%的运动单位直接参与活动，此时给参与活动的肌肉施加震动可以刺激肌肉本体感受传入，反射性地激活潜在的更多的运动单位参与活动，从而提高肌肉抗阻运动的能力。目前，震动练习法的研究尚属初期阶段，震动对于提高肌肉力量和改善肌肉耐力的生理学效应及其作用机制尚在进一步的探讨当中。

（四）柔韧适能训练

提高柔韧素质一般采用牵拉肌肉和结缔组织的方法，常用的有快速牵拉和缓慢牵拉两种，前者主要包括踢腿、摆腿等练习，后者包括拉韧带和压腿等。这两种方法都能够有效地改善耐力素质，但缓慢牵拉不易引起拉伤，因此使用较多。

第四节　运动疾病及运动损伤诊断与处理

一、运动疾病

运动可能使人体生理活动过程中的有序性受到暂时破坏，从而出现某种疾病，这种疾病称为运动性疾病。正确认识和处理这些运动性疾病，可以克服盲目性和随意性。常见的运动性疾病及处理方法如下。

（一）运动性腹痛

运动性腹痛是指直接由运动引起的腹部疼痛。运动性腹痛的常见原因有以下几种。

（1）准备活动不充分，运动时过于剧烈，内脏器官功能尚未达到竞技状态，致使脏腑功能失调，引起腹痛。

（2）饭后过早地参加运动，胃因食物充盈引起牵扯痛和胀痛，或运动前饮水过多以及腹部受凉，引起胃肠痉挛导致疼痛。

（3）运动时呼吸紊乱，膈肌运动异常，引起肝、脾膜张力性疼痛。

如果出现运动性腹痛，一般可以通过减速慢跑加深呼吸、按摩疼痛部位或弯腰跑一段距离等方法处理。若疼痛没有减轻或消失甚至加重，则应立即停止运行，并口服十滴水或按揉内关、足三里等穴位。如仍不见效，应及时请医生诊治。

（二）　运动性低血糖症

运动性低血糖症是指进行长时间、高强度的体育运动时，运动员体内的血糖会大量消耗和减少，因而可能在血糖浓度低于正常值时出现的一系列临床表现。轻者感到无力、饥饿、极度疲乏、头晕心慌、烦躁不安、面色苍白、出冷汗；重者出现意识模糊、语言不清、精神错乱等症状，甚至惊厥和昏迷。

对于运动性低血糖症患者，轻者可喝浓糖水或进食含糖类食物，平卧休息；重者若已昏迷，同伴可以先掐人中、百会、涌泉、合谷穴，以提高血糖浓度，并及时送往医院治疗。

（三）　运动性昏厥

运动性昏厥是指运动中由于脑部突然供血不足而出现的暂时性知觉丧失现象。轻度昏厥者一般只昏厥片刻，脑贫血症状消除后会清醒过来，但清醒后精神不佳，仍感觉头昏。

发现同伴出现运动性昏厥时，应立即让患者平卧，使足略高于头部，并进行向心方向按摩，同时指压人中、合谷等穴位。如患者出现呕吐症状，应将其头偏向一侧，以利呼吸道畅通；如呼吸停止，应立即进行人工呼吸。症状较轻者，可搀扶其慢走；症状较重者，经临场处理后应及时送往医院治疗。

（四）　运动性中暑

运动性中暑是指肌肉在运动时产生的热超过身体能散发的热而造成运动员体内过热的状态。轻度中暑者可出现面部潮红、头晕、头痛、胸闷、皮肤灼热、体温升高等症状；严重者会出现恶心、呕吐、脉搏快而细弱、精神失常、虚脱抽搐、血压下降，甚至昏迷等症状。

发现同伴出现运动性中暑后，应迅速将患者移至通风阴凉处，解开其衣领，冷敷额部，用温水抹身并给予含盐清凉饮料或十滴水。症状严重者，经临时处理后应迅速转送医院治疗。

（五）　运动性冻伤

运动性冻伤常见于长时间滑雪、长跑、登山等运动。冻伤除外界温度过低外，还与潮湿风大、全身和局部抵抗力下降、肢体静止不动有关。初级冻伤表现为受冻位置瘙痒、皮肤发白、局部稍肿、疼痛，如处理及时，症状会在24h内消失。严重冻伤表现为皮肤红肿，且出现大小不一的水泡，水泡破裂后会流出淡黄色液体，皮肤会发热，疼痛较重。更为严重者会出现皮肤或肢体局部坏死，皮肤呈紫褐色，局部感觉全部消失。

运动中的冻伤部位常见于手脚末端、鼻尖、两耳和男性外生殖器，一般多是初级冻伤。此外，冻疮也是运动中常见的冻伤。防止冻伤最简单有效的方法就是在运动前做好准备与防护，主要方法有以下几种：

（1）做好运动前的热身活动，并揉搓脸、鼻、耳等裸露部位。

（2）运动服装、鞋袜要求保暖合身，鞋子不能太小。

（3）御寒的手套、帽子、护耳等要备齐。

（4）适量补充含蛋白质和脂肪较多的食品。

二、运动损伤

运动损伤是指在体育运动过程中的各种损伤。运动损伤与日常生活中的损伤有所不同，它与运动项目、身体状况等有着密切的关系。

（一）运动损伤发生的原因

1. 主观原因

（1）准备活动不充分。很多学生在没有做好准备活动的前提下就投入紧张的比赛中，此时肌肉、韧带的力量较小，伸展性不够，关节活动的幅度不大，身体协调性差。在这种情况下最容易发生肌肉拉伤和关节韧带损伤。

（2）身体状况不佳。在睡眠不佳、伤病初愈和过度疲劳时，身体协调性会显著下降，此时如果参加剧烈运动或进行高难度动作，就有可能发生损伤。此外，如果情绪低落或急于求成等，也极易造成运动损伤。

（3）运动量过大。经过长时间的运动后，身体出汗较多，水分丢失很大。脱水使运动能力降低，如不及时补充水分，将导致体内电解质平衡紊乱，引起肌肉兴奋性增加而发生肌肉痉挛。

（4）衣着不当。例如，穿牛仔裤运动既影响准备活动的运动幅度，客观上造成运动不便，也易导致不必要的损伤；穿普通鞋进行球类运动时，由于普通鞋减震性较差，不能充分吸收和缓解地面的反作用力，容易造成踝关节扭伤。

（5）技术动作不准确。在体育教学中，由于学生技术动作不规范，违反了身体结构特点和运动时的力学原理，容易造成损伤。例如，在篮球运动中，如果接球时的手形不对，就可能会戳伤手指。

2. 客观原因

（1）气候和季节因素。雨雪天气，气温过高或过低等均易引起运动损伤。此外，秋冬季节较易发生损伤，因为天气变冷时，人体肌肉韧带的弹性和运动协调性相对较差，会因肌肉僵硬、动作失调而致伤。

（2）运动设施和体育器材不符合要求。运动时场地不平、跑道过滑、沙坑过硬、坑沿过高、坑内有杂物等，也易造成损伤，此类损伤多发生在下肢踝关节上。

（二）运动损伤的分类

（1）按损伤组织的种类，可分为肌肉肌腱损伤、滑囊损伤、关节囊和韧带损伤、骨折、关节脱位、内脏损伤、脑震荡和神经损伤等。

（2）按发病的缓急，可分为急性损伤和慢性损伤。急性损伤是指瞬间遭受直接或间接暴力而造成的损伤，其发病急，症状骤起，病程短。慢性损伤是指因局部长期负担过度，由反复微细损伤积累而成的损伤，其发病缓慢，症状渐起，病程较长。急性损伤处理不当或伤后过早运动可能转变为慢性损伤。

（3）按有无创口与外界相通，可分为开放性损伤和闭合性损伤。开放性损伤是指伤部皮肤或黏膜破裂，创口与外界相通，有组织液渗出或血液自创口流出，如擦伤和刺伤等。闭合性损伤是指伤部皮肤或黏膜完整，无创口与外界相通，损伤后的出血积聚在组织内，如肌肉拉伤和关节韧带损伤等。

（三）　运动损伤的预防

（1）在剧烈运动和比赛前做好准备活动。

（2）根据自己的情况选择活动内容，适当控制运动量。

（3）掌握运动要领，加强运动技术的学习，提高运动技能。

（4）运动前采取必要的预防措施，如检查运动场地和器材、穿着合适的服装与鞋子等。

（5）保持良好的心态，练习或比赛时要控制自己的情绪，不可冲动。

（6）比赛时尊重对手和裁判，保持良好的体育道德风尚。

第九章 心理与健康

　　WHO 发布的《2014 年精神卫生地图集》中指出，全世界每 4 个人中就有 1 人可能面临精神健康的困扰，在患有严重精神疾病的人中，约有 75% 的患者得不到任何治疗。全球范围用于精神卫生的资源，包括财政以及人力资源，仍然处于非常低的水平，全球卫生人力中从事精神卫生工作的人只占 1%，近半数世界人口生活在每 10 万人拥有不到 1 位精神科医生的国家，低收入和中等收入国家每年的人均精神卫生支出还不到 2 美元，目前全球有 68% 的国家已经制定了与精神卫生相关的政策或计划，半数国家已具备单独的精神卫生法，但实际上这些政策或法规大多难以落实。

　　统计数字表明，我国各类精神疾病患者人数已过亿，至 2014 年年底，全国已登记在册的严重精神障碍患者有 430 万人。每 10 万人仅拥有 171 张精神病床床位，每 10 万人仅拥有 1.49 名精神科医师。中国公众对焦虑症、抑郁症等常见精神障碍的认知率低，社会偏见和歧视广泛存在，讳疾忌医多，科学就诊少，进一步影响了精神卫生疾病的防治效果。部分地区严重精神障碍患者的发现、治疗、随访、管理工作不到位，家庭监护责任难以落实，贫困患者无法得到及时有效的救治。

　　随着医学模式的转变，人们逐渐认识到，健康是个体身体、心理和社会功能的一种平衡状态，人们要实现完满的健康状态，不仅要身体健康，还要心理健康及提高自身的社会适应能力。身体健康是心理健康的基础，心理健康是身体健康的保证和动力。但现实生活中，人们仍重视身体健康优于心理健康，往往只重视锻炼身体，提高身体健康水平，而不注意培养健康的心理。这种片面的健康观已经带来了许多不良后果。

　　我国正处于社会转型期，各种社会矛盾增多，竞争压力加大，人口和家庭结构变化明显，严重精神疾病患病率呈上升趋势。与此同时，儿童和青少年心理行为问题、老年性痴呆和抑郁、药物滥用、自杀和重大灾害后受灾人群心理危机等方面的问题也日益突出。据中国精神卫生调查结果显示，我国约有 16.57% 的人群受到各类精神和心理问题的困扰，而大部分患者并没有得到有效的诊断和治疗。心理问题已成为重大的公共卫生问题和突出的社会问题。可见，维护心理健康日益成为广大群众日常生活的需要，心理健康问题也已成为专业工作者，包括健康教育工作者的主要研究领域。

第一节　心理健康与心理问题

一、心理健康的概念及标准

（一）心理健康的概念

心理健康，也称心理卫生或精神卫生。国内外学者就心理健康的定义与内涵从不同角度进行了阐述，但目前对心理健康的定义还没有完全统一的说法。第三届国际心理卫生大会（1946 年）对心理健康的定义为："所谓心理健康是指在身体、智能以及情感上，在与他人的心理健康不相矛盾的范围内，将个人心境发展成最佳的状态。"这个定义把心理健康放在与他人比较中来界定。也就是说，如果一个人与其他人相比较，符合同龄阶段大多数人的心理发展水平，这个人的心理状况就是健康的，反之则不健康。

第 66 届世界卫生大会（2013 年）通过了《2013—2020 年精神卫生综合行动计划》，该行动计划将精神卫生概念化为"一种健康状况，个人实现自身能力，能够应对生活中的正常压力，能够开展有成效和有成果的工作，并能够对社会做出贡献"。

心理健康有广义与狭义之分。广义的心理健康是指一种高效而满意的、持续的心理状态，个体在此状态时，能在社会环境中健康地生活，保持良好的情绪状态，适应社会生活变化节奏，能与人正常交往，与社会保持和谐，能最大限度地发挥自身的潜能。狭义的心理健康是指为了减少行为问题和精神疾病的发生而采取的各种策略和措施，如采取积极有益的教育和措施，维护和改进人们的心理状态，以适应当前和发展的社会环境。前者是从宏观上要求人应该达到的可能状态，后者是对未出现的或可能出现的异常行为进行预防与抵御。

以往的心理健康的研究大多属于狭义层面，偏重心理疾病和不健康的一面。20 世纪70 年代人本主义理论的兴起使心理健康的含义更加全面，心理健康不再意味着没有心理疾病，还意味着个人的良好适应和充分发展。心理健康的中心任务是着力于人类心理健康的维护，而不是心理疾病的治疗。

（二）心理健康的标准

心理健康是一个相对的概念，缺乏身体健康那样精确的客观指标，主要是定性的观察。心理健康的标准是从优秀的心理品质中总结出来的具有代表性的特征。不同的心理学家对于心理健康的标准有着不同的看法，其中美国心理学家马斯洛（Maslow）和米特尔曼（Mittelman）提出的心理健康 10 项标准得到了较多的认可，被认为是心理健康最为经典的标准。

（1）有充分的适应能力。

（2）充分了解自己，并对自己的能力做恰当的估计。

（3）生活目标、理想切合实际。

（4）与现实环境能保持良好的接触。

（5）能保持人格的完整与和谐。

（6）具有从经验中学习的能力。

（7）能保持良好的人际关系。

（8）能适度地宣泄情绪和控制情绪。

（9）在不违背集体意志的前提下，有限度地发挥个性。

（10）在不违背社会规范的情况下，能适当地满足个人基本需求。

我国的一些学者对成人心理健康提出了以下5条标准。

1. 智力正常

智力正常包括分布在智力正态分布曲线之内者及能对日常生活做出正常反应的智力超常者。正常智力是人一切活动最基本的心理前提。如果智力缺陷，则社会化的过程难以进展，心理发展水平必然受到影响，难以独立生存。

2. 情绪健康

情绪健康是心理健康的核心标准，包括能够经常保持愉快、开朗、自信，善于从生活中寻求乐趣，对生活充满希望。虽然也有悲、忧、哀、愁等负面情绪，但能够并善于调整，具有情绪的稳定性。常说的情商便体现了这一能力。

3. 人际和谐

人际和谐是心理健康不可缺少的条件，是获得心理健康的重要途径，包括乐于与人结交，既有稳定而广泛的人际关系，又有知己和朋友；在交往中能以尊重、信任、理解、宽容、友善的态度与人相处，能分享、接受和给予爱和友谊。一个人的人际关系状况最能体现和反映他的心理健康水平。

4. 适应环境

适应环境是心理健康的重要基础。环境适应能力包括正确认识环境的能力和正确处理个人与环境关系的能力。心理健康的人是环境的良好适应者，他对自身所处的环境有客观的认识和评价，能始终使自己保持良好的社会适应性。

5. 人格完整

心理健康的最终目标是培养健全的人格和保持人格的完整，包括人格的各个结构要素不存在明显的缺陷与偏差；具有清醒的自我意识，不产生自我同一性混乱；以积极进取的人生观作为人格的核心，有相对完整的心理特征等。

心理健康的标准是一种理想的尺度，它不仅为我们提供了衡量心理是否健康的标准，而且为我们指明了心理健康水平努力的方向。每一个人在自己现有的基础上做不同的努力，不断发挥自身潜能，都可以追求心理发展的更高层次。

世界精神卫生日是由世界精神病学协会（World Psychiatric Association，WPA）在1992年发起的，时间是每年的10月10日。创设世界精神卫生日的目的是提高公众对精神卫生问题的认识，促进人们对精神疾病进行更公开的讨论，鼓励人们在预防和治疗精神疾病方面进行投资。

2020 年世界精神卫生日的主题是"弘扬抗疫精神，护佑心理健康"，旨在通过进一步弘扬各地心理健康工作者在抗击新冠肺炎疫情中表现出的民族精神，提高公众对心理健康的重视程度，广泛开展科普宣传和健康教育，号召全社会积极参与精神卫生工作，共同承担防治责任和义务，推动形成理解、接纳、关爱精神障碍患者的社会氛围，保护公众心理健康，促进社会和谐稳定。

由英国医生编制的、用于社区人群筛查和评定非精神疾病的心理健康自我评定问卷，已经过国内大量使用和验证，适用性强，其内容如下：

（1）干什么事情都不能专心。

（2）因心烦而睡眠少。

（3）感到在各种事情上都不能发挥作用。

（4）对一些问题没有能力做出决断。

（5）总是处于紧张之中。

（6）感到无法克服困难。

（7）从日常生活中不能感到兴趣。

（8）不能够面对困难。

（9）感到不高兴和心情压抑。

（10）对自己失去信心。

（11）认为自己是无用的人。

（12）对所有的事情都感到不值得高兴。

判断标准：肯定答案每题 1 分，总分≥4 分，说明心理健康已经出现问题。

二、心理问题及发生机制

人的心理问题会出现在心理现象的不同方面。人的心理现象表现为心理过程和个性（人格）两方面。心理过程包括认知过程（感觉、知觉、注意、记忆、思维、想象等）、情感过程（喜、怒、忧、惊、恐等）、意志过程（有意识地确定目标、克服困难、调节行为等），个性包括个性倾向性（需要、动机、信念等）、个性特征（能力、气质、性格）、自我意识（自我认知、自我体验、自我控制）。

人的心理活动是非常复杂的，现实中没有一个人可以说一生都保持完全心理健康状态。人体内外环境存在着各种影响人心理健康的因素，而有害因素会导致人的心理活动出现不同程度的损伤，出现心理活动的偏离，进而丧失正常的心理活动出现异常心理活动。

（一）心理问题

人的心理的"正常"与"异常"之间没有明确的、严格的界限，两者在某些情况下可能有本质的差别，但在更多的情况下只是程度的不同。也就是说，人的心理是一个由

"正常"逐渐向"异常"、由量变到质变的渐变的连续过程。可见，人的心理问题普遍存在，只是程度不同。

心理问题等级划分从健康状态到心理疾病状态一般可分为4个等级：健康状态（白色区）→不良状态（浅灰色区）→心理障碍（深灰色区）→心理疾病（黑色区）。

心理问题依据严重程度可分为：一般心理问题、心理障碍和心理疾病。心理健康状态和一般心理问题属于正常心理，心理障碍和心理疾病属于偏离正常的异常心理。

1. 一般心理问题

一般心理问题指日常生活中常见的心理问题，是由各种生活、人际关系压力等而引起的心理冲突、心理困惑、心理烦恼。每一个正常的人在特定情景下都可能产生不同的心理问题，往往持续时间较短、情绪反应仍在理智控制之下，能照常工作、学习及人际交往，可主动调节或通过专业人员帮助恢复常态。

一般心理问题的特点：①持续时间较短。一般在一周以内能得到缓解。②社会功能影响比较小。一般都能完成日常工作、学习和生活。③能自己调整。大部分通过自我调整如休息、聊天、运动、钓鱼、旅游、娱乐等放松方式能使自己的心理状态得到改善。小部分人若长时间得不到缓解，可通过寻求心理医生的帮助得到调整。

一般心理问题可以发生在人生的各个年龄阶段，不同年龄阶段有不同的特点。

（1）婴幼儿（0～3岁）常见的心理问题：养育方式不当所带来的心理发育问题，如言语功能发育不良、交往能力和情绪行为控制差等。

（2）学龄前儿童（4～6岁）常见的心理问题：难以离开家长、与小伙伴相处困难。处理不好，易发生拒绝上幼儿园以及孤僻、不合群等问题。

（3）学龄儿童（7～12岁）常见的心理问题：学习问题（考试焦虑、学习困难、注意力障碍等）、情绪问题（情绪不稳定、紧张、焦虑、孤僻、恐惧等）、品行问题（偷窃、说谎、逃学、攻击行为等）、不良习惯（习惯性抽搐、吮指、咬指甲、遗尿、口吃、偏食等）。

（4）青少年（13～18岁）常见的心理问题：学习问题、人际交往问题（学校适应不良、逃学）、情绪问题、行为问题（恃强凌弱、自我伤害、鲁莽冒险）、与性发育期密切相关的问题（吸烟、酗酒、药物依赖、网络成瘾、过早性行为、离家出走、违法犯罪、自杀等）。

（5）中青年（19～55岁）常见的心理问题：与大学生有关的问题，如环境适应、人际交往、恋爱、升学就业等；与工作相关的问题，如工作环境适应不良、人际关系紧张、就业和工作压力等带来的问题；与家庭相关的问题，如婚姻危机、家庭关系紧张、子女教育问题等。

（6）中老年（55岁以上）常见的心理问题：退休适应、与子女关系、空巢、家庭婚姻变故、躯体疾病等带来的适应与情感问题。

2. 异常心理

关于异常心理的概念，迄今尚未达成共识。国内多数学者认为，异常心理是指个体的心理过程和心理特征发生异常改变，大脑的结构或功能失调；或是指个体无法按照社会规范或以适宜的方式适应日常生活要求，而表现出的心理、行为的偏离。对于一个人的心理是否异常，很难找到一个统一公认的判断标准。不同的学者从不同的角度，根据不同的经验，在不同的学科领域中按照不同的标准去看待心理的正常与异常，各有自己不同的区分方式。我国学者较常用以下几种判断标准对心理正常与异常进行区分。

（1）内省经验标准。以经验作为判断心理正常或异常的标准时主要包括两个方面：一是指个体的主观体验，即个人感觉到自己的焦虑、抑郁，说不出原因的不适感或无法控制自己的行为；但是有人却不能觉察而没有任何反应，如亲人丧亡时无一点悲伤或忧郁感，这种情况反而是心理异常的表现。二是观察者根据自己的经验对被观察者个体的心理与行为处于正常或异常状态进行判断。这种判断是目前精神科医生最常用的方法，由于经过专业教育和临床实践，大致形成了相近的标准，判定结果基本一致。但仍有少数存在分歧，甚至截然相反，故这种判断方式有很大的主观性和局限性。

（2）生物学标准。通过比较和分析，确认是否存在异常心理现象和行为，同时根据经躯体检查能否找到相应的生物学改变来确定心理正常与否。但对于因社会心理因素起主导作用而产生的异常心理，如神经症等，该标准无法判断。

（3）统计学标准。对普通人群的心理特征进行测量的结果常常呈正态分布，绝大多数人都在均值附近，只有少数人（5%）处在正态分布曲线的两端，被视为"异常"。判断一个人的心理正常与否是以其心理特征偏离均值的程度来决定的。这种标准也存在缺陷，如智力超常的人在人群中占极少数，处在正态分布的一侧尾端，但不能认为这些人是异常的。

（4）社会适应标准。根据个体能否适应社会准则、伦理道德、风俗习惯等社会要求，能否达到人与生活环境的协调一致，以及当出现违背上述准则和规范的言行时，是否能做出公众所理解和认可的解释等，来判断个体心理正常还是异常。该标准不是一成不变的，受时间、地域、习俗、文化等因素的影响而差异较大。

心理的表现多种多样，可以是严重的，也可以是轻微的。据 WHO 估计，在同一时期，人群中大约有 20% 的人存在着不同程度的心理异常。迄今为止，尚没有统一的分类标准。目前在医学临床诊断上使用的精神疾病分类方法有 3 种：①WHO 颁布的《疾病及有关健康问题的国际统计分类》（*International Statistical Classification of Diseases and Related Health Problems*，ICD），简称《国际疾病分类》，已修订到第十版，即 ICD – 10；②中华医学会精神科学会和南京医科大学脑科医院编写的《中国精神疾病分类方案与诊断标准》（*Chinese Classification and Diagnostic Criteria of Mental Disorders*，CCMD），现使用第三版，即 CCMD – 3；③美国精神医学学会编写的《精神疾病诊断与统计手册》（*Diagnostic and Statistical Manual of Mental Disorders*，DSM），现使用第五版，即 DSM – Ⅴ。可见，3 种分类方法的疾病类别并不完全相同。

异常心理包括心理障碍和心理疾病（精神疾病）。

（1）心理障碍在严重程度上属于轻度异常心理，是个体由于受到自身及外界因素的影响，心理状态的某一方面（或几方面）发展的超前、停滞、延迟、退缩或偏离，主要包括神经症（神经衰弱、焦虑症、强迫症、恐惧症、疑病症、癔症等）、人格障碍（偏执型人格障碍、分裂型人格障碍、强迫型人格障碍、表演型人格障碍、自恋型人格障碍、回避型人格障碍、攻击型人格障碍等）、性心理障碍（性身份障碍、性取向障碍等）、创伤后应激障碍（PTSD）等。

（2）心理疾病，也称精神疾病，属于严重异常心理。是由于个人及外界因素引起的个体强烈的心理反应，明显的躯体不适感，是大脑功能失调的外在表现。患者的认识、情感、动作行为、意志等心理活动均出现持久的、明显的异常；社会功能损害大，不能正常生活、学习、工作；动作行为难以被一般人理解，在病态心理支配下，有自杀或攻击、伤害他人的动作行为；自知力缺陷，对自己的精神症状丧失判断力，拒绝治疗。常见的心理疾病有精神分裂症、心境障碍、分裂样精神病等。

（二）发生机制

在心理问题研究中，心理学界各种理论学派分别以不同的观点探讨和阐述了心理问题发生的机制，现将几种主要的理论模式介绍如下。

1. 心理动力学理论

19世纪末，由奥地利的精神病学家弗洛伊德创立的经典精神分析理论及其后的现代精神分析理论的各流派，统称为心理动力学理论。经典的精神分析理论有潜意识理论、心理发展阶段理论、人格结构理论、焦虑论、焦虑与自我防御机制等以及现代精神分析理论、客体关系理论与自我心理学理论等，现简要介绍其中几种。

（1）潜意识理论：在经典分析理论发展早期，弗洛伊德认为人的心理是由意识、潜意识和前意识层次组成的。

意识：是指在任何时候都被知觉到的心理现象，如感知觉、注意、记忆、思维、想象及各种情绪体验等。意识服从现实原则，只有符合社会规范和道德观念的心理活动才能进入意识层面，个体调节进入意识的各种印象，压抑着心理活动中原始的本能冲动和欲望。

潜意识：又称无意识，是指在人的心理结构的深层，不能被人意识到的心理层面，正常人的大部分心理活动都是在潜意识层面展开的，并受到潜意识的驱动。潜意识的主要内容是不被客观现实、道德理智所接受的各种不能的冲动、欲望和要求，因不符合道德、现实和社会文明，不能进入意识被个体所察觉的心理活动。

前意识：介于意识和潜意识之间，包括所有当时意识不到，但提高自己集中注意或经他人提醒可以进入意识层面的心理活动。其主要起到警戒作用，不允许潜意识的本能冲动直接进入意识层面。

人的心理活动中的意识、潜意识、前意识之间保持一种动态的平衡。潜意识之中的各种本能冲动或动机、欲望一直都在积极活动之中，有时还很急迫，力求在意识的行为中得到表现。但因其是为社会道德、宗教法律所不能容许的冲动，所以当其出现时，就会在意识中唤起焦虑、羞耻感和罪恶感，因而被加以抵抗，进行压抑。被压抑在潜意识中的冲突是心理异常的动力性原因。

（2）人格结构理论：弗洛伊德在心理地形学的基础上，发展了人格结构理论。他把人格结构分为3个层次：本我、自我、超我。

人格的 3 种构成层次之间不是静止的，而是互相交换的。自我在超我的监督下，按现实可能的情况，只允许来自本我的冲动有限的表现。在一个健康的人格之中，这 3 种结构的作用必然是均衡、协调的。本我是求生存的必要原动力。超我监督、控制主体按社会道德标准行事。而自我对上按超我的要求去做，对下吸取本我的动力，调整其冲动欲望；对外适应现实环境，对内调节心理的平衡。如果这 3 种力量不能保持这种平衡，则将导致心理失常的产生。

（3）人格发展理论：以性欲论为基础的人格发展阶段说是弗洛伊德经典精神分析理论极为重要的部分，也是经典精神分析理论区别于新精神分析理论的主要标志。弗洛伊德认为，以性欲为基础的种族保存的本能背后有一种潜力，叫作力比多，又称性力，它是一种力量、一种本能，这种存在于潜意识中的性本能是人类一切心理和行为发生的基本动力，是决定个人和社会发展的永恒力量。

当然，他所谓的性不仅包括与生殖器官有关的狭义内容，而且具有更广泛的内涵，包括了与生命得以延续和发展有关的内容。他将个体从出生到性成熟的性心理的发展划分为 5 个阶段。

弗洛伊德认为，每个阶段的性活动都可能影响人的人格特征，甚至成为今后发生心理疾患的根源。成人人格的基本组成部分在前三个阶段已基本形成，所以，儿童的早年环境、早期经历对其后的心理发展是至关重要的。一般人遵循着发展阶段走向成熟，但儿童在发育过程中会遇到一些特殊的情绪冲突，即被压抑着的性冲突，只有在冲突被解决后，儿童才能成熟，成为健康的成人。性心理的发展如不能顺利进行，停滞在某一发展阶段，或个体在受到挫折后从高级的发展阶段倒退到某些低级的发展阶段，就可能产生心理异常，成为各种神经症、精神疾病产生的根源。

（4）客体关系理论：为现代精神分析理论的主流，主要代表是梅兰尼·克莱茵、奥托·柯恩伯格。

克莱茵、柯恩伯格的客体关系理论强调母亲与婴儿的亲密关系对心理健康的影响。客体关系是指人与人之间的关系，客体关系中的客体是指有特别意义的人或事，是一个人的情感或内驱力的投射对象或目标。在婴儿的养育过程中，母亲是婴儿最重要的客体，母亲与婴儿形成了错综复杂的客体关系，婴儿人格组织是外部客体（如母亲）与客体关系内化的结果。柯恩伯格认为理解人格结构的关键是母婴关系，早期健康的客体关系使个体获得一个整合的自我、有力的超我和满意的人际关系，早期不良的母婴关系会导致矛盾的自我状态和多种不同程度的成人心理障碍。

2. 行为学习理论

行为主义是由美国约翰斯·霍普金斯大学的心理学教授华生（J. B. Watson）创立的西方心理学的一个流派。行为主义的基础理论的主要来源有 3 个方面：经典条件反射理论、操作性条件反射理论、社会学习理论，这 3 种理论的共同特点就是学习。

行为主义理论认为，除了遗传和成熟的有限作用外，人的行为都是经后天学习、模仿而形成的，学习是获得行为和改变行为的主要途径。强调外在环境和学习过程，认为一切行为都是学习的结果，包括正常行为、变态行为及其心身反应模式。根据学习的基本规律，可以解释、预测和控制个体行为的获得、维持和消退。不良行为是错误的学习、不适当的条件联系或学习能力缺陷的后果。通过对学习各环节的干预或重新学习，可以矫正不良行为。利用该理论通过教育和训练来矫治与心理社会相关的疾病取得了一定的成效。

3. 人本主义理论

人本主义心理学是在美国兴起的一种心理学流派，代表人物有马斯洛、罗杰斯等。

（1）马斯洛的需求层次理论：马斯洛认为，人类行为的心理驱动力不是性本能，而是人的需要。他把人的需要分为两大类七个层次。第一类需要包括生理需要、安全需要、归属与爱的需要和尊重的需要，这些属于匮乏性需要，具有类似本能的性质，是人的基本生存需要，为人和动物所具有。第二类需要包括认识需要、审美需要、自我实现需要，这些属于成长性需要或存在需要，为人类所特有，是一种超越了生存满足之后发自内心的，渴求发展和实现自身潜能的需要。马斯洛认为，长期处于基本需要缺失状态的人会产生心理疾病，而缺失性需要的满足则可以避免心理疾病；成长性需要得到满足可以促进人的心理健康和个人成长，而受到挫折会导致无意义感和空虚感。

马斯洛认为，精神疾病可以看作病人没有能力认识并满足自己的需要，没有能力达到心理健康状态，因此精神疾病是一种匮乏性疾病。

（2）罗杰斯的自我理论：罗杰斯（Carl Rogers）认为，人有一种与生俱来的实现倾向，这种实现倾向不仅要在生理、心理上维持自己，而且要不断增长和发展自己。有关自我概念的理论把自我（self）与自我概念（self‐concept）做了区分。自我就是一个真实的我，自我概念是一个人对自己的主观知觉和认识。当自我与自我概念的实现倾向一致时，人就达到了一种理想状态，即达到了自我实现。自我得到的经验、体验与自我概念冲突矛盾时，自我概念受到威胁，产生了恐惧，通过防御机制否认和歪曲自身的经验、体验。当经验、体验与自我的不一致有可能被意识到、察觉到时，焦虑就产生了。一旦防御机制失控，个体就会产生心理失调。发挥潜能的自我实现是个体的最高动机。如果在良好环境中，个体能发挥潜能从而达到自我实现；若遭遇挫折和干扰，就会导致心理和行为的错乱。

4. 认知理论

认知心理学主要研究人类认识的信息加工过程，并以此来解释人类的复杂行为。认知学派认为，人的情绪、行为受学习过程中对环境的观察和解释的影响。不适宜的情绪、行为产生于错误的知觉和解释。所以，要改变人的情绪、行为，就要首先改变人的认知。在大多数情况下，情绪、行为和认知是相伴而生的，认识可以改变情绪、行为，情绪、行为也可以改变认识。人们发现，认知作为理性心理部分，对人的情绪、情感、动机、行为有较强的调控作用。

认知心理学家艾利斯关于情绪障碍的 ABC 理论认为：情绪不是由某一诱发事件本身所引起的，而是由经历了这一事件的个体对这一事件的解释和评价引起的。在 ABC 理论的模型中，A 是指诱发事件；B 是指个体在遇到诱发事件之后产生的信念，即他对这一事件的解释和评价；C 是指在特定情景下，个体的情绪及行为结果。该理论认为信念是行为的核心。合理的信念会引起人们对事物适当的、适度的情绪和行为反应，不合理的信念会导致不适当的情绪和行为反应。当人们坚持某些不合理的信念，长期处于不良的情绪状态中时，最终将会导致情绪障碍。人们所持有的不合理的信念主要有 3 个特征，即绝对化要求、过分概括化和糟糕至极。绝对化要求是指人们以自己的意愿为出发点，对某一事物怀有认为其必定会发生或不会发生的信念。这种信念通常是与"必须"和"应该"这类字眼联系在一起的。比如"我必须获得成功""别人必须很好地对待我"等等。怀有这种信念的人极易陷入情绪困扰。过分概括化是一种以偏概全、以一概十的不合理思维方式，包括对自己和对他人的不合理评价。糟糕至极是一种认为如果一件不好的事发生将是非常可怕、非常糟糕的，是一场灾难的想法。每一个人都或多或少会有不合理的思维与信念，而那些具有严重情绪障碍的人，具有这种不合理思维的倾向更为明显。

5. 心理生物学理论

心理生物学研究内容主要涉及心理活动的生物学基础和身心作用的生物学机制。

美国著名生理学家坎农与其弟子巴德等提出的情绪丘脑学说理论认为：情绪的控制中枢在丘脑，丘脑一方面传递情绪冲动至大脑皮质产生情绪体验，另一方面通过自主神经系统影响外周血管活动和内脏功能。如果不良情绪长期反复出现，就会导致躯体疾病的发生。

加拿大生理学家塞里（Han Selye）提出著名的应激学说，认为应激是机体对各种有害因素进行抵御的一种非特异性反应，表现为一般适应综合征，分为三个阶段：①警觉期——机体开始觉察到外界应激源的刺激，开始唤醒机体的生理、心理机能来准备对抗应激源的刺激。若机体处于持续的有害刺激下，又能度过第一段，则会转入下一段。②抵抗期——充分调动生理、心理机能来对抗应激源的刺激，如果应激源的强度较小或很快消失，机体可以恢复到正常水平，如果应激源的强度很大或持续时间过长，就会进入下一时期。③衰竭期——持续、过强的刺激超出了机体的适应范围，机体就会表现出适应不良的情况，出现焦虑、头疼、血压升高等一系列症状，甚至发生身心疾病，直至死亡。

心理生物学理论模式认为异常心理是由遗传、躯体疾病、生理和生化改变，病毒、细菌及药物影响等生物学因素影响而形成的，但并非所有异常心理皆可找到生物学证据，因此这个理论模式有很大的局限性。

三、心理问题的危害性

儿童时期心理行为问题与障碍给儿童的健康及其成年时期的健康都会带来危害。各种故意伤害行为（如青少年暴力行为）和非故意性伤害行为（如违反交通规则等）是儿童青少年死亡的重要原因。儿童青少年时期的吸烟、饮酒等行为和静坐少动的生活方式往往延续至成人期，显著增加成年后的吸烟、酗酒等成瘾行为的发生，而酗酒又是导致车祸、暴力行为和自伤的主要影响因素之一。缺乏体育锻炼、静坐少动的生活方式，高糖、高脂、高盐膳食结构，不食或少食蔬菜水果的饮食行为等是成年期疾病（肥胖、心脑血管疾病、2 型糖尿病、癌症等）低龄化的原因。青少年毒品滥用、网络成瘾、不安全的性行为等健康危害行为，给个人健康带来严重损害，还导致一定的社会问题，如青少年吸毒不仅增加了暴力犯罪、艾滋病病毒感染和患性传播性疾病的风险，社会也会付出巨大代价。

精神疾病对患者的社会生活能力和劳动生产力的损害是巨大的，它所导致的心灵痛苦一点也不亚于躯体疾病导致的痛苦，患者除不能为国家正常创造财富外，往往还需要大量的资金进行医疗看护并消耗过量的社会资源。WHO 的一项研究认为，2011 年至 2030 年，精神障碍将在全球累计导致高达 16.3 万亿美元的经济产出损失。

精神障碍患者发生残疾和死亡的比率格外高。如严重抑郁症和精神分裂症患者与一般人群相比，由于一些身体健康问题（如癌症、心血管病、糖尿病和艾滋病病毒感染）常常得不到治疗，所以比正常人过早死亡的可能性要高 40% ~ 60%。

精神疾患经常对癌症、心血管病和艾滋病病毒感染/艾滋病等其他疾病造成影响并受到其影响，如抑郁症使人易患心肌梗死和糖尿病，而这两者都会转而提高发生抑郁症的可能性。

精神疾病发病多起于青壮年，患者没有稳定工作，加上该病治疗难度大，易迁延不愈，需要花费较大一笔治疗费用，常常使个人和家庭坠入贫穷，患者往往生活在脆弱情景之中并可能遭受社会排斥和被边缘化。精神病患者无自知、自理能力，还需他人照顾、护理，给家庭带来沉重经济及精神负担。严重的精神疾病患者由于精神异常，会产生影响社会治安与工作秩序的行为，成为影响社会安定的因素之一。此外，精神疾病有可能给患者及其亲属带来社会歧视、自罪感等间接的不利影响。随着经济的快速发展和社会竞争的加剧，精神疾病对人类健康和社会可持续发展的危害将会越来越严重，也会影响到社会稳定与和谐。

第二节　心理问题的影响因素

心理健康和精神疾病与躯体健康和躯体疾病一样，是由生物、心理和社会因素以及它们之间的相互作用决定的。生物、心理和社会因素影响着人生发展的各个阶段。各因素之间的良性作用是心理健康的保护因素，反之则是发生心理卫生问题的危险因素；当危险因素作用达到一定程度，会导致精神疾病的发生。通过消除危险因素、加强保护因素可以预防精神疾病的发生，促进精神健康。

一、生物遗传因素

引发心理问题的生物遗传因素包括基因、躯体疾病、药物、生物年龄等。

（一）基因与心理问题

基因是核酸分子中储存遗传信息的基本单位，不同的基因表达组成不同的个体，在个体表现出不同的心理行为。许多学者通过对双生子的研究证实了基因与生物体正常行为的关系。对双生子的研究发现，同卵双生子在许多行为性状方面有着很高的一致性，即使部分同卵双生子在出生后即被分开抚养，他们之间仍有很高的一致性。早期的双生子研究认为基因是行为性状的决定因子。近期的研究认为心理行为受遗传和环境因素的双重作用，不同的心理行为受遗传因素作用的大小不同。

基因不仅可以影响正常生物个体的行为变异，而且与许多疾病的发生密切相关。当正常的基因因为诱变剂的存在而发生突变时，突变基因可以严重地影响机体，导致行为性状的改变。这是因为基因的突变在细胞生物学水平上使正常的功能改变而导致疾病的发生。关于基因突变导致机体发病的模式有 3 种：一是单基因模式，即单个基因的突变导致疾病发生的现象，如部分精神分裂症患者、儿童失神癫痫等；二是寡基因模式，即几个基因共同作用导致某种疾病的易感性升高而发病的现象，大多数精神疾病被认为符合寡基因模式；三是多基因模式，即多个基因相互作用而起病，但每个基因的作用是微小的，甚至于这些基因中的单个基因可以在正常个体表达。只需具备多个基因中的几个即可以发病而无须多个基因全部具备，多数精神分裂症和双相情感障碍的发病原因符合多基因模式。

（二）　躯体疾病与心理问题

人的心理活动是对客观现实的反映，客观现实是心理的源泉，脑是产生心理活动的物质基础。只要人的大脑正常，就会对外界的客观现实有正常的心理反应，如果大脑发育不全或受到损伤，其心理反应也会出现问题。脑发育不全的人表现为心理发展水平明显落后于正常人群；颅脑疾病，如颅脑损伤、脑血管疾病、颅内肿瘤、脑变性疾病等是引起脑器质性精神障碍的主要原因，特别是脑的弥漫性损害和位于额叶、颞叶、胼胝体、基底节和边缘系统的病变更易引起精神障碍。

感染与心理行为也有关。全身感染、中枢神经系统感染和其他系统感染均可引起精神障碍，如败血症、流行性感冒、伤寒、肺炎、脑膜炎、神经梅毒以及艾滋病等。但随着人类急性传染病被控制，由急性传染病引起的精神障碍已很少见到。近年来性传播（如艾滋病）和注射毒品引起的感染侵袭中枢神经系统导致的精神障碍受到关注。

各系统内脏器官疾病如慢性肺功能不全、高血压、动脉硬化、肝功能不全、肾功能不全、内分泌疾病、代谢疾病、结缔组织疾病等都可引起精神障碍。在农村，有机磷农药使用不当是引起精神障碍的常见原因；过去，冬季煤炉或木炭取暖导致一氧化碳浓度过高，常易使人中毒并遗留严重精神障碍。

（三）　药物与心理问题

现代医药学认为，药物大多能产生两种效应：生理效应和心理效应。药物通过其药理作用来达到治病的目的，此为药物的生理作用；药物还可以通过其非生理作用，在病人的心理上产生良好的感觉，加速病人的康复，此为药物的心理效应。如某些药物通过生物化学作用影响人的记忆、情绪、思维等心理现象，对人产生暗示作用（如安慰剂的作用）；病人由于长期用药疗效甚微而产生焦虑不安的恐惧心理和抗药心理，有些特殊药物（如兴奋剂、致幻剂）可控制人的行为；阿托品、异烟肼、皮质类激素等医用药物可引起精神障碍；苯、有机汞等易挥发性物质和重金属均可引起中毒，出现急性或慢性精神障碍等。

使用药物导致的药物依赖行为及撤去药物后可引起戒断症状的现象称为药物依赖性，也称药物成瘾。能够导致药物依赖的药物有阿片类（如海洛因、吗啡、美沙酮、哌替啶等）、精神兴奋药（如苯丙胺、安非他明、可卡因等）、致幻剂（如麦角酸二乙酰胺等）等。

药物依赖包括精神依赖性和生理依赖性。精神依赖性亦称心理依赖性，是药物对中枢神经系统作用所产生的一种特殊的精神效应。用药者对药物产生异常强烈的喝水感，不顾一切地寻觅和使用，重复体验和享受"欣快感"，避免断药后的身心折磨，这种心理依赖往往令人终生难忘。生理依赖性是药物长期作用于人体，使人体机能产生适应性改变，形成一种在药物作用下的新的平衡状态。一旦停掉药物，生理功能就会发生紊乱，出现一系列严重反应，称为戒断症状。它是一种反跳现象，常表现为与药物原来作用相反的效应。在现有的毒品中以海洛因等阿片类毒品产生的危害最大，吸食此类毒品后成瘾性强，戒断症状严重，戒断后复吸率高，且此类毒品吸食者是传播艾滋病的高危人群。

成瘾行为是指不是由于医疗需要，个体出现强烈的、连续的或周期性的求得使用某种"有害物质"的行为。这类"有害物质"是可使易成瘾者产生强烈欣快感和满足感的物质或行为，被称为致瘾源。致瘾源主要有两大类：一类是物质致瘾源，主要包括处方药滥用（如止咳药水、曲马朵、复方甘草片等）、大阿片类药物（如吗啡、哌替啶、美沙酮、丁丙诺菲等）、新型毒品（如 K 粉、摇头丸、冰毒、麻古、五仔等）、传统毒品（如海洛因、黄皮、大麻等）、安眠药（如安定、艾司唑仑、三唑仑、阿普唑仑等）、酒精、烟草等；另一类为精神致瘾源，如网络、电子游戏、赌博、刺激性小说、武打电影等。目前世界精神病学界已经普遍认为成瘾性疾病尤其是毒品成瘾是一种慢性复发性脑疾病。"成瘾"一词也逐渐被依赖所取代。

成瘾行为有两个重要特征：

（1）进入体内的"致瘾源"（人工合成的或天然的）已成为成瘾者生命活动中的必需部分，由此产生强烈的心理、生理、社会性依赖。

①生理性依赖，已参与到体内形成循环、呼吸、代谢、内分泌等生理活动过程中，以适应烟、酒、药品等本来额外的需要。

②心理性依赖，成瘾行为已成为完成智力、思维、想象等心理过程不可缺少的关键因素。

③社会性依赖，进入某种社会环境或某种状态时，就必须出现该行为，如吸烟成瘾者不吸烟就无法进行正常的社会活动。

（2）一旦停止"致瘾源"的应用，将立即产生戒断症状，如焦虑、空虚、无聊、无助、不安、嗜睡、流涎、绝望等，是一种生理和心理的综合改变。一旦恢复成瘾行为，戒断症状将完全消失，同时产生欣快感。成瘾者会不择手段去获得"致瘾源"，有一种不可抗拒的力量强制地驱使成瘾者连续使用该物质，而且有逐渐加大剂量的趋势，对个人和社会都会产生危害。

（四） 生物年龄对心理行为的影响

从发展心理学的角度看，从出生到死亡是一个精神活动的连续体，在连续体的不同发展阶段，心理活动有其各自的特征。对一般心理活动来说如此，对心理问题和心理障碍来说也是如此。无论是心理问题的性质还是表现方式都有差异。对于学龄前儿童来说，心理障碍可能因一个恐怖电影镜头的惊吓产生，但很少由小孩子打架引起，但成人完全不同。儿童受刺激后，很易泛化，这是由于其大脑皮质功能尚未完善，内抑制能力较差，认知水平低，不易分化。所以儿童心理问题很容易转化为心理障碍，而成人则不然。由于儿童的情感表达没有成人那样高度语言化和内心压抑，所以心理障碍更多以行为障碍为主，如多动、缄默、多余动作或退缩行为等。

老年人的心理习惯之一是倾向回忆往事，不愿展望未来，曾经坎坷的老年人情绪方面多沉闷低沉。老年人的心理需要多数比较现实，要求眼下有事可做，特别是刚刚离开工作岗位的离退休人员；由于社会交往的减少，孤独感是造成老年人心理问题和心理障碍的原因之一。

二、心理因素

引发心理问题的心理因素包括人的认知、人格等。

（一） 认知与心理问题

认知因素致病是指对事物的理解、概念的使用、推理的逻辑和自我认知在内的偏差与失误所造成的心理问题和心理障碍。

个体对生活事件的认知评价直接影响着个体的应对活动和心身反应。认知评价是指个体对遇到的生活事件的性质、程度和可能性的危害情况做出的估计。Folkman 和 Lazarus（1984）将应激下的认知评价分为初级评价和次级评价。初级评价是个体在某一生活事件发生时立即通过认知活动判断其是否与自己有利害关系。如果判断事件与自己无关，则不采取任何行动；如果评价事件积极有利，则会出现愉快、振奋的情绪；如果评价为威胁，存在潜在危害，则出现紧张情绪。次级评价是指一旦初级评价得到事件与自己有利害关系的判断，个体立即会对自己的能力做出估计。如果次级评价判断是可以有效应对的，个体会做出"问题关注应对"，其应对策略是针对事件或问题（应激源），在这种情况下，紧张事件不会引起应激反应或者不会引起强烈的应激反应；如果次级评价的当事人判断自己无法有效地应对事件，则往往引起"情绪关注应对"，其应对方式是指向自身的，可导致应激反应的发生。

应激的心理反应可以涉及心理行为的各个方面，如可使人出现认知偏差，行动刻板，缺乏自信心；情绪上出现焦虑、恐惧、抑郁、愤怒等反应；行为上出现逃避与回避、退化与依赖、敌对与攻击、药物滥用等反应。适度的刺激和心理应激，有助于维持人的生理、心理和社会功能的平衡，可以消除厌烦情绪，动员全身潜能，激励人们投入行动，适应环境，提高工作和学习效率。

频繁、强烈而突发过度的应激可造成机体唤醒障碍（唤醒不足或过度），耗损过度，适应能力减弱，使心身功能和社会活动出现障碍，作业能力受损，工作、学习效率下降，引发事故和车祸等。持久和慢性应激，使机体处于适应不良和易感状态，耗竭机体储备，神经内分泌功能紊乱，免疫功能下降，导致心身疾病，引发精神障碍。应激引起的适应不良可造成个体认知上的悲观预测，社会适应功能下降，出现行为障碍。新的应激表现过度反应和退缩反应，是导致自杀、物质滥用及依赖的主要原因之一。对于某些精神疾病具有易感素质的人，在一些并不特别强烈的应激影响下也会发病。

（二）人格与心理问题

人格是指个体在适应社会生活的成长过程中，经遗传与环境交互作用形成的稳定而独立的心理结构。一个人的人格表现在知、情、意等心理行为的各个方面，气质和性格是人格的重要部分。

人格是人的心理行为的基础，是影响人的身心健康的关键性因素之一。

个体在社会化过程中逐渐养成的人格特征异于常人时，形成了人格异常。主要的人格异常有偏执型人格障碍、分裂型人格障碍、反社会型人格障碍、强迫型人格障碍、表演型人格障碍、依赖型人格障碍、回避型人格障碍、自恋型人格障碍、边缘型人格障碍等。人格异常者所具有的心理特征开始于儿童青少年时期，在成人后继续存在。人格异常者并未脱离现实，虽在客观上显示出社会适应困难，但他们并不因自己的行为偏差感到焦虑不安。

英国心理学家艾森克夫妇编制的艾森克人格问卷（FEPQ）由 P、E、N、L 4 个量表组成，主要调查内外向、神经质或情绪的稳定性、精神质 3 个维度。研究结果表明：神经质特征突出的人容易产生各种神经症性障碍，精神质特征突出者容易产生精神分裂症等精神病性障碍。

三、社会文化因素

人类生活在社会环境中，社会文化因素可导致心理问题。精神卫生和精神疾患的决定因素不仅包括个人特征（如是否有能力控制自己的思想、情感、行为以及与他人的交往），而且包括社会、文化、经济、政治和环境因素（如国家政策、社会保护、生活水平、工作条件以及社区的社会支持等）。

家庭是社会的组成细胞。家庭经济状况、家庭结构、家庭气氛、教养方式等对心理行为有着重要的影响。濒临破裂、离异或重组的家庭，缺乏和谐温暖气氛的家庭，教养方式不当，常造成亲子情感淡漠，儿童易出现离家出走、打架斗殴、少年犯罪等各种心理行为问题。

因社会变革、人口流动加快、社会角色增多、社会交往扩大和生活节奏加快所形成的高张力、高强度、高效率的刺激，超限刺激着人们的心灵，从而导致人们心理疲劳，产生各种不适应感。随着竞争机制被引入社会生活的各个领域，日益激烈的竞争在给人们以机会充分展示自己潜能的同时，也给人们带来了更多的挫折和失败，出现对社会适应不良的问题。社会支持的薄弱难以发挥缓解个体心理压力、增进个体心理健康的作用。那些心理承受力低、应对调整能力不强的人，更容易心理失调。

社会动荡、战争、种族歧视、暴力犯罪、政治迫害以及贫困等社会压力对心理健康可造成严重损害。例如，纳粹集中营幸存者中的集中营综合征，越南战争退伍军人中的创伤后应激障碍以及性侵受害者的急性应激障碍和精神障碍等。突发性公共危机处置不当亦会造成民众心理恐慌等。

语言、风俗和习惯的改变也会导致心理行为问题，最常见的是"文化性迁移"，即从一种语言环境或文化背景进入另外一种语言环境或文化背景，小到社区、城市，大到民族、种族和国家。在这种情况下，个体将面临一种生疏的生活方式，以适应新的情况。如果适应不良，轻者造成自我迷茫、困惑、苦闷、迷失、烦躁、失眠或日夜颠倒、不善于与人交往，难以融入新环境、情绪不稳、冲动任性、注意力不集中等；重者容易诱发各种心理障碍和心理疾患，甚至出现各种犯罪或自残、自杀倾向。

第三节 心理问题的健康教育内容与方式

心理健康教育是根据个体不同年龄阶段的心理特征和心理发展规律，采取各种行之有效的、有针对性的活动，帮助对象人群或个体保持心理健康，从而更好地适应社会，健康地成长和发展。心理健康教育不仅包括帮助受教育者维持正常的心理状态，也包括帮助已出现了不良心理状态及不健康者及时摆脱不良的心理状态，帮助实现心理疾病的预防、治疗、康复，以达到提高心理健康水平的目的。

心理健康教育的功能主要有3个方面。

（1）调试性功能。调试性功能指针对已经产生心理问题的个体，提供具体的有针对性的心理健康教育措施，使个体学会调节和适应，重新认识自己和环境，改变原有不良的态度和行为，帮助其及时摆脱不良的心理状态。

（2）预防性功能。预防性功能指为个体和团体提供"防患未然"的心理健康教育措施，使其掌握应对心理危机的方法，减轻心理压力，坚强地面对生活中的各种挫折，主动适应环境。

（3）发展性功能。发展性功能指心理健康教育能帮助不同年龄阶段的个体有效解决一些心理问题，顺利完成各阶段的心理发展任务，提高心理成熟度，促使身心得到全面和谐的发展，增强个体适应学习、工作、生活的能力。

根据心理健康状态将人群分为三类，即心理疾病（精神疾病）患者、心理问题高危人群、一般人群，心理健康教育内容与方式应根据不同心理健康状态的人的需求，有针对性地选择。

一、精神疾病的健康教育

精神疾病患者因为患病及康复后不能正常地学习、就业和承担责任，从而影响其社会价值的实现；也可能由于社会歧视等原因而丧失学习、就业机会，"游离"于社会之外。就家庭成员而言，精神疾病患者的影响不仅涉及经济、医疗及照顾的负担，还包括诸如精神付出、忍受社会歧视等方面的问题。对于上述问题，传统精神疾病医院治疗方法往往缺乏行之有效的解决方案，因此，对精神疾病患者的治疗已开始由单纯的医学药物治疗模式逐步转向医学心理—社会的综合模式，对被确诊患有精神疾病者应采取"重病治疗在医院，康复治疗在社区"的服务模式。

精神疾病的健康教育内容主要有以下几方面。

（一）提高精神疾病患者的医疗依从性

被确诊患有精神疾病者应及时接受正规治疗，遵照医嘱，全程不间断按时按量服药。患者家属在病人治疗过程中起着重要的作用，应告知患者家属患者不愿意接受治疗、不正确治疗或不规律服药，会导致病情延误、难以治愈，并易复发。

（二）发挥缓解期、恢复期精神疾病患者在治疗中的主观能动性

采用适当的心理治疗，发挥患者在治疗中的主观能动性，增强其战胜疾病的信心，帮助患者提高对自身疾病的认识，可以有效巩固疗效。

（三）精神疾病患者的康复训练

利用精神卫生专业机构、社区康复体系对精神疾病患者进行康复服务。开展生活自理能力、社会适应能力和职业技能等方面的训练，以促进康复、防止疾病复发，帮助其重新建立与社会、家庭成员及家庭周围环境接触的能力。

（四）利用社区和家庭支持系统，提高居民对精神疾病的认知

社区居民和家庭成员尽量为患者提供一个和谐、友好、随和的气氛，营造良好的社会交往、社会尊重的环境。每天给患者安排一系列有益的活动及工作，如参加一定的社会活动及家务劳动，搞好个人卫生、进行体育锻炼，与社会保持适当的接触。鼓励、教育患者要看到美好的前景并树立信心，战胜疾病。

由于大多数人对精神疾病认识不足，对患者缺乏应有的理解和同情，偏见与歧视现象较严重，致使一些精神疾病康复者不能顺利回归社会大家庭，产生了强烈"病耻感"。一些患者和家属虽然具有一定的精神卫生知识，认识到疾病的性质，多数人也宁可自己忍受痛苦而不愿寻求精神科医生的帮助，害怕因"精神病"而受歧视，结果延误了治疗，病情加重。要使人们认知到精神疾病是可以预防和治疗的，精神疾病患者和躯体疾病患者一样，也是疾病的受害者，应得到理解和帮助。应倡导全社会消除对精神疾病患者的歧视，

使精神疾病患者在痊愈后拥有平等求学和就业的机会。

二、心理问题高危人群的健康教育内容

我国《全国精神卫生工作规划（2015—2020 年）》中指出：要针对学生、农村妇女和留守儿童、职业人群、被监管人员、老年人等重点人群分别制定宣传教育策略，有针对性地开展心理健康教育活动。

心理问题高危人群的健康教育重点是开展多种形式的精神卫生宣传，增进公众对精神（心理）健康及精神卫生服务的了解，提高自我心理调适能力。在心理卫生问题发生初期，通过提高高危人群对心理问题的认知，早发现、早诊断、早治疗，控制疾病，降低危害。心理卫生问题多种多样，维护心理健康的方法也五花八门。在诸多的问题中，情绪、人际交往问题尤为突出。下面主要介绍不良情绪及人际交往问题健康教育的内容及方式。

（一）不良情绪健康教育的内容与方式

1. 认识不良情绪的危害

情绪伴随人的一生，喜、怒、哀、乐、悲、恐、惊等各种情绪渗透于人们的一切活动中。不良情绪影响人的心理平衡和行为适应。流行病学的研究发现，紧张的生活事件（如战争、空袭、迁居到不同社会文化和地理环境中、生活方式和社会地位的改变等）可以导致高血压、溃疡病等心身疾病的发病率明显增加。动物实验也十分支持不良情绪的致病作用。

2. 改变不良的思维方式

ABC 理论告诉我们，相同的事件，正是由于每个人对它的不同解释，才产生各自不同的情绪。ABC 理论中对这种情况的解释和评价是一副"眼镜"，每个人实际上都是戴着一副无形的眼镜在看待周围的事物，透过自己独特的视角——"眼镜"，每个人看到的世界都不会完全一样。我们的各种情绪，无论积极的还是消极的，都取决于我们通过自己的"眼镜"看到的世界。因此，要摆脱消极的情绪，就要改变自己的"眼镜"，即要改变自己的思维方式，学会弹性思维、辩证思维。要主动调整认识上的偏差，多从光明面看问题。当你以积极乐观的态度、以合理的认知来面对现实，诸多烦恼就会离你而去，痛苦和不幸也会大打折扣。

3. 宣泄压力，调节情绪

不良情绪只有通过合理的途径进行宣泄之后才能化解，即所谓的"泄压"；反之，积郁不良情绪，实际是在不断"加压"，最终将导致精神崩溃。泄压的方法主要有：

（1）倾诉：当心中烦闷、痛苦、忧虑、悲伤时，不妨找亲朋好友倾诉一番，或者以写日记的方式向自己倾吐，也可去找受过专门训练的心理咨询人员，与他们来探讨情绪方面的问题。许多人都有这样的体会，在遇到一些令人气愤或伤心的事时，特别想找人一吐为快，当你把心中想说的话说出来之后，情绪也会平静许多。

（2）倡导健康地排解不良情绪：在国外有一些"宣泄中心"，想宣泄自己情绪的人可

以去宣泄中心发泄不良情绪。当你情绪难以抑制、实在想发泄的时候，不妨找个空旷的地方大喊大叫几声，或者摔打一些不会损坏的东西，如枕头、靠垫等，或者痛痛快快地哭一场。当然要注意合理宣泄，切勿将自己的一腔怨气或怒火宣泄在无辜的人身上，这样只会适得其反。

（3）转移：情绪不佳时，要学会理智地克制自己，强迫自己积极行动起来，转移自己的注意力，如外出散步、逛街、打球、看书、听音乐、看电视等，都有助于平静自己的情绪。切忌情绪低落时便一蹶不振，什么事都不想干，结果导致在情绪的陷阱中越陷越深。

（4）放松：当你感到紧张、焦虑、烦恼、郁闷时，可采用放松的方法来调节自己的情绪，如肌肉放松法、呼吸放松法、情景放松法等。

（5）言语暗示：积极的暗示既可用来减轻不良情绪的困扰，也可用来激励自己。例如，考试失利时，用"胜败乃兵家常事""失败是成功之母"来告慰自己，从而摆脱懊丧、焦虑的情绪；当你情绪激动、怒火中烧时，不妨提醒自己"冷静些""生气是拿别人的错误来惩罚自己"；进入考场、心慌意乱时，可暗示自己"别紧张""相信自己"等。

4. 培养健康情绪

情绪与个体需要是否得到满足有关。如果需要得不到满足，就会产生消极、否定的负性情绪。因此，可以通过调整目标，建立起理想与现实尽可能一致的生活目标，使个体需要尽量得到满足，增加愉快生活的体验，另外，培养幽默感。当一个人处在尴尬的情景中时，以幽默的态度应付，可以使本来紧张的气氛变得比较轻松，使一个窘迫的场面在幽默中消逝。

（二） 人际交往问题健康教育的内容与方式

人具有社会性。人从出生时的自然人，在社会化过程中通过与人的交往逐渐成为一个社会人。"水能载舟，亦能覆舟"，个人的幸福和才智来自人际交往，一个人的痛苦和不幸也离不开与人的交往。所以，人际交往是人才发展的载体，也是人生沉浮的关键。人际交往问题的健康教育内容与方式主要有以下方面。

1. 把握人际交往的原则

人际交往过程中常因不能掌握交往的原则导致人际交往障碍。人际交往的原则主要有：①平等原则——平等是交往的基础，是建立良好人际关系的前提。每个人都有自尊和被人尊重的需要，在人际交往中要平等待人。②互利原则——要求人们在交往中双方都能得到好处。③信用原则——在交往中诚实守信，言行一致。④相容原则——人与人之间总是存在差别，这就需要求同存异，相互容纳，才能正常交往与相处。⑤赞扬原则——在人际交往中，要善于发现并且鼓励赞扬对方的优点与长处，礼貌相待，才能相互促进与提高。

2. 增加人际吸引力

在日常生活中，每个人随时都要与各种各样的人交往，建立起各种形态的人际关系。人的心理适应主要是人际关系的适应，许多心理问题的根源往往在于不良的人际关系。良好人际关系的目标是达到人际吸引。人际吸引是指在人际交往过程中所形成的对他人的一种特殊形式的社会态度。产生人际吸引的因素包括：①邻近吸引——在具有满足他人需要的情况下，交往双方空间距离越小、越相近，越容易相互了解，导致心理上、情感上的接近，彼此间越容易相互吸引；②相似吸引——交往双方或几方在年龄、地位、社会角色、能力、兴趣、态度等方面越相似，彼此越能相互吸引；③互补吸引——当沟通双方的需要和满足正好成为互补关系时，会产生强烈的吸引力；④外表吸引——仪表风度是一张有效的通行证，那些漂亮、有气质、风度翩翩的人容易被人接纳；⑤人格吸引——具有较好人格特征的人容易产生人际吸引，人们一般都喜欢真诚、热情、正直、开朗、尊重他人、有责任感、谦虚、理智、友善的人，讨厌虚伪、冷淡、自私、嫉妒、固执、骄傲、自卑、贪婪、庸俗的人；⑥能力吸引——人们一般喜欢那些能力较强的，特别是有特殊才能而又偶尔出现一些差错的人；⑦情感吸引——人们总是愿意和那些喜欢自己、尊重自己的人交往。

与人际吸引相对的概念是人际排斥。这是一种彼此认识失调、情感冲突、行为对抗的人际关系，表现为交往的双方或多方离心离德、钩心斗角、互不配合、明争暗斗等，这必然导致交往中断，关系难以维系。

3. 改变认知

人际交往出现障碍后所表现的情绪困扰多半是由于自己的某些不合理的思维和信念所应起的。通过咨询和训练，当事人能够科学地进行逻辑思维与分析，改变不合理的信念。

4. 调控情绪

情绪伴随人的一生，驾驭情绪是成功交往的关键。情绪是人际交往中极其重要的心理因素，它通过对人的认知和行为的影响对交往产生调控作用。情绪可以使人们的人际认知（个体在与周围人的交往中对自己、他人及自己与他人相互关系的认知）染上浓厚的主观色彩。当人们对自己或他人做出不同的认知和评价时，就会在交往中做出不同的行为反应。对于自己肯定的对象，人们总是有强烈的交往动机，在交往中表现得积极主动；对自己否定的对象，人们往往避而远之，表现得消极被动。对自我情绪的了解、表达和监控，在很大程度上可以改善人的心理适应能力。如果任自己的消极情绪肆意泛滥，不仅不利于自己的身心健康，而且有碍于与别人的交往，导致人际关系不协调，甚至破裂；这反过来又会使自身的不良情绪恶化，从而形成恶性循环，严重阻碍个人的发展和成功。因此，必须注意把握好自我情绪，莫让情绪牵着你的鼻子走。因此，当你愤怒的时候，要注意学会合理地宣泄与控制；当你悲伤的时候，要努力提醒自己正视现实、客观地评价自己所处的境遇，增强自信；当你烦躁的时候，梳理一下令你烦躁的事件，冷静地正视并加以控制。

5. 掌握沟通技巧

我们生活在一个沟通的时代，每天都要进行各种各样的沟通，人际沟通在人际交往中起着重要的作用。如果与他人沟通得不好，就会在别人的误解、向别人解释和被别人疏远中度过。例如，夫妻沟通不畅导致家庭矛盾，它会成为离婚的重要原因；亲子沟通不畅导致亲子关系紧张，儿童会出现各种心理行为问题；同事间沟通不畅，就会陷于人事纠纷之中，感到干什么事都不顺，总是障碍重重。因此，良好的沟通可保持协调的人际关系。

有效沟通的技巧包括以下几点。

（1）认真倾听：人们沟通的目的就是要获取信息和情感，而倾听正是获取信息的渠道，也是了解他人的重要手段。听是交流的一半，注意和善于倾听的人，永远是善于沟通、深得人心的人。每个人的成长与发展，都要依赖于有效地接受和处理各种信息的能力，所以养成注意和善于倾听的习惯，在一定程度上将会有利于我们自己获得幸福和成功。

（2）善于应用委婉、幽默、赞美的语言沟通技巧：委婉是社会生活中被广泛而频繁使用的交流技巧。不论在日常生活还是政治生活中，都可能遇到各种各样的委婉言语。这些言语使人们在表达相同的意思时更含蓄、动听，尤其在谈到激动和敏感的事情以及拒绝对方时，更能让对方接受。幽默能使紧张的精神放松，释放被压抑的情绪，避免刺激和干扰，摆脱窘困的场面，消除心身的某些痛苦，保持和增进心理健康。得到欣赏是人的一种心理需求，而赞美是一种不用花钱而又很有效的奖赏，恰到好处的赞美是拉近心理距离的妙方之一。

（3）恰当的非语言沟通技巧：非语言包括无声的动姿（手势、眼神与注视方向、面部表情等）、无声的静姿（静态体语）、有声的类语言（语音、语气、语调等）、时空语（时间、地点等）。非语言在沟通中可以起到支持、修饰或否定语言行为的作用。有时可以直接表达语言行为，甚至表达语言难以表达的情感内容。如真诚的微笑是接纳的信号，沟通的桥梁。自然的微笑可以打破僵局，轻松的微笑可以淡化矛盾；坦然的微笑可以消除误解。若要令人接纳和喜爱，就要奉献出你真诚的微笑。

（4）及时感谢：感谢他人对自己的关心、爱护和帮助。懂得感谢的人是具有爱心的人，不懂得感谢的人是对人冷漠的人，是不懂人情世故的人。感谢对于多数人来说是需要学习的。在感谢别人时，诚恳的态度是很重要的。感谢要发自内心，不卑不亢。只有感谢才能使沟通形成良性循环，所以要养成感谢的习惯。

知识链接

WHO 发布的《2013—2020 年精神卫生综合行动计划》部分内容：

（1）行动计划的愿景。精神卫生受到珍视、促进和保护，精神疾患得到预防，受这些疾患影响的人能够全范围地履行人权并及时获得高质量、文化上适当的卫生保健和社会照护以促进康复。这一切都是为了达到最高可能的健康水平，并使精神疾患在不受污名和歧视的情况下充分参与社会和工作活动。

（2）整体目标。促进精神健康，预防精神疾病，提供照护，加强恢复，促进人权并降低精神障碍患者的死亡率、发病率和残疾发生率。

（3）行动计划的目标。①加强精神卫生的有效领导和管理；②在以社区为基础的环境中提供全面、综合和符合需求的精神卫生与社会照护服务；③实施精神卫生促进和预防战略；④加强精神卫生信息系统、证据和研究。

三、一般人群心理问题的健康教育内容与方式

广泛动员社会力量，通过大众传播、人际传播等各种传播方式，普及心理健康和精神

疾病防治知识，使人们了解心理健康的重要性，了解心理问题给人们带来的身心危害，掌握心理调适的技能及心理求助的渠道；使人们认识到心理问题就像躯体疾病一样，如果及时发现、及时调适，能及时恢复到正常状态。

不同的人群心理健康教育的内容和方式不完全相同，下面就社区、学校和职业场所的心理健康教育内容与方式简述如下。

（一）社区心理健康教育

传统的心理卫生服务主要依靠专科医院的服务来进行，目前单纯依靠专科医院的资源已经不能满足我国居民对心理健康服务的需求，因而开展社区心理健康教育与服务，建立以社区心理健康教育与服务组织为平台的心理健康教育与服务体系，对满足我国社区居民的心理健康教育与服务的需求，提高我国人民的群体健康水平具有重要意义。

社区心理健康教育是指根据人的生理、心理特点，运用有关的心理教育方法和手段，提高社区成员的心理健康水平，培养社区成员良好的心理素质，促进社区成员身心全面和谐发展及整体素质优化和全面提高的一种教育活动。而社区心理健康服务则主要是指在社区服务工作中，运用心理科学的理论和原则保持与促进人们的心理健康，即通过讲究心理卫生，促进人们的健康心理，从而达到防治心身疾病的目的。两者的宗旨都是促进人的正常发展，培养人的健全人格，预防各种心理障碍，消除引起心理压力和各种不良心理的因素，解决一些尚处在萌芽状态的心理卫生问题，避免这些问题可能带来的不良后果；解决居民日常生活中的一些心理难题及促进精神疾病患者的康复等。

社区心理健康教育的内容与方式如下。

1. 开发社区领导，强化社区行动动员

开发社区行政领导重视和支持的心理健康教育。应将社区心理健康教育作为一个有机组成部分纳入社区服务和社区发展规划，把心理健康教育看作社区卫生服务的重要内容之一。发动社区力量，利用社区现有人力、物力资源，促进公众参与心理健康工作，增进自我帮助和社会支持，提高解决心理健康问题的能力。

2. 建立社区精神卫生服务及监测网络

以现有的社区卫生服务网络为依托，拓建社区精神卫生服务网络，建立社区居民心理健康档案，为开展不同人群、不同心理健康需求的群体开展有针对性的心理健康教育提供基础资料。将精神疾病患者康复工作纳入社区卫生服务体系，依靠基层医疗卫生机构，在精神卫生专业机构的技术指导下，建立社区重点精神疾病患者档案，开展定期随访、家庭病床和护理、常规康复等工作。

3. 培训专业人员

社区工作者是社区心理健康教育工作的灵魂，要重视对社区卫生人员的专业培训，提高社区心理健康教育工作者的专业能力和服务水平，保证社区成员能享受到专业的心理咨询和指导。

4. 开展心理健康教育，发展个人技能

（1）开展经常性心理卫生知识宣传工作，营造促进心理健康的社区氛围。通过各种传播途径，在社区对不同年龄阶段的社区成员有针对性地开展心理健康教育与咨询服务，使人们在社会化进程中得到良好的心理卫生知识教育，培养其健康的人格，增强其心理防御能力，提高居民的心理健康水平。

（2）加强重点人群心理行为问题干预，减少精神疾病发生。高度重视儿童、青少年心理行为问题的预防与干预，将提高儿童、青少年心理健康素质作为一项重要工作来抓，使学生心理行为问题得到及时发现和恰当处理。对妇女特有心理行为问题和精神疾病进行研究，积极制定对策，进行综合干预，特别是孕产期妇女的心理保健和孕产妇常见心理行为问题的识别及处理工作，降低产妇产后不良心理反应发生率。积极开展老年心理健康宣传，普及老年性痴呆、抑郁症等精神疾病的预防知识；针对老年人特点和面临的问题，开展心理咨询活动并提供有效的支持和帮助，切实提高老年人生活质量。开展重大灾害后受灾人群心理应激救援工作，评估受灾人群的精神卫生需求，确定灾后精神卫生干预的重点人群，提供电话咨询、门诊治疗等危机干预服务，降低灾后精神疾病发生率。

（3）提高精神疾病患者参与社会生活的能力。充分发挥社区卫生服务体系在精神疾病患者治疗与康复中的作用，动员社区力量对精神疾病患者开展各种形式的职业技能训练，安排适当工作，提供一定的福利待遇，使其能够获得基本生活保障。使患者在康复期能够维持合理治疗和康复指导，提高其参与社会生活的能力。

5. 充分发挥传统媒体和新媒体的作用，开展丰富多彩的社区文化活动

充分发挥传统媒体和新媒体的作用，广泛宣传"精神疾病可防可治，心理问题及早求助，关心不歧视，身心同健康"等精神卫生核心知识，引导公众正确认识精神障碍和心理行为问题，正确对待精神障碍患者。开展有益于居民心理健康的各种文体活动，如以心理健康为主题的联欢会、心理剧、知识竞赛和演讲赛，播放励志电影等；有条件的社区可以成立心理健康活动中心，在社区活动中心分设心理宣泄室、心理训练室、心理娱乐室、心理图书室等，并添置用于心理宣泄、放松训练等专业化的服务设备。通过开展丰富多彩的社区文化活动增加社区成员的互动，提高社区成员的心理健康水平。

社区心理健康教育的特点：

（1）社区心理服务和心理干预的重点是增强社区中居民个体的心理防御能力，发展和提高人们及时调试心理状态的能力，使其心身机能处于良好状态。

（2）社区心理服务的工作重点是预防心理疾病的出现（初级预防）和心理症状的早期干预（二级预防），而不是心理障碍的治疗（三级预防）。

（3）由于个体与其所处的环境是相互作用、相互影响的关系，因此，社区心理工作者只有把个体的行为与家庭、学校、邻里、社区等其行为发生的社会系统联系起来，才能更好地理解个体的行为。

（4）社区心理工作者不仅为部分人提供直接服务，还要向社区的公众群体广泛传播相关的知识和技能。他们的服务不仅能对个人和小群体产生直接影响，也能对组织、社区乃至整个社会产生广泛的直接或间接的影响。

（二）学校心理健康教育

心理健康问题也是当前学生较普遍存在的健康问题，预防各种心理健康问题，促进学生心理发展是学校心理健康教育的重要任务。学校应根据学生心理发育的有关知识，按照学生不同年龄阶段的心理发育水平，采用有针对性的教育及训练方法，有计划有目的地将心理卫生知识传授给学生、教师和家长，培养学生健康的心理素质、健全的人格和顽强的适应与改善环境的能力。

学校心理健康教育的内容与方法如下。

1. 对学生普及心理卫生知识

通过心理教育课、板报、咨询、行为指导等形式，对学生进行心理健康教育，使学生了解其心理发展的特点，掌握心理调适的技能，了解出现心理问题时的求助方法，促使其心理健康发展，潜能得到充分发展。

2. 改善家庭环境

对学生要用发展的观念进行心理健康教育。学生在从家庭到入托、入学、升学、走向社会等过程中，易产生一系列心理健康问题，既需要家长有充分的思想和知识准备，也需要家长在学生出现心理行为问题时的配合和参与。通过心理健康教育，传授学生生长发育、心理发展的知识，主要的心理健康问题及影响心理健康的因素，科学的教养教育方法等，不仅非常有利于为学生身心的健康成长，创造良好的家庭环境，还有利于早期发现学生的心理卫生问题，及时采取干预矫治措施，以获得最佳干预效果。

3. 开展教师心理健康维护，改善学校环境

只有心理健康的教师才能为学生的心理健康创造良好的环境，培养出心理健康的学生，促使学生全面发展。对教师进行心理健康维护，提高教师的心理素质和心理调适技能，使教师能够在面对学生时以一种积极、健康的心理状态，同时用发展的观点对待学生，并具有早期发现学生心理问题的能力。

4. 建立心理健康教育中心，培训学校专职心理指导教师

建立基层心理卫生服务队伍，在学校配备专职或兼职的心理教师。定期邀请专家进行专题讲座或选送教师外出培训，帮助专业人员调整、充实知识结构，提高有关学生心理发展和保健的知识、技能水平以及对心理行为问题的识别能力等。

5. 开展生活技能教育

生活技能中的各种能力，如正确认识自我、与他人相处、同理能力等，是学生心理素质提高的标志。通过开展生活技能训练和教育，可提高学生的心理社会能力，有效防治身心疾病。

（三） 职业场所的心理健康教育

在目前激烈竞争的社会环境中，当个人的主观愿望（如工资、待遇、地位等）与客观环境所能提供的条件发生矛盾或个人素质（如体力、知识、技能等）与工作对本人所提出的要求（如工作负荷、复杂性等）不适应，而个人又无力控制或改变时，就会造成心理紧张，即职业精神紧张。随着经济体制的转轨，职业紧张问题日益突出。因此，作业环境中除存在生物性、化学性和物理性因素导致职业性疾病外，劳动过程中还存在精神及心理方面的危害因素。这在知识经济时代尤为突出，包括与作业环境有关的不良因素，如工作超

负荷、工作量不足、作业管理不善、职业缺乏保障、工作单调以及轮班制等，这些都可引发相应的心理和生理的不良反应，还可导致为行为方面的改变，如作业能力下降、过度吸烟、酗酒和滥用药物，以及人际关系紧张等。这些反应还可导致某些慢性疾病，如高血压、溃疡病、失眠以及免疫系统功能下降等。

职业精神紧张是造成缺勤和劳动力素质低下的重要原因。因此，应在职业场所开展心理健康教育。职业场所心理健康教育的内容与方式主要有以下方面。

1. 为职工创造安全、满意、愉快的工作环境

使领导者认识到先进的管理模式、合理地组织劳动与生产、管理者与职工之间良好的关系等对维护职工心理健康的重要性。同时要对职工不断地进行生产技能培训与教育，提高职工的技术水平，避免职工因知识、经验或技能不足导致的心理紧张而产生的心理问题，为职工的心理健康维护制定措施。

2. 对职工开展心理健康教育、普及心理卫生知识

使职工通过充分认识自己、了解自己的能力、作用和价值，摆正自己的社会地位和角色，提高抵抗心理压力和心理自我调节的能力。使职工认识到心理问题对健康的危害，心理有异常表现者应尽快进行心理诊断、咨询或转诊。

3. 开展丰富多彩的职工业余活动

近年来，有些国家的工厂企业及工会组织开展了"控制心理紧张的教育规程"，把健康教育、身心锻炼等融为一体，使参与者在身心方面都得到松弛。调查表明，通过此项教育的职工应付紧张的能力得到增强，就诊次数减少，医疗费用降低。

第四节　心理问题健康教育的实施步骤及效果评价

一、心理问题健康教育工作的计划

（一）社会诊断

通过社会诊断了解目标人群的文化水平、风俗习惯、生活满意度等情况以及人们对于心理问题健康教育的需求状况，并动员社区人群参与到心理健康教育活动中来。

（二）流行病学诊断

通过流行病学诊断，了解社区人群存在的心理问题有哪些，各种心理问题在人群中的分布状况如何，哪项心理问题是社区人群最为关切的或是对社区人群心理健康影响最严重的。

（三）　行为环境诊断与教育生态诊断

通过行为环境诊断了解引起心理问题的行为因素有哪些，哪些是重要的、可以干预的行为因素；通过教育生态诊断进一步明确倾向因素、促成因素和强化因素，为制定健康教育策略提供依据等。

（四）　管理与政策诊断

通过管理与政策诊断，明确在社区范围内有关心理问题的健康教育是否已经开展，做了哪些工作；与心理问题有关的医疗保健服务、政策法规和制度如何；组织和管理网络建立情况如何；社区及卫生服务系统有无心理健康教育的服务机构及人们的利用情况。

（五）　确定计划目标

在健康教育诊断的基础上，确定开展心理健康教育的优先项目，并制定切实可行的心理问题健康教育的总目标和具体目标。

我国《全国精神卫生工作规划（2015—2020 年）》中的总目标和具体目标如下。

1. 总体目标

到 2020 年，普遍形成政府组织领导、各部门齐抓共管、社会组织广泛参与、家庭和单位尽力尽责的精神健康综合服务管理机制。健全完善与经济社会发展水平相适应的精神卫生预防、治疗、康复服务体系，基本满足人民群众的精神卫生服务需求。健全精神障碍患者救治救助保障制度，显著减少患者重大肇事肇祸案（事）件发生。积极营造理解、接纳、关爱精神障碍患者的社会氛围，提高全社会对精神健康重要性的认识，促进公众心理健康，推动社会和谐发展。

2. 具体目标（到 2020 年）

（1）精神卫生综合管理协调机制更加完善。省、市、县三级普遍建立精神卫生工作政府领导与部门协调机制。70% 的乡镇（街道）建立由综合治理、卫生和计划生育委员会、人民公安、民事政务局、司法行政、残疾人联合会、老龄协会等单位参与的精神卫生综合管理小组。

（2）精神卫生服务体系和网络基本健全。健全省、市、县三级精神卫生专业机构，服务人口多且地市级机构覆盖不到的县（市、区）可根据需要建设精神卫生专业机构，其他县（市、区）至少在一所符合条件的综合性医院设立精神科。积极探索通过政府购买服务方式鼓励社会力量参与相关工作的机制。

（3）精神卫生专业人员紧缺状况得到初步缓解。全国精神科执业（助理）医师数量增加到 4 万名。东部地区每 10 万人口精神科执业（助理）医师数量不低于 3.8 名，中西部地区不低于 2.8 名。基层医疗卫生机构普遍配备专职或兼职精神卫生防治人员。心理治疗师、社会工作师基本满足工作需要，社会组织及志愿者广泛参与精神卫生工作。

（4）严重精神障碍患者救治管理任务有效落实。掌握严重精神障碍患者数量，登记在册的严重精神障碍患者管理率达到 80% 及以上，精神分裂症治疗率达到 80% 及以上，符合条件的贫困严重精神障碍患者全部纳入医疗救助，患者肇事肇祸案（事）件特别是命案显著减少，有肇事肇祸行为的患者依法及时进行强制医疗或住院治疗。

（5）常见精神障碍和心理行为问题防治能力明显提升。公众对抑郁症等常见精神障碍的认识和主动就医意识普遍提高，医疗机构识别抑郁症的能力明显提升，抑郁症治疗率在现有基础上提高50%。各地普遍开展抑郁症等常见精神障碍防治，每个省（区、市）至少开通1条心理援助热线电话，100%的省（区、市），70%的市（地、州、盟）建立心理危机干预队伍；发生突发事件时，能根据需要及时、科学地开展心理援助工作。

（6）精神障碍康复工作初具规模。探索建立精神卫生专业机构、社区康复机构及社会组织、家庭相互支持的精神障碍社区康复服务体系。70%以上的县（市、区）设有精神障碍社区康复机构或通过政府购买服务等方式委托社会组织开展康复工作。在开展精神障碍社区康复的县（市、区），50%以上的居家患者接受社区康复服务。

（7）精神卫生工作的社会氛围显著改善。医院、学校、社区、企事业单位、监管场所普遍开展精神卫生宣传及心理卫生保健。城市、农村普通人群心理健康知识知晓率分别达到70%、50%。高等院校普遍设立心理咨询与心理危机干预中心（室）并配备专职教师，中小学设立心理辅导室并配备专职或兼职教师，在校学生心理健康核心知识知晓率达到80%。

（六）　制定健康教育策略

在计划目标确定之后，根据健康教育的目标、对象人群的特征、环境条件和可得资源等选择最佳的达到目标的健康教育策略。常用的策略包括信息交流、技能发展、社会行动等。

1. 确定目标人群

根据计划目标确定目标人群。目前，我国心理卫生工作的重点人群是儿童和青少年、妇女、老年、灾后人员、职业人群和被监管人群。如计划的目标是预防学生心理卫生问题，教育的主要对象应该是学生、家长、教师、学校及教育系统的领导。学生是一级目标人群，家长及老师是二级目标人群，而学校和教育系统的领导等是三级目标人群。

2. 信息交流策略

针对目标人群比较关切的心理问题进行知识宣传，如发放相应的纸质材料；开展专题讲座；利用微博、微信等公众客户端进行相关问题的知识传递及互动。健康教育讯息要具有科学性、针对性，还要贴切、通俗易懂、重点突出、讯息量适中、形式趣味化，能吸引目标人群并能利用有效渠道传播。

3. 技能发展策略

在人们掌握相应的心理健康知识的基础上，发展其促进心理健康的行为和技能，如让目标人群学会如何识别自身的心理健康问题，出现心理问题时如何进行自我调适等。可以通过个别指导、操作示范、案例分析、同伴教育等方式来开展活动，学习相应的技能。

4. 社会行动

结合世界精神卫生日开展相应的社会活动，引起公众对心理健康的关注，并普及常见的心理卫生知识，让公众了解如何获得心理咨询和帮助。

二、心理问题健康教育工作的实施

（一）制定心理健康教育项目实施时间表，实施干预策略

按照心理健康教育计划设计的要求，制定具体的实施时间表。把具体的时间、地点、工作内容、人员、经费预算等项目综合起来，制定一个综合的计划执行表。在制定时间表的过程中要做到时间和资源的合理分配，尽量避免出现时间、人员、资源等冲突的情况。严格按照实施时间表来执行各项干预策略和活动。

（二）建立相应网络系统，创造支持环境

由政府牵头，协调文教、卫生、民政、残联、共青团、妇联、老龄委、社区街道居委会等多部门通力合作与管理。调动社会各界参与精神卫生工作的积极性，鼓励并支持单位、团体、个人以多种形式提供资助和志愿服务。建立健全精神卫生法律、法规和相关政策，为精神卫生工作的可持续发展提供政策保障。

建立以精神卫生专业机构为主体，综合性医院为辅助，基层医疗卫生机构和精神疾病社区康复机构为依托的精神卫生服务体系和网络。利用网络开展心理健康教育工作。

（三）心理健康教育专业人员培训

按照心理健康教育项目的计划要求开展多层次、多方面的心理卫生专业人员培训。对精神卫生专业人员、综合性医院和基层医疗卫生机构从事心理卫生工作的专业人员开展知识、技能培训，提高其服务能力。

（四）保障心理健康教育项目所需物资

心理健康教育项目的顺利开展除了需要有组织机构、经费和人员的保证之外，还需要有物质条件的保证，物质条件是实施人员和机构借以达到项目实施效果的阶梯。如果要举办讲座，就需要有相应的教学设备、办公设备等，此外还要根据具体项目的要求提供特殊的设备物件，如传播材料、医疗设备、交通工具等。要注意相关物资的使用、协调与管理，尽量避免浪费。

（五）贯彻严格的质量控制措施

在心理健康教育项目实施全程要贯穿质量控制措施，保证开展心理健康干预活动与计划要求相一致，向着目标实现的方向前进。例如，心理健康干预活动是否按时间进度表进行、是否按时完成；干预活动是否覆盖了预期的人口，质量是否达到了技术要求；工作人员是否接受了培训，经费使用情况等。

三、心理问题健康教育工作的效果评价

心理问题的健康教育与其他内容的健康教育一样，必须根据现有的人力、物力、经费，科学合理地进行计划设计并进行效果评价，以了解健康教育计划的目标与设计、实施的进度与质量、近期效果、中远期效果等方面的情况。

（一）形成评价

（1）评价目的及指标：了解目标人群的心理健康状况；心理卫生知识水平、态度、行为的状况；对心理健康教育的认可程度；目标人群的文化程度、已有知识的来源（媒体可及性）等；传播材料、测量工具预试验与完善情况等。常用的指标为心理健康知识知晓率、心理行为问题和精神疾病总患病率、心理行为问题识别率、某心理问题常见症状和预防知识知晓率等。

（2）评价方法：文献检索、档案查询、专家咨询、专题讨论小组等。

（二）过程评价

（1）评价目的及指标：了解心理健康干预项目活动是否按计划进行，目标人群对干预活动的反应等内容。常用指标有干预活动覆盖率、干预活动暴露率、目标人群满意度、资源使用情况等。

（2）评价方法：查阅档案资料、目标人群现场调查等。

（三）效应评价

（1）评价目的及指标：比较项目执行前后目标人群心理卫生知识、态度、行为等倾向因素的变化情况；个人心理保健技能、环境条件、卫生资源、服务等促成因素的变化情况；同伴的评价、家人的理解、社会公德、公共舆论等强化因素的变化情况。常用的指标有心理卫生知识合格率、信念持有率、行为改变率等。

（2）评价方法：查阅档案资料、目标人群现场调查等。

（四）结局评价

（1）评价目的及指标：了解心理健康教育项目结束后，目标人群心理健康状况乃至生活质量的变化。常用指标有心理问题患病率、生活质量指数、生活满意度、环境和政策情况等。

（2）评价方法：查阅文献、档案资料、目标人群现场调查等。

（五）总结评价

对心理健康教育项目的全部资料进行总结性概括，全面反映心理健康教育项目的成功之处与不足，为今后的项目制定和决策提供依据。

第十章　生殖健康促进

第一节　生殖健康促进的概念

一、生殖健康促进

生殖健康促进是指促使人们，包括男人和女人、男孩和女孩，提高、维护和改善他们自身的性健康和生育健康的过程。也可以说，生殖健康促进是指一切能促使行为和生活条件向有益于性健康和生育健康改变的教育与生态学支持的综合体。其中所提到的教育是指生殖健康教育，生态学是指生殖健康与环境的整合，包括影响生殖健康的经济、社会环境和自然环境。生殖健康教育在生殖健康促进中起主导作用，主要体现在通过教育可以促进个体的行为改变、引发领导的政治意愿、促进群众的积极参与以及寻求社会的全面支持、形成良好的社会氛围等。

生殖健康促进遵循以下 5 项行动策略：①在制定人口和计划生育、妇幼保健、教育等与生殖保健有关公共政策时，应了解决策对生殖健康的影响，并承担责任。②协调相关政府部门、社会团体和个人的行为，创造有利于生殖健康促进活动的支持环境（包括自然生态环境、社会经济环境、政治文化环境等）。③充分利用社区平台，打破政府与非政府组织、公共与私人之间的界限，建立平等的伙伴关系，合作开展生殖健康促进活动。④通过教育、信息交流、生活技能培训等方式，使每个人的生殖健康意识和生殖保健能力不断提高。⑤生殖健康促进活动不局限于医疗保健机构、专业服务人员，要将家庭、学校、单位、社区，乃至政府和非政府组织等都视为生殖健康促进行动的有机组成部分。

二、与生殖健康促进相关的概念

（一） 生殖健康

1988 年，WHO 人类生殖研究与培训特别规划署（WHO/HRP）首次提出了生殖健康的定义："在 WHO 有关健康定义的框架内，生殖健康应包含下列基本元素，即人们有能力生殖并调节生育；妇女能够妊娠并分娩，妊娠得到母婴存活和健康的成功结局，以及夫妇有和谐的性关系而不必担心意外怀孕与患病。"

1994 年，开罗国际人口与发展会议接受了 WHO 提供的生殖健康的定义。178 个国家签署通过的《国际人口与发展大会行动纲领》（以下简称《行动纲领》）将生殖健康定义表述为：生殖健康是指生殖系统及其功能和过程所涉一切事宜的健康状态，而不仅仅指没有疾病或不虚弱。生殖健康主要包括以下 6 项内容：①人们能够有满意而且安全的性生活；②有生育能力；③可以自由而负责地决定是否生育、生育时间和生育数目；④男女有权获知并能实际获取他们所选定的安全有效、负担得起和可接受的避孕节育方法，包括不违反法律的调节生育率的方法；⑤有权获得适当的保健服务，使妇女能够安全地怀孕和生育；⑥向夫妇提供生育健康婴儿的最佳机会。1995 年，北京第 4 次世界妇女大会和以后的一些国际会议认同了这一理念。

生殖健康分为性健康和生育健康两大方面：性健康包括生殖系统和性心理的发育、成熟性活动和性传播疾病的预防等内容。生育健康的核心是生育调节，重点是避孕节育、优生优育，还包括不孕不育的诊治等。生殖健康是生物医学、临床医学、流行病学、人口统计学、性学以及社会伦理学和性别分析等众多学科的有机综合。

（二） 生殖保健

生殖保健是指通过预防和解决生殖健康问题，促进生殖健康和福祉的各种方法、技术和服务，包括性保健。生殖保健的内容非常丰富，涉及面极为广泛，既是个人行为，也是社会的公共行为。生殖保健涉及不同年龄、不同生理阶段的人群和生殖健康相关的所有领域。生殖保健的方法、技术和服务涉及政策制定、健康教育、公共卫生、临床医疗、科学研究等方方面面。

目前，国际社会对生殖保健的关注重点在避孕节育方法的供给、出生缺陷的预防、孕产期保健、儿童保健以及性传播疾病的预防与管理等方面，青春期保健的重要性也越来越受到重视。避孕节育方法的供给是生殖保健的基础和核心。

（三） 生殖权利

在生殖健康的概念中，国际社会特别强调生殖权利，即承认所有夫妇和个人均享有自由而负责地决定生育次数、生育间隔和时间，并获得这样做的信息和方法的基本权利，以及实现生殖健康方面最高标准的权利，并认为这是开展生殖保健、促进生殖健康的基础。

生殖权利的实现不但可以促进个人乃至整个社会的生殖健康，而且对于维护妇女儿童的生存权利，促进性别平等、个人发展、社会进步等都有着至关重要的作用。

尽管《行动纲领》要求所有夫妇和个人在行使生殖权利时，应考虑到他们已有的和将来的子女的需要以及他们对社会所负的责任，但这种要求的实现更多的是建立在公民自律的基础上，且往往与经济社会发展水平密切相关。发展中国家普遍面临落后的经济社会发展水平和公民强烈生育愿望的矛盾，公民在决定生育时，往往难以兼顾已有的和将来的子女的需要以及他们对社会所负的责任，最终导致人口数量增长过快、人口素质提高缓慢的不良结局。发达国家也遇到了人口问题，只是表现形式刚好相反，因为生育成本迅速提高以及生育行为与追求个人发展、享受之间存在利益巨大的冲突，人们的生育愿望不断降低，导致整个社会的生育率低于人口自然平衡更替的水平，人口数量减少，人口严重老化。

不论上述哪种情况，如果不加干预都会危及人类自身的发展。正是因为认识到生育问题对国家、民族甚至整个人类发展的重要性，而且仅靠公民的自律不可能完全达到人类自身和谐生产的目标，所以，现在不管是发达国家还是发展中国家，不管是社会主义国家还是资本主义国家，都普遍推行调节生育的政策，对公民的生育行为进行或多或少、或明或暗的干预。发展中国家大多采取抑制生育的政策，发达国家一般推行鼓励生育的政策，这都是根据各国具体情况决定的。我国政府强调维护个人和家庭生殖健康权利的重要性，但同时强调维护公民私权和社会公权平衡的重要性，公民在享有生殖权利的同时要受到整个社会条件的制约。

（四） 家庭计划

家庭计划主要是指家庭生育计划或家庭节育计划，也就是决定家庭规模的计划。其具体含义是指每对夫妇根据自身的意愿安排生育子女的数量。家庭计划是生殖保健的重要组成部分，也是实现生殖权利的基础，没有家庭计划的理念和手段，生殖权利就无从谈起。国际上正在大力倡导家庭计划优质服务六要素：提供足够选择的避孕方法；介绍避孕方法的知识；胜任的技术服务；良好的人际关系；周密的随访服务；多功能的生殖保健服务。这些要素供世界各国改进相关服务时参照，并已经取得可观的实效。

（五） 计划生育

计划生育是中华人民共和国的一项基本国策，即按人口政策有计划的生育。1982 年 9 月被定为基本国策，同年 12 月写入宪法。主要内容及目的是：提倡晚婚、晚育，少生、优生，从而有计划地控制人口。其具体内容包括：一个家庭或一对育龄夫妇有计划地安排生育孩子的时间和数目，以适应家庭和社会的需要；在一定社会范围内（如国家或地区）有计划地安排人口出生的数量和确定生育对象，即对人口发展进行有计划的调节，使人口发展同经济社会的发展相协调。实行计划生育是我国根据马克思主义关于人类自身的生产必须与物质资料的生产相适应、相协调的原理，结合国情而制定的重大战略决策。从计划生育的定义可以看出，计划生育包含家庭计划的所有内容，又远远超出家庭计划的范畴，不再局限于单个家庭选择生育的行为，不仅体现了家庭和个人的权利和义务，也成为一种社会的权利和义务。

计划生育是一门融自然学科、社会学科和交叉学科在内的综合学科，但首先是人口理论和实践的一个重要组成部分。计划生育作为我国的一项基本国策，实行国家指导与群众自愿相结合的原则，由国家行政部门来推动落实。国家通过制定有关法律法规、政策和人口计划，引导、规范和约束个人的生育行为。国家鼓励公民晚婚晚育、提倡一对夫妻生育两个子女；符合法律、法规规定条件的，可以要求安排再生育子女。计划生育也是生殖保健的重要组成部分，是维护公民生殖健康重要的方式和内容之一。计划生育中的避孕节育方法的选择、使用和并发症的诊治，对优生优育的指导和实践，以及对不孕不育的诊治等都是生殖保健的核心内容。计划生育政策的制定实施，以及其他人口相关问题的干预也会对生殖健康产生直接或间接的影响。

目前，国际社会普遍接受的家庭计划的概念，并不等同于我国的计划生育概念。由于翻译的原因以及长期使用的习惯，国内常将计划生育和家庭计划等同使用。其实，这是两个不同层级的概念，前者涵盖后者。家庭计划既是计划生育的重要组成部分，也是生殖保健的重要组成部分，计划生育和生殖保健之间在这点上有共同的基础。

第二节　生殖健康面临的挑战

生殖健康是人类健康的核心内容之一，它不仅关系到当代人的健康，还直接影响后代人的素质。但不管从世界还是从国内的实际状况看，生殖健康水平远未达到令人满意的程度，还面临巨大的挑战。

一、全球生殖健康状况

近20年来，通过各国政府和社会不断的共同努力，全球生殖健康状况有了显著改善，但也出现了一些新的问题。不同地区、不同国家，甚至同一国家的不同地区，生殖健康的发展很不平衡。

（1）2008年，联合国人口基金会颁布的《2018年世界人口状况报告》显示，自1975年以来的一系列国际会议上，各国政府、民间社会和联合国机构已经承诺为妇女问题开展工作。然而性别不平等在许多文化中依然存在且根深蒂固。在世界10亿最贫困的人口中，妇女和女童占3/5；在世界上9.6亿不识字的成人中，妇女占2/3；在1.3亿失学儿童中，女童占70%。性别不平等是严重影响生殖健康水平的重要因素之一。

（2）发展中国家已婚妇女避孕率已从20世纪60年代的10%左右上升到60%以上。

现代避孕方法占避孕措施采用总量的90%。目前最常用的避孕方法是女性结扎、宫内节育器和避孕药，安全套也越来越多地得到使用。目前通过每年70亿美元左右的避孕药具的使用，预防了 1.87 亿例意外受孕、0.6 亿例计划外分娩、1.05 亿例人工流产、0.27 亿例婴儿死亡、21.5 万例孕产妇死亡和 68.5 万例妊娠死亡。值得注意的是，全世界尚有 1.37 亿对已婚夫妇有避孕需求但未能采取措施，6400 万对夫妇对其使用的避孕措施感到不满意或认为其不可靠。影响避孕措施使用的主要障碍在于无法得到服务、缺少可以选择的方式、缺少选择所需的知识、缺少社区和配偶的支持等。

（3）人工流产及其并发症的发生数量巨大。作为控制生育数量和质量的一种事后补救性手段，人工流产对保证妇女生殖权利的实现起着重要作用，人工流产率及其并发症发生率的高低是衡量生殖健康水平的一项重要指标。WHO 估算，每年全世界有 5000 万人选择进行人工流产。手术人员的技术不熟练或手术条件不具备常导致严重的并发症和后遗症。严重并发症的发生率在有的国家高达 20% ～30%。特别是在人工流产不合法的国家，孕产妇死亡中的 86% 归因于人工流产。每天全世界因人工流产而死亡者达 500 例左右。人工流产对象中未婚女性占有相当的比例，其出现手术意外的可能性要明显高于已婚女性。

（4）自 19 世纪 80 年代以来，每年约有 800 万名妇女遭受致命的妊娠并发症威胁，死于妊娠和分娩的妇女人数保持在 53 万左右，基本上没有变化。不仅总量巨大，而且地区差异明显，99% 的孕产妇死亡发生于发展中国家，而因妊娠导致的感染和伤害的数量比这个数字高很多倍。孕产妇死亡率在发达国家已降至 10/10 万左右，但在发展中国家大多在 200/10 万～1000/10 万左右，少数国家高达 20 000/10 万。世界各地孕产妇死亡的原因非常相似，80% 的孕产妇死亡的直接原因是产科并发症，另外 20% 多死于妊娠和分娩导致的原有疾病的恶化。孕产妇死亡的根本原因在于延误获得适宜的服务以及延误在医疗设施内获得服务。目前，估计 15% 的孕产妇将经历严重的妊娠和分娩并发症，需要到医疗机构接受产科治疗。而这些情况的发展中有不少源于不良心理状态、文化习俗和生活方式。

（5）不孕不育、残害女性生殖器、产道瘘管等问题仍是生殖健康的难题。据估计，全世界不孕率约为 10%。有 8000 万女性受阴蒂切除（割礼）残害，有些女性因遭受阴道环切术后分娩时大出血而死亡。作为最不受重视的生殖健康问题之一，产道瘘管常导致婴儿死亡，妇女被社会排斥、被丈夫抛弃和指责。贫困边远地区、没有文化的女性因为早育、营养不良、缺乏产科急诊服务等原因导致产道瘘管，全世界约有 200 万名女性受害，每年还新增 5 万～10 万例，而这种疾病可以通过减少早婚早孕、增加避孕节育和产科服务加以预防。

（6）婴儿死亡率、儿童死亡率地区间差异巨大。全世界每年婴儿死亡约 2500 万例，儿童死亡约 1400 万例。全世界每年大约有 500 万名缺陷儿诞生，其中 85% 在发展中国家。

（7）性传播疾病，包括艾滋病，在全球的蔓延越来越严重。目前每年大约有 3.4 亿例 15～49 岁新发性传播疾病病人。0.6 亿～0.8 亿对夫妇由于未治疗性传播疾病导致不育。2007 年，联合国获得性免疫缺陷综合征（AIDS）规划署和 WHO 共同发布了《2007 年获得性免疫缺陷综合征流行病最新报告》。报告显示，2007 年全球感染艾滋病病毒的人数为 3320 万，年度新感染艾滋病病毒的人数为 250 万，呈现下降趋势。在这些艾滋病病毒感染者中，成年人约为 3080 万例，15 岁以下的儿童、青少年约为 250 万例。未得到治疗的性病病人感染和传播艾滋病病毒的机会是普通人的 10 倍以上。

男用和女用安全套是仅有的能显著预防性传播疾病的避孕工具。在诊断和治疗性传播疾病的过程中，社会性别所扮演的角色越来越受到重视，妇女通常比男性更易受感染，却更难筛查，因为70%的感染妇女没有征象，而男性的这一比例只有10%。

二、我国生殖健康状况

国家人口和计划生育委员会组织的全国生殖健康状况专项抽样调查数据显示，我国生殖健康状况不容乐观，其他来源的数据也印证了这一点。

（1）避孕节育措施中，由女性使用的占83%，同时避孕措施使用失败的对象中由女性使用的占到84%，40%～60%女性对自己使用的避孕方法可能出现的不良反应不甚了解。

（2）育龄妇女生殖道感染率高达45%及以上，生殖道感染病人更容易罹患性传播疾病。国家人口和计划生育委员会生殖道感染干预工程同期调查显示，20%～70%的育龄妇女患有至少一种生殖道感染，其中45%为隐性，感染者因没有症状而不能主动就诊；显性发病者中，大多数亦不能及时就诊；能正确选择就医并配合治疗达到痊愈的感染者不足5%。我国仅有8种生殖道感染被列入法定传报的性传播疾病。成年男性性传播疾病患病率为6.5%。截至2020年10月底，我国报告的现存艾滋病病毒感染者104.5万例，疫情仍处于低流行水平，但由于传播影响因素更加复杂，防治形势依然严峻。其传播方式已经从以静脉吸毒传播为主向以性传播为主转变。约有95%的艾滋病病毒感染者是通过没有使用安全套的性行为传染的。10%左右的感染者年龄在20岁以下。育龄妇女中仍有27.38%的人没有听说过艾滋病。

（3）妇科疾病检出率为20.77%，产前检查率为73.55%，住院分娩率为53.27%，专业人员接生率为80.30%。25%的男性有性功能障碍或性心理障碍；婚后1年原发性不孕率（指育龄夫妇婚后同居，性生活正常，未采取任何避孕措施，1年内仍未受孕者）为17.13%。已婚育龄妇女早婚率为0.66%，绝对数达4.7万例。

（4）我国每年有80万～120万名出生缺陷儿诞生，占全部出生人口的4%～6%，是世界上出生缺陷的高发国家之一，每年的出生缺陷儿数量约占全世界的20%。在我国每年的新生儿中，约有22万例先天性心脏病、10万例神经管畸形、5万例唇裂和3万例唐氏综合征。

上述数据仅反映了目前生殖健康领域面临的一些主要问题，现实生活中需要我们解决的生殖健康问题远远不止这些，如男性生殖健康问题整体上尚未受到重视；未婚对象特别是青少年作为生殖保健服务主体对象的地位还远未获得确认；妇女在承担繁衍后代这一重担时，仍然面临着比男性大得多的风险，特别是在性与生育问题中还没有完全的自主权。

第三节　生殖健康促进的意义

（1）生殖健康促进是保障公众生殖权利的重要措施。《行动纲领》指出："生殖权利所包括的某些人权已得到各国法律、国际人权文书和联合国协商一致通过的其他有关文件的承认。"我国已将人权概念写入宪法。《中华人民共和国人口与计划生育法》规定："各级人民政府应当采取措施，保障公民享有计划生育技术服务，提高公民的生殖健康水平。"《计划生育技术服务管理条例》明确提出："保障公民的生殖健康权利。"这表明我国已通过法律法规的形式对公民的生殖权利予以保障。生殖健康促进通过生殖健康教育和相关措施，通过政府和社区支持的生殖健康方案，促进所有人自由而负责任地行使这些权利，以满足生殖健康的需求。

（2）生殖健康促进对于提高妇女社会地位和生殖健康水平具有重要意义。过去，妇女不仅承担了生育风险，而且过多过密的生育使妇女成为生育的工具和奴隶。妇女为了解放自身，开展了与生育相关的解放运动，提出了与生殖有关的权利和健康问题以及男女分担责任等要求。从生殖健康概念的六大内容可以清楚地看出，生殖健康概念的基础是男女平等，妇女权利是生殖健康的核心。《行动纲领》明确指出："生殖保健方案应旨在满足妇女，包括少女的需要。因此，妇女必须在领导、计划、决策、管理、提供、组织和评价这个方案的各种服务中发挥作用。各国政府和其他组织应采取积极措施，使妇女参与所有各级保健系统。"生殖健康促进动员妇女广泛参与生殖健康活动，对于促进妇女自身社会地位、生殖健康水平提高，与男性享有同等的生殖权利等方面，无疑具有重要意义。

（3）生殖健康促进有利于提高社区、家庭和整个人群的生殖健康水平。生殖健康是人类个体、种族、国家乃至全人类生存、健康、发展的基础，涉及人的生命周期的各个时期、不同年龄的生理、心理和社会适应能力等健康问题。《行动纲领》要求"满足一生中不断改变的生殖健康需求，以适应地方社区各种不同情况的方式进行"，并提出"所有国家应尽早，不迟于 2015 年通过初级保健制度，为年龄适合的所有人提供生殖保健"。生殖健康促进作为生殖保健的重要手段之一，已在我国的一些大城市开展和推广，目前的重点一般落实在社区和家庭，通过广泛动员群众参与，并以项目的形式组织推进，以达到提高公众生命质量和生活质量的目的，进而提高整个社会的生殖健康水平。实践表明，生殖健康促进的理念和服务模式，可以在提高生殖健康水平方面取得显著成效。

（4）生殖健康促进拓展了我国人口与计划生育工作的范畴。我国从生殖健康的概念和要求出发，以人为本，不断推进人口与计划生育工作健康发展，主要反映在探索计划生育优质服务模式，推广避孕方法知情选择，提高男性参与计划生育、生殖保健的责任感和积极性，逐步关注特殊人群的生殖保健需求等一系列工作、活动中。例如，国家人口和计划生育委员会推行的"计划生育优质服务项目试点"，对整个计划生育管理体制、运行机制进行改革，要求计划生育管理工作全面优质化，其中也包括技术服务的优质化。优质服务试点项目体现了生殖健康促进的内涵：通过政府倡导、制定法规、创造环境、社区及群众参与等，推进生殖健康知识的普及和优质服务，以达到预期目标。

第四节　生殖健康促进的实施

生殖健康促进活动、服务、工作的实施是一项社会系统工程，可以具体分为政策制定、环境支持、社区活动、技能培训、生殖服务方向调整等几个方面。

一、生殖健康促进公共政策的制定

我国已经制定公布了一系列有利于生殖健康促进的公共政策，其中最具有指导意义的是由全国人民代表大会常务委员会颁布的《中华人民共和国人口和计划生育法》《中华人民共和国母婴保健法》；国务院颁布的《计划生育技术服务管理条例》《中华人民共和国母婴保健法实施办法》等。《中华人民共和国人口和计划生育法》规定了计划生育工作应遵循的原则：人口计划生育工作与增进两性平等、妇女健康相结合的原则；计划生育以避孕为主，国家创造条件保障公民知情选择安全、有效、适宜的避孕措施及受术者安全的原则；育龄夫妇免费享有计划生育技术服务等。《中华人民共和国母婴保健法》规定：国家提供必要条件和物质帮助，使母婴获得医疗保健服务；医疗保健机构应当为公民提供包括卫生指导咨询和医学检查的婚前保健服务；医疗保健机构应当为育龄妇女和孕产妇提供包括母婴保健指导、孕产妇保健、胎儿新生儿保健的孕产期保健服务。除了上述法律法规外，还有不少法律法规与生殖健康有直接的关联，如《中华人民共和国劳动法》《中华人民共和国妇女权益保障法》《中华人民共和国传染病防治法》《女职工劳动保护特别规定》等。国家对女职工实行特殊劳动保护，主要是女性经期、孕期、产后婴儿期等与生殖健康密切相关的特殊时期的劳动保护。

依据法律法规，各级政府、行政主管部门都应该制定相应的规章、规范性文件，有些政府部门、社会团体还制定了一系列工作规划，把宏观政策细化为具有可操作性的具体措施，其反映在促进生殖健康目标上的作用也更加清晰，如国家人口和计划生育委员会推行的出生缺陷、生殖道感染干预、避孕方法知情选择三大工程规划，卫计委（现国家卫生和计划生育委员会）推行的性传播疾病、艾滋病防治工作规划，国务院妇女儿童工作委员会制定的《中国妇女（儿童）发展纲要》，中国计划生育协会推广的青春健康项目规划等。有些省市已将这些规划纳入健康城市规划。这些规划的制定和实施都有力地推进了我国整个社会生殖健康水平的提高。

二、生殖健康促进支持环境的创造

生殖健康促进是一项社会系统工程，涉及所有人群，具有人口管理、公共卫生、社会服务的性质。在开展生殖健康促进工作时常常涉及人口计划生育、卫生、教育、农业、科技、民政、妇联、共青团、工会等众多部门和群众团体，这就要求生殖健康促进工作应当在各级政府的统一领导下，各部门、团体通力合作，资源共享。

宣传倡导对于创造良好的生殖健康促进工作环境非常重要。宣传倡导的内容不仅要有相关的法律法规、政策措施，更要包括制定这些政策措施的国际国内背景，向领导、群众乃至整个社会说明开展生殖健康促进工作的必要性、重要性、可行性和有效性。只有在这些理念为公众所理解、接受后，我们才能更有效地向公众传授生殖健康促进相关知识和技能。

三、社区生殖健康促进行动的强化

目前，中国社会仍然处于社会转型期，"社会人""单位人"向"社区人"转变，社会问题社区化程度不断加深。随着社区在社会发展中的作用日益凸显，社区建设和发展的重要性越来越为人们所认识。生殖健康促进以社区为载体，利用社区资源可以更有效地传播生殖健康相关知识、倡导有利于生殖健康的生活方式，并对影响生殖健康的舆论、职业、文化、自然等环境因素进行干预。这就要求政府把生殖健康促进纳入社区工作规划和责任目标，在经费、设备、人员和工作制度上予以保障。重点是建立以社区为基础，融宣传教育、咨询服务、综合管理为一体的生殖健康促进服务体系，配备经过培训的服务和管理人员，对工作情况加强考核。同时，要充分利用社区资源，招募志愿者和募集赞助（可以是钱款，也可以是服务所需的物品），并尝试在免费服务的基础上，提供高质量的低偿、有偿服务等。例如，社区牵头组织人口计划生育、卫生等部门和妇联、残联等社会团体以及医疗保健部门，充分发挥各自在资金、技术、宣传、组织等方面的优势，为贫困妇女进行妇科普查，对于查出生殖道感染等妇科疾病的对象减免治疗费用，向未查出疾病的对象提供生殖保健教育。

四、发展促进生殖健康的个人技能

发展促进生殖健康的个人技能主要依靠持续的、有针对性的生殖健康教育，辅以咨询和指导。与其他系统的健康教育（心血管疾病、高血压等）相比，生殖健康教育更强调个性化，要考虑教育对象的年龄、婚姻状况、职业文化背景、生殖状态、性格倾向、个人爱好等因素。生殖健康教育的对象应当包括所有的人，重点对象是青春期、婚前期、新婚期、孕产期、生育后期和中老年期人群。生殖健康教育的内容根据不同对象有所侧重，形式应是多样化的，如大众传媒、网络、科普读物、咨询、讲座等，以适应不同人群的需求。

生殖健康教育最直接的途径是家庭计划指导，男女双方对个人、对配偶、对子女以及对社会的责任意识应当是家庭计划指导的首要内容。生殖健康教育关注的重点是加强教育对象自身的生殖健康意识和自我生殖保健能力。性道德、性安全、性生活的意义、对生命的认识、对婚姻的理解、性别平等内容都对促进生殖健康有重要意义。除了教育以外，为特定人群提供充分的信息和有针对性的服务，对发展个人技能同样重要。

五、生殖保健服务方向的调整

首先，性与生殖属于正常生理过程的范畴，而不应该将服务对象视为病人，但人们常常忽略这一点。例如，正常孕产妇和各种性病、妇产科疾病病人常在同一服务机构接受服务，医生和孕产妇家属甚至孕产妇本人都将孕产妇视为病人。再如，避孕节育手术对象绝大多数是正常人，但到了医院就会背上病人的名号。这种认知会极大地影响包括服务对象、服务提供者、管理人员、决策人员在内的相关人员的心理状态及行为方式。解决这个问题的方案之一就是把属于正常生理状态的对象与属于病理状态的对象相对分离开来，服务人员对于正常生理状态的服务对象应力求避免产生"诊病"的错觉，让其能更加坦然地面对这个过程。但同时要做好及时转诊，因为生理过程有可能转化为病理状态，需要专业医师的诊治。

其次，不能认为生殖保健服务仅是人口计生、卫生医疗部门的职责，它也是很多相关部门乃至全社会的共同职责。例如，环保部门对环境激素的监测和管理，工会和妇联对孕产妇生殖健康权益的关心和维护，学校向不同年级的学生提供生殖保健知识的教育和咨询，社区对居民提供生殖保健咨询，教育并提供避孕药具服务等。

再次，生殖保健相关的所有人员都要树立生殖健康促进意识，坚持健康促进的服务方向。任何政策、法规和规划的设计都要注意是否有利于促进生殖健康，设计者要了解他们的决策对生殖健康促进的影响；服务人员要从有利于提高服务对象生殖健康水平的角度提供服务。

最后，调整生殖保健服务方向要求加强生殖健康促进相关的规划与研究。生殖健康促进规划可以单独策划制定，也可以融入健康促进、健康城市、健康社区等更大主题的规划。规划的制定、实施和评价过程要有求实效的意识，而不是就规划做规划。规划的指导思想、制定原则、评价指标、具体实施方案以及评估方法等都需要深入结合各地实际情况研究确定。规划也不是一成不变的，而要与形势的变化相协调、相一致。规划要略有超前，以对现实工作产生指导作用，但不能过于超前以致难以实施。

第十一章　健康管理

健康管理是一个对个体或群体的健康危险因素进行全面管理的过程。对个体而言，健康管理的基本程序是在收集个人健康信息的基础上，通过对疾病危险性的评价，形成疾病危险性评价报告，实施健康干预，即健康信息收集、健康风险评估和健康干预。其中，健康信息收集和健康风险评估旨在提供有针对性的个性化健康信息，以调动个体降低自身健康风险的积极性；而健康干预则是根据循证医学的研究结果指导个体维护健康，降低已经存在的健康风险。对群体而言，健康管理可以汇总、评价群体的健康信息，梳理群体的疾病、健康危险因素的状况，形成群体健康管理咨询报告，为分析群体健康需求提供必要的参考依据，为有效实施群体健康管理提供必要的支持。

第一节　健康管理概述

一、健康管理的含义与分类

健康管理，可以从宏观和微观两个方面理解。宏观的健康管理通常是指国家医疗卫生服务的总体方向、目标和工作重点以及对国家总体健康资源的管理策略，如健康中国战略。国家已经把卫生工作的重点从注重疾病诊治转向对生命全过程的健康监测、疾病预防与控制、预防与诊治并重；对总体健康资源管理的方向与目标，由权威的组织机构进行统一的协调管理。微观的健康管理是指生活方式管理、需求管理、疾病管理、灾难性病伤管理、残疾管理和综合的群体健康管理等。在综合人群的健康管理工作中，常常是将多种管理策略结合应用，本部分主要对常见微观的健康管理策略进行介绍。

（一） 生活方式管理

生活方式管理主要关注个体或群体的生活行为等方式可能带来的健康风险和产生的医疗需求，以帮助个体或群体做出最佳的健康行为选择。生活方式管理使用对健康有益的行为塑造方法，促进个体或群体建立健康的生活行为方式或习惯，以减少或避免健康风险因素。它的目的在于帮助个体或群体做出最佳的健康行为选择，调动个体或群体对自己健康的责任心，并通过采取行动来降低健康风险、促进健康行为，预防疾病和伤害的发生。因此，生活方式管理的效果取决于如何使用生活行为干预技术来激励个体或群体的健康行为。生活方式的管理策略是其他策略的基本组成部分。

（二） 健康需求管理

健康需求管理以个体或群体的需求为基础，通过帮助个体或群体维护健康、寻求适当的医疗保健方式来控制健康消费支出和改善对医疗保健服务的利用。健康需求管理一般通过电话、网络等方式来指导个体或群体正确地利用各种医疗保健服务满足自身的健康需求，从而减少个体或群体对原以为必需的、昂贵的和临床不一定有效的医疗保健服务的使用。

（三） 疾病管理

疾病管理主要是为患有特定慢性疾病的个体或群体提供需要的医疗保健服务，如患有糖尿病、冠心病个体或群体等。它以人群为基础，重视疾病发生、发展的全过程，提供全方位的疾病诊断、治疗、监测、维护服务，其目标是建立一个实施医疗保健干预和人群沟通与强调患者自我保健重要性相协调的系统。该系统可以通过实施良好的医疗保健计划来建立良好的医患关系，达到满足管理对象的医疗保健需求的目的。

（四） 灾难性病伤管理

灾难性病伤管理关注的是对健康危害十分严重、医疗卫生花费巨大的"灾难性"疾病或因伤害需提供的各种医疗服务，是疾病管理策略中的一种特殊类型的管理方式。它通过帮助协调"灾难性"疾病医疗活动和管理多维化的治疗方案，来减少疾病或伤害的花费，最终使患者在生理、心理、经济上都能获得最优化的结果。

（五） 残疾管理

残疾管理是从雇用者角度出发，在事故发生前，尽可能减少工作地点发生致残事故的频率和费用代价；在事故发生后，根据伤残程度，尽量减少因残疾所造成的个体劳动和生活能力的下降。其具体目标包括：防止残疾恶化，注重说明残疾人功能性能力的恢复而不仅仅是疼痛的缓解，设定残疾人实际康复和返工的期望值，详细说明残疾人今后行动的限制事项和可行事项，评估医学和社会心理学因素对残疾人的影响，帮助残疾人和雇用者进行有效的沟通，有需要时考虑残疾人的复职情况，实行有效的健康循环管理。

（六）　综合的群体健康管理

综合的群体健康管理是通过协调以上 5 种健康管理策略，以群体健康状况改善为核心，为群体中的个体提供更为全面有效的健康管理。这些策略的综合应用都是在分析群体健康状况的基础上，以群体的主要疾病和主要健康危险因素为重点，针对性强，有的放矢，可以迅速有效地改善群体的健康状况，提高群体的健康水平。在以工作单位为主体的健康管理实践中，基本上都应该考虑运用综合的群体健康管理模式来进行健康管理。

二、健康管理涵盖的内容

（一）　健康信息收集和健康状况监测

该项内容要求全面、客观、真实地收集服务对象的健康信息，运用的基本手段有问卷、体检，有时还需要进行访谈。该项内容涉及问卷的设计、体检方案的设计、访谈的方法和技巧，以及收集信息之后的整理、核对、检错、保存和管理等。

（二）　健康风险评估

该项内容即根据所收集的个体健康信息，对个体目前的一般健康状况开展评估，帮助个体识别健康状况及危险因素。健康风险评估的方法主要有以下几种。

（1）单因素加权法：是建立在单一危险因素与发病率基础上的方法，即以相对危险性表示。可依据单一危险因素与发病率的关系强度和群体的归因危险度预测个体患病的风险，如用血压来预测心血管疾病的风险等。此类方法比较简单。

（2）多因素模型法：是建立在多因素数理分析基础上的方法，采用统计学概率理论的方法得出患病危险性与危险因素之间的关系模型。所采用的常见的统计方法有多元回归和比例风险回归（Logistic 回归和 Cox 回归）等。这类方法的典型代表是 Ramingham 的冠状动脉粥样硬化性心脏病模型，这种方法比较先进科学。

（3）将定性评估与定量评估结合的半定量风险评估，如高血压的危险度分层方法。

（三）　健康危险因素干预与管理

该项内容即对健康管理对象开展健康咨询与指导，并且有计划地干预、管理健康，是健康管理中最难、最关键的部分。它在前两部分的基础上，以多种形式帮助个体采取行动、纠正不良的生活方式和习惯，控制健康危险因素，实现个体健康管理计划的目标。健康管理师手中掌握的只有健康信息表和健康风险评估软件，干预与管理主要是通过口头的说服、教育来改正个体长期形成的生活习惯，这个过程往往比较困难。因此，健康教育和健康促进所用的一般教育方法往往难以见效。

健康干预要求个性化的、量体裁衣式的干预，即根据个体的健康危险因素，由健康管理师进行个体指导，设定个体目标，并动态追踪、评估效果，不断改进干预方法，这样才能取得实际效果，如体重管理、糖尿病管理需通过个体健康管理日记、参加专项健康维护课程及跟踪随访措施来达到健康改善的效果。对于具有多个危险因素的高危个体或群体，应开展进一步的深度医学专科检查，及早发现问题并采取预防和治疗措施（如让心脑血管病高危者随身携带硝酸甘油等），同时进行密切的医学监测，及时了解健康动态，避免或减少猝死等的发生。

三、健康管理的战略目标与意义

现代医学的目的是预防疾病和损伤，促进和维持健康；缓解疾病疼痛，减轻疾病痛苦；对患者给予治疗和护理，对不能治愈的患者给予照料；防止过早死亡，给予临终关怀。这充分体现了"以人为本，以健康为中心"的理念，突出了集预防、诊治和保健为一体的服务目标，推动了医疗卫生服务从单纯的疾病治疗到维护与促进健康的发展、从以医院为中心的服务扩展到以社区与家庭为单位的健康服务和关怀、卫生投资的重点从疾病的诊治提前到疾病预防与健康促进的医学服务模式的转变。医学人才的培养目标也不再是单纯的治病救人，而是关注健康、促进健康，为提高个体或群体的健康水平服务。推行健康管理，是现代医学的重要内容和关键环节。

健康管理是一种战略投资，对整个国家国民经济发展和国际竞争力都具有重要的战略意义。健康中国战略的目标与核心内容是：以提高人民群众健康为目标，坚持预防为主、防治结合的方向，采用适宜技术，坚持中西医并重，以危害城乡居民健康的主要问题和健康危险因素为重点，通过健康促进和健康教育，坚持政府主导，动员全社会参与，努力促进人人享有基本医疗卫生服务的实现。

建立起比较完善、覆盖城乡居民的基本医疗卫生制度，全民健康水平接近中等发达国家，必须针对我国居民的主要健康问题及其危险因素，根据其可干预性和干预的成本效果选择经济有效的干预措施，确定优先干预领域和重点，在充分考虑经济和技术可行性的基础上制定相应的行动计划和策略，分步骤实施。行动计划不仅要重视卫生服务的提供，还要深入分析病伤的危险因素，特别是关注影响健康的各种社会政治、经济、环境和人口因素，从营造有利的健康环境入手，制定公共政策，落实相关卫生服务和干预措施，确保行动计划能够全面有效地实施。该战略的实施以政府为主导，以城乡基层卫生服务机构为基础，以公共卫生机构和大中型医院为支撑，动员家庭、学校、企事业单位和全社会共同参与，形成良好的工作机制和发展环境，从而实现全民健康的最终目标。

2013年，国务院发布了《关于促进健康服务业发展的意见》确定了健康服务业的概念与内容，提出了发展目标：到2020年，基本建立覆盖全生命周期、内涵丰富、结构合理的健康服务业体系，打造一批知名品牌和良性循环的健康服务产业集群，并形成一定的国际竞争力，基本满足广大人民群众的健康服务需求。健康服务业总规模达到8万亿元以上，成为推动经济社会持续发展的重要力量。今后一个时期发展健康服务业的主要任务：一是大力发展医疗服务，加快形成多元办医格局，落实鼓励社会办医的各项优惠政策，优化医疗服务资源配置，促进优质资源向贫困地区和农村延伸，推动发展专业规范的护理服务。二是加快发展健康养老服务，推进医疗机构与养老机构等加强合作，提高社区为老年人提供日常护理、慢性病管理、中医保健等医疗服务的能力。三是积极发展健康保险，鼓励商业保险公司提供多样化、多层次、规范化的产品和服务。四是全面发展中医药医疗保健服务。发挥中医医疗预防保健特色优势，提升基层中医药服务能力，力争使所有社区卫生服务机构、乡镇卫生院和70%的村卫生室具备中医药服务能力。五是支持发展健康体检咨询、全民体育健身健康文化和旅游等多样化健康服务。六是培育健康服务业相关支撑产业。支持自主知识产权药品、医疗器械和其他健康相关产品的研发、制造和应用，大力发展第三方检验检查评价、研发等服务。七是健全人力资源保障机制。加大人才培养和职业培训力度，促进人才流动。八是夯实健康服务业发展基础。推进健康服务信息化，加强诚信体系建设举措，对于满足人民群众多层次、多样化的健康服务需求，提升全民健康素质，提高服务业水平，有效扩大就业，促进经济转型升级和形成新的增长点均具有重要意义。

因此，健康管理学已经成为我国医学领域的一个新兴学科。健康管理专业的学生及医学相关专业的学生学习和掌握健康管理的理论与实践技能意义重大：一是树立大卫生观，掌握健康管理的适宜技能，在临床服务中注重健康风险因素的干预；二是树立全面健康管理的新观念，培养预防为主、防治结合的意识，将三级预防措施贯穿于健康照顾的始终；三是理解健康管理的核心思想，发挥健康的主动性，提高居民的健康意识，有助于健康的促进；四是突出中西医结合，将健康管理与中西医有机结合；五是充分认识现代社会的发展与人类的健康密不可分的关系，理解新健康观的内涵，顺应医学模式的转变，拓宽知识面，做一个全面合格的卫生服务者，在健康管理的时代为经济、社会的发展做出贡献。

第二节　生活方式管理

生活方式与人们的健康和疾病息息相关。任何药物和医疗方法都无法代替健康的生活方式。改变生活方式永远不会晚，即使到中年或是晚年才开始健康的生活方式，实践者都能从中受益。

一、生活方式管理概述

（一）生活方式和生活方式管理

生活方式，即个体在生活中形成的具有规律性的行为特征，包括饮食结构、工作、睡眠、运动、文化娱乐、社会交往等诸多方面。它以经济为基础，以文化为导向，核心要素是生活习惯，受个体价值观、道德伦理等影响。一个人不良的生活习惯，如过多的社会应酬、吸烟、过量饮酒、缺乏运动、过度劳累等，都是危害人体健康的不良因素。通过健康促进技术可以保护个体远离不良行为，减少健康危险因素对健康的损害，预防疾病，改善健康。因此，采取生活方式管理是必要的，也是必需的。

从卫生服务的角度来说，生活方式管理是指以个体或自我为核心的卫生保健活动。该定义强调了个体选择行为方式的重要性。与不良生活习惯危害的严重性相对应，膳食、体力活动、吸烟、适度饮酒、精神压力等因素是目前生活方式管理的重点。

生活方式管理的效果取决于如何使用干预技术来激励个体或群体的健康行为。例如，1997 年，美国加利福尼亚的威玛研究所实施的《新起点的生活方式管理研究项目》就是通过生活方式管理模式对人的健康进行管理。它主要通过对营养锻炼、行为节制等 8 个方面的有关生活方式和行为的干预来减少健康风险。

（二） 生活方式管理特点

（1）以个体为中心，强调个体的健康观念和作用：不同的文化背景使人们在情趣、爱好嗜好、价值取向方面有所不同，因而生活习惯和行为方式也有所不同。在这个意义上，生活方式都是由个体自己来掌控的，选择什么样的生活方式属于个体的意愿。生活方式管理的目的在于告诉人们，哪些是有利于健康的生活方式，应该坚持，如不吸烟，不挑食、偏食等；同时，告诉人们哪些是不健康的生活方式，应该避免或中止，如吸烟、过量饮酒、缺乏运动、过度劳累等。尤其需要注意的是，健康管理者要提供供大家进行健康生活方式体验的条件，指导人们掌握改善生活方式的技巧等。但健康管理者不能替代个体做出选择何种生活方式的决策，即使一时替代性地做出选择，也难长久坚持。

（2）以健康为中心，强调预防为主：首先，需要强调的是，在健康管理过程中要始终贯穿以人的健康为中心，树立科学的生活方式。"合理膳食、适量运动、戒烟限酒、心理平衡"是构筑健康的"四大基石"。其次，预防是生活方式管理的核心，其含义不仅是预防疾病的发生，还在于在一定程度上逆转或延缓疾病的发展。

三级预防体系包括了旨在控制健康危险因素、将疾病控制在尚未发生之时的一级预防；通过早发现、早诊断、早治疗而防止或减缓疾病发展的二级预防；以及防止伤残、促进功能恢复、提高生存质量、延长寿命、降低病死率的三级预防。三级预防在生活方式管理中都很重要，其中尤以一级预防最为重要。针对个体或群体的特点，有效地整合三级预防，而非支离破碎地采用 3 个级别的预防措施，是生活方式管理的重点。

（3）形式多样化，强调综合性：生活方式管理策略是其他健康管理策略的基础，它可以不同的形式出现，也可以融入健康管理的其他策略。例如，生活方式管理可以纳入疾病管理项目，用于减少疾病的发生率或降低疾病的危害；它可以在需求管理项目中出现，通过提醒及进行预防性的医学检查等手段来帮助人们更好地实现健康需求。不管采取哪种方法与技术，生活方式管理的目的都是相同的，即通过选择科学健康的生活方式，以减少或避免疾病的危险因素，预防疾病的发生。这不仅使生活方式管理节省了更多的成本，也收获了更多的边际效益。根据循证医学的研究结果，美国疾病预防控制中心已经确定乳腺癌、宫颈癌、直肠癌、心脏病、老人肺炎、低出生体重、乙肝、结核等 19 种疾病或伤害是具有较好成本效果的预防领域。

二、生活方式管理干预

（一） 生活方式管理干预策略

生活方式管理策略主要通过一些干预技术来促使人们改变生活方式，朝着有利于健康的方向发展。常用的干预策略主要有4种：教育、激励、训练和营销。

（1）教育：教育是一种有目的、有组织、有计划、系统地传授知识和技术规范等的社会活动，通过传递知识，确立正确的健康态度，改变不健康的行为方式。将生活方式管理策略通过教育的手段实施是干预技术中最直观的方式。教育要具有明确的目的性，要将确立个体正确的健康态度作为目的，不断加强对个体的教育，改变其不健康的行为方式，最直观地体现生活方式管理的过程。因此，教育是生活管理干预技术的直观体现和基础。

（2）激励：激励是通过正面强化、反面强化、反馈促进、惩罚等措施进行行为矫正的方法。个体在激励的作用下，不断产生改变生活方式的动力，从而达到干预的最终目的。因此，激励在干预技术中起着至关重要的内驱力作用。激励有助于挖掘个体的潜能，提升干预的效果。通过激励，个体不断提升自身内驱力，从内心渴望自我的突破和改变。例如，在青少年的体重管理方案中，激励起到了正强化的作用。

（3）训练：训练是个体通过一系列的体验，从而掌握行为矫正的技术。通过训练，使个体有计划、有步骤地学习和掌握生活方式的管理技术，不断提升个体的生活方式管理，这是生活方式管理干预中最高效的技术。训练在于不断增强个体新的生活方式频率，从而使个体对新的生活方式快速适应，最终获得习惯性。高强度的训练可以使个体在短时间内更容易地习得健康的生活方式。训练一般包括6个部分：第一，直接利用现成的方案；第二，示范并详细描述技术行为；第三，让参与者真正实践，练习新技术；第四，由讲师向学员提供行为适度和效度的反馈信息；第五，提供奖赏性反馈来强化训练行为，如口头表扬或物质奖励；第六，布置家庭作业，帮助学员保持训练习惯。例如，斯坦福大学的关节炎自助课程面向关节炎患者，通过每周2h，共6周的课程，训练学员习得如何照顾自己，并从病友身上学习丰富的实践经验。在接受训练4年后，研究者发现，这些经过训练的学员去医院的频率下降了40%。

（4）营销：营销是利用社会营销技术推广健康行为，营造健康的大环境，促进个体改变不健康的行为，是生活方式管理干预技术中最具社会性的手段。营销的前提是明确社会群体中不同人群的不同需求，抓住不同人群的不同需求。一般来说，营销可以通过社会营销和健康交流帮助建立健康方案的知名度、增加健康管理方案的需求和帮助直接改变行为。

社会营销是用名人效应让人们接受相关观念，进而改变行为，如通过人们所熟知的电影明星等对防治艾滋病的宣传，有效地宣传了其发病机制并大大降低了艾滋病患者的受歧视度。健康交流计划包括市场分析、市场细分、营销策略、原材料和产品分配、训练、监控、评估、管理、时间表和预算。目前，健康交流活动越来越多地使用大众传媒，如公益广告、电视剧中的故事情节常被用来作为向大众宣传健康风险和健康行为的信息。

（二） 生活方式管理超理论模式

超理论模式是一种新兴的行为改变理论模式。健康行为的改变和进步要经历几个阶段，每个人的行为在不同的时期处于不同的阶段；人们的行为可以在不同的阶段之间移动，不同阶段的行为干预需采取不同的干预措施。具体而言，行为改变阶段包括考虑前期阶段、认真考虑阶段、准备阶段、行动阶段和维持阶段。也有学者认为，行为阶段可分为意向前期、意向期、准备期、行动期和维持期。

（1）考虑前期阶段（意向前期）：此时期个体尚未意识到不良行为所带来的危险，不愿改变自己的行为，也未打算在近期改变自己的某种行为方式。一般并不认为其行为方式存在什么不妥，即便在别人（如他的家人、员工等）看来问题已经非常严重。

（2）认真考虑阶段（意向期）：已经意识到其行为方式存在着很大的问题，并开始认真地思考改变自己的行为，而且准备在近期内（一般为6个月）对自身行为方式做出改变。

（3）准备阶段（准备期）：希望马上改变自身行为方式（通常在几个月内），或者是目前已经在尝试着对自身行为方式做出一些改变。一些间断性的行为变化已经出现，如减少每天的吸烟量、饮酒量或是增加一些体育活动，但持续性的变化尚未出现（如坚持戒烟）。

（4）行动阶段（行动期）：能为自己制订一些计划，如每周锻炼3次，每次20min或者更长时间，或是6个月内不吸烟等，并积极地改变自身行为。此时期个体已经出现了维持性行为变化，但持续时间不超过6个月。

（5）维持阶段（维持期）：当一个人对自身行为的改变已经维持一段时间，一般为6个月或更长，可认为其目前处于维持阶段。

这5个阶段是一个循环往复的过程，人们会以各自不同的速度或节点，在这几个阶段中一遍又一遍地循环重复。通常，人们处于前几个阶段的时间会相对长一些，而且往往会在行动阶段或维持阶段功亏一篑，不得不再次重复前几个阶段。

（三） 生活行为干预措施和方法

有效的生活行为干预方案不仅应充分考虑个体当前所处的改变阶段，还要根据实际情况，采取与个体所处阶段相匹配的干预方案。行为改变阶段理论可以帮助确定某个个体所处的阶段，了解个体行为改变的动机，以此可以确定适合个体的干预措施和方法。常见的有意识觉醒、情感唤起、自我再评价、环境再评价、自我解放、帮助的人际关系、反制约增强管理、刺激控制等。

三、生活方式管理策略步骤

（一）收集资料，了解生活方式

在进行生活方式管理前，首先要了解管理对象的生活方式，包括饮食起居、运动、娱乐、嗜好等各种健康信息。同时，需要了解管理对象的价值取向和对健康行为的态度等。

（二）评估行为危险因素

根据管理对象的生活方式，分析、判断存在的健康危险因素，如高脂饮食、高盐饮食、偏食、饮食无规律、饮食结构不合理、长期吸烟、生活无序、睡眠不足、体育锻炼不够、运动方式不对等。

（三）判断行为改变所处的阶段

在使用行为改变模式阶段时，需先做一些调查（如访谈或问卷调查），了解人们处于何种行为改变阶段。评估、确定管理对象所处的行为改变阶段后，针对其所处的具体阶段，确定有针对性地帮助其改变行为的办法。比如：

"此人是不是读过与健康管理有关的文章，对健康管理有多深的了解？"（如果回答"否"，就可以采用意识觉醒方法）

"此人是不是不相信健康的饮食习惯能让他更健康？"（如果回答"否"，就可以采用自我再评价方法）

还可以要求参与者做一份问卷调查表，回答问题。以饮食为例：

（1）我现在不吃洋快餐。

（2）我打算在未来的6个月内戒掉洋快餐。

（3）我现在就戒掉洋快餐。

（4）我已经戒掉洋快餐并保持了6个月。

根据问卷答案判断：

如果第1题＝是，并且第2题＝否，则说明个体现处在意向前期。

如果第1题＝是，并且第2题＝是，则说明个体现处在意向期。

如果第1题＝否，并且第3题＝是，则说明个体现处在准备期。

如果第3题＝是，并且第4题＝否，则说明个体现处在行动期。

如果第3题＝是，并且第4题＝是，则说明个体现处在维持期。

不管个体处于哪个阶段，只有把行为改变阶段与行为改变方法密切结合起来，才能有效地帮助人们从一个行为阶段转变到下一个行为阶段。

在实际工作中，阶段评估大多以沟通或访谈的形式完成，不宜过多地使用问卷。过多地使用问卷调查会增加管理对象对健康管理的厌烦，导致合作障碍。访谈或口头沟通形式更有利于健康管理师对管理对象具体情况进行了解，包括管理对象个人对事物的认识、理解和态度。此外，面对面的沟通还能增进彼此了解，有利于管理对象建立良好的依存性，而问卷无法替代人与人的沟通。

（四） 制订和实施保健计划

根据个体行为改变所处的阶段提出阶段计划，并与管理对象进行沟通。在计划实施过程中，将行为的改善与管理对象本人的自我主观感觉和相关指标改善相联系，有利于增强管理对象执行计划的信心，也有利于提高计划的执行率。在管理对象接受行为改变的建议并尝试进行行为改变后，应当为管理对象制订该行为改变的阶段计划并鼓励其付诸实践。

行为改变超理论模式将人的行为改变分为 5 个阶段，在健康心理学上是用来解释和预测一个人完成指定的行为改变是否成功的标准。5 个阶段计划可因人而异，但最重要的是需要健康管理专业人员与管理对象的充分沟通，讨论计划的可行性以及可能遇到的障碍，确保计划的有效实施。阶段间隔时间以 1~2 个月为宜，时间过短有可能导致管理对象行为无改变，过长则不利于计划的落实。在评估行为改变过程中，由于阶段的分段并不明显，而且各阶段的分段也因人而异，因此可能有小部分人因健康需求高和实施条件成熟，行为改变进入维持期较快，但大部分人从接受第一次健康教育到最后行为进入维持期，需要一段相当长的时间。这与个体健康状况及周围支持有关，如健康状况差，周围支持环境时，行为改变就会快；健康状况一般的人，行为改变的意愿不强烈，如果周围支持环境一般，效果也就一般。

生活方式管理的成败，在很大程度上取决于管理对象对管理计划的积极参与和配合程度。不良的行为和生活方式并非短时间内形成的，而是人们经常性的、固定行为习惯的一种生存方式。管理者不可能 24h 监控指导管理对象，因此，首先，要通过教育，强调个体对自己健康的责任心，强调个体对自身的健康实行自我管理的重要性。其次，提倡健康的生活方式，不但要有良好的意愿，还要有坚定的决心，同时要掌握和运用科学、系统的方法。

第三节　健康需求管理

一、健康需求管理概述

经济学上的需求，是指消费者在一定时期内、一定价格条件下愿意并且能够购买的商品及数量。健康需求，是指在一定时期内、一定价格水平上人们愿意且有能力购买的卫生服务量。它包括由需要转化来的需求，即有效需求；以及没有需要的需求，如认知需求和诱导需求等。

健康需求是人类的基本需求，可以从身体、精神、社会 3 个层次去理解。由于健康服务专业的复杂性和消费者对健康知识和信息的缺乏，消费者对自己的健康服务需求具有不确定性。因此，常见的影响健康服务需求的因素包括国民的健康观念、健康状况，国家的医疗卫生体制、经济因素，以及卫生服务供给状况等。

人群健康需求管理是以人群为基础，通过帮助健康消费者维护健康，以寻求适当的医疗保健来控制健康消费的支出与赔付，并改善对医疗保健服务的利用。常见的健康需求管理主要通过为人们提供各种可能的信息和决策支持、行为支持以及其他方面的支持，帮助人们在正确的时间、正确的地点寻求恰当的卫生服务，指导人们恰当地选择种类繁多的营养保健食品、理疗仪器及医疗服务等。其实质是通过帮助消费者维护自身健康以及寻求恰当的医疗保健来控制健康消费的支出和改善对医疗保健的利用。

健康需求管理并非不让人们利用卫生服务，而是要人们减少不合理的和非必需的医疗服务的利用，帮助人们维护自身健康和更合理地利用医疗卫生服务资源。美国有研究显示，70%的疾病与人们的生活行为方式有关，43%的急诊服务和25%~65%的诊断性检验缺少必要性。可见，对人们的健康需求进行管理尤为重要。

二、健康需求管理实现途径

健康需求管理重视目标人群的知识、观念、态度和偏好等因素对卫生服务利用的影响，因而强调对目标人群教育的重要性，鼓励其在医疗服务中利用决策服务发挥积极作用，通过对目标人群的卫生需求实施指导，帮助其做出理性的消费选择，以减少目标人群对那些原以为是非常必需而昂贵的但临床上却不一定有效、必要的医疗保健服务的使用。

健康需求管理主要有两种实现途径：一种是通过对需方的管理来实现，另一种是通过对供方的管理来实现。常用的手段包括：寻求手术的替代疗法，帮助患者减少特定的危险因素并采纳健康的生活方式，鼓励自我保健干预等；对患者进行健康教育，提倡对医疗服务的理性消费，提供24h电话免费咨询服务；通过互联网等多种管理方式来指导个体正确地利用各种医疗保健服务来满足自己的健康需求。

三、健康需求管理实现方式

国外的实践表明，通过对需方的需求管理活动能够降低实际住院和门诊、急诊服务的利用率，并在减少服务利用和医疗服务费的同时不降低医疗服务的质量，且能在一定程度上改善患者的满意度。

对供方的需求管理，主要是通过管理型保障来实现，如通过全科医生将服务引导到费用相对低廉的社区卫生服务机构、利用评估等手段对需求实施管理。美国的研究表明，通过供方实施的需求管理确实起到了降低医疗费用的作用，但消费者的满意度会受到一些影响；同时，人们会担心其可能导致的服务质量问题。

需求管理通过一系列的服务手段和工具影响以及指导人们的卫生保健需求，帮助解决一些就医和健康管理等方面的问题，通常采用的方法有：

（1）自我保健服务电话咨询，临床、体检的结果解答，寻医问药。

（2）就医服务为门诊定专家、定时间、定地点，给予绿色通道挂号、预约专家、陪同就医帮助取药、联系住院床位等。

（3）转诊服务、联系医疗机构、预约专家等相关业务。

（4）基于互联网的卫生信息服务。

（5）健康课堂定期派出专家到客户企业咨询、指导、检查、讲课等。

另外，健康管理专业人员还可以通过提供自助决策支持系统和行为支持，使目标人群更好地利用医疗保健服务，在正确的时间、正确的医疗机构选择正确的健康服务类型。

健康需求管理是一个动态的过程，它从确认需求开始，再进行需求分析，力图实现客户需求性的最佳结合，最终得到满足客户需求的最佳方法。

第四节　疾病管理

一、疾病管理概述

疾病管理是以系统为基础的疾病管理，是以疾病发展的自然过程为基础的综合的、一体化的保健和费用支付体系。其目的是改善患者的健康状况、减少不必要的医疗费用。其以循证医学为基础，通过确定目标及临床综合分析，协调保健服务，提供医疗支持。

（一）　疾病管理发展背景

疾病管理是一个协调医疗保健干预和与人沟通的系统，强调患者自我保健的重要性。疾病管理支撑医患关系和保健计划，强调应用循证医学和增强个人能力的策略来预防疾病的恶化，它以持续性地改善个体或群体健康为基准来评估临床、人文和经济方面的效果。从 DMAA 的观点看，疾病管理是一种产业，也是健康管理的一种策略和方法，应用这种方法可以为人群提供最好的个体对个体的卫生保健实践。

20 世纪 60 年代，Dr. Kerr White 发表文章阐述了危险人群对医疗服务的利用可以预测的结论。这一观点引起了医药公司和疾病管理组织的重视。医药公司开展了一些项目，通过邮寄或者电话的方式推广药物；疾病管理组织开始尝试通过与患者共同承担风险来获得利益。

20 世纪 80 年代至 90 年代，医疗保险业开始对将健康状况人群的保险金用于患病的人群产生兴趣，但卫生保健费用的迅速增长打破了保险业的预算。为了控制费用，保险业引入了两个管理系统：一是病例系统，主要包括针对病情严重的患者进行保健计划制订、协调保健服务，以提高保健服务质量，减少不必要的经费。二是利用管理，即根据预先对疾病确定的临床标准进行管理，减少不必要的医疗过程或者住院情况的发生。

20 世纪 90 年代初，以医药公司为基础的疾病管理蓬勃发展。1996 年，首家疾病管理公司成立，最早管理的疾病为哮喘、糖尿病、心衰等。疾病管理者作为最先的探索者开始工作，集全部工作内容于一身，包括疾病管理的设计、临床和执行。从此，疾病管理逐步标准化。

疾病管理横跨很多部门，整合了很多资源。技术的进步、资料收集与处理能力的发展逐步提高了疾病管理能力。远程家庭检测、家访服务、网上服务和电话监测技术是目前常用的技术。

（二）　疾病管理特点

（1）目标人群是患特定疾病的个体，如糖尿病管理项目的管理对象为已诊断患有 1 型或者 2 型糖尿病的个体。疾病管理以人群为基础，重视疾病发生、发展的全过程（高危的管理，患病后的临床诊治、保健康复，并发症的预防与治疗等）管理，强调预防、保健、医疗等多学科的合作，提倡资源的早利用，减少非必需的医疗花费，提高卫生资源和资金的使用效率。

（2）关注个体或群体连续性的健康状况与生活质量，不以单个病例和（或）其单次就诊事件为中心，而是关注个体或群体连续性的健康状况与生活质量，这也是疾病管理与传统的单个病例管理的区别。

（3）强调医疗卫生服务及干预措施的综合协调。疾病管理关注健康状况的持续性改善过程，而大多数国家卫生服务系统的多样性及复杂性使得协调来自多个服务提供者的医疗卫生服务与干预措施的一致性和有效性特别艰难。正因此，疾病管理协调显得尤为重要。

（三）　疾病管理目标

疾病管理相关项目旨在加强患者和医生之间的沟通，通过必要的反馈来纠正患者的行为方式（延缓疾病的发展并预防并发症），衡量干预措施的有效性。通过适当的安排，疾病管理以全面的方式为患者提供医护服务和健康服务，而不仅是关注药品对疾病的治疗。疾病管理的实质是在不降低医疗服务质量的前提下，提高患者的生存质量，降低医疗费用。其最终目标是通过健康产业链的各组织和部门间的相互协作，提供持续、优质的健康保健服务，以提高成本效益或得到最佳效果，并在此基础上提高疾病好转率和目标人群对健康服务的满意度。

（四）　疾病管理方式

疾病管理注重临床和非临床相结合的干预方式。任何时候，这两种干预方式都能产生积极影响。在理想情况下，疾病管理可以预防疾病恶化并减少卫生资源的使用，把预防手段和积极的病例管理作为绝大多数疾病管理计划中的两个重要组成部分。

二、疾病管理机构与体系及其要素

（一） 疾病管理机构与体系

（1） 建立信息系统：包括资料收集、整理和管理等资料库建立的一系列内容。资料收集的内容主要包括收集患者的一般情况（性别、年龄、个人史、家族史、有关健康的行为等）、临床诊治情况［疾病诊断和手术操作编码（ICD – 10/ICD – 9 – CM – 3）、各项临床检查指标、并发症存活与否、生活质量、转诊情况］、经费及卫生资源利用情况（处方、药费、治疗费检查费以及住院、急诊、专科、专家门诊就诊情况等）、行为指标（患者和保健者的依从性，患者的自我管理，患者行为的改变情况）、健康教育资料等。

将患者的所有资料录入计算机，在不同机构间实现共享，以便持续保健，并应用专家系统技术提高诊断和治疗水平。

信息系统应以患者为中心，积累患者各方面的资料并进行分析，同时进行人群水平的分析，以评价疾病管理效果，不断提高保健的质量。

（2） 持续的质量改进系统（CQI）：持续的质量改进系统有 3 个重要的组成部分，即患者、医务人员和信息系统。例如，高血压患者经过管理后，治疗率、控制率、并发症发生率、转诊情况、个案分析等信息均需要持续监测，且应将结果及时反馈给质量改进系统，找出不足的环节，以提高疾病管理质量。

（3） 医疗保险：医疗保险的支付方式导致卫生保健提供的方式逐渐转向疾病管理。最早的医疗保险支付方式是按服务项目收费，是低水平的危险转移。

按人头支付方式是将患者的健康危险分担在患者和医生双方，通常是将经费付给医务人员或者其所在单位。医生的考核指标包括医疗经费和质量两个方面。因此，医生要考虑患者整体的健康水平，必然要重视预防和健康教育。

（二） 疾病管理体系要素

（1） 部门的合作：建立各部门协作的疾病管理体系，不是一个独立项目或相互无联系的干预措施，而是一个一体化干预、测量和持续改进的系统。建立一个从分离到整合的卫生保健体系，需要时间及观念的转变，需要经验和组织机构的逐步改变。疾病管理是跨部门的，各部门的合作是成功的前提。合作的部门包括政府、卫生保健行业（付费者、医疗卫生机构、医药公司、健康管理专业人员等），这些部门要共享信息、共担风险和共享收益。

（2） 体系的畅通：各医疗机构内部，如社区卫生服务站、社区卫生服务中心、三级医院、康复中心等之间也应密切合作，共享信息，建立转诊关系；应强调患者整体保健结果，预防疾病，尽量减少并发症；同时，要建立有效的激励机制，调动各个方面的积极性，这样才能实现一体化的卫生保健体系。

三、疾病管理过程与实施

（一） 疾病管理过程

根据国外经验，疾病管理的过程应该包括筛查患者；患者分层；制订保健计划；执行保健计划，定时随访；效果评价 5 个阶段。

（1）筛查患者：确定高危患者，首先要对患者患病的风险度以及疾病本身并发症的风险度进行评价。

最适合疾病管理的疾病必须满足以下基本条件：①依照循证医学，容易并能够制定疾病治疗和疾病预防方案的疾病；②疾病管理的结果是可以衡量的；③5 年内容易看到成效；④耗费医疗成本极大的疾病。

根据国内外相关文献资料分析得知，最适合进行管理的疾病依次为糖尿病、慢性阻塞性肺疾病、冠心病、脑卒中、恶性肿瘤、哮喘、前列腺疾病、皮肤疾病和心理健康疾病等；其次为高血压、消化道溃疡、艾滋病等。这些疾病往往会花费较高的医疗费用，但通过健康管理会大大提高患者的治疗效果和治疗依从性，减少并发症和死亡率，降低医疗费用。

筛查患者通常可采用以下几种方法。

①从已建立的健康档案中寻找所需要管理的患者，进行登记核实，最好是将健康档案和社区常规诊疗信息系统连接起来，开展持续性保健服务。

②对常规体检发现属于管理范围的患者进行登记。

③对常规门诊就诊属于管理范围的患者进行登记。

④其他途径的筛查，如流行病学筛查等。

（2）患者分层：为确定随访频率、干预的方式和干预的强度，需要将精力放到危险度高、自我保护意识差的患者上，将预备管理的患者进行分层。确定患者个体危险（情感、心理、功能状况、社会工作、支持系统、经济状况、环境、健康行为、健康知识、病史、医疗状况、疾病过程等），对危险程度进行分层，一般分为 3 ~ 5 层即可。

以高血压为例，可分为 3 层：3 层为血压 >140/90mmHg，并且有并发症和相关临床症状的高血压患者；2 层为血压 >140/90mmHg，没有并发症和相关临床表现，没有定期监测血压的高血压患者；1 层为所有其他的高血压患者。

患者分层后，可确定第 3 层患者需加强干预或配给有经验的疾病管理师，第 2 层将给予支持和健康教育，第 1 层可以给予咨询或者发放健康教育宣传材料。疾病分层的另一目的是测量疾病恶化的程度，特别是慢性疾病。

（3）制订保健计划：针对每个患者的实际情况，在患者的共同参与下，分步骤设立具体的管理目标，逐步达到最终的管理目标。保健计划的制订应有伸缩性，目标的设立要有可行性，要求具体、清楚、可操作。一次不可设定太多的目标，最好一次一个目标。

管理好患者需要科学和艺术的结合。每个患者的健康问题都不同，有些患者会忘记服药，有些患者怕药物有毒副作用而拒绝服药等。健康管理专业人员要掌握与患者沟通的技能，制订出个性化的保健计划，以在实施计划的过程中使患者的依从性得到加强，从而使保健计划得到很好的实施。

另外，保健计划的制订还要考虑其他方面的因素，如机构的功能、预期结果、可支持的技术条件等。

（4）执行保健计划，定时随访：对患者定时随访的内容包括健康教育、临床用药指导、健康生活方式的建立等，如患者是否减少了盐的摄入、是否戒烟等。该阶段具体内容如下。

①方法：常见的疾病管理干预方式有电话咨询指导、邮寄健康教育资料或上门家访。邮寄一些健康教育资料的干预方式成本最小，但干预效果最差；电话咨询指导成本中等，干预效果一般；上门家访的方式成本最高，但干预效果最好。对于一些危险度低的患者，可采用邮寄健康教育材料或上网阅读的干预方式；多数患者的管理需要采用电话干预的方式；对行动困难的老年人、残疾患者或者有特殊困难的家庭，则一般采用上门家访的方式。

②患者自我管理：疾病管理成功与否的关键是患者是否具有足够的自我管理能力或患者自我管理能力是否有提高。患者的自我管理能力包括以下几个方面：患者对自己疾病的认识度、对就医的配合度或依从性、对不良生活和行为方式的矫正能力等。以高血压患者为例，其自我管理能力主要包括对自己血压监测的能力，对自己血压评估的能力，对药物作用及副作用的了解，对药物依从性的能力，把握行为矫正的基本技能，选择食物、进行体育锻炼的能力，戒烟、戒酒、减重、压力管理的能力，寻求健康知识的能力，就医的能力。

③培训：医师要理解和贯彻有关专业的技术指南和规范。技术指南提供的信息具有权威性，是根据大量循证医学研究的结果由专家集体论证达成的医治建议，也是医师培训的主要内容。医师只有准确地把握技术指南精神，并将其应用到临床实践中，才能给患者提供最好的医疗服务。

④协调：协调是健康管理专业人员进行疾病管理的一项重要内容，主要是协调卫生保健服务，为患者建立双向转诊和急诊通道。当病情需要转诊时，健康管理师应同基层医生相互协调，在把握转诊标准的前提下，为患者顺利转诊到上级医院就诊提供方便，减少不必要的重复检查，节省经济费用。

在这个环节，健康管理专业人员起着非常重要的作用，其担负的职责有：

A. 为患者制订个性化的保健计划。健康管理专业人员与患者充分沟通后，与主管医师和患者三方共同制订个性化的保健计划。B. 为患者及家属提供最新的循证医学信息。C. 危险因素干预。对患者及家属进行健康教育，提供更多的健康教育和更多的疾病预防知识，尽可能改变患者的不良生活方式，减少疾病危险因素的伤害。D. 指导临床评价。连续观察患者病情及治疗依从性的变化，了解患者需求并及时向医生反馈患者病情，帮助患者提高自我管理能力及获得家庭和社会的支持。E. 与保健队伍的其他人员进行沟通，必要时进行转诊。

（5）效果评价：效果评价是衡量疾病管理成功与否的重要指标之一。评价反馈结果对于发现疾病管理的不足、提高疾病管理质量有着重要的帮助。评价干预效果应考虑以下几个方面。

①临床治疗情况：临床指标、并发症、发病及死亡情况等。

②经济情况：医疗费用、住院次数、住院天数等。

③患者表现：患者对医生的依从性、患者的自我管理能力。

④服务质量：患者的满意度、医生的满意度和管理者的满意度。

疾病管理的目标人群主要是患病的个体。如果从社区全人群的健康目标出发，疾病管理还要从个体转向群体，包含人群的识别，医生与服务提供者的协调运作，患者的自我管理教育，过程与结果的预测和管理，以及定期的报告和反馈。通过改善医生和患者的关系，建立详细的医疗保健计划，以循证医学方法为指导，对于疾病相关服务（包括诊疗）提出各种针对性的建议、策略来改善病情或预防病情加重，并在临床和经济情况评价的基础上力争达到不断改善目标人群健康的目的。

（二） 疾病管理实施

以高血压患者个体管理实施方案为例，直观展示疾病管理的实施过程。一般而言，疾病管理实施的流程有以下几个主要方面。

（1）收集临床评估资料，筛选患者：应用个人健康档案、健康检查记录、慢性病患者门诊随访记录、高血压规范管理随访监测记录表中的信息进行评估筛选，主要包括评估是否为易患病个体、确定是否为原发性高血压等。

（2）患者血压水平分级：根据患者血压水平进行诊断分级。

（3）完善相关检查：根据患者血压分级的结果，完善相关检查，收集资料。明确有无心血管疾病危险因素、是否存在靶器官损害及并存的相关疾病。

（4）确定危险分层：根据患者血压水平分级、心血管疾病的危险因素、靶器官损害伴临床疾患与否做出危险分层判断。

（5）制订个体管理方案，实施随访管理：健康管理专业人员在收集患者生活行为相关资料后，根据患者血压分级和危险因素情况，进行高血压危险分层，并按危险分层情况制订健康保健计划，实行分级随访和管理。按分级管理的频次监测患者血压、各种危险因素、临床情况、疗效、相关生活行为因素等。

①一级管理。

A. 管理对象：男性年龄小于55岁，女性年龄小于65岁，高血压1级，无其他心血管疾病危险因素，按照危险分层属于低危的高血压患者。

B. 管理要求：至少3个月随访一次，了解血压控制情况，针对患者存在的危险因素采取以非药物治疗为主的健康教育处方。当单纯非药物治疗6~12个月效果仍不佳时，增加药物治疗。

②二级管理。

A. 管理对象：高血压2级或者1~2级，同时有1~2个其他心血管疾病危险因素，按照危险分层属于中危的高血压患者。

B. 管理要求：至少 2 个月随访一次，了解血压控制情况，针对患者存在的危险因素情况采取以非药物治疗为主的健康教育处方，改变不良生活方式。当单纯非药物治疗 3 ~ 6 个月效果仍不佳时，增加药物治疗，并评价药物治疗效果。

③三级管理。

A. 管理对象：高血压 3 级或合并 3 个以上其他心血管疾病危险因素，或合并靶器官损害，或糖尿病，或有并存的临床情况，按照危险分层属于高危和极高危的高血压患者。

B. 管理要求：至少 1 个月随访一次，及时发现高血压的危险表现，了解血压控制水平。加强规范降压治疗，强调按时服药，密切注意患者的病情发展和药物治疗可能出现的副作用，发现异常情况应及时向患者提出靶器官损害的预警与评价，督促患者到医院进行进一步治疗。

（6）效果评价。

①根据患者情况每半年到 1 年进行 1 次。

②进行眼底检查和实验室检查、复查。

③进行生活质量评估。

④进行危险因素评估。进行危险因素评估的方法主要包括：A. 根据血压控制情况进行评估，结果分为优良、尚可和不良 3 个等级；B. 根据危险分层标准进行重新评估；C. 根据重新评估的级别出具个体管理方案。

第五节　灾难性病伤管理

一、灾难性病伤管理概述

灾难性病伤管理中的"灾难性"有两层含义：第一层含义是指重大疾病对患者的身体损伤是"灾难性"的，如患肿瘤、脏器衰竭、严重创伤等；第二层含义是指所患疾病需要的医疗支出金额巨大，对患者家庭造成"灾难性"影响，巨大医疗支出也被称为"灾难性医疗保健支出"。因此，灾难性病伤管理较之一般疾病管理更具复杂性和艰难性。

灾难性病伤管理是疾病管理的一个特殊类型，关注的是"灾难性"的疾病或者伤害。这里的"灾难性"可以指对健康的危害十分严重，也可以指其造成的医疗卫生花费巨大，常见于肿瘤、肾功能衰竭、严重创伤等疾病。灾难性病伤是十分严重的病伤，管理复杂，经常需要多种服务和转移治疗地点。普通慢性病在强度和效果方面都可预知，而灾难性病伤比较少见，其发生和结果都难以预计。在实践过程中发现，脑损伤、严重烧伤、多种癌症、器官移植和高危新生儿等情况均适合灾难性病伤管理。

二、灾难性病伤管理技术方法

灾难性病伤管理依靠专业化的疾病管理服务，解决相对少见的医疗问题和高费用问题。通过协调医疗活动和管理多维化的治疗方案，灾难性病伤管理可以减少费用和改善治疗效果。通过综合利用患者和家属教育、患者自我保健选择和多学科小组管理，使医疗上需求复杂的患者能在临床、财政和心理上获得最优结果。

灾难发生时，利用短缺的医疗资源最大限度地提高救治效率尤为重要。所以，对救治工作进行标准化，在实际工作中具有突出的指导作用。灾难时期，这种标准化的救治服务被称作紧急标准服务（crisis standards of care，CSC），包含以下 5 种重要元素。

（1）救治过程必须以符合伦理学要求为基础，做到公正透明、连续、均衡和有责任心。

（2）借助依托的社区机构，提供预约、教育和沟通服务。

（3）CSC 过程必须符合法律规定。

（4）明确的适应证、诱因及责任规定。

（5）基于证据的临床过程和操作。

CSC 计划的基础由伦理学规范和法律规定组成。教育和信息分享要确保对灾难反应的迅速及时。面对灾难的救援管理，主要由 5 个部分实施完成：医院的紧急救护，公共卫生服务，院外服务系统，院前和急诊医学服务，突发事件管理和公共安全。这 5 个部分是相对独立的，但在整个系统中又是互相依存的，受政府的组织和管理。CSC 仅是面对灾难和迅速反应的一个方面，适用于可用医疗资源短缺的情况，其目的是整合可用资源，发挥最大作用。CSC 对灾难的成功反应取决于政府、急救医疗系统、公共卫生组织、应急管理、医院设施及门诊等的协调配合。

三、灾难性病伤管理的应用

灾难性病伤管理的应用，必须明确影响 CSC 实施的基本因素，包括 3 个方面：第一，灾难中形成决定的情形意识对 CSC 实施的影响。如果没有这种意识，伤病员分类就如同在没有需求信息的情况下进行，可提供的医疗服务不被知晓，可能加速医疗资源的短缺。第二，能够短时间内制订及时有效的救治方案并为大量伤病员提供服务的能力会影响 CSC 在重大灾难中的反应。第三，个人和民间组织可提供医疗或者公共健康服务，以减轻 CSC 应对突发灾难的压力。

第六节　残疾管理

一、残疾管理概述

残疾管理是基于生物医学层面开展起来的，如医学专业人士监督损伤的治疗，并且有责任给残疾人提供适合他们的工作。目前，残疾管理从雇用者的角度出发，根据伤残程度分别进行处理，希望尽量减少因残疾造成的劳动和生活能力下降及降低费用。

（一）残疾管理的目的

残疾管理的目的是减少残疾事故发生的频率和费用代价。对于雇用者来说，残疾的真正代价包括失去生产力的损失，是以全部替代员工的所有花费来估算的，必须用这些员工替代那些由于残疾而缺勤的员工。因此，残疾管理的具体目标如下。

（1）防止残疾恶化。

（2）注重功能性能力而不是疼痛。

（3）设定实际康复和返工的期望值。

（4）详细说明限制事项和可行事项。

（5）评估医学和社会心理学因素。

（6）与患者和雇用者进行有效沟通。

（7）有需要时考虑复职情况。

（8）实行循环管理。

（二）影响残疾时间长短的因素

1. 医学因素

（1）疾病或损伤的严重程度。

（2）个人选择的治疗方案。

（3）康复过程。

（4）疾病或损伤的发现和治疗时期。

（5）接受有效治疗的容易程度。

（6）药物治疗还是手术治疗。

（7）年龄影响治愈和康复需要的时间，也影响返回岗位工作的可能性。

（8）并发症的存在，依赖于疾病或损伤的性质。

（9）药物效应，特别是副作用。

2. 非医学因素

（1）社会心理问题。

（2）职业因素。

（3）工作与同事、主管之间的关系。

（4）工作压力。

（5）工作任务的不满意程度。

（6）工作政策和程序。

（7）即时报告和管理受伤、事故、旷工与残疾的情况。

（8）诉讼。

（9）心理因素。

（10）过渡性工作的信息通道不流畅。

二、残疾管理的发展及影响

残疾管理是美国联邦雇员补偿制度（工伤保险制度）预防残疾控制成本、提高保障水平和改善服务的一种重要管理手段。从 20 世纪 80 年代末到 90 年代初，残疾管理由单纯的个案管理发展为由个案管理、护士干预、周期管理、职业康复和再就业支持等多项管理技术组成的综合性管控技术，对美国联邦雇员补偿制度、加强微观管理和促进工伤职工再就业发挥了积极作用。残疾管理的各部分具体作用体现为以下三点。

（1）个案管理和周期管理策略组成工伤保险的"守门人"，有利于提高基金使用效率。

（2）职业康复服务降低了就业信息壁垒，减轻了基金长期待遇负担。

（3）专业技术人员准入和协议管理，强化了工伤医疗和康复的微观管理力度。

三、残疾管理的应用

进入 21 世纪，残疾管理已发展为由个案管理、周期管理、职业康复和再就业支持组成的综合性管控技术。残疾管理是美国雇员补偿制度中一种重要、系统和综合性的管理手段，各环节设计及由其产生的专业人员协议管理互为补充，在控制费用和促进工伤再就业方面取得了良好的效果，提高了基金的使用效率。具体分以下 4 个部分。

（一）有质量的个案管理

早期个案管理主要包括按照严重程度进行伤病分类、医疗证据系统分级、早期介入职业康复和及时完成劳动能力损失测定。个案管理的最长干预时限是 120 天。20 世纪 90 年代后，联邦雇员补偿计划办公室（Office of Workers' Compensation Programs，OWCP）利用医学搜索引擎（medical matrix）设置介入点和建立合约护士制度（contracted nurse），发展了个案管理的新技术，形成了更加综合的个案管理制度。合约护士是独立于基金之外的专业人员，负责监督治疗计划的制订和执行，协助雇用者完成工伤职工的岗位调整，以及帮助工伤职工理赔等。因此，合约护士是工伤职工、雇用者、医疗人员和基金管理部门之间的桥梁。合约护士制度提高了个案管理质量。联邦雇员补偿计划办公室将缩减误工时间和30个月内实现一年以上待遇领取者重返工作岗位作为效果评价指标。统计显示,个案管理有效地缩短了工伤人员的失能时间,提高了工伤职工重返工作岗位的比例,工伤职工失能时间从1994年的约250天下降到2002年的约170天,而重返工作岗位比例达到60%及以上。通过此项干预,工伤职工平均领取待遇天数从1996年的1.95天/人下降到2001年的1.67天/人,5年之间下降了14%。同时,独立研究和联邦雇员补偿计划办公室自评结果均显示:合约护士对缩短残疾时间和提高重返工作岗位有积极作用。2000年,合约护士成为个案管理的前置程序,以期提高个案管理质量。

(二) 周期管理

1992年,美国提取专项基金用于周期管理,支付领取长期待遇的工伤人员的医学检查、职业康复和就业安置等费用,促进这类人员重返工作岗位。一方面,周期管理有利于及时发现长期待遇领取者残疾变化情况,当残疾程度减小时,能够及时调整福利待遇、减少非必需的;另一方面,以再就业为最终目标,支持长期待遇领取者重返工作岗位,控制长期待遇领取人数的增长。经过试行,到1999年,该项管理制度推广到实行联邦雇员补偿制度的各级管理部门。2001年,此项工作节省了补偿成本支出3110万美元,超过6000个病例接受了筛查,有300多人由于身体情况改善达到重返工作岗位的条件或者已经死亡等,被调整或者终止了补偿待遇。该项工作让邮政业8%左右的长期待遇领取者重返工作岗位。

(三) 职业康复

对于经过医学治疗后仍然不能回到原工作岗位的工伤职工,由联邦雇员补偿计划办公室的职业康复专家就近指派签约职业康复治疗师提供职业康复服务,服务最长时间为2年,最高支付限额为5000美元。根据工伤职工功能恢复和重返工作进展情况,职业康复分为:①前3个月内提供累计25h的职业康复治疗,促进工伤职工回归原工作岗位;如果工伤职工能够转移自如,3个月中职业康复治疗师可提供累计50h的服务,帮助工伤职工合理选择职业,在联邦政府机构、地方政府机构或是私人部门就业;②如果工伤职工3个月内不能成功回归原岗位,可再增加3个月、累计20h的服务时间,通过对工伤职工进行诊断性测试和评估,制订康复计划以及进行劳动力市场调查,确定工伤职工潜在职业能力和就业机会,进行职业再培训;③工伤职工被认定没有转移能力或者是没有合适的工作,则启动技能培训工作。联邦雇员补充计划办公室为工伤职工提供不超过两年的职业学校培训,而不是2~4年的学历教育。职业康复治疗师监督工伤职工的培训过程,并协助工伤职工在培训结束后确定合适的工作。此外,必要时职业康复治疗师还可以提供两个月的工作场所跟进服务。

法律也要求工伤职工配合治疗,以重返工作岗位。如果工伤职工拒绝接受职业康复服务,则不能享受补偿;如果拒绝重返适宜的岗位,待遇将惩罚性地下降。职业康复在美国各种雇员补偿制度中运用广泛,美国54个州的雇员补偿法案基本上都将物理康复治疗和职业康复治疗作为工伤保险的一项保障范围，无论政府基金还是私人保险公司均支付该项费用。

（四）再就业支持

从 1992 年开始联邦雇员补充计划办公室引进再就业支持政策，国会允许联邦雇员补偿计划在联邦雇员补充计划办公室授权的情况下，动用雇员补偿基金资助被私人或公立机构重新雇用的工伤职工，主要是针对那些难以返回原单位的工伤职工。该策略也被其他联邦机构、州及地方政府和私人保险部门采用。从 1996 年开始，联邦雇员补充计划办公室授权康复专家支付给雇用者 6 个月超过 75% 的工作补偿，其最高支付限额等于完全不能再就业的工伤职工所能享受到的最高残疾赔偿金。

通过上述措施，美国联邦雇员补偿基金总体费用支出和工伤职工误工时间呈现下降趋势，残疾管理被认为是雇员补偿制度的一项双赢策略。除此之外，统一使用工伤保险业务软件，是改善工伤保险过程管理的技术手段之一。申请人可以通过网络提交申请和相关文件，通过网络发送给各级各类监督人员，沟通外聘专业人员和联邦雇员补充计划办公室工作人员。该系统提高了数据的完整性，并满足了质量控制的需求，同时提高了监督管理工作效率。

第七节 综合的群体健康管理

一、综合的群体健康管理概述

综合的群体健康管理是指通过协调不同的健康管理策略来为个体或群体提供更为全面的健康和福利管理。这些策略都是以人的健康需要为中心发展起来的。在群体健康管理实践中，应该考虑采取综合的群体健康管理模式。

一般而言，雇用者需要对员工进行需求管理，医疗保险机构和医疗服务机构需要开展疾病管理，大型企业需要进行残疾管理，人寿保险公司、雇用者和社会福利机构会提供灾难性病伤管理。

二、综合的群体健康管理内容

综合的群体健康管理的重要目的是在分析某个群体健康管理需求的基础上，为健康管理的实施者提供有效的管理对象、管理目标、管理路径，制订科学合理的健康管理方案，从整体上提升健康管理的效果、效用和效益。

综合的群体健康管理成功的关键在于系统性收集健康状况、健康风险、疾病严重程度等方面的信息以及评估这些信息和临床及经济结局的关联，以确定健康伤残、疾病并发症、返回工作岗位或恢复正常功能的可能性。

三、综合的群体健康管理应用

综合的群体健康管理方法包括一级预防、二级预防和三级预防。一级预防，是指在疾病发生之前预防其发生，如按人类环境改造学设计工作场所以及健康的家庭或作业环境。二级预防，是指在疾病发展前对疾病的早期诊断进行监测，如进行问卷调查，了解疾病征兆史，或者对疾病进行筛查。三级预防，旨在疾病发生后预防其发展和蔓延，以减少疼痛和伤残，如功能性健康状况评价、伤残管理疾病恢复、患者管理等。大多数疾病管理项目以三级预防为主。

第十二章 自 我 保 健

　　随着国民经济的发展和生活水平、教育水平的提高，人们对医疗保健的要求也越来越高，从有病能够获得治疗到要求有好的效果、尽量减少痛苦，进而要求能够预防疾病，使身体免患疾病，并能解决心理方面的问题。

　　在生物—心理—社会医学模式的影响下，人们已逐渐认识到必须依靠自己来保护自己的健康。也就是说，要靠自己的主观能动性去改变生理、心理和人类生存环境，从而使人们得到健康。因此，可以说自我保健是医学发展的必然趋势，是医学模式转变的必然结果。很多疾病是可以通过改变不良环境、转变不讲卫生的习惯行为或自我保健进行预防、控制或取得良好的康复效果。因此，要大力普及卫生防病知识，提高广大人民群众个人卫生、环境卫生以及衣食住行等多方面的卫生知识水平，增强自我保健意识和能力，改变不良习惯，这是提高个体或群体预防保健水平的一个重要方面。

第一节　自我保健概述

一、自我保健的概念

　　自我保健是指个体为避免发病所采取的为增强个体健康状况总体水平的健康行为和干预措施，使之具有健全的体魄和行为心态。实行自我保健是一种为适应疾病谱、死因谱改变，医学模式的转变，人们对健康观念认识的深化所采取的保持健康的重要手段；实行自我保健是实现"人人享有卫生保健"目标，实行 WHO 倡导的"健康为人人，人人为健康"的重要标志。自我保健侧重于提高个体、家庭的自我心理调适，提高社会心理素质和社会适应能力，建立身体、心理、行为和社会的全面健康意识和健康行为；侧重于临床前的病因预防，即三级预防中的第一级预防，以推动个体、家庭及社区消除不良个体卫生习惯和生活方式。

狭义的自我保健是个体的自我保健。通过个体对生理、心理及行为的调控，达到保持健康的目的。个体自我保健必须包括保护环境促进社会文明，否则，个体再怎么自我保健也无法抵御生态破坏和社会环境恶劣带来的侵害。

广义的自我保健是人类的自我保健，通过每个人保护环境、促进社会文明、自我完善，达到人与自然、人与社会、个人身心的和谐。

WHO 认为，自我保健是指由个体、家庭、邻里、亲友和同事自发的卫生活动，并做出与卫生有关的决策，具体包括维护和促进健康、预防疾病、自我诊断、自我治疗（包括自我用药）以及在医疗机构诊治后的继续自我卫生保健等。自我保健的一个突出特点就是要"多依靠自己，少依赖医生"。要自己负起责任来，改进自己的卫生习惯、生活行为方式和环境条件，从身心两个方面进行自我调节，安排好自己的健康及医疗保健问题。然而，自我保健并非单纯指自己对自己的医学照顾，而是从健康的角度出发，在社会与医学部门的支持下，利用多种形式，采取一切有利于健康的措施，运用自助、互助的方式，达到卫生保健的目的。综上，自我保健是人们为自身的健康利益，自我发现、自我保护、自我处理或协同医生自我治疗的一种保健行为方式。

自我保健的目的是促进健康，强调在发病前期就进行干预，以增强人们健康状况的总体水平，并能使人有健全的体魄，能出色地工作。一般来说，自我保健是个体为自己或自己家庭利益所采取的大量有利于健康的行为，诸如不吸烟、不酗酒，注意合理营养和饮食卫生，加强体育锻炼，减少紧张等。

自我保健服务属于非职业性的卫生保健服务，自己来保护自己的健康，利用自己所掌握的医学知识和养生保健手段，依靠自己和家庭的力量对身体进行自我观察、诊断、治疗、护理和预防，可以使自己养成一种良好的生活习惯，建立一套适合自己身体健康状况的养生方法，以达到健身祛病、延年益寿的目的。

自我保健医学，被称为新兴的第五医学，与第一医学（临床医学）、第二医学（预防医学）、第三医学（康复医学）、第四医学（保健医学）相比较，其理论和实践方法的最大不同点是：它不仅仅以疾病和病人为对象，而是更加强调自我保护，倡导科学的自我保健，包括自我保健医学方法的应用。

WHO 要求所有人"在其可能范围内开展自我保健"，原则是贯彻自我观察、自我治疗和自我预防：

（1）自我观察就是要观察自觉症状和自己的体征，如食欲、睡眠、体温、脉搏、呼吸、血压情况以及全身出现的某些异样反应和不适，然后，根据自己掌握的医学知识做出初步判断和处理。如果自己难以判断，可及时向医务人员咨询或通过必要的检查以明确诊断。

（2）自我治疗就是明确诊断后，可以采用物理疗法、饮食疗法、体育疗法、行为疗法、生活调理、心理疏导等手段，也可以采取药物疗法，达到祛病健身的目的。

（3）自我预防就是建立良好的生活方式，戒除各种恶习，同时注意心理卫生、合理营养、劳逸结合。具体来说，要合理调节饮食，做到膳食平衡，安排饭后适当的休息。心情要愉快，要多做好事，要善于静坐冥想。要适当安排户外活动，接受适度的日晒和雨淋，享受大自然的温馨和快乐，做到工作、娱乐、休息三不误。

自我保健与疾病预防含义不同。自我保健是在致病因子或机理尚不明确或尚未出现之前，使人尽可能地具有健全体魄而采取的各种措施，是对健康的人而言；而疾病预防则是为阻断致病因子或环境因素对人体发生作用的机会所采取的各种措施。所以，自我保健具有更积极的意义，贯彻在三级预防中，且是第一级预防的核心。

自我保健是一个系统工程，需要通过普及有益身心健康的知识，增加保健意识，掌握基础卫生知识、方法和技巧，把适合自己的方法融合到日常的衣食住行中去。只有加强疾病的预防和保健，才能有的放矢地控制各种疾病的发生和发展，共同创建 21 世纪的健康新世界。随着医学模式的转变，我国卫生工作体制将会转向"以预防为主、防治结合的自我保健型卫生体制"，这是从宏观上强调自我保健的重要性。

二、自我保健有关理论

自我保健的基础理论，既涉及医学等有关的自然科学，又涉及社会科学，包括自我保健医学社会学、自我保健医学心理学、人体科学与自我保健医学、卫生经济学与自我保健医学、自我保健机体机制与精神神经免疫学以及其他基础医学的实验研究。

自我保健建立在交叉学科高度发展的基础上，尤其是建立在医学与心理学、行为科学和社会学等交叉学科的理论和技术基础上。它的基本方法论为辩证唯物主义的"系统整体论"；其科学理论是建立在"大系统论"基础之上的模糊学理论、中介理论、耗散结构理论与稳态学说、心理神经免疫学、控制论、信息论、协同论、突变论以及前卫科学等现代科学理论的交叉和综合。下面着重介绍 4 种理论及其对自我保健医学的主要支持点。

（一）模糊学理论

世界上的事物可分为两类：一类可进行精确测量和计算的，称为精确事物；另一类不能用精确方法进行测量和计算，称为模糊事物（如中年、优质、高频、大国、高山、大河等）。模糊方法是用精确的数学来描述事物本身的模糊性的，而不是使数学变得模模糊糊，模糊性也是科学的概念，它能使人们对客观世界的认识更加完整而全面。

模糊性总是伴随着复杂性出现，复杂性意味着因素和联系的多样性。生命现象及社会历史就是复杂性的典型。因素越多，联系越复杂，越难以精确化。大量可以进行精确描述的单因素交织在一起，必然产生具有新质的属性，即模糊性。生命是超巨系统，多因素、多层次纵横交错在一起，难以一刀切，难以做出精确描述。事物的普遍联系性造成了事物的复杂性和模糊性，这种情况在生命现象中尤其明显。人体是最复杂的生命有机体，正常的生命活动已万分复杂，再加上各种致病因素引起的各种生理活动的程度不同的异常，就使问题变得更加复杂化。另外，模糊性的根源还在于事物的发展变化性，这又恰是生命现象的特点，生命现象无时无刻不在变化发展中。变化性就是不确定性，变化就是对固定界限的否定。经验表明，对事物做分析研究时，容易看到清晰性，如现代医学侧重于分析，从而得到对人体的一些清晰概念；对事物做综合研究时，则容易见到模糊性，如传统中医的特点在于运用整体概念，所以对人体得出的模糊概念较多。因为"分析"的着眼点是单因素，把大量其他因素暂时撇开，在纯粹状态下来考察某一因素，所以易于做出清晰的结论；而"综合"的着眼点是众多因素的相互联系、相互作用和整体效应。

模糊性是把事物放在普遍联系和普遍发展变化中观察时所呈现出来的一种关于事物整体性的特性，是反映诸多因素共同影响的综合性特性。过去，曾有过许多关于健康、疾病单因子的定义，都未获得公认。这是因为没有遵循普遍联系和普遍发展的客观事实，因而不能反映人体的本质属性。对于超巨系统的人体需做细致的考察，过分简单的公式不适用于复杂而变化的人体。自我保健是整体综合科学，它的许多概念、观点、理论以及技术方法都离不开模糊学理论的指导。

（二） 中介理论

中介是辩证唯物主义的重要范畴。辩证法认为：一切两极对立都有中介，对立的两极通过中介而互相联系、相互转化。"一切差异都在中间阶段融合，一切对立都经过中间环节而转化过渡。"

在不同的两极斗争中，这种中介过渡性又有区别。中介大致可分为两类：一类是中介不发达（不明显）的两极对立。在这种情况下，可略去中介，在非此即彼的意义上来考察两极的对立，称为清晰事物。另一类是对立的两极互相渗透、互相贯通，由一极到另一极之间呈现出一系列中介过渡的状态、环节或阶段。在医学界，过去一直存在着"非病即健康""健康即非病"的观点。其实，健康与疾病是对立的两极，两极之间存在着过渡的中介状态。但长期以来，对两者之间的中介过渡缺乏研究，这一局面直至近年提出的"第三状态"论才被打破。恩格斯关于一切差别和对立都是相对的、有条件的、可以相互转化的观点，也同样适用于医学中关于健康、疾病和第三状态的研究。它使人们从长期的绝对观念的影响中解放出来，认识到对事物的看法不能绝对化、机械化，从而为医学开辟了一个更为广阔的研究领域。自我保健医学的研究领域也正基于此。非病人群（健康与第三状态）的健康维护与促进就是自我保健医学的研究重点。

（三） 耗散结构理论和稳态学说

由普里戈金（Prigogine）1969 年首创的耗散结构理论认为生命是一种"远离平衡的适度稳态"，或者说健康的生命是一种"平衡稳态"；认为机体作为一个系统，存在着组织程度降低的趋势。"组织程度"是机体的有序性，有序性越高，机体的活力越强；有序性降低，则混乱程度增加，活力减弱。衡量机体混乱程度可用一物理量——熵（entropy）来表示。熵愈大，说明机体混乱程度愈高，有序性愈低，任何一个系统都有熵增的趋势。但人体是个开放系统，开放系统的特点是可与环境进行交换，向环境排出熵（生物熵具有耗散性），而吸进负熵以维持稳态，即维持健康。健康机体维持的是稳态，它是在常阈空间的一种节律波动。机体在生活过程中，受到内、外各种因素干扰，从而使稳态紊乱（熵增），这就是潜在的病理信息，是疾病的开端。机体对于轻度的失稳具有调节能力，若这种自身调节能力强，则可以纠正失稳，使机体恢复健康状态；若干扰因素大于机体自身的调节能力，则失稳向疾病方向发展，逐渐显出各种症状。从稳态到轻度失稳再到严重失稳也是一个连续的过程。自我保健医学的任务，在于增强机体自身调节与纠正失稳的能力，并尽早发现和调治早期的轻度失稳，使机体向健康转化，避免这种"失稳"加重而向疾病方向发展。

（四） 心理神经免疫学

心理神经免疫学是免疫学一个新的分支。"心理"指认知与情绪过程和精神状态，"神经"指神经系统和神经内分泌系统的联络与分泌物，"免疫"指细胞与体液免疫系统。心理神经免疫学以上述三方作为一个整体进行研究。情绪不仅是一种心理活动，而且是一种伴有中枢神经系统生物化学改变的状态，后者可影响内分泌与免疫系统。研究表明，神经系统、内分泌系统、免疫系统和消化系统的细胞之间通过某些生化物质与细胞膜表面的受体结合而相互"通报信息"。这些细胞具有多种接受不同信息作用的分子的受体，这些分子包括各种神经肽、神经递质和内分泌物等。在理论上，当某种分子与细胞膜某一受体相结合时，该细胞就接收到一种可能影响其生理作用的信息。例如，脑组织所产生的天然止痛分子（如内啡肽）可与脑循环中的免疫细胞相结合而使免疫细胞获得一种特殊信息，从而使免疫细胞获得一种更大的免疫活性或使它们聚集在体内某一局部。十二指肠分泌的一种激素——缩胆囊素（CCK）能促进胆囊收缩和胰酶分泌。研究表明，下丘脑细胞具有接受 CCK 的受体，两者相结合时就会产生一种食欲得到满足的身心状态。

在严重的急性应激状态下，T 淋巴细胞接受儿茶酚胺、促肾上腺皮质激素（ACTH）和可的松的受体，与这些分子相结合处于饱和状态时，T 淋巴细胞的增殖与分泌功能受到妨碍，从而使免疫功能减退。例如，处于抑郁与忧虑状态中的哺乳母亲，乳液中 IgA（免疫球蛋白 A）水平降低，这表明不良的精神状态可能影响母婴健康。

研究表明，情绪的改善能加强免疫系统的功能。通过提高人们自我情绪调节与改善的能力，可以增强人体免疫系统的功能，从而收到防病、治病的功效，这正是自我保健医学的主要目标之一。

三、自我保健的发展

自我保健自古有之。医学的产生，最初是从自我保健经验的积累开始的，而医疗保健成为一种服务行业之后，医学的任务就侧重于被动型医疗预防技术服务，从而形成了医学的概念。人类保健的客观需要证明，每个人不仅需要在特定情况下接受和依赖于被动型医疗预防技术服务，而且在更多的情况下更加需要进行自我保健。

在现代社会中，人们已从患病后再寻找医生帮助转向患病前的自我保健，其主要原因有：①人类的疾病谱从以急性病为主转变为以慢性病为主；②不断增长的公众对非人性化的医疗保健服务的不满；③人们认识到现代医疗治疗疾病的局限性；④出现了越来越多的可供人们选择的治疗方法；⑤人们越来越关注生活方式对健康的影响；⑥人们希望履行与健康有关问题的责任。自我保健医学是医学的新发展，WHO 按照医学的发展历程，把医学的发展依次排列为临床医学、预防医学、康复医学、保健医学、自我保健医学。按排列顺序，自我保健医学属于第五医学，它是在前四门医学的基础上发展而来的。医学的发展说明了人类对健康的认识的进步——由被动就医到主动医病；由他人治疗到自我救治；由不懂医学或少数人懂医学到人人都要学会一定的医学知识和能力，这是人类走向更加文明时代的标志。

从目前的医疗发展水平来说，现代医学正向更高层次的自我保健医学过渡。人们已由过去的被动求医、被动治疗发展为主动求医、主动参与自身的医疗决策，并自觉地寻找自我保健方法，这是 21 世纪医疗保健发展的必然趋势。可以断言，在未来几十年内，最经济、最宜普及、最宜操作、最有效的提高整体健康寿命的方法是自我保健。自我保健绝不是否定近代医学，而是在近代医学基础上的更广义的现代医学。可以说 21 世纪是物质延寿、医疗延寿、保健延寿的时代，自我保健知识是人知识结构中的重要组成部分，是人不可缺少的生存知识、生活知识、基本知识，也是人全面发展和个性充分发展的必要知识。

自我保健大概经历了以下发展过程。

（一） 原始的自我保健启蒙

远古时代，自我保健是人们自我防卫的天然本能。那时，人们穴居野处，赤身裸体，生食野餐。在生存的斗争中，人们逐渐加强了自我保健，不断改善自己的生活。从穴居到建房，从裸体到穿衣，从生食到熟食，逐渐开始讲究卫生，不断改善人们的生活，促进人们的身体健康，提高人们的平均寿命。

中华民族自我保健传统源远流长。考古研究发现，在我国的石窟、壁画中频频出现人体经络的冷光特征；在距今近千年的某石窟中，有描绘古人用齿木刷牙的画石；在敦煌石窟和榆林石扁中，还有表现洗发、剃头、沐浴、刮脸和打扫卫生的画面。以后，人类在遇到创伤出血时，学会了用手压迫止血；用抚摸缓和患部的疼痛；用石器、骨器刺激机体以止痛；用草根、树皮治病等自我保健方法，逐步产生了最初的医疗技术。随着时间的推移，自我保健逐步由养生保健的自然行为上升到由一定理论指导的医学行为，人们逐步认识到：饮食不洁、起居失常、劳逸过度、气候变化以及情绪反常等都是发病的重要因素，在诊断方面也要求重视整体分析。在治疗上，则重视运用自然疗法。《唐六典》还将按摩、推拿推介为可除风、寒、暑、湿、饥、饱、劳、逸八疾的治疗方法。针灸疗法更是我国人民独创的有效治疗方法，其他如拔火罐、刮痧等也都是民间宝贵的传统治疗方法。在疾病的预防方面，古人也提出了"不治已病，治未病""不治已乱，治未乱"的指导思想，并称"病已成而后药之，乱已成而后治之，犹如渴而凿井，斗而铸锥，不亦晚乎"，认为好的医生应做到"见微知著，防患于未然"，还提出了"以毒攻毒"的概念。到 14 世纪，我们的祖先便发明了接种牛痘以预防天花的方法，此法还先后传至俄、日、韩、土耳其和欧洲，比英国人琴纳发明牛痘接种还要早 200 多年。这一切都体现了古人主动维护健康、预防疾病的自我保健思想。

在国外，古埃及、古巴比伦、古希腊、古罗马等文明古国也曾使用按摩、冷敷、热敷、灌肠及绷带包扎法，并提出不饱食、限肉类、重视新鲜蔬菜的饮食规律和瑜伽术的身心锻炼法。在2380多年前的古希腊更有希波克拉底的"自然疗能"，提出：每个人都有与生俱来的抗病能力，医生的责任就是要帮助和适应这种自然疗能，从而广泛运用强壮疗法、饮食疗法、体育疗法、精神疗法、日光和空气疗法、沐浴和按摩疗法等自我保健机制。然而，西方工业革命后，出现了生物医学模式，把医学视为以攻克疾病为目的的科学，着重研究人体的形态、结构和功能以及正常和异常状态下的各种生命现象，把人的精神和躯体分割开来，忽略了心理行为和社会环境因素对健康和疾病的影响，忽视了对自我保健科学理论的系统研究，使自我保健失去了与现代医学的紧密联系，直至被弃之于医学门外。

（二）　自我保健的起源和兴起

把"自我保健"作为一个理论概念提出来的出自1825年出版的美国汤姆逊的《健康新指导》一书。此后各种强调自我保健的活动在美国普遍开展。到20世纪70年代以后，自我保健已热遍全球，人们逐渐克服对医生的迷信，开始自己负起对健康的责任，让个体、家庭、邻里、亲友和同事自己预防疾病、诊断疾病、治疗疾病以及康复医疗。

改革开放以后，我国群众生活质量显著提高，人们对身体健康、益寿延年的期望便自然而然地萌发出来。如今随着信息时代的到来和电脑的广泛应用，社会处在迅速变化发展的状态之中，人们的竞争意识日益增加，社会生活的节奏明显加快。同时，由于市场经济的发展和劳动人事制度的深化改革，捧着"铁饭碗"、稳坐"铁交椅"的日子已成为过去，特别是医疗制度的改革、公费医疗制度的取消使许多人加强了"预防为主"的概念，注重自身机体的平衡，提高了自我保健意识，希望将健康掌握在自己手里。

当今，尽管人的预期寿命可达120岁，甚至150岁，但有大约五分之三的人因生活方式不当而未老先衰或未老先死。所以WHO认为：生活方式不当带来的疾病将成为世界头号杀手。为此，自我保健医学已在临床医学、预防医学、康复医学、保健医学的基础上被列为第五医学。

（三）　未来保健的新趋势

科学家认为，未来的保健医疗将强调整体医疗、信念医疗、顺势医疗和科学的生活方式、良好的卫生习惯、合理的营养、适宜的体格锻炼和平衡的心理状态。

（1）整体医疗即不要只重视药物的作用，而应该充分利用一些有效的非药物治疗来提高人体各方面的功能水平，包括躯体的健康、心理的稳定、社会适应能力的健全以及伦理道德观念的完善，从而达到增进健康、加速康复、减少疾病和延年益寿的目的。

（2）信念医疗即通过自身的意念和想象力，消除对疾病的恐惧，增强战胜疾病的信心，战胜死亡的威胁，改变体内的生理生化功能，使心跳平稳、呼吸均匀、血耗氧量降低、肌肉紧张度下降、免疫功能加强，以达到减少病痛、延长生命的目的。

（3）顺势医疗就是利用微剂量的药物去激发人体的整体免疫功能，改善人体的健康，以减免药物的毒副作用。

（4）科学的生活方式即建立合理的生活、饮食习惯；保证足够的休息和睡眠时间；参加适宜的体格锻炼活动；摆脱各种对健康不利的因素，避免环境、气候、噪声、有毒物质的侵害；保持良好的心理状态和乐观情绪。这是防病、康复、益寿的关键所在。

（5）良好的卫生习惯。不良的卫生习惯可造成环境的污染，如随地吐痰，乱抛污物或任公厕的苍蝇乱舞、粪水横流，住宅楼的垃圾成堆，家中的小煤炉煤气乱冒，共用毛巾、合用洗脚盆或用干布擦窗、抹灰、扫地，居室不开窗通气等。吸烟、酗酒、嫖娼、赌博等更是对人体有害。

（6）合理的营养。在日常生活中，应力求做到营养均衡，不偏食，多吃杂粮和新鲜水果蔬菜，力求做到低盐、低糖、低脂肪。

（7）适宜的体格锻炼。锻炼是增强体质的重要途径，要从自己的实际情况出发，做到持之以恒。

（8）平衡的心理状态。应确立豁达乐观的人生态度，做到心胸开朗、通情达理，要学会在各种逆境、烦恼、困难中善待自己。

为了向公众普及"自我保健""负责任的自我药疗"的理念、知识和技能，教育公众正确认知、科学使用 OTC 药品（非处方药），增进公众健康。经世界自我药疗产业协会（WSMI）倡议，中国非处方药物协会、中国医药卫生事业发展基金会、中国药学会和北京市健康促进工作委员会率先于每年 7 月 24 日在中国发起设立"国际自我保健日"。"7 月24 日"寓意每周 7 天，每天 24h，人们时时刻刻都要关注自己和家人的健康。

"国际自我保健日"所倡导的自我健康管理包括健康生活方式、适度锻炼、平衡饮食、科学合理使用健康产品和服务的综合体系，对一个国家的健康保障系统、医疗费用节省及经济发展具有不可忽视的价值。

第二节　自我保健的目的和意义

一、自我保健的目的

自我保健并不是指单纯对自己的医学照顾，而是从健康的角度出发，利用各种形式，采取一切有利于健康的自我保健措施。这种保健措施主要体现为社会与医学部门支持下的卫生、医学和保健方面的自助与互助。归纳起来，自我保健可以达到以下目的。

（一）保持身心的健康

在各种保健中，应该承认自我保健是一种最为充分的保健，因为自我保健能充分发挥人们的主观能动性，使人们学会自己照顾自己，并主动控制与改变影响人们健康的各种环境因素（生态环境、社会环境、心理环境等）。随着健康观的变化，越来越多的人知道自己在促进自身健康中的地位，并逐渐实现从依赖医疗保健组织帮助的医疗模式到自助医疗模式的实质性转变，使人们的健康潜能得到充分的发掘，充分保证人们的健康。

在发展中国家，由于医疗供求矛盾，自我保健还可减轻医疗人员压力。更为重要的是它可提高人们的健康意识水平。

（二）　促进新型医患关系的建立

通过正确的自我保健活动，人们能了解和掌握更多的自我保健方面的知识，从过去单一地把自己的健康交给医生和医疗机构转变为交给自己；从过去单一地被动接受医疗转变为主动、积极地参与决策自己的保健行为。有研究认为，在就医的疾病中有65%～85%可由病人自己处理，通过正确的自我保健活动，人们能主动、积极地参与决策自己的保健活动。自我保健可促进医患关系更加融洽，医生由过去单纯地看病、开处方、写医嘱，逐步转变指导、咨询、教育，进一步构建了新型医患关系。

（三）　促进身心健康

自我保健能够促进身心健康。现代健康观提倡把身心、社会活动与交往当作一个整体来对待，新的全面保健观念在寻求健康和强健方面打开了一个新的领域，即重视人的精神与社会化。防治一些慢性病如高血压、糖尿病、癌症和精神病等的措施，都与增进身心健康有着密切的联系。个体生活方式是新的保健计划的重要因素，对健康负有决定性作用。良好的行为和生活方式是自我保健的重要因素，如坚持体育锻炼、良好的饮食习惯、合理的营养、规律的生活方式、调节与控制心理紧张等，将大大促进个体的身心健康。

自我保健不仅适用于发达国家，亦应是发展中国家的重要保健形式。但是自我医疗易造成药物滥用，应当引起注意。

（四）　产生明显的经济效益

我国医学专家认为，加强自我保健可提高人们的身心健康水平。医疗保健的重点应逐步从医疗单位转移到家庭，医疗、护理费用可大大减少。发展中国家卫生资源不足，更应加强自我保健的开展。因此，积极开展自我保健，对提高我国人民的健康水平和精神素质是一种良好措施。

二、自我保健的意义

人们的健康维护和疾病防治不能单纯依赖医疗技术服务，而应强调自身的能动作用，进行自我保健。自我保健是以现代医学、社会学、心理学和行为科学等学科为理论基础，研究自我保健的规律与方法，也是以新健康观为指导，研究在现代条件下自然和社会对人的身心健康的影响。它研究的是所有人群，尤其重视非病人的健康保护与促进，综合运用医学和相关学科的研究成果来发展自我保健的理论与技术方法。

自我保健是一种自发的群众性保健活动，目的是预防疾病、促进身心健康。其进行的方式是运用医学知识去改进个体卫生习惯、生活方式和生活环境，并进行自我诊断、治疗和康复（可在专业医务人员指导下进行）。从预防医学三级结构来讲，自我保健包括了以第一级预防为主的三级预防的全过程。所以说，广泛开展自我保健活动对增进群体健康、延长寿命具有更积极的意义。

（一） 自我保健为新医学模式提供了方法论基础

尽管生物—心理—社会医学模式早已提出，但至今尚未真正普及。自我保健的兴起是解决这一问题的重要契机。生物—心理—社会医学模式在肯定生物因素作用的同时，强调心理、社会因素对健康的影响，良好的心理状态和社会适应能力需要自我调节和培养。所以，自我保健为新医学模式提供了重要的方法论，为实现医学模式的转变带来了重要契机。

（二） 自我保健为建立完整的医学体系提供了新内容

自我保健的研究对象是所有人群，尤其重视被医学长期忽视的绝大多数健康人群的健康保护与促进问题，强调人们要担负起自身健康的责任，要求病人在医疗中与医护人员共同处于主动地位。自我保健是主动医学，拓宽了医学科学的研究领域，使其体系趋于完善。

（三） 自我保健为解决卫生资源的供求矛盾提供了新途径

卫生资源的需求是无限的，而卫生资源的提供则是有限的，自我保健的开展能在一定程度上缓解这一矛盾。自我保健既把个体看成卫生资源的消费者，又把个体看作卫生资源的创造者，自我保健的广泛开展会使保健工作的重点逐步从医疗机构转移到家庭，而家庭自我诊断、治疗、护理费用要比医院低得多。据报道，美国推行自己照料医疗保健者消费指导后，求医人数下降 7.5%。

（四） 自我保健为发掘健康潜能和生命价值提供了新方法

自我保健是一种充分的保健，它能发挥个体在保健中的主观能动性，改变包括心理和环境因素在内的各种影响健康的因素。面对当今危害健康的大敌——不良生活方式和行为，自我保健把维护健康的钥匙交到人们自己的手中，使人人都能成为改变自己健康状况的动力，从而使人们的健康潜能得到充分的发掘。

总之，自我保健的意义体现了以一级预防为主、为基础的预防方针，是一种充分的保健，有助于从"依赖医院"的医疗模式向"自助型"医疗模式的转变，有助于形成"共同决策"的医患关系。此外，自我保健还能节约医疗费用的支出等。

第三节　自我保健的内容与方式

一、自我保健的内容

自我保健学的新理念就是"多依靠自己，少依靠医生"，自己就是"最好的医生"，自己负责改进个人卫生习惯、个人生活方式和个人生活环境，从身体、心理、环境、生活规律、运动、营养、性卫生和人际交往、职业生活方式等方面全面地进行自我调整，自己掌握健康和医疗保健问题。把健康掌握在自己手中，自己做健康的主人。

随着医学模式的转变和健康观念的更新，人们对自我保健有了深刻的认识。自我保健的内容除了对疾病的预防外，还包括从生理、心理和环境等多个角度采取的保护和促进自身健康的行为。自我保健具体包括保持良好的生理、心理调节能力，形成良好的生活、工作保健习惯，改善环境因素，提高自我诊断能力，提高自我治疗能力，提高自我预防能力，等等。

（一）保持良好的生理、心理调节能力

良好的生理调节可以使自身处于良好状态并促进健康。例如，保持正常的生活规律和生活节奏，充分合理的营养，有规律的工作、休息、睡眠、锻炼等生理性的调节都将在自我保健中产生积极的作用。

正常的心理调节是指健康的心理活动和性格。保持健康的心理状态，以及放松、乐观、积极的情绪与和谐的家庭环境，形成良好的心理环境，能促进健康。相反，紧张、烦躁、压抑等消极情绪会引起人体各系统机能失调，久而久之，会导致一些身心疾病，如高血压、精神障碍等。情绪是人的生命指挥棒，良好的情绪使人产生愉悦快乐，有利健康；不良情绪使人烦恼，不利健康。我们应主动培养自己的乐观性格，生活会更有情趣，身体会更加健康。

（二）形成良好的生活、工作保健习惯

行为因素与健康有着密切的关系。吸烟、酗酒、不规则的饮食、不良的卫生习惯对疾病的发生和发展起着重要作用，重视对行为的研究和管理，必将大大改善人们的健康水平。有研究表明，良好的生活与行为方式与身心健康的程度、疾病发生、死亡率的高低有着密切的关系。因此，改变不良行为及生活方式，养成良好的保健习惯是十分重要的，是自我保健中最基本、最重要的内容。我国医学家根据我国的具体情况，提出了日常生活中的 7 个保健习惯：不吸烟、少饮酒、健康饮食（少盐、新鲜、营养合理）、坚持经常运动、每天按时吃早饭、保持充足的睡眠、维持标准体重。

1. 讲究个人卫生是人类生存、获得幸福和美好生活的基本需求

一位医学专家说："吃一百瓶药，不如洗十遍手。"个人卫生范围很大，保持良好的情绪是心理卫生。生理卫生包括饮食卫生、口腔卫生、居室卫生、呼吸新鲜空气、阳光照射、休息睡眠、饮用清洁水、体育锻炼、环境、性卫生等。讲究个人卫生要有科学理论指导，要从幼儿抓起，从小养成卫生习惯，这也是一个国家经济、文化和精神文明标志之一。

2. 保持规律的生活作息

人的生物钟应该是相对稳定的、有规律的。例如，按时起床、吃饭、工作、娱乐、运动、睡觉等。这样大脑的条件反射可以衡量和精确，形成自动化调控，保证健康，达到"机能节省化"和提高效率的目的，即学习时注意力集中、工作时精力充沛、吃饭时消化快而好、睡觉时入睡快等。这里必须着重提出的是，睡眠是规律生活中最重要的方面。因为睡眠不仅是为了休息和消除疲劳，而且是为了人体生命物质的合成。

3. 学会科学的饮食

学会科学的饮食，需要学习相关的知识和技能。

（1）学习《中国居民膳食指南（2016）》：①食物多样，谷类为主；②吃动平衡，健康体重；③多吃蔬果、奶类、大豆；④适量吃鱼、禽、蛋、瘦肉；⑤少盐少油，控糖限酒；⑥杜绝浪费，兴新食尚。

（2）掌握营养知识：因为人们对营养的认识在不断深化，旧的概念应更新。比如对西红柿的吃法，过去认为生吃比熟吃好，因为加热破坏了西红柿中的维生素C，而现在认为生吃熟吃都很好，熟吃西红柿会增加番茄红素，而且煮半小时后，番茄红素会更多，可防止前列腺肥大。

（3）学习科学的烹调和进食知识：如油温的学问、喝汤的学问、饮水的学问、进食水果的学问等。

4. 职业生活方式要符合人体生理规律

职业生活方式是人类生活方式中最重要的组成部分，是生活方式的基础，它影响着人类的社会交往活动方式，影响着人的生活特点和生活习惯，影响着人的仪容、服饰、言行举止等整个形象。作为脑力劳动者，要学会科学用脑，应注意做到：①劳逸结合，工作1~2h休息10~15min；②作业轮换，改变工作形式；③充足的睡眠和适当运动。体力劳动者，应注意改进操作方法，合理运用体力，不搞疲劳作业，严格控制加班加点，严格遵守劳动保护制度，活跃业余文化、娱乐生活。很多人弯腰提重物，造成腰椎间盘突出或拉伤；平时坐姿不正（如办公室人员、司机等），日久天长也会造成腰肌劳损。学会保护自己，减少不必要的劳累。不同职业的人都应戒烟限酒，养成健康的生活方式。

（三）改善环境因素

自我保健需要良好的健康环境，它包括生理环境、心理环境与社会环境。人类健康是以舒适感、安全感为基础的，因而在自我保健中，强调健康环境对自我保健工作的开展及自我保健评价有着非常重要的意义。所以，要致力于创造卫生、整洁、舒适、安全、有美感的生活环境和社会环境，使人们能够轻松愉快地工作、学习和生活。

环境包括自然环境和社会环境。与人类健康相关的环境受到社会的影响，人类在一开始作用于自然环境时就不是个人的行动，而是社会劳动，因此，个体不但要适应自然环境，也必须适应社会环境。自我保健强调个体在健康中的主导作用，对不断变化的环境发挥能动作用，采取积极措施，保护有益于健康的环境因素，改造不利于健康的环境因素，使自己与环境相适应。

WHO 指出，家庭污染比室外污染对人的影响严重得多。改善环境因素要从自己生活小环境做起，建议做到以下 9 个注意。

（1）注意保持室内空气新鲜：每日通风 30min 以上。可适当养植物。植物是活的"空气净化器"，能通过光合作用释放氧气。

（2）注意保持室内湿度：以 50%～60%为宜。当湿度小于 50%时，感冒病菌易繁殖；当湿度大于 80%时，真菌流行，易患手、足癣。

（3）注意保持室内温度：中老年人的最佳室温是夏天 22～24℃、冬天 18～20℃。

（4）注意防止空调病：夏季使用空调，室内外温差以 5～7℃为宜，每 2～3h 应开窗换气 1 次。

（5）注意防止室内灰尘过多：据调查，单元楼家庭室内空气的主要污染源是可吸入颗粒物，即烟尘和灰尘。烟雾中含有苯并芘，过量吸入可致癌。同时，应防止灰尘直接吸入人体和落入饮食。清洁床、桌、地面时，应改变干扫（掸）的习惯，均采用湿拖（拭）、清洗或吸尘的方法。

（6）注意防止烹饪器皿损害人体：使用铝制锅、铲时，易引发老年痴呆症；部分陶瓷锅长期使用后，会引起铅中毒等。

（7）注意防止装修污染：据调查，装修和装饰污染占室内污染的 80%，主要有四大杀手——甲醛、苯、氨气、氡。低档的油漆胶中苯超标，是致癌物质，小孩易吸收，导致患白血病；家具、装饰品、地板、化纤地毯等挥发物含甲醛，主要损害呼吸系统和肝、肾、骨髓等；冬天施工的水泥中如掺了防冻剂，会释放氨气，使人头昏、头痛，免疫力下降；红、绿、紫红色花岗岩含放射物质氡，大理石中也有，会导致肺癌。装修后必须通风至少 1 个月，经检测合格后再入住。

（8）注意消除卫生间的臭气和异味：其中硫化氢等物质也是健康的大敌，下水道口应装地漏，防臭气。

（9）注意防止猫、狗、鸽子等宠物损害人体健康。

（四）提高自我诊断能力

自我诊断能力就是对自己健康状况的一种自我评价、自我判断能力。很多时候健康和疾病之间不存在明显的界线，可以在同一机体内共存。即使是高一级的健康水平，亦可能潜伏有疾病的威胁，亦可能存在某种疾病的客观特征。如各种患症的初期，症状往往不明显、不典型，很容易和一般疾病相混淆，不易引起本人的注意而延误了治疗。所以，自我诊断能力是自我保健不可缺少的一项内容。

（五） 提高自我治疗能力

自我治疗能力就是要懂得一些治疗方法和用药常识，对一些常见病和多发病能合理用药治疗，要学会常用非处方药的使用方法，并能了解一些慢性病用药的禁忌和注意事项，以及应用保健疗法、饮食疗法等配合医务人员进行治疗。

（六） 提高自我预防能力

预防疾病是自我保健的内容之一，其具体内容为"有病早治，无病早防"，就是在疾病出现之前，评估改善健康状况；定期进行体格检查，早期发现疾病等。例如，按规定实施计划免疫；完善和管理个人健康档案；进行周期性健康检查；早期发现疾病，早期采取适当措施；参加健康保险等。

二、自我保健的知识和技能的来源

要做好自我保健，首先要获得自我保健的相关知识和技能。21 世纪是信息时代，保健知识的来源很多，优化自我保健信息（知识）的来源，形成科学的自我保健知识和技能，对提高国民自我保健能力、促进健康具有重要意义。自我保健知识与技能的主要来源有以下几个方面。

（一） 家庭、 朋友或同事

人是社会人，人际交往是人的基本需求之一。人们会自觉不自觉地受到经常交往的对象潜移默化的影响，人际传播也是信息传播的重要方式。家庭成员、朋友与同事是我们社会关系中最常接触的对象。例如，一个孕妇，她可以在家庭成员、朋友或同事的关心下注意营养的摄取，多吃鸡蛋、多喝牛奶，甚至适当补充营养保健品和改变平时不良的饮食习惯，也可以通过与其他孕妇的交谈得到更多关于孕期反应及保健的知识。人际与人群传播是典型的社会传播活动，是人际关系得以建立的基础，是人与人之间社会关系的直接体现，是自我保健知识与技能的重要来源。因此，提高全社会科学的健康相关知识与技能水平至关重要。

（二） 医学保健类出版物及健康教育宣传材料

通常，人们对自己需要认知的知识，除了向别人请教之外，就是自己去查阅书籍与相关材料。近年来，人们对生活方式引起的慢性病的不断重视，关于各种人体保健的出版物与材料层出不穷。例如，关于养生保健类的《中老年心身保健手册》《远离亚健康——专家谈生活方式与健康》等书籍，提供如何孕期保健、如何科学育儿及儿童成长保健指导的资料等，都是随着人们自我保健意识的提升常用的保健知识来源。随着我国高等教育的大众化，国民素质的日渐提高，自我教育成为丰富自身知识结构的重要途径，人们从保健类出版物及健康教育宣传材料中获得自我保健知识与技能的比例越来越高。

（三）　报刊、　视听媒介中的节目

报纸、杂志、广播、电视等是人们生活中离不开的大众传播媒介，是社会大众获得信息的重要途径。这些媒介传播知识具有范围广泛、大众化、普及化、易于接受等特点。随着全社会自我保健意识的觉醒，人们每天都可以从报刊、视听媒介中耳听目视各种保健知识。例如，很多报刊设有保健专栏或小栏口，电视节目会在传染病流行季节或流感季节提醒众人注意保健的知识，等等。人们会在生活中通过各种传播媒介选择性地摄取自己感兴趣的、需要的自我保健知识与技能，提高自我保健的能力，促进身心健康。报刊、视听媒介中的节目是大众获得自我保健知识的常见途径，也是全社会健康、和谐发展的主要信息来源。

（四）　医务人员的健康教育

医院是患者健康指导的重要场所，健康教育是提高患者自我保健能力的重要途径。医务人员针对医院接受医疗保健服务的患者及其家属实施健康教育活动，提高患者及其家属的保健知识和保健技能，以促进康复，提高生活质量。医务人员是经过学习与专业训练的专业人员，掌握了丰富的保健知识和技能。以糖尿病为例，患者的病情、可能的并发症、治疗方法、饮食起居指导，尤其是控制饮食的技术对病情控制效果的影响等信息主要来源于医务人员。医务人员的健康教育是人们在门诊、住院接受保健服务时获得自我保健知识与技能的关键来源。医院健康教育是卫生保健工作的重要组成部分，医院健康教育开展情况已经纳入《全国城市卫生检查评比标准》指标内容。

（五）　学校的健康教育

学校是青少年儿童在成长发育阶段的重要环境，也是培养他们养成健康的习惯和形成健康的生活方式的重要场地。自我保健知识与技能的健康教育容易对在校学生起作用，且具有低投入、高效益的特点，而且他们能作为改变现状的力量，来改善家庭和社会的健康状况。所以，学校健康教育是从小灌输自我保健知识、全面提升自我保健能力的重要场所，是影响家庭、社会和整个人群健康习惯的治本措施，是实现全民自我保健的有效途径。

（六）　社区的健康教育

社区是人们从事生产和日常生活的基本环境，是社会的基本单位。随着我国卫生改革的深入与发展，大力发展社区卫生服务成为我国卫生改革的重要内容。社区健康教育旨在让社区居民的健康知识、健康观念、有关的卫生法律法规、常见病的防治知识、环境保护知识、安全防护知识、自我保健技能等相关知识都得到增加，并且形成有利于自身和群体健康的行为，包括日常健康行为、保健及求医行为、避害及自救行为等。

（七）　计算机网络

计算机网络的发展使人类社会发生了巨大变化，网络对人们的日常生活，社会的经济、政治，以及医疗保健都产生了重大影响。网络时代，民众取得资讯的便捷性，可协助民众充实保健知识，让医疗行为从传统"医师说了算"的模式演变成患者有能力和医师讨论病情，参与自身疾病控制的医疗模式。通过网络，高血压、糖尿病等慢性病患者可在家获得任何有关病情变化的资讯，让患者对自身疾病控制有更多的认知及参与感。这种合作式的医疗可促使患者重视病情控制与自我保健，有时会比医护人员苦口婆心的劝说更为有效。网络时代的来临将使"医患关系"重新被定义，让医师和病人成为对抗疾病的伙伴，让病人对自己的治疗过程更有参与感，这是"网络医疗"时代的正面效应。

三、自我保健的形式与方法

（一） 自我保健的形式

1. 个体自我保健

个体自我保健是自我保健的核心。个体自我保健主要措施是自我管理，其理论基础是自我调节，具体措施是自我监控、自我评价和自我加强。自我监控的方法很多，如自我发现疾病的早期征象（如肿瘤约有75%以上发生在身体的易于查出和易于发现的部位，可以早期自我发现）；定期体格检查；将自我发现的情况与医生交流，取得帮助。自我评价是指对自己的自我保健措施做出分析评价。自我加强是指通过健康教育掌握一定的保健知识，在心理和行为等方面采取控制措施，如压抑、紧张的控制，健康心理的训练等。

2. 家庭自我保健

家庭是开展自我保健的基层单位，是促进自我保健开展的一条好途径，是最优规模的自我保健组织团体。家庭自我保健可以提高每一个成员对增进个人健康和增进家庭健康之间关系的认识，以提高家庭成员的自觉性和积极性，共同搞好家庭自我保健工作。家庭自我保健的具体措施有家庭卫生知识的传播、家庭健康观的树立以及有关自我监督、评价和加强等方面知识的交流。

3. 社区自我保健

社区自我保健是指社区在自我保健中应起组织保证作用。例如，支持自发性、群众性的自我保健小组的建立，如戒烟者的互诫协会、嗜酒者的互诫协会、减肥者的体重监督小组等。社区还可以通过保健档案、信访、随访等方式了解人群自我保健的需求。有条件的还应提供一些简单的医疗保健器械，如体温计、血压计、健身器材等，并指导居民操作和使用。

4. 社会自我保健

对有利于自我保健的工作，社会均应给予大力支持。例如，文化部门应大力宣传和提倡自我保健，使人们改变旧的健康观和树立新的健康观；教育部门应在学校中进行有关自我保健方面的教育，使学生从小掌握基本保健知识、养成良好卫生习惯；卫生部门应热情指导、参与社区自我保健工作。

（二）　自我保健的方法

个体是自我保健活动的最基本单位，在自我保健活动中主要通过生理、心理和行为的调节达到自我保健的目的。

1. 生理调节方法

身体状态与生理调节有较大关系。生理调节的主要方法如坚持体育锻炼，合理营养；生活规律，充足睡眠（成人每天应睡 7～9h），对于各个方面所致的紧张、疲劳，可用休息和睡眠的方法消除，对将要出现的紧张工作和生活要提前做好准备。2019 年，美国医学会为现代人设计了 6 个方面的自我保健标准或措施，英文分别是以 PERSON 6 个字母为字首的。①目的（Purpose）：生活要有目的性，有所追求。②锻炼（Exercise）：包括躯体、头脑和精神（性格）的锻炼。③娱乐（Recreation）：学会"玩"，比如琴、棋、书、画、钓、吟、歌等，善于自寻乐趣。④睡眠（Sleep）：睡眠是最重要的休息、放松、养生方式，睡眠时间长短因人而异，以睡醒后感到舒适为准。⑤氧气（Oxygen）：保持生活环境充满氧气，开窗换气，减少小环境污染，户外活动，不吸烟，深呼吸充氧法。⑥营养（Nourishement）：摄入营养时遵循规律、平衡、种类杂、量少的原则。

2. 心理调节方法

身心和谐是身心健康的基础，关键是心理调节作用。实践证明，生活中如何认识、评价和对待刺激是影响健康的主要因素。一个人的生活方式、所处的环境和经历的事件，往往会扰乱个体内环境的平衡，损害人体免疫机能而导致包括癌症在内的各种疾病的发生。因而，运用心理学的知识与方法探讨和解决保护健康的心理因素、维持心理平衡的自我保健方法是十分有意义的。

（1）情绪的自我控制和调节方法：情绪在导致疾病发生发展的原因中占有重要的地位，它与疾病的康复也有密切的关系。在自我保健中，人们应该有愉快的心理环境，任何异常的心理活动都可能导致不良的结果。我国医学认为，喜、怒、忧、思、悲、恐、惊是七情致病的主要原因，喜伤心、怒伤肝、忧思伤脾、悲伤肺、惊恐伤肾，因而如何克服不良情绪是自我保健的重要内容。例如，对压抑、紧张焦虑的控制，首先就要使人们认识到压抑、焦虑对身心健康的损害，同时要使人们认识到人对自己的情绪、情感、思维等心理活动是可以自觉地、能动地进行控制和调节的。因此，平时要不断加强自我修养，树立正确的人生观，学会自我宽慰、自我解脱，如运用情绪转移、改变环境等方法来暂时避免心理上的困扰和减轻心理压力。要正视现实，遇事切莫耿耿于怀，这对防治疾病和维持身心健康至关重要。

（2）心理刺激的预防：外界环境对于某些心身疾病（如高血压、精神障碍等）患者产生的心理刺激很可能是疾病复发的诱因，对健康人亦可能是某些疾病的诱因，因而要预防疾病的复发和发生，必须避免和减少这种诱因。要不断改变不良的心理环境，消除和改变其失常的心理状态。

（3）健康心理的训练：健康心理是指正常的心理活动。它是对应异常心理行为而提出来的，一般来说，就是平时注意自我修养方面锻炼，如培养情感表达恰如其分，仪态雍容大度、举止得体、动机适宜，易满足等良好的心理品质，树立正确的人生观等。健康的心理状态对维护和增进健康非常重要。健康心理训练包括：

①自主控制：是指个体内心愿望与外界要求一致的情况下所产生的一种心理控制形式。特点是社会对个体的行为要求与个体内心愿望相一致。

②诱导控制：是指通过舆论、教育或他人劝解实现的心理控制，如当个体对不健康生活方式影响健康的危害性认识不清时，可通过多种方式进行宣传教育，消除不良行为。

③胁迫控制：是指通过强迫的办法实现的心理控制，如制定在公共场所不许吸烟的规定，这是利用社会控制手段，给受控者在心理上造成威胁力量，使其接受社会控制。

3. 行为矫正方法

行为矫正方法就是以新的、合乎要求的行为去矫正、取代不良行为的一种方法。行为矫正就是改变不利于人的健康的行为，这是自我保健的关键。个体不良行为的改变是一个递进的过程，一般先有认识改变，再发生态度改变，最后导致行为改变。

（三） 自我保健方法的发展

（1） 运用高新技术医学的研究成果，开发自我保健医学的技术方法。现代医学正在运用人体自身的产物（包括激素、抗体、酶和细胞）来防止和治疗疾病。此方法通常分为蛋白质、基因和细胞疗法，现已在防治心肌梗死、杀灭癌细胞、组织移植、身高控制以及人造器官等方面显示出良好的发展态势。

（2） 运用人工智能和专家系统进行自我诊断、自我治疗。今后可望研制出生物芯片和生物计算机诊疗疾病。人们将会克隆出各种人体器官，随时更换、替代病变的器官，以恢复机体内在的自我保健机制的正常功能。

（3） 自我保健医学的常用技术方法将朝着中西结合、多样并存和综合互补的方向发展。中医的自我保健医学技术以及西方的"顺势疗法"等均会进一步得到发展，从而克服传统西医的某些头痛医头、脚痛医脚，治标不治本的弊病。它能帮助人们恢复机体的自然愈合力，给人们提供一种对自己健康起积极作用的方法。

第四节　健康教育与自我保健的关系

健康教育是一种以健康为中心的全民性教育，旨在通过保健知识和技术的传播，影响人们的认识态度和价值观念，鼓励人们树立正确的健康意识，养成积极的社会态度，提高自我保健能力，形成健康的生活方式，终止不健康的行为，消除危险因素，预防疾病，促进健康。这是一种有目的、有计划、有组织、有系统评价的教育活动，是精神文明建设的重要组成部分。医学是关系到广大群众生、老、病、死的科学。卫生保健工作的实质就是医学的社会化，以提高全民族的健康水平，根本问题是人们成为医学社会化的主体，成为医学的主人。对此，健康教育是一个基本途径。要使人们知道，为了增进健康需要做什么、为什么要做、怎样才能做好。这是改善人们卫生状况、提高社会生活质量的前提。

自我保健是在发病前期为增强人们健康状况总体水平所采取的健康行为和干预措施，使之具有健全的体魄和行为心态。这是一种为适应疾病谱、死因谱的改变，也是医学模式的转变以及人们对健康认识的深化所采取的健康维护的重要手段。采纳和建立有利于健康的行为，提高自我保健意识，掌握自我保健的方法和技术，有赖于健康教育。

自我保健需要通过健康教育的实施，使越来越多的人掌握自我保健知识，自觉主动地对自身健康负责，产生自我保健行为，从而实现预期的自我保健目标。未来的医疗保健将着重强调自身负责、自我保健。从卫生保健的现实需要和实现人人健康目标的对策来看，发展自我保健医学离不开健康教育，而健康教育只有进一步建立在自我保健医学的基础上，才能充分发挥其全新的社会功能。

健康教育是自我保健的重要环节。当前，大力发展健康教育是一个重要而迫切的问题。医学专家认为，普及健康教育至少可以使医院就诊病人减少1/3。人们对于疾病的认识不同程度地存在着差异，不良的卫生习惯、卫生行为和卫生知识水平都不同程度地阻碍着自我保健的实施。据 WHO 统计，全世界每年有 250 万人死于与吸烟有关的疾病。根据美国卫生总署的报告，美国死亡人数的 2/3 与不良饮食习惯有关。因此，采取有效的健康教育，改变人们的生活方式和行为方式，是根本的保健措施。

健康教育是实现自我保健的桥梁。自我保健就是个体提高对自己和公共卫生的责任感，积极主动地学习和掌握卫生科普知识，自觉地养成良好的卫生习惯，同时在日常生活中及时消除危害健康的各种因素，尤其是心理因素，使个体的行为有利于健康。自我保健对人们自觉地建立科学、文明、健康的生活方式，合理地运用医疗技术和保健设施，促进集体康复和增进身心健康有非常重要的作用，而实现自我保健的桥梁就是经常地、反复地利用多种形式开展健康教育。

第十三章 常见慢性病的
健康管理

　　慢性非传染性疾病（NCD）简称"慢性病"，不是特指某种疾病，而是对一组起病时间长、缺乏明确的病因、一旦发病即病情迁延不愈的非传染性疾病的总称。慢性非传染性疾病主要包括糖脂代谢病、慢性阻塞性肺疾病、恶性肿瘤等疾病。

　　糖脂代谢病（GLMD）是一种以糖、脂代谢紊乱为特征，由遗传、环境、精神等多种因素参与的疾病，以神经内分泌失调、胰岛素抵抗、氧化应激、炎症、肠道菌群失调为核心病理，以高血糖、血脂失调，非酒精性脂肪性肝病超重，高血压及动脉粥样硬化等单一或合并出现为主要临床表现。糖脂代谢病具有以下特点：①糖脂代谢紊乱为该病的先导，贯穿疾病全过程；②其他物质代谢紊乱常由糖脂代谢紊乱诱发，并加重糖脂代谢紊乱，最终导致各脏器损伤和功能障碍。因此，血脂异常、糖尿病、脂肪性肝病、骨质疏松症、冠心病等代谢性疾病均可归为糖脂代谢病，需一体化诊疗和防治。

　　慢性阻塞性肺疾病（COPD）简称慢阻肺，以气流受限为特征，且气流受限不能完全逆转。气流受限常常渐进发展，并伴有气道对毒性颗粒或气体有异常的炎症反应。COPD主要包括慢性支气管炎和肺气肿两种疾病，支气管哮喘发展到晚期因为支气管壁结构重构而出现不完全可逆的气流受限也属于COPD。

　　恶性肿瘤，也称癌症，其特征是体内某些细胞丧失了正常调控，出现无节制的增长和异常分化，并发生局部组织浸润和远处转移。恶性肿瘤从组织学上分为上皮性的癌、非上皮性的肉瘤及血液癌。

　　运动系统退行性病变、精神心理性疾病（如抑郁症等）也是慢性非传染性疾病健康管理工作的重要内容。本章将对常见慢性非传染性疾病，如血脂异常、脂肪性肝病、肥胖症、糖尿病、冠心病、高血压等多种疾病的相关知识及健康管理进行介绍。

第一节　血脂异常

一、概念、发病机理、流行病学与危险因素

（一）概念与发病机理

血脂异常指血浆中脂质量和质的异常，通常指血浆中胆固醇（TC）和（或）三酰甘油（TG）升高，也包括高密度脂蛋白胆固醇降低。脂质不溶或微溶于水，在血浆中与蛋白质结合，并以脂蛋白的形式存在，因此，血脂异常实际上表现为异常脂蛋白血症。血脂异常以及与其他心脑血管危险因素相互作用导致动脉粥样硬化，增加心脑血管病的发病率和死亡率。可见，防治血脂异常对提高生活质量、延长寿命具有重要意义。

血脂代谢过程极为复杂，不论何种病因，若引起脂质吸收、合成、脂质及脂蛋白合成转运、分解和排泄，代谢过程关键酶、受体异常及其核调控因子信号通路障碍等，均可能导致血脂异常。血脂异常可分为原发性血脂异常和继发性血脂异常。

1. 原发性血脂异常

家族性脂蛋白脂酶（LPL）缺乏症和家族性载脂蛋白（ApoCI）缺乏症可因为乳糜微粒（CM）、极低密度脂蛋白（VLDL）降解障碍引起 I 型或 V 型脂蛋白异常血症；家族性载脂蛋白 B100（ApoB100）缺陷症是由于低密度脂蛋白胆固醇（LDL）结构异常影响与 LDL 受体的结合，主要表现为 Ia 型脂蛋白异常血症等。大多数原发性血脂异常原因不明，呈散发性，是由多个基因与环境因素综合作用的结果。

2. 继发性血脂异常

引起血浆脂蛋白水平升高的疾病众多。无论是因为脂蛋白的产生，或者组织排泄进入血浆过多，还是清除减少，都可以导致一种或多种脂蛋白在血浆中过度堆积。继发性血脂谱异常主要见于高脂肪饮食、体重增加、增龄、雌激素缺乏、系统性疾病（糖尿病、甲状腺功能减退症、胆管疾病、肾脏疾病、慢性酒精中毒等）、药物反应（糖皮质激素、噻嗪类利尿剂和 β 受体阻断剂）。

（二）流行病学

研究表明，低密度脂蛋白胆固醇（LDL－C）升高是冠心病和缺血性脑卒中的独立危险因素之一。《北京市 2011 年度健康白皮书》显示：18～79 岁常住居民中，血脂异常患病率达 50.5%，较 2008 年上升了 45.6%。2012 年中国血脂异常调查研究（DYSIS－China）结果显示，在中国，近九成的血脂异常患者采用他汀类药物单药治疗，但近四成的患者血脂不达标，特别是极高危患者中，血脂达标率不足 40%。中国血脂异常患者 LDL－C

的达标率不容乐观，仅为 61.5%，特别是极高危和高危患者中，LDL－C 的达标率分别仅为 39.7% 和 54.8%。一方面，我国血脂异常患病率逐年增加，而疾病的知晓率、控制率却仍然较低；另一方面，血脂异常的危害大，给患者和社会带来巨大的经济负担。

（三）危险因素

常见血脂异常危险因素有以下 6 种。

1. 年龄

男性超过 45 岁、女性超过 50 岁（绝经期后），随着年龄的增加，血脂异常的患病率呈现上升趋势。在 50 岁以前，男性血脂异常的患病率明显高于女性，而 50 岁以后女性血脂异常的患病率明显高于男性。男性血脂异常的患病率高于女性考虑与男性社会压力大、暴露于危险因素的机会较女性高相关；绝经期后女性患病率明显升高，可能与雌激素水平下降导致肝脏 3－羟基－3－甲基戊二酸单酰辅酶 A 还原酶（HMGR）的活性增强相关，HMGR 是胆固醇合成过程中的限速酶，雌激素对其活性有抑制作用。

2. 抽烟

烟草中的尼古丁刺激交感神经释放儿茶酚胺，促进脂质释放，导致血游离脂肪酸含量增加和血三酰甘油浓度上升。

3. 饮酒

当男性每日摄入酒精量大于 20g、女性每天摄入酒精量大于 10g 时，其血脂水平会受到影响。

4. 超重或肥胖（BMI≥28kg/m²）

肥胖导致体内的 TG、LDL－C 的含量增加，HDIL－C 含量下降，胰岛素抵抗，导致血脂异常。

5. 生活习惯

长期缺乏运动，导致体内 TG 的含量增加；肥胖会导致高血糖，从而影响血脂代谢紊乱。高脂高糖等不合理的饮食习惯，会造成 TG、TC 和 LDL－C 含量的直接升高；高纤维、低油低脂肪食物摄入是血脂异常的保护因素。

6. 家族遗传

血脂异常患者存在一个或多个遗传基因缺陷。由遗传基因缺陷所致血脂异常多具有家族聚集性，有明显遗传倾向，临床上通称为家族性血脂异常。

二、风险评估

作为心血管疾病的重要危险因素之一，血脂异常对个体健康的危害及导致死亡的可能性主要表现为心脑血管疾病风险。目前，评估方法可参考 2016 年《中国成人血脂异常防治指南》与《2019 年欧洲血脂异常管理指南》。

三、临床表现、诊断与治疗

（一）临床表现

血脂异常的临床表现主要包括两个方面：脂质在真皮内沉积所引起的黄色瘤；脂质在血管内皮沉积所引起的动脉粥样硬化，产生冠心病、脑血管病和周围血管病等。此外，少数患者可因乳糜微粒栓子阻塞胰腺的毛细血管导致胰腺炎。但是，多数患者并无明显症状和异常体征，不少人是由于其他原因进行血液生化检验时才被确诊的。

肥胖、高血压、胰岛素抵抗与血脂异常为造成心血管疾病的主要原因。脂质在血管内皮沉积导致的心脑血管病和周围血管病是血脂谱异常的临床后果。

（二）诊断

1. 详细询问病史

应详细询问个体饮食和生活习惯，有无引起继发性血脂异常的相关疾病、引起血脂异常的药物应用史以及家族史。体格检查须全面、系统，并注意有无黄色瘤、角膜环和眼底改变等。血脂检查的重点对象包括：①已有冠心病、脑血管病或周围动脉粥样硬化者；②有高血压、糖尿病、肥胖、吸烟者；③有冠心病或动脉粥样硬化家族史者，尤其是直系亲属中有早发冠心病或其他动脉粥样硬化者；④有皮肤黄色瘤者；⑤有家族性高脂血症者。建议40岁以上男性和绝经期后女性每年进行血脂检查；对于缺血性心血管疾病及其高危人群，应每3~6个月检查1次。首次发现血脂异常后应在2~4周内复查。

2. 诊断标准

根据《中国成人血脂异常防治指南（2016年）》，中国人血清TC水平低至约150mg/dL时冠心病风险最低。遗传学研究显示，终生LDL-C水平保持在约100mg/dL（2.6mmol/L）时，冠心病发生率极低。LDL-C降至<100mg/dL，显著降低冠心病事件。极高危者LDL-C<1.8mmol/L；高危者LDL-C<2.6mmol/L；中危和低危者LDL-C<3.4mmol/L；LDL-C基线值较高不能达目标值者，LDL-C至少降低50%，极高危患者LDL-C基线在目标值以内者，LDL-C仍应降低30%左右。血清TG的合适水平为<1.7mmol/L（150mg/dL）。当血清TG≥1.7mmol/L（150mg/dL）时，则需要应用非药物干预措施，包括治疗性饮食、减轻体重、减少饮酒、戒烈性酒等。若TG水平仅轻、中度升高［2.3~5.6mmol/L（200~500mg/dL）］，为了防控ASCVD危险，虽然以降低LDL-C水平为主要目标，但同时应强调非HDL-C需达到基本目标值。空腹TG≥5.7mmol/L（500mg/dL），为严重高TG血症患者。对于HDL-C<1.0mmol/L（40mg/dL）者，主张控制饮食和改善生活方式，目前无药物干预的足够证据。

（三）治疗

血脂和脂蛋白代谢紊乱与动脉粥样硬化密切相关，TC、LDL-C、TG和VLDL-C增高是冠心病的危险因素，其中以 LDL－C 最为重要，而 HDL－C 则被认为是冠心病的保护因素。纠正血脂异常的目的在于降低缺血性心血管病（冠心病和缺血性脑卒中）的患病率和死亡率。自 20 世纪 60 年代以来，许多研究均证实降低血浆胆固醇能降低冠心病的发病率和死亡率。初步研究结果表明，血浆胆固醇降低 1%，冠心病事件发生的危险性可降低 2%。随着循证医学的发展，大量临床试验结果相继面世。这些临床试验包括冠心病的一级预防和二级预防、饮食治疗和调脂药物治疗，涉及不同类型冠心病患者以及特殊人群（老年人、冠状动脉介入治疗后患者、糖尿病和高血压患者），为评价各种干预措施、制定群体防治策略以及个体化治疗方案提供了科学证据。

在采用药物进行调脂治疗时，需要全面了解患者患冠心病及伴随的危险因素。不同危险人群开始药物治疗的 LDL－C 水平及须达到的 LDL－C 目标值有很大的不同。临床上供选用的调脂药物可分为 5 类，包括他汀类、贝特类、烟酸类、树脂类、胆固醇吸收抑制剂。此外，还有普罗布考＜0－3 脂肪酸等药物。他汀类药物可使 LDL－C 降低 18% ~ 55%，HDL－C 升高 5% ~ 15%，TG 降低 7% ~ 30%。他汀类药物治疗在降低高危患者的主要冠状动脉事件、冠状动脉手术和脑卒中的发生率方面所起的作用十分显著，应该积极在临床上推广使用。

在使用调脂药物时，应定期监测。药物治疗开始后，4 ~ 8 周复查血脂及天冬氨酸氨基转移酶（AST）、丙氨酸氨基转移酶（ALT）和血清肌酸激酶（CK），若血脂能达到目标值，逐步改为每 6 ~ 12 个月复查 1 次；若开始治疗后 3 ~ 6 个月复查血脂仍未达标，则调整药物种类剂量或联合治疗，经 4 ~ 8 周后再复查。达到目标值后延长为每 6 ~ 12 个月复查 1 次，长期坚持服药并保持生活方式改善。

调脂药物治疗须个体化，治疗期间要监测安全性。若 AST 和 ALT 检测超过 3 倍正常上限，应暂停给药。停药后仍需每周复查肝功能，直至恢复正常。在用药过程中，应询问患者有无肌痛、肌压痛、肌无力、乏力及发热等症状，血清 CK 检测升高超过 5 倍正常上限应停药。

四、健康管理方案与案例

（一）个体健康管理方案

1. 一般个体的健康指导与干预

对于一般个体，主要通过健康教育提高其对血脂异常及其危害因素的认识，主动改变不良生活方式进行预防。

2. 高危个体的健康指导与干预

（1）健康教育：通过健康教育，进一步提高人群对血脂异常的认识，加强自我监督，减少危险因子的暴露程度。工作中可以通过设置图表的形式让高危个体针对自己的饮食、运动、体质指数、腰臀比以及其他与生活质量相关观察指标进行自我记录，不断改善生活方式。

（2）平衡膳食：

①控制总能量、维持标准体重（限制总能量摄入，可使体重降低）。

②合理选择脂类。

③摄入适量蛋白质。

④合理摄入碳水化合物。

⑤限制钠盐。膳食清淡，摄入食盐≤5g/d。

（3）戒烟戒酒：研究表明，吸烟对血脂代谢的影响是负面的，可使 TCTG 水平升高，HDL－C 水平下降；过量饮酒可导致血脂异常，高危个体应被限制饮酒。

（4）适度运动：主张以中等强度的有氧运动为主，每周 5 次以上，累计锻炼时间至少 150min。

（5）定期筛查：定期进行血脂测定，以期达到对血脂异常的早发现、早诊断、早治疗。

（二）　社区健康管理方案

（1）对社区的血脂异常患者进行详细的评估，主要是调查其平时的生活习惯，然后找出其中不合理的地方，根据患者的不良生活习惯制订有针对性的改良计划，包括如何有效降低血脂及全面促进身体健康等，为每个患者都建立健康档案，进行跟踪随访，定期进行健康宣教，并且根据每个患者发生的改变逐渐调整宣教方案。

（2）健康宣教是核心内容，对社区居民必须进行有针对性的健康教育。为了达到较好的宣教效果，教育形式可以是多种多样的，包括开办健康讲座、发放健康教育资料、一对一的健康教育辅导等，不论采取哪种健康教育方式，最主要的目的都是提高居民的保健意识，使居民养成良好的生活习惯，调整既往不健康的饮食结构，适当加强体育锻炼，然后通过这些方式降低血脂，强身健体。

（3）个性化的健康管理。由于每个人的饮食习惯及行为方式均不同，所以，健康教育内容也应该因人而异。健康、科学的饮食是控制血脂异常的基础，可根据患者血脂异常的程度、分型以及性别、年龄和劳动强度等制定食谱。高胆固醇血症要求采用低饱和脂肪酸、低胆固醇饮食，增加不饱和脂肪酸；外源性高三酰甘油血症要求严格的低脂肪饮食，脂肪摄入量应低于总热量的30%；内源性高甘三酰甘油血症要注意限制总热量及糖类的摄入，减轻体重，并增加多不饱和脂肪酸。

工作人员要熟悉每位患者的体重及血脂情况，然后帮助患者制订有针对性的饮食方案，做到合理摄入热量，三餐分配合理，不暴饮暴食，同时要尽量减少脂肪的摄入，鼓励患者多进食蔬菜、水果及有助于降脂的食物，如燕麦、鱼类等。

（4）运动是降低血脂的有效方式。对社区居民，应该根据其实际情况制订合理的运动方案，如慢跑、太极拳等，并鼓励其养成合理运动的习惯。社区内可组织群体活动，如八段锦、太极拳等，以起到环境监督、群体互相促进的作用。

（三）案例

1. 基本情况

随机抽取已经被确诊为血脂异常的 220 例患者作为研究对象。在 220 例血脂异常患者当中，有 118 例患者合并高血压、38 例合并糖尿病，剩余的 64 例属于单纯血脂异常患者。220 例血脂异常患者的年龄为 45～85 岁，患者的平均年龄为（55.4±3.68）岁。220 例血脂异常患者中，女性患者 123 例，男性患者 97 例。

2. 管理方案

（1）建立档案：建立患者的基本健康档案，记录其年龄、性别、血脂值、体重指数、腰臀比、脂肪性肝病 B 超结果等。

（2）认知指导：

①评估患者现存的或潜在的健康问题，如超重、不良饮食及生活习惯、缺乏运动、吸烟、酗酒、对高脂血症防治知识缺乏等，有的放矢地向患者讲解高脂血症的病因、疾病转归治疗原则、预防措施等。

②发放血脂异常的防治及相关知识的宣传资料，让患者认识到血脂异常发生的病因、诱因及严重性，清楚血脂异常是导致冠心病、高血压、糖尿病、脑血管疾病的基础，减少人的自然寿命，威胁健康，影响生存质量；让患者认识到血脂异常属于生活方式疾病，治疗应从树立健康信念及改变生活方式入手；必须持之以恒，让患者充分认识到危害健康的生活行为的害处，使患者放弃危害健康的生活行为，采取相应的促进健康的行为，达到健康的预期结果。

（3）饮食指导：相关的健康管理工作人员要根据患者的病情发展程度编制符合患者身体发展需要的饮食计划。

①健康饮食教育：根据中国居民平衡膳食宝塔及中国膳食营养素参考摄入量的要求，食物应初步分为谷物、水果、肉类、豆类、油脂、蔬菜六大类，患者应掌握估算标准体重、热量、饮食份数，根据病情选择食物的操作。

②改变不良饮食习惯：患者饮食应做到低脂肪、低胆固醇、低糖、高纤维膳食，三餐定时，合理膳食，搭配好营养；饮食要有节制，不可暴饮暴食。

（4）运动指导：患者根据个人喜好和自身身体状况选择适合自己的运动项目（如散步、慢跑、游泳、跳健身操、打太极拳等，尽量保证每天 1 次，每次最好能坚持 30min，循序渐进、持之以恒），制订合理的运动计划并坚持下去，掌握好运动量，适度运动。还可以根据家居慢运动体系制订个性化运动方案。在日常的生活中，慢性病患者要加强体能锻炼。

（5）心理指导：血脂异常患者易出现两种极端反应：其一是临床症状不明显，病人对疾病危害认识不足也不够重视；其二是患者对疾病缺乏正确的了解，情绪出现问题甚至是恐惧，进而影响治疗效果。因此，在防治血脂异常的过程中，健康管理师应当给予患者以专业的引导，缓解患者的不良情绪和额外负担，协助其治疗疾病。

3. 效果评价

在健康教育及健康管理后，220 例研究对象中有 92% 的人在情绪、饮食习惯，生活方式等方面变化显著，人们对血脂异常等慢性病的认识有了明显提高，心脑血管等疾病发病率也明显降低；行为习惯和各方面的数值都有所变化，尤其是血脂、血糖和血压都朝着良好的方向变化，身体健康水平得到提高。

第二节 脂肪性肝病

脂肪性肝病（fatty liver disease，FLD）是以肝细胞脂肪过度储积和脂肪变性为特征的临床病理综合征。不同种族、不同年龄组男女均可发病，40~49 岁人群的脂肪性肝病的发病率最高。我国成人脂肪性肝病的患病率为 15%~25%，但近年有上升趋势，并且患病年龄日趋提前。临床上根据有无长期过量饮酒，将其分为非酒精性脂肪性肝病和酒精性脂肪性肝病。

一、概念、发病机理、流行病学与危险因素

（一）概念

1. 非酒精性脂肪性肝病

非酒精性脂肪性肝病（nonalcoholic fatty liver disease，NAFLD）是指除酒精和其他明确的肝损害因素所致的，以弥漫性肝细胞大泡性脂肪病变为主要特征的临床病理综合征，包括单纯性脂肪性肝病以及由其演变的脂肪性肝炎、脂肪性肝纤维化和脂肪性肝硬化。NAFLD 现已成为我国常见的慢性肝病之一。

2. 酒精性脂肪性肝病

酒精性脂肪性肝病（alcoholic fatty liver disease，AFLD）是由于长期大量饮酒所致的慢性肝病。初期通常表现为脂肪性肝病，进而发展成酒精性肝炎、酒精性肝纤维化和酒精性肝硬化。该病在欧美国家多见，近年我国的发病率也有上升。据一些地区流行病学调查发现，我国成人的酒精性脂肪性肝病患病率为 4%~6%。

（二）发病机理

1. 非酒精性脂肪性肝病发病机理

"两次打击"学说可解释部分 NAFLD 的发病机理：第一次打击主要是肥胖 2 型糖尿病、高脂血症等伴随的胰岛素抵抗，引起肝细胞内脂质过量沉积。脂质沉积可能与下列几个环节有关：脂质摄入异常——高脂饮食、高脂血症以及外周脂肪组织动员增多，促使游离脂肪酸（FFA）输送入肝脏增多；线粒体功能障碍——FFA 在肝细胞线粒体内氧化、磷酸化和 β 氧化减少，转化为三酰甘油增多；肝细胞合成 FFA 和三酰甘油增多；极低密度脂蛋白（VLDL）合成不足或分泌减少，导致三酰甘油运出肝细胞减少。上述因素造成肝

脏脂质代谢的合成、降解和分泌失衡，导致脂质在肝细胞内异常沉积。第二次打击是脂质过量沉积的肝细胞发生氧化应激和脂质过氧化，导致线粒体功能障碍、炎症介质的产生，肝星状细胞的激活，从而产生肝细胞的炎症坏死和肝纤维化。

2. 酒精性脂肪性肝病发病机理

乙醇的中间代谢物乙醛是高度反应活性分子，能与蛋白质结合形成乙醛—蛋白复合物，后者不但对肝细胞有直接损伤作用，而且会作为新抗原，诱导细胞及体液免疫反应；乙醇代谢的耗氧过程导致小叶中央区缺氧。乙醇在肝细胞微粒体乙醇氧化途径中产生活性氧，导致肝损伤；乙醇代谢过程消耗辅酶 1 （NAD）而使还原型辅酶（NADH）增加，导致依赖 NAD 的生化反应减弱而依赖 NADH 的生化反应增强，这一肝内代谢的紊乱可能是导致高脂血症和脂肪性肝病的原因之一。肝脏微循环障碍和低氧血症长期大量饮酒患者血液中酒精浓度过高，肝内血管收缩、血流减少、血流动力学紊乱、氧供减少以及酒精代谢氧耗增加，进一步加重低氧血症，导致肝功能恶化。

（三） 流行病学

随着生活水平的提高，非酒精性脂肪性肝病的发病率不断增高，不同种族、不同年龄组男女均可发病。欧美等发达国家普通成人中非酒精性脂肪性肝病患病率高达 20% ~ 30%，其中脂肪性肝炎和脂肪性肝硬化分别占 10% ~ 20% 和 1% ~ 3%。与脂肪性肝炎关系最密切的是中心性肥胖，这与胰岛素抵抗关系密切。全球流行病学调查结果显示，非酒精性脂肪性肝病在成年人中的发病率高达 20% ~ 30%，而在肥胖人群中的发病率达到 75%。

（四） 危险因素

1. 酒精性脂肪性肝病发生的危险因素

①饮酒量及时间：一般而言，短期反复大量饮酒可导致酒精性肝炎，平均每日饮含 80g 的酒精达 10 年及以上可能发展为酒精性肝硬化。②遗传易感因素：被认为与酒精性肝病的发生密切相关，但具体的遗传标记物尚未确定。③性别：同样的酒精摄入量，女性比男性易患酒精性肝病，这与女性体内乙醇脱氢酶（ADH）含量较低有关。④其他肝病：如 HBV（乙型肝炎病毒）或 HCV（丙型肝炎病毒）感染可增加酒精性肝病发生的危险性，并可使酒精性肝损害加重。⑤继发性营养不良。

2. 非酒精性脂肪性肝病的危险因素

高脂肪高能量膳食结构、多坐少动的生活方式、胰岛素抵抗代谢综合征及其组分（肥胖、高血压、血脂异常）是非酒精性脂肪性肝病的主要危险因素。研究发现，近期体重和腰围增加与非酒精性脂肪性肝病发病有关，腰围比 BMI 更能准确预测脂肪性肝病。

二、风险评估

具有以下危险因素的人群可视为脂肪性肝病高危人群：长期饮酒史、超重或肥胖、高脂肪高能量膳食结构、多坐少动的生活方式、胰岛素抵抗、高血压、血脂异常、糖尿病及代谢综合征等。但是目前，未形成适合国人的权威的脂肪性肝病风险评估模型。

三、临床表现、诊断与治疗

（一）临床表现

非酒精性脂肪性肝病起病隐匿，发病缓慢，常无症状。少数患者可有乏力、右上腹轻度不适、肝区隐痛或上腹胀痛等非特异症状；严重脂肪性肝炎可出现黄疸、食欲不振、恶心、呕吐等症状。常规体检部分患者可发现肝肥大，发展至肝硬化失代偿期，其临床表现与其他原因所致肝硬化相似。

酒精性脂肪性肝病临床表现因饮酒的方式、个体对乙醇的敏感性以及肝组织损伤的严重程度不同而有明显的差异。症状一般与饮酒量和嗜酒时间长短有关，患者可能在长时间内没有任何肝脏的症状和体征。

酒精性脂肪性肝病常无症状或症状轻微，可能有乏力、食欲不振、右上腹隐痛或不适，肝脏有不同程度的肿大。

酒精性肝炎临床表现差异较大，与组织学损害程度相关。常发生在近期（数周至数月）大量饮酒后，出现全身不适、食欲不振、恶心、呕吐、乏力、肝区疼痛等症状。可能有低热、黄疸、肝大并有触痛，严重者可发生急性肝衰竭。

酒精性肝硬化临床表现与其他原因引起的肝硬化相似，可能伴有慢性酒精中毒的表现，如神经精神症状、慢性胰腺炎等。

（二）诊断

非酒精性脂肪性肝病临床诊断标准为：凡具备下列第①～第⑤项或第⑦项中任何一项者即可诊断为非酒精性脂肪性肝病：①有易患因素——肥胖2型糖尿病、高脂血症等；②无饮酒史或饮酒折合乙醇量男性每周≤140g、女性每周≤70g；③除病毒性肝炎、药物性肝病、全胃肠外营养肝豆状核变性和自身免疫性肝病外还会导致脂肪性肝病的特定疾病；④除原发疾病的临床表现外，可有乏力、肝区隐痛、肝脾大等症状及体征；⑤血清转氨酶或γ-GT、转铁蛋白升高；⑥符合脂肪性肝病的影像学诊断标准；⑦肝组织学改变符合脂肪性肝病的病理学诊断标准。

酒精性脂肪性肝病临床诊断标准为：凡具备下列第①～第③项和第⑤项或第①、第②、第④、第⑤项可诊断为酒精性脂肪性肝病。仅符合第①、第②项和第⑤项可疑诊断为酒精性肝病。符合第①项，同时有病毒性肝炎现症感染证据者，可诊断为酒精性肝病伴病毒性肝炎。①有长期饮酒史，一般超过5年，折合乙醇量男性≥40g/d，女性≥20g/d，或2周内有大量饮酒史，折合乙醇量＞80g/d。但应注意性别、遗传易感性等因素的影响。乙醇量（g）换算公式＝饮酒量（ml）×乙醇含量（％）×0.8。②临床症状为非特异性，可无症状，或有右上腹胀痛、食欲不振、乏力、体重减轻、黄疸等；随着病情加重，可有神经精神症状和蜘蛛痣、肝掌等表现。③血清天冬氨酸氨基转移酶（AST）、丙氨酸氨基转移酶（ALT）、γ-谷氨酰转肽酶（GGT）、总胆红素（TBil）、凝血酶原时间（PT）、平均红细胞体积（MCV）和糖缺失性转铁蛋白（CDT）等指标升高。其中 AST/ALT > 2、GGT 升高、MCV 升高为酒精性肝病的特点，而 CDT 测定虽然较特异但临床未常规开展。禁酒后这些指标明显下降，通常 4 周内基本恢复正常（但 GGT 恢复较慢），有助于诊断。④肝脏 B 超或 CT 检查有典型表现。⑤排除嗜肝病毒现症感染以及药物、中毒性肝损伤和自身免疫性肝病等。

（三）治疗

单纯性脂肪性肝病一般无须药物治疗。对于脂肪性肝炎可选用多师磷脂酰胆碱、维生素 E、还原型谷胱甘肽等，以减轻脂质过氧化。胰岛素受体增敏剂，如二甲双胍、噻唑烷二酮类药物可用于合并 2 型糖尿病的非酒精性脂肪性肝病患者。伴有血脂高的非酒精性脂肪性肝病患者可在综合治疗的基础上应用降血脂药物，但需要监测肝功能，必要时联合用护肝药。针对酒精性脂肪性肝病，美他多辛有助于改善酒精中毒。糖皮质激素用于治疗酒精性脂肪性肝病尚有争论，但对重症酒精性肝炎可缓解症状，改善生化指标。其他药物，如 S-腺苷甲硫氨酸也有一定的疗效。

四、健康管理方案与案例

脂肪性肝病属于生活方式疾病，是可防可控的，如不及时治疗，易出现肝功能损害、脂肪性肝病迁延，可演变为肝纤维化和肝硬化。由于不良的饮食习惯、行为习惯以及对健康知识的缺乏，对脂肪性肝病的知晓率和预防能力低下，脂肪性肝病患病率及并发症增多，并且随着疾病的恶化，其防治的难度及费用也必然相应增加，所以早期诊断、早期防治是理想的选择。控制和预防脂肪性肝病最主要的是普及健康知识，树立健康的生活方式，因此实施有效的健康管理显得尤为重要。

（一）个体健康管理方案

1. 一般个体的健康指导与干预

对一般个体，主要通过健康教育提高其对脂肪性肝病及其危险因素的认识，使其主动改变不良生活方式进行预防。

2. 高危个体的健康指导与干预

（1）健康教育：通过健康教育，进一步提高认识，加强自我监督。工作中可以通过设置图表的形式让高危个体针对自己的饮食、运动、体质指数、腰臀比以及其他与生活质量相关的观察指标进行自我记录，以不断完善个体生活方式。

（2）健康生活方式的评价：健康管理师应通过询问和检查了解高危个体在以下几方面是否存在问题：①是否有过多进食反式脂肪酸等升高血脂的食物（如畜肉类）；②是否肥胖；③是否缺乏运动；④是否有代谢综合征等病史。通过评价为下一步的干预提供有效指导。

（3）合理膳食：可参照肥胖、血脂异常相关内容制订饮食计划。

（4）适度运动：主张以中等量有氧运动为主，每周 5 次以上，累计锻炼时间至少150min。运动处方可参照肥胖症制定。

（5）控制体重：通过平衡膳食和合理运动控制体重。控制体重目标：体质指数 $< 24kg/m^2$，男性腰围 $< 85cm$，女性腰围 $< 80cm$。

（6）高血压、血脂异常、血糖异常的干预：高血压、糖尿病、血脂异常与脂肪性肝病密切相关。故对高血压、糖尿病、血脂异常患者应进行积极干预，包括生活方式的改变和药物干预。

（7）定期筛查：定期进行 B 超、酶学等检查，以期达到对脂肪性肝病的早发现、早诊断、早治疗。

3. 健康管理与干预

（1）非酒精性脂肪性肝病患者的健康指导与干预。

①健康教育：脂肪性肝病是可以治愈的疾病，尤其是早期患者，只要去除病因和积极治疗，原发病一般可以恢复正常。因此，应积极进行有关知识教育，及时给患者讲清该病的病因转归与预后，使患者充分认识该病；指导患者调整心态。通过教育，使患者树立战胜脂肪性肝病的信心，改变不良生活方式，延缓并发症的出现。

②控制体重：研究证实，通过控制体重可以改善非酒精性脂肪性肝病的酶学指标，目前推荐每天参加 30 ~ 45min 中等强度的体育运动。通常认为，在 6 ~ 12 个月内通过饮食、运动可减轻体重的 7% ~ 10%，并可改善胰岛素，抵抗和肝脏组织学变化。需注意过度减肥可能会导致肝组织学改变的短期加剧，长期结果尚未明确。

③合理膳食：总能量控制和身体活动是改善脂肪性肝病的重要性措施，肥胖成人每日能量摄入量减少 500kcal ~ 1000kcal。有研究提示，低碳水化合物饮食（富含低血糖生成指数的饮食）与低脂饮食相比，在短期内降低 BMI 和改善胰岛素抵抗的效果更好。Oligofructans 是含有 D – 葡萄糖和 D – 果糖的短链低聚糖，存在于小麦、洋葱、大蒜和香蕉中，不容易被消化吸收。有研究报道，7 例非酒精性脂肪性肝病患者服用 Oligofructans 8 周后，血清 ALT 和胰岛素水平较治疗前显著下降，治疗效果优于安慰剂和对照组，但其对血脂的改善作用不显著。

④改善胰岛素抵抗、纠正代谢紊乱：除存在明显的肝损害（如血清转氨酶大于 3 倍正常值上限）、肝功能不全或失代偿期肝硬化等情况，可采用相关药物改善胰岛素抵抗。非酒精性脂肪性肝病患者可安全使用血管紧张素受体阻滞剂、胰岛素增敏剂（二甲双胍、吡格列酮、罗格列酮）以及他汀类等药物，以降低血压和防治糖脂代谢紊乱及动脉粥样硬化。

⑤合理用药：尽量减少使用对肝脏有毒性的药物，适当使用降脂肪性肝病药物。可根据中医体质辨识，采用中药进行调理。

⑥心态平和：非酒精性脂肪性肝病患者要重视舒缓情志，心身并治，达到通过调节情绪缓解病情的目的。

（2）酒精性脂肪性肝病患者的健康指导与干预。

①戒酒：戒酒是治疗酒精性脂肪性肝病的关键。如仅为酒精性单纯性脂肪性肝病，戒酒4～6周后脂肪性肝病可停止进展，最终可以恢复正常。

②营养支持：在戒酒的基础上应给予适量蛋白质、低脂饮食，并补充多种维生素（如维生素B、维生素C、维生素K及叶酸）。

③其他：参照非酒精性脂肪性肝病的健康指导与干预。

4. 追踪随访

在确定干预措施和目标后，对高危个体应定期随访，以了解干预效果。

追踪随访监测项目包括饮酒量、运动量、肥胖相关指标、代谢综合征各组分的检查数据、血清酶谱和肝脏影像学的变化以及可能存在的不良反应等，以便及时调整干预方案。

脂肪性肝病患者应每半年测量体质指数、腰围、血压、肝功能、血脂和血糖，每年做包括肝脏、胆囊和脾脏在内的上腹部超声检查。建议根据患者实际情况并参照有关疾病指南，筛查恶性肿瘤（肝癌）、代谢综合征相关终末期器官病变（如冠心病、脑卒中）以及肝硬化的并发症（如食管－胃静脉曲张）等，及时调整指导干预方案及治疗方案。

（二） 社区健康管理方案

脂肪性肝病是一种行为方式疾病，应该对患者进行健康管理，以达到生理、心理和社会健康内外统一的和谐状态。无论我们现在是否患有脂肪性肝病，都应该注意自己的生活方式。

1. 健康评估

对收集的信息进行评估，通过分析个体健康史、家族史、生活方式和各项检查指标状况的个体体检报告，为个体提供一系列评估报告。进行健康及疾病风险性评估，即根据所收集的个体健康信息，对个体的健康状况及未来患病或死亡的危险性用数学模型进行量化评估。其主要目的是帮助个体综合认识健康风险，鼓励并帮助人们纠正不健康的行为和习惯，制订个性化的健康干预措施并对其效果进行评估。

2. 宣传教育

通过健康宣传教育，加强自我监督，设置能让患者针对自己的饮食、运动、体重、腰围以及与生活质量相关观察指标进行自我记录的图表，以供医患之间交流以及完善个体化的饮食和锻炼计划。

3. 饮食干预

脂肪性肝病合并肥胖症患者应控制膳食热卡总量，建议每日减少500kcal热量饮食，旨在半年内体重下降5%～10%。建议非酒精性脂肪性肝病患者低糖低脂的平衡膳食，减少含蔗糖或果糖饮料以及饱和脂肪（动物脂肪和棕榈油等）和反式脂肪（油炸食品）的摄入，增加膳食纤维（豆类、谷物、蔬菜和水果等）含量。极低卡饮食治疗肥胖症需在临床营养师指导下进行。合并营养不良的脂肪性肝病患者，需在营养师指导下保证热量氮质正平衡，并补充维生素和微量元素。

4. 运动干预

中等量有氧运动（如骑自行车、快速步行游泳、跳舞等），每周4次以上，累计时间至少150min，运动后靶心率＞（170 - 年龄）。每周最好进行 2 次轻度或中度阻力性肌肉运动（举哑铃、俯卧撑等），以获得更大程度的代谢改善。

5. 定期随访

推荐非酒精性脂肪性肝病患者每 3 ~ 6 个月测量体重、腰围、血压肝功能、血脂和血糖等，每年进行包括肝脏、胆囊和脾脏在内的上腹部超声检查。根据患者实际情况并参照有关诊疗指南，筛查恶性肿瘤和代谢综合征相关终末期器官病变及其并发症。

（三） 案例

1. 基本情况

选择 200 名 2010 年 7—9 月在某单位体检科进行体检后确定为中度脂肪性肝病的患者，随机分为两组，每组 100 人，其中实验组男性 60 人、女性 40 人，对照组男性 55 人、女性 45 人。经统计学分析，两组患者在年龄、体重、性别等基本资料方面差异无统计学意义，具有可比性。对照组患者采取传统的体检方式，体检后告知诊断结果及书面建议。实验组采取健康管理措施。

2. 管理方案

（1） 建立档案：建立患者的基本健康档案，记录其年龄、性别、血脂值、体重指数、腰臀比、脂肪性肝病 B 超结果等。

（2） 认知管理：

①评估患者现存的或潜在的健康问题，如超重、不良饮食及生活习惯、缺乏运动、吸烟、酗酒，对脂肪性肝病防治知识缺乏等，有的放矢地向患者讲解脂肪性肝病的病因、疾病转归、治疗原则、预防措施等。

②发放非酒精性脂肪性肝病的防治及相关知识的宣传资料，让患者认识到脂肪性肝病发生的病因、诱因及严重性，清楚脂肪性肝病是导致冠心病、高血压、糖尿病、脑血管疾病的基础，会降低人的自然寿命，威胁健康，影响生存质量。让患者认识到非酒精性脂肪性肝病属于生活方式疾病，治疗应从树立健康信念及改变生活方式入手，且必须持之以恒。

（3） 饮食管理：

①健康饮食指导：依据中国居民平衡膳食宝塔及中国膳食营养素参考摄入量的要求，告知患者将食物初步分为谷物、水果、肉类、豆类、油脂和蔬菜六大类，并使其掌握四步操作，即估算标准体重、热量、饮食份数、根据病情选择食物。标准体重根据国际通用标准公式计算，即标准体重 =（身高 - 105）×0.9，根据体重计算每天所需要的总热量，每人每日热量摄入控制在 1200kcal ~ 1800kcal，1 天的食物按 3/10、3/10、4/10 的比例分为三餐。

②改变不良饮食习惯：三餐定时，并制定个体化的膳食结构。第一是增加膳食纤维含量，多食蔬菜、水果和谷类食物，提高植物固醇的摄入，并告知植物固醇能降低血浆胆固醇水平；第二是严格控制动物脂肪和胆固醇的摄入量，选择胆固醇含量低的食品，如蔬菜、豆制品、瘦肉、海蜇等，尽量不吃或少吃动物内脏，蛋类每天不超过 1 个，动物脂肪

的摄入量不宜超过总脂肪量的 1/5～1/4，植物油提倡食用含有花生油的混合油；第三是限制甜食，告知糖可在肝脏中转化为内源性甘油三酰甘油，使血浆三酰甘油的浓度增高；第四是控制食盐的摄入，忌煎炸食品、高热量食品，禁烟酒，忌暴饮暴食等。

（4）运动行为管理：根据患者的爱好选择有氧运动项目，如慢跑、中速快步行走、骑自行车、上下楼梯、爬山、打球、跳舞、跳绳、游泳等，每次运动时间以 30～60min 为宜。有资料表明，脂肪性肝病患者最好的运动方式是步行，运动时间最好选择在下午或晚上，散步的最佳时间是晚饭后 45min，此时能量消耗最大，减肥效果最好。指导患者通过主观感觉和运动有效心率（脉搏）来判定运动强度是否合适。目标心率（靶心率）=（170－年龄）次/分，运动训练至靶心率的时间应超过 20min，活动后疲乏感在 10～20min 逐渐消失。尽量做到每天（至多隔 1 天）锻炼，并掌握好运动量、时间和强度。

（5）调摄精神管理：人的精神意识思维活动在一定的条件下能影响整个人体生理功能的协调平衡。长期不良情志刺激不仅伤及脏腑，影响气血运行，甚至可毙命。对患者进行精神调摄，教导其清静养神，如阅读绘画、书法雕刻、音乐、下棋、种花、钓鱼等均能怡情养性、陶冶情操、调神健身。遇事戒怒，"怒"是历代养生家最忌讳的一种情绪，它是情志致病的魁首，对人体健康危害极大。怒不仅伤肝脏还伤心、伤胃、伤脑等，导致各种疾病。定期电话与患者进行心理沟通，使患者保持良好的心态和愉悦的心情。

（6）心理管理：脂肪性肝病多无临床症状，部分患者对脂肪性肝病的潜在危害认识不足，不予重视，还有部分患者因对该病缺乏了解，容易产生焦虑情绪和恐惧感，影响治疗，因此对患者的心理指导尤为重要。针对患者的实际情况耐心向患者解释：脂肪性肝病是高血糖、肝硬化等疾病的危险因素，应当引起高度重视；脂肪性肝病也是一种可逆性疾病，如果早期进行健康干预，改变不良的生活及饮食习惯，科学运动，脂肪性肝病是可以控制甚至逆转的。帮助患者正确看待血脂异常，针对患者实施心理干预，避免其过度紧张。引导患者将减压方法融入日常生活，建立紧张和松弛之间的平衡，改善生活习惯，戒烟戒酒，建立健康的生活方式。每 2 周进行 1 次电话沟通，每月回访 1 次，并建立联系监督记录本，让患者意识到严格执行治疗方案的重要性，并随时进行适当调整。

3. 效果评价

经过 1 年的健康管理后，实验组原设定的 100 人中有 86 人施行了有效健康管理，而对照组中有 95 人未进行健康管理，故最终纳入数据分析范围的为 181 人。对两组患者的年龄、性别体重进行统计学分析，结果差异无统计学意义。经过 B 超检测后，实验组与对照组脂肪性肝病患者病情变化情况：在有效健康管理的实验组 86 人中，27.9% 的患者病情好转，由中度脂肪性肝病转变为轻度脂肪性肝病，43% 的患者病情稳定，29% 的患者病情加重，进入重度期。对照组 95 人中，2.1% 的患者病情有好转，45% 的患者病情稳定，而 50.5% 的患者病情加重。2 组结果的统计学分析具有显著差异。

第三节　肥胖症

一、概念、发病机理、流行病学与危险因素

（一）概念与发病机理

肥胖症（obesity）指体内脂肪堆积过多和（或）分布异常、体重增加，是遗传因素、环境因素等多种因素相互作用引起的慢性代谢性疾病。超重和肥胖症在全球较普遍，已成为严峻的公共卫生危机之一。

肥胖症有家族聚集倾向，但遗传基础未明，不能排除共同饮食、活动习惯的影响。某些肥胖症以遗传因素在发病上占主要地位，如一些经典的遗传综合征、LaurenceMoonBiedl综合征和 Prader – Willi 综合征等均有肥胖表现。近来又发现了数种单基因突变引起的肥胖症，分别是瘦素基因（LEP）、瘦素受体基因、阿片 – 促黑素细胞皮质素原（POMC）基因、激素原转换酶 – 1（PC – 1）基因、黑皮素受体 4（MC4R）基因和过氧化物酶体增殖物激活受体 γ（PPAR – γ）基因突变肥胖症。但上述单基因突变肥胖症极为罕见，绝大多数肥胖症是复杂的多基因系统与环境因素综合作用的结果。

遗传和环境因素如何引起脂肪积聚尚未明确，接受较为普遍的理论是"节俭基因假说"（Heel，1962）。节俭基因指参与"节俭"的各个基因的基因型组合，它使人类在食物短缺的情况下能有效利用食物能源而生存下来，但在食物供应极为丰富的社会环境下却引起（腹型）肥胖和胰岛素抵抗。潜在的节俭基因（腹型肥胖易感基因）包括 βs – 肾上腺素受体基因、激素敏感性脂酶基因、PPAR – γ 基因、PC – 1 基因、胰岛素受体底物 – 1（IRS – 1）基因、糖原合成酶基因等，这些基因异常的原因尚不明确。

（二）流行病学

来自世界卫生组织（WHO）的数据显示，1975 年以来，世界肥胖人数已增长近 3 倍，2016 年，全世界成年人有 30% 超重，其中有 13% 为肥胖。2017 年《柳叶刀》发表的关于全球成年人体重调查的报告显示，中国肥胖人口已达 9000 万，占比超美国达到世界第一，成为全球肥胖人口最多的国家。肥胖症作为代谢综合征的主要组分之一，与多种疾病，如 2 型糖尿病、血脂异常、高血压、冠心病、脑卒中、肿瘤等密切相关。肥胖症及其相关疾病可损害患者身心健康，降低生活质量，缩短预期寿命。肥胖也可作为某些疾病的临床表现之一，称为继发性肥胖症，约占肥胖症的 1%。

（三）危险因素

（1）不良饮食习惯。进食过量，摄入高蛋白质、高脂肪、高碳水化合物食物过多，能

量的总摄入超过能量消耗。此外，经常性的暴饮暴食、夜间加餐、喜食零食也是肥胖的重要原因。

（2）不良生活习惯。久坐，缺乏运动，能量消耗不足，导致体内的脂肪堆积，体重增加，这是引起肥胖症的重要风险因素之一。

（3）遗传因素。有研究认为，双亲中一方肥胖，其子女肥胖率约为50%；双亲均肥胖，其子女肥胖率上升至80%。

（4）饮酒会增加肥胖症的风险，男性酗酒增加肥胖症的风险高于女性。

（5）肥胖症患者的吸烟率高于无肥胖症患者，且吸烟次数与肥胖发生呈正相关。

二、风险评估

可依据美国《肥胖患者综合管理临床实践指南》（2016年）对肥胖进行风险评估。

三、临床表现、诊断与治疗

（一）临床表现

肥胖症可见于任何年龄，女性较多见，患者多有进食过多和（或）运动不足病史，常有肥胖家族史。轻度肥胖症多无症状，中重度肥胖症可引起呼吸急促、关节痛、肌肉酸痛、体力活动减少以及焦虑、忧郁等。临床上肥胖症、血脂异常、脂肪性肝病、高血压、冠心病、糖耐量异常或糖尿病等疾病常同时发生。肥胖症还可能伴随睡眠中阻塞型呼吸暂停、胆囊疾病、高尿酸中毒、骨关节病、静脉血栓、生育功能受损（女性出现多囊卵巢综合征）以及某些癌肿（女性乳腺癌、子宫内膜癌，男性前列腺癌、结直肠癌等）发病率增高等，且麻醉或手术并发症增多。肥胖与上述疾病的发病，至少是其诱因和危险因素，或与上述疾病有共同的发病基础。肥胖症及其一系列慢性伴随病、并发症严重影响患者健康、正常生活及工作能力和寿命。

（二）诊断

根据所测指标与危险因素和病死率的相关程度，并参照人群统计数据而建议设定诊断标准，但目前国内外尚未统一。2006年《中国成人超重和肥胖症预防控制指南》以 $BMI \geqslant 24kg/m^2$ 为超重，$BMI \geqslant 28kg/m^2$ 为肥胖；男性腰围 $\geqslant 85cm$ 和女性腰围 $\geqslant 80cm$ 为腹型肥胖。2010年，中华医学会糖尿病学分会建议代谢综合征中肥胖的标准定义为 $BMI \geqslant 25kg/m^2$。应注意，肥胖症并非单纯体重增加，若体重增加是肌肉量上升，则不应认为肥胖；反之，某些个体虽然体重在正常范围，但存在高胰岛素血症和胰岛素抵抗，有易患2型糖尿病、血脂异常和冠心病的倾向，因此应全面衡量。用CT或MRI扫描腹部第4～第5腰椎间水平面计算内脏脂肪面积时，以腹内脂肪面积 $\geqslant 100cm^2$ 作为判断腹内脂肪增多的切入点。

（三）治疗

1. 改变生活方式

首先应控制饮食，将摄入的能量总量限制在每天 1000kcal ～1500kcal，减少脂肪摄入，脂肪摄入量应为总能量的 25% ～35%，饮食中富含水果和蔬菜、膳食纤维；以瘦肉和植物蛋白作为蛋白源。减肥膳食中应有充足的优质蛋白质，除了补充必要的营养物质，还需要补充必要的维生素、矿物质及充足的水分。还要改变饮食习惯，在吃东西时需要细嚼慢咽，这样可以减慢营养物质吸收，控制能量摄入。运动时，肌肉组织对脂肪酸和葡萄糖的利用大大增加，使得多余的糖只能用来供能，而无法转变为脂肪而贮存。同时，随着能量消耗的增多，贮存的脂肪组织被"动员"起来燃烧供能，体内的脂肪细胞缩小，因此减少了脂肪的形成和蓄积。由此，可达到减肥的目的。

2. 内科治疗

药物减肥的适应证为：①食欲旺盛，餐前饥饿难忍，每餐进食量较多；②合并高血糖、高血压、血脂异常和脂肪性肝病；③合并负重关节疼痛；④肥胖引起呼吸困难或有睡眠中阻塞性呼吸暂停综合征；⑤BMI 达 $24kg/m^2$ 且有上述并发症情况，或 BMI 达 $28kg/m^2$ 而不论是否有并发症，经过 3 ～6 个月单纯控制饮食和增加活动量处理仍不能减重 5%，甚至体重仍有上升趋势者，可考虑用药物辅助治疗。常用减肥药物分为如下几大类：①非中枢性作用减肥药；②中枢性作用减肥药；③兼有减肥作用的降糖药物

3. 外科治疗

利用医学外科手段，改善肥胖症患者的全身症状，如体重超标、高血压、血脂高、糖尿病等症状的医疗方法，21 世纪世界主要流行的 4 种医疗减重方法为缩胃术、胃旁路、胃束带、胃内水球疗法。

四、健康管理方案与案例

（一）个体健康管理方案

肥胖是危害人类健康的一个重要公共卫生问题。要从公共卫生的角度考虑，针对不同的目标人群采取不同的预防和控制措施，即三级预防措施。

1. 一级预防

一级预防即针对一般人群的群体预防，把监测和控制超重和肥胖发展，以降低肥胖症患病率作为预防慢性病的重要措施之一，定期监测抽样人群的体重变化，了解其变化趋势。积极做好宣传教育，使人们更加注意膳食平衡，防止能量摄入超过能量消耗。膳食中蛋白质、脂肪和碳水化合物摄入的比例合理，特别要减少脂肪摄入量，增加蔬菜和水果在食物中的比例。在工作和休闲时间，有意识地多进行中、低强度的体力活动。广泛宣传健康的生活方式，戒烟、限酒和限盐。经常注意自己的体重，预防体重增长过多、过快。成年后的体重增长最好控制在 5kg 以内，超过 10kg 则相关疾病危险将增加。要提醒有肥胖

倾向的个体（特别是腰围超标者）定期检查与肥胖有关疾病危险的指标，尽早发现高血压、血脂异常、冠心病和糖尿病等疾病，并及时治疗。

2. 二级预防

二级预防即针对高危人群的选择性干预，对具有肥胖症高危险因素的个体，重点预防其肥胖程度进一步加重，并预防出现与肥胖相关的并发症。应增加高危个体的知识和技能，以减少和消除发生并发症的危险因素。干预措施包括：改变高危个体的认知、态度和行为，对学校、社团、工作场所个体进行筛查。要强调对高危个体监测体重和对肥胖症患者进行管理的重要性与必要性。

3. 三级预防

三级预防即对肥胖症和伴有并发症的患者的针对性干预，主要预防其体重进一步增加，使其体重有所降低，并对已出现并发症的患者进行疾病管理，如自我监测体重、制订健康体重目标以及指导相应的药物治疗方法；通过健康教育提高患者对肥胖可能进一步加重疾病危险性的认识，提高患者减肥的决心；在医疗单位的配合下，监测有关的危险因素，引导重点对象做好膳食、体力活动及体重变化等自我监测记录和减重计划，并定期随访。

（二） 社区健康管理方案

1. 健康评估

评估患者身体状况，是否合并代谢性疾病。

2. 宣传教育、政府支持

肥胖症的防治仅靠个体的努力往往是不够的，只有得到政府的政策支持，个体的努力才能收到事半功倍的效果。政府应为控制个体体重超重创造良好的支持环境：

（1）制定防治肥胖症的规划和对策。

（2）将预防和控制肥胖的措施纳入宏观的公共卫生项目。

（3）鼓励生产能量密度低而富含营养的食品，宣传合理营养知识。

（4）鼓励群众进行体育锻炼，在学校、机关、社区和团体创造进行体力活动的环境机会和氛围，尽可能增加活动场地和器械，有计划地或不定期地组织活动；在建筑、居住小区、学校、公园购物中心的设计中考虑让公众有体力活动的机会和条件。

（5）规定在住宅设计中优化楼道照明和环境，以利于居民适当放弃乘电梯而步行上下。

（6）普及有关肥胖会损害健康的知识等。

3. 饮食指导

减少食品和饮料中能量的摄入、减少总摄食量、避免餐间零食、避免睡前进餐、避免暴饮暴食，能量限制应该考虑到个体化原则，兼顾营养需求、体力活动强度、伴发疾病以及原有饮食习惯。在平衡膳食中，蛋白质、碳水化合物和脂肪提供的能量比应分别占总能量的15%～20%、60%～65%和25%。在制定限制能量饮食时可能需要营养师的合作。采用饮食日记有助于对患者每天的食物进行定量估计，也有助于促进患者对健康饮食的认知和行为管理。饮食建议应该强调健康的饮食习惯，增加谷物和富含纤维素食物以及蔬菜水果的摄取，食用低脂食品，减少脂肪的摄取。

4. 运动干预

除了增加能量消耗和减少脂肪之外，运动还具有以下优点：①减少内脏脂肪，增加瘦组织（包括肌肉和骨组织）的量；②降低血压，改善糖耐量和胰岛素敏感性，改善脂代谢；③增强体质；④增加对饮食治疗的依从性，并对长期体重控制具有正面影响；⑤改善对自我健康的满意度，减少自卑感，减轻焦虑和抑郁状态。运动的目标包括：①减少久坐的行为（如长时间看电视或者使用计算机）；②增加每天的运动量。患者在增加体力活动的过程中应该得到相应的指导。制订锻炼方案时要考虑患者的运动能力和健康状况，遵循循序渐进和安全第一的原则。建议患者每天进行 30～60min 中等强度的体力活动。

（三）案例

1. 基本情况

2010 年，在某院体检中心确诊的老年肥胖症 154 例，自愿接受健康管理的 77 例为健康管理组，其中男 54 例、女 23 例，年龄 60～91 ［平均（69.7±7.3）］ 岁；另 77 例为对照组，其中男 50 例、女 27 例，年龄 64～90 ［平均（66.3±8.6）］ 岁。诊断标准：超重与肥胖标准以 2006 年《中国成年人超重和肥胖症预防控制指南》为依据。两组年龄、性别无统计学意义（$P > 0.05$）。

将所有对象纳入计算机管理健康档案，基本信息包括性别、年龄、职业、疾病史、家族史、文化程度、吸烟饮酒情况、体力活动与体育运动状况等。

2. 管理方案

（1）收集健康信息：收集个人健康及生活方式相关的信息，包括个人一般情况、目前健康状况和疾病史、家族史、生活方式（膳食、体力活动、吸烟、饮酒等）、体格检查（身高、体重、血压等）和血、尿实验室检查（血脂、血糖等），以及腰围、臀围。

（2）进行健康及疾病风险性评估：即根据所收集的个人健康信息，对个体的健康状况及未来患病或死亡的危险性用数学模型进行量化评估。

（3）健康危险因素干预管理：以多种方式来帮助个体采取行动，控制健康危险因素。针对个体制定量化的健康改善目标及行动计划，对具有不同危险因素的个体实施个性化的健康干预、监督和指导。这是解决健康问题最具实质性、最重要的一个环节。

具体干预方案：①健康教育。让患者充分认识到肥胖的危害性，定期举办讲座、咨询，印发宣教资料，建立信息平台，调动患者防病治病的积极性，主动参与肥胖的干预管理。②饮食干预。由专科医生对患者进行系统专业的健康评估，根据体能消耗、饮食结构等制定个体化膳食处方，限盐、低脂、少糖。③运动干预。根据患者体能条件和运动爱好制定个性化运动处方，以动态测量体重减轻为自我管理目标。④生活习惯干预。戒烟限酒、保证睡眠、注重心理平衡。⑤随访。每月随访 1 次，根据随访结果及阶段管理目标随时调整干预细节；半年后均进行人体测量及实验室检测复查。

3. 效果评估

监测指标判定标准：①血脂异常。胆固醇正常范围为 2.9～5.2mmol/L，三酰甘油为

0.6～1.7mmol/L，高密度脂蛋白胆固醇为1.14～1.76mmol/L，低密度脂蛋白胆固醇为2.1～3.1mmol/L。超出此范围的任何一种指标，都认为是血脂异常。②血压异常。将收缩压≥140mmHg或舒张压≥90mmHg定为血压异常。③糖耐量减低（IGT）。其指空腹血糖＜6.7mmol/L，餐后2h血糖为6.7～10.0mmo/L。

通过半年的健康管理，患者的肥胖、血脂异常、膳食合理、适量锻炼运动、心态、生活起居和吸烟的状况得到明显的改善，即差异有统计学意义（$P < 0.01$）；但血压异常和糖耐量减低的改变，差异无统计学意义（$P > 0.05$）。患者的肥胖危害知识知晓率和保健知识知晓率大大提高。

第四节　糖尿病

一、概念、发病机理、流行病学与危险因素

（一）　概念与发病机理

糖尿病是一组由多病因引起的以慢性高血糖为特征的代谢性疾病，多由胰岛素分泌和（或）作用缺陷引起。碳水化合物以及脂肪、蛋白质长期代谢紊乱会引起多系统损害，导致眼、肾、神经、心脏、血管等组织器官慢性进行性病变、功能减退及衰竭；病情严重或应激时可发生急性严重代谢紊乱，如糖尿病酮症酸中毒（DKA）、高渗高血糖综合征。

糖尿病的病因和发病机理复杂，至今未完全明晰。不同类型其病因不尽相同，即使在同一类型中也存在着异质性。总体而言，遗传因素及环境因素共同参与其发病。胰岛素由胰岛β细胞合成和分泌，经血液循环到达体内各组织器官的靶细胞，与特异受体结合并引发细胞内物质代谢效应，该过程中任何一个环节发生异常均可导致糖尿病。

在糖尿病的自然进程中，不论其病因如何，都会经历几个阶段：患者已存在糖尿病相关的病理生理改变（如自身的免疫抗体阳性、胰岛素抵抗、胰岛β细胞功能缺陷）相当长时间，但糖耐量仍正常。随病情进展，首先出现糖调节受损（IGR），包括空腹血糖调节受损（IFG）和糖耐量减低，两者可分别或同时存在。IGR代表了正常葡萄糖稳态和糖尿病高血糖之间的中间代谢状态。最后发展至糖尿病。

1. 1 型糖尿病（T1DM）病因

绝大多数是自身免疫性疾病、遗传因素和环境因素共同参与导致其发病。某些外界因素（如病毒感染、化学毒物和饮食等）作用于有遗传易感性的个体，激活T淋巴细胞介导的一系列自身免疫反应，引起选择性胰岛β细胞破坏和功能衰竭，体内胰岛素分泌不足进行性加重，最终导致糖尿病。近年证实，T1DM也存在胰岛素抵抗，后者在T1DM的发病和（或）加速病情恶化中也起一定作用。主要病因包括以下几点。

（1）遗传因素：在同卵双生子中 T1DM 同病率达 30% ~40%，表明遗传因素在 T1DM 发病中起重要作用。T1DM 遗传易感性涉及多个基因，包括 HLA 基因和非 HLA 基因，现尚未被完全识别。

（2）环境因素：①病毒感染。据报道，与 T1DM 发病有关的病毒包括风疹病毒、腮腺炎病毒、柯萨奇病毒、脑心肌炎病毒和巨细胞病毒等。病毒感染可直接损伤 β 细胞，迅速、大量破坏 β 细胞或使细胞发生微细变化，数量逐渐减少。②化学毒物和饮食因素。链尿佐菌素和四氧嘧啶糖尿病动物模型以及灭鼠剂吡甲硝苯脲所造成的人类糖尿病属于非免疫介导性 β 细胞破坏（急性损伤）或免疫介导性 β 细胞破坏（小剂量慢性损伤）。

（3）自身免疫：许多证据支持 T1DM 为自身免疫性疾病：①遗传易感性与 HLA 区域密切相关，而 HLA 区域与免疫调节以及自身免疫性疾病的发病有密切关系；②常伴发其他自身免疫性疾病，如桥本甲状腺炎、Addison 病等；③早期病理改变为胰岛炎，表现为淋巴细胞浸润；④已发现近 90% 新诊断的 T1DM 患者血清中存在针对 β 细胞的单株抗体；⑤动物研究表明，免疫抑制治疗可预防小剂量链尿佐菌素导致的动物糖尿病；⑥同卵双生子中有糖尿病的一方从无糖尿病的一方接受胰腺移植后迅速发生胰岛炎和 β 细胞破坏。

2.2 型糖尿病（T2DM）病因

T2DM 是由遗传因素及环境因素共同作用而形成的多基因遗传性复杂疾病，目前对 T2DM 的病因和发病机理仍然认识不足，多认为是一组异质性疾病。

（1）遗传因素和环境因素：同卵双子中 T2DM 的同病率接近 100%，但起病和病情进程则受环境因素的影响而变异甚大。环境因素包括年龄增长、现代生活方式、营养过剩、体力活动不足、子宫内环境以及应激、化学毒物等。在遗传因素和上述环境因素共同作用下所引起的肥胖，特别是中心性肥胖，与胰岛素抵抗和 T2DM 的发生密切相关。

（2）胰岛素抵抗和 β 细胞功能缺陷：β 细胞功能缺陷导致不同程度的胰岛素缺乏和组织（特别是骨骼肌和肝脏）胰岛素抵抗是 T2DM 发病的两个主要环节。不同患者的胰岛素抵抗和胰岛素分泌缺陷在发病中的重要性不同，同一患者在疾病进程中两者的相对重要性也可能发生变化。在存在胰岛素抵抗的情况下，如果 β 细胞能代偿性增加胰岛素分泌，则可维持血糖正常；当 β 细胞功能无法代偿胰岛素抵抗时，就会发生 T2DM。

（3）胰岛 α 细胞功能异常和胰高血糖素样肽 – 1（GLP – 1）分泌缺陷：胰岛中 α 细胞分泌胰高血糖素，在维持血糖稳态中起重要作用。正常情况下，进餐后血糖升高，刺激早时相胰岛素分泌和 GLP – 1 分泌，抑制 α 细胞分泌胰高血糖素，从而使肝糖输出减少，防止出现餐后高血糖。T2DM 患者由于胰岛 β 细胞数量明显减少，T2DM 患者由于胰岛 β 细胞数量减少，α 细胞比例显著增加；另外，α 细胞对葡萄糖敏感性下降，导致胰高血糖素水平升高，肝糖输出增加。

（二）流行病学

糖尿病是常见病、多发病，是严重威胁人类健康的世界性公共卫生问题。目前，在世界范围内，糖尿病患病率、发病率和糖尿病患者数量急剧上升。据国际糖尿病联盟（IDF）统计：2019 年全世界糖尿病成人患者人数约 4.63 亿，我国作为糖尿病负担突出的国家之一，在最新世界糖尿病地图中多次被点名。在 IDF 的区域划分中，我国属于西太平洋区域。我国截至 2019 年共拥有 1.164 亿（未计入港澳台数据）糖尿病患者，位于世界首位。全球每 4 个糖尿病患者就有 1 个来自我国，这一趋势预计将持续到 2045 年。患者数量多的国家还有印度和美国。

（三）危险因素

1.1 型糖尿病危险因素

（1）自身免疫系统缺陷。

在 1 型糖尿病患者的血液中可查出多种自身免疫抗体，如谷氨酸脱羧酶抗体（GAD 抗体）、胰岛细胞抗体（ICA 抗体）等。这些异常的自身抗体可以损伤人体胰岛分泌胰岛素的 β 细胞，使之不能正常分泌胰岛素。

（2）遗传因素。

目前研究提示遗传缺陷是 1 型糖尿病的发病基础，这种遗传缺陷表现在人第 6 对染色体的 HLA 抗原及其他基因位点上。研究提示：1 型糖尿病有家族性发病的特点——如果你父母患有糖尿病，那么与无此家族史的人相比，你更易患上此病。

（3）病毒感染。

许多科学家怀疑病毒也能引起 1 型糖尿病。这是因为 1 型糖尿病患者发病之前的一段时间内常常有病毒感染史，而且 1 型糖尿病的发生，往往出现在病毒感染流行之后。例如，那些引起流行性腮腺炎和风疹的病毒，以及能引起脊髓灰质炎的柯萨奇病毒家族，都可以在 1 型糖尿病中起作用。

（4）其他因素。

如牛奶、氧自由基、一些灭鼠药等，这些因素是否可以引起糖尿病，科学家正在研究之中。

2.2 型糖尿病危险因素

（1）遗传因素。

不同国家和民族之间 2 型糖尿病患病率不同，如美国为 6%～8%、中国为 3.21%，而太平洋岛国瑙鲁则高达 40%；同一国家内不同民族间的患病率也不同，如美国白人为 6%～8%，美国土著 Pima Indian 人高达 50%。2 型糖尿病有家族聚集性，糖尿病患者亲属中的患病率比非糖尿病患者亲属高 4～8 倍。

（2）超重和肥胖。

超重和肥胖是 2 型糖尿病重要的危险因素。世界各地的资料表明，不论地理、环境、经济发展程度及种族如何，2 型糖尿病发病率均与超重和肥胖有明显相关性。

（3）体力活动不足。

体力活动不足会增加糖尿病发病的危险，活动最少的人与最爱活动的人相比，2 型糖尿病的患病率相差 2～6 倍。有规律的体育锻炼能增加胰岛素的敏感性，改善糖耐量。

二、风险评估

（1）评估方法可参考《中国 2 型糖尿病防治指南（2017 年版）》，判断糖尿病的初点是 25 分，故总分≥25 分，需通过 OGTT 试验进行糖尿病筛查。

（2）筛查方法。筛查方法有空腹血糖检查或 OCTT 试验，推荐应用 OGTT 试验。进行 OGTT 试验有困难的情况下可仅监测空腹血糖，但会有漏诊的可能性。

（3）筛查结果的处理。如果测试结果正常，以后应该最少每 3 年重复检测 1 次。由于糖尿病本身是心血管疾病的危险因素，其最终指向是心血管病变，在那些发现未来罹患糖尿病而风险增加的个体中，应进行心血管疾病风险评估并且在合适的情况下控制其心血管疾病危险因素。

三、临床表现、诊断与治疗

（一）临床表现

1. 糖尿病的自然病程

1 型糖尿病多在 30 岁以前的青少年期起病，少数在 30 岁以后的任何年龄起病。起病较急，症状明显，如不给予胰岛素治疗，有酮症倾向，以致出现糖尿病酮症酸中毒。10～15 年以上长期高血糖者，常出现各种慢性并发症，后果严重。

2 型糖尿病多发于 40 岁以上成年人和老年人中，患者多肥胖，起病较缓慢，病情较轻，不少患者可长期无代谢紊乱症状，有些患者通过体检或出现并发症时才被诊断为糖尿病。急性应激可诱发非酮症高渗性糖尿病、昏迷或糖尿病酮症酸中毒。长期病程可能出现各种慢性并发症。

美国糖尿病学会（ADA）将糖尿病的自然病程分为 3 个临床阶段，即正常糖耐量（NGT）、血糖稳定机制损害（IGH）及糖尿病阶段。IGH 包括空腹血糖异常（IFG）及糖耐量减低（IGT）。

2. 代谢紊乱症群

少数患者有典型的"三多一少"（多饮、多尿、多食、消瘦）症状，严重者发生酮症酸中毒及昏迷，而多数患者无明显"三多一少"的代谢紊乱症群，仅在体检或以慢性并发症存在就诊时被确诊。

3. 糖尿病慢性并发症

糖尿病慢性并发症包括大血管并发症及微血管并发症。

（1）大血管并发症：与非糖尿病人群相比，糖尿病人群中动脉粥样硬化性疾病的患病率高、发病年龄较轻、病情进展较快，多脏器同时受累较多。

IGT 或糖尿病病人常同时存在肥胖高血压、脂质代谢异常等心血管危险因素，称代谢综合征，遗传背景和不利的环境因素（营养过度、缺乏体力活动和腹型肥胖）使机体发生胰岛素抵抗及代谢性高胰岛素血症，高胰岛素血症又诱发高血压、脂质代谢紊乱、糖代谢紊乱、高纤维蛋白原血症及微量白蛋白尿等，共同构成大血管并发症的危险因素。

大、中动脉粥样硬化主要侵犯主动脉、冠状动脉、大脑动脉、肾动脉和肢体外周动脉等，临床上引起冠心病、缺血性或出血性脑血管病、高血压。肢体外周动脉粥样硬化常以下肢动脉病变为主，表现为下肢疼痛、感觉异常和间歇性跛行，严重时可致肢体坏疽。

（2）微血管并发症：微循环障碍、微血管瘤形成和微血管基底膜增厚是糖尿病微血管病变的特征。机体全身遍布微血管，故其损害几乎可累及全身各组织器官，但通常所称的糖尿病微血管病变则特指糖尿病视网膜病、糖尿病肾病、糖尿病神经病变、糖尿病皮肤病变和感染。

①糖尿病视网膜病：是最常见的微血管并发症，其发病率随年龄和糖尿病病程增长而增加，糖尿病病史超过 10 年者，半数以上有视网膜病变，是成年人失明的重要原因。

②糖尿病肾病：又称肾小球硬化症。病程 10 年以上的 1 型糖尿病患者累计有 30% ~ 40% 发生肾病，是该类患者首位死亡原因；约 20% 的 2 型糖尿病患者累计发生肾病，在死因中列在心脑血管动脉粥样硬化疾病之后。

③糖尿病神经病变：病变可累及神经系统的任何部分，以多发性周围神经病变最常见，通常为对称性，下肢较上肢严重，病情进展缓慢。常见症状为肢端感觉异常，呈手套或短袜状分布，有时痛觉过敏；随后出现肢痛，呈隐痛、刺痛或烧灼样痛，在夜间及寒冷季节加重。

④糖尿病皮肤病变：糖尿病时皮肤改变多种多样，较常见的有糖尿病性大疱病、糖尿病性皮肤病、糖尿病脂性渐进性坏死。

⑤感染：糖尿病患者常发生疖、痈等皮肤化脓性感染，且易反复发生，有时可引起脓毒症。化脓性汗腺炎、皮肤真菌感染较常见。急性气肿性胆囊炎、肺结核等发病率高于非糖尿病人群。

（二）诊断

根据美国糖尿病协会 2020 版糖尿病诊疗标准：正常的空腹血糖范围是 3.89 ~ 6.1mmol/L，超过上限可考虑为糖尿病，但建议复查空腹血糖、糖耐量试验等。如果随机血糖大于等于 11.1mmol/L 可确诊糖尿病（需另一天再次证实，排除应激状态，如感染、外伤）。如果两次空腹血糖大于等于 7.0mmol/L 可确诊糖尿病（需另一天再次证实，排除应激状态，如感染、外伤）。正常人餐后 2h 血糖小于 7.8mmol/L，如果餐后 2h 血糖大于等于 7.8mmol/L，又小于 11.1mmol/L，为糖耐量减低。餐后 2h 血糖大于等于 11.1mmol/L，考虑为糖尿病（需另一天再次证实，排除应激状态，如感染、外伤）。

如受检者无多尿、烦、渴、多饮等糖代谢紊乱症状，血糖测定值仅略高于上述诊断标准，应再查一次血糖，如血糖值仍为临界水平，暂不诊断为糖尿病，一段时间后复查，明确诊断。

确诊糖尿病后，应排除继发性等特异型糖尿病：①弥漫性胰腺病变导致 β 细胞广泛破坏引起的医源性糖尿病；②肝脏疾病所致的肝源性糖尿病；③内分泌疾病，因拮抗胰岛素外周作用（肢端肥大症、库欣综合征、胰高糖素瘤、嗜铬细胞瘤、生长抑素瘤、甲亢）或抑制胰岛素分泌（生长抑素瘤、醛固酮瘤）而导致的糖尿病；④药物对糖代谢的影响，其中长期应用超生理量糖皮质激素最为多见；⑤各种应激和急性疾病时伴有的高血糖症等。只要详细询问病史、全面细致的体格检查，配合必要的实验室检查，一般不难鉴别。

（三）治疗

目前，临床应用的口服降糖药主要有六大类，即磺胺类、双胍类葡糖糖苷酶抑制剂、噻唑烷二酮类、苯甲酸衍生物、非磺胺类促胰岛素分泌剂及其他口服降糖药物。

1. 磺胺类

其作用机制主要是刺激胰岛 β 细胞分泌胰岛素。其降糖作用有赖于尚存在的相当数量（30%以上）的功能 β 细胞，不刺激胰岛素的合成。

适应证：①饮食治疗和体育锻炼不能使血糖获良好控制的 2 型糖尿病患者；②肥胖的 2 型糖尿病患者应用双胍类药物治疗后血糖控制仍不满意或因胃肠道反应不能耐受者；③胰岛素不敏感者可试加用磺胺类，磺胺类继发性失效后可与胰岛素联合治疗，不必停用磺胺类。

2. 双胍类

其作用机制主要是促进无氧糖酵解，增加肌肉等外周组织对葡萄糖的摄取和利用，抑制或延缓葡萄糖在胃肠道的吸收等，改善糖代谢。

主要适应证：①超重或肥胖 2 型糖尿病患者；②磺胺类治疗效果不佳者可加用双胍类；③胰岛素治疗的糖尿病患者，包括 1 型糖尿病，加用双胍类有助于稳定血糖，减少胰岛素用量；④原发性肥胖症，尤其伴多囊卵巢综合征的女性肥胖者。

3. 葡萄糖苷酶抑制剂

α-葡萄糖苷酶抑制剂在小肠黏膜刷状缘竞争性抑制葡萄糖淀粉酶、蔗糖酶、麦芽糖酶和异麦芽糖酶，延缓葡萄糖和果糖等的吸收，可降低餐后血糖。本类药物可用于 2 型糖尿病治疗，单独应用可降低餐后血糖和血清胰岛素水平，与其他口服降糖药联合应用可提高疗效；对于 1 型糖尿病患者或胰岛素治疗的 2 型糖尿病患者，加用本药可改善血糖控制，减少胰岛素用量。

4. 噻唑烷二酮类

本类药物可增强胰岛素在外周组织的敏感性，减轻胰岛素抵抗，为胰岛素增敏剂，主要用于 2 型糖尿病的治疗，尤其适用于存在明显胰岛素抵抗者，可单独使用或与磺胺类胰岛素等合用。本类药物有罗格列酮、环格列酮和吡格列酮等。

5. 苯甲酸衍生物

本类药物是胰岛素促分泌剂，与磺胺类不同的是该类药物不进入细胞。口服后作用快，半衰期短，为速效餐后降糖药。

胰岛素治疗适应于所有 1 型糖尿病和妊娠糖尿病，其中 1 型糖尿病患者要求终生胰岛素治疗。2 型糖尿病患者在临床上根据病变发展过程在临床医生指导下应用胰岛素。

四、健康管理方案与案例

（一） 个体健康管理方案

糖尿病是一种终身疾病，但又是一种可以预防和控制的疾病。糖尿病的防治在重视一级预防的同时，也要重视二、三级预防。

1. 一级预防

糖尿病的一级预防主要针对一般个体，以降低危险因素的流行率。主要措施包括：

（1）健康教育。开展对公众，包括对糖尿病患者及其家属的健康教育，提高全社会对糖尿病防治的知识和技能水平，以改变其不良的生活方式，从而降低糖尿病发病率。

（2）适当的体育锻炼和体力活动。经常性体力活动可以减轻体重，增强心血管系统的功能，预防糖尿病及其并发症。

（3）提倡合理膳食，如避免热量的过多摄入，增加膳食纤维摄入量，不小于纤维14g/1000kcal 能量；饱和脂肪酸摄入占总脂肪酸摄入的30%以下。

（4）戒烟、限酒。

2. 二级预防

预防目的是早发现、早诊断、早治疗，以减少并发症和残疾。主要措施是在高危个体中筛查糖尿病和糖耐量减低者。糖尿病的筛检不仅要查出隐性糖尿病患者、未注意的显性糖尿病患者，而且要查出糖耐量减低者。糖耐量减低是正常和糖尿病之间的过渡状态，其转归具有双向性，既可转为糖尿病，也可转为正常，还有一部分保持糖耐量减低状态（各约占1/3）。具体措施如下。

（1）健康教育：同一般个体健康教育。

（2）加强筛查：在高危个体中定期筛查，以尽早发现糖调节受损。对于一些因大血管病变、高血脂、肥胖及其他与糖尿病有关的疾病住院者，应进行常规筛查。

（3）生活方式干预：以健康饮食和增加身体活动，特别是运动为主要内容的生活方式干预，有助于高危个体预防糖尿病。我国有研究指出，生活方式干预组推荐患者摄入脂肪能量比例<25%的低脂饮食，如果体重减轻的百分比未达到标准，则进行能量限制。结果显示，生活方式干预组中 50%的个体体重减轻了 7%，74%的个体可以坚持每周至少150min 中等强度的运动；生活方式干预 3 年可使糖耐量减低进展为 2 型糖尿病的风险下降58%。因此，在 2 型糖尿病高危个体中，应重点强调生活方式的改变，包括中等的体重减轻（体重的7%）；规律的运动（150min/周）；饮食控制，如减少能量和减少膳食脂肪的摄入，能显著减少发生糖尿病的风险。对于已存在糖调节受损者，通过饮食控制和运动，可减少发生糖尿病的风险。应定期检查血糖，同时密切关注心血管疾病危险因素（如吸烟、高血压和血脂紊乱等），并及时治疗。改变生活方式的干预目标是：①使 BMI 达到或接近 $24kg/m^2$，或体重至少减少 5%。②每日总能量至少减少 400kcal。③食用含完整谷物的食物（占谷物摄入的一半）。增加膳食纤维摄入量，不小于纤维 14g/1000kcal 能量。饱

和脂肪酸摄入占总脂肪酸摄入的30%以下；④运动增加到每周250～300min。⑤戒烟。

3. 三级预防

对糖尿病患者进行规范化的治疗和管理，以控制病情，预防和延缓糖尿病并发症的发生和发展，防治伤残和死亡，提高患者的生活质量。三级预防强调对患者的定期随访。随访的目的在于：

（1）监测血糖和血脂、血压等代谢控制情况。

（2）评估治疗反应，及时调整治疗方案，使血糖等达到控制目标。

（3）对患者的饮食、运动等行为变化进行指导，督促患者采取综合治疗措施。

（4）对易出现并发症的眼、心脏、肾脏、足等进行定期检查，及时发现糖尿病并发症，以采取针对措施，阻止或延缓并发症的发生和发展，提高患者生活质量，延长寿命。要求对所有已确诊的糖尿病患者进行有效管理和定期随访。

（二）社区健康管理方案

1. 健康风险评估

健康风险评估指在收集健康信息的基础上做健康状况评估，并形成具有指导意义、详尽的个体健康分析报告，包括体质评估、心理分析评估、营养状况评估以及影响健康的不利因素分析、已有疾病的治疗和随访应警惕的身体信号、定期检查计划等。

2. 宣传教育

开始在社区规范开展糖尿病知识的宣传教育，提高居民对糖尿病危害的认识。根据糖尿病的治疗原则，编制糖尿病知识手册，在社区内发放和讲解；开办糖尿病防治知识宣传栏；因地制宜、因人而异地改变患者的不良生活方式，纠正其错误的观念及行为。在社区内每季度开展一次科普活动，请糖尿病专科医护人员进行现场咨询和义诊，科普内容包括糖尿病发生的病因及发展过程，主要临床表现及可能的并发症；如何控制饮食及计算食物所含的热量；并发症的预防和处理；降糖药物及胰岛素的应用知识。指导护理技能训练，包括运动疗法、自我监测血糖的方法、胰岛素注射部位的选择、注射方法及注意事项、足部护理方法等。鼓励重症患者记录生活日记，积极参加上级医院组织的糖尿病教育相关专题讲座，鼓励血糖控制较好的患者进行经验分享，同时建议家属陪同学习。

3. 健康管理

（1）糖尿病教育：糖尿病教育的内容包括对医疗保健人员和患者及其家属进行宣传教育，提高医务人员综合防治水平，将科学的糖尿病知识、自我保健技能深入浅出地教给患者，使患者能准确地掌握血糖控制目标值；使患者了解治疗不达标的危害；使患者了解，通过医患长期密切合作，完全可以达到正常的生活质量。

（2）饮食治疗：饮食治疗是糖尿病治疗的基础，应长期严格执行。合理控制能量摄入是首要原则。碳水化合物摄入量通常应占总热量的50%～60%，提倡食用粗制米、面和一定量的杂粮，忌食蔗糖、葡萄糖、蜜糖及其制品。脂肪的摄入量要严格限制在总热量的20%～25%，少食动物脂肪，尽量用植物油代替。一般糖尿病患者（无肾病及特殊需要者）每日蛋白质摄入量占总热量的15%～20%，其中动物蛋白占1/3，以保证必需氨基酸的供给。增加膳食纤维，既能带来饱腹感，又能延缓糖和脂肪的吸收。

（3）体育锻炼：体育锻炼能改善血糖控制，提高胰岛素敏感性。应进行有规律的运动，每天 30～60min，每天一次或每周 4～5 次，活动强度应限于有氧代谢运动，即约为最大氧耗量的 60%，可用运动中脉率进行估算（运动中脉率＝60%最大氧耗量时脉率＝170 － 年龄）。

有下列情况时不宜进行激烈的体育锻炼：1 型糖尿病病情未稳定或伴有慢性并发症者，合并糖尿病肾病者，伴有严重高血压或缺血性心脏病者，伴有眼底病变者，糖尿病足者，脑动脉硬化、严重骨质疏松或机体平衡功能障碍者。

（4）血糖监测：

①糖化血红蛋白：是评价长期血糖控制的金指标，也是指导临床调整治疗方案的重要依据。患者应每 3 个月检测 1 次，达到治疗目标后可每 6 个月检查 1 次。

②自我血糖监测：在家中开展血糖监测，用于了解血糖的控制水平和波动情况。这是调整血糖使其达标的重要措施，也是减少低血糖风险的重要手段，适用于所有糖尿病患者。开始血糖监测前应由医师或护士对糖尿病患者进行监测技术和监测方法的指导。对某些特殊患者更要注意加强血糖监测，如妊娠期接受胰岛素治疗的患者，其血糖控制标准更严，为了使血糖达标，同时减少低血糖的发生次数，应该增加监测频率。

自我血糖监测方案取决于病情、治疗目标和治疗方案。因血糖控制差或病情危重而住院治疗者，应每天监测 4～7 次血糖或根据治疗需要监测血糖，直到血糖得到控制。

对于采用生活方式干预控制糖尿病的患者，可根据需要如每 1～2 周进行 1 天的血糖监测，有目的地了解饮食控制和运动对血糖的影响并调整饮食和运动。

使用口服降糖药者可每周监测 2～4 次空腹和（或）餐后血糖，血糖有波动时可以在就诊前一周内连续监测 2～3 天，每天监测 7 个时间点的血糖（早餐前后、午餐前后、晚餐前后和睡前），便于医生参考和调整药物剂量与品种。

使用胰岛素治疗者可根据胰岛素治疗方案进行相应的血糖监测。使用基础胰岛素的患者应监测空腹血糖，根据空腹血糖调整睡前胰岛素的剂量；使用预混胰岛素者应监测空腹和晚餐前血糖，根据空腹血糖调整晚餐前胰岛素剂量，根据晚餐前血糖调整早餐前胰岛素剂量；使用餐时胰岛素者应监测餐后血糖或餐前血糖，并根据餐后血糖和下一餐前血糖调整上一餐前的胰岛素剂量。

（三）案例

1. 基本情况

某院 2012 年 12 月至 2016 年 3 月收治了 92 例符合 1999 年世界卫生组织制定的糖尿病诊断及分型标准的患者，将其随机分为 2 组，每组各 46 例。其中，对照组男 27 例、女 19 例；年龄 60～82 岁，平均年龄（73.46 ± 3.2）岁；病程 6 个月至 2 年，平均病程为（11.41 ± 4.58）个月；空腹血糖 10.71（3.04）mmol/L，餐后 2h 血糖（15.53 ± 4.76）mmol/L。观察组男 24 例、女 22 例；年龄 60～81 岁，平均年龄（70.26 ± 3.21）岁；病程 7 个月至 2 年，平均病程为（11.38 ± 4.51）个月；空腹血糖 10.26（2.97）mmol/L，餐后2h血糖16.01（4.62）mmol/L。两组患者年龄、性别、病程、血糖水平等一般资料比较差异无统计学意义（$P > 0.05$），可以进行比较分析。所有患者均坚持饮食控制及运动治疗并在此基础上加用药物治疗，其中对照组给予常规管理，观察组给予全程健康管理。

2. 管理方案

（1）健康教育：向患者讲解糖尿病的相关知识，包括糖尿病的发病机理、治疗方法、预后处理、并发症以及注意事项等。因所有患者均为老年人，其记忆力、理解力均较成年人差，所以在讲解过程中应反复复述，以让患者充分了解糖尿病的性质及其发生、发展的规律和定期监测血糖的重要性。

（2）心理指导：心理学家认为，心理因素的变化与疾病的治疗及康复存在着密切的联系。由于糖尿病均属慢性病，患者病程较长、痛苦大，且恢复较慢，易使患者产生紧张、焦虑、恐惧等反应，严重影响患者的治疗及预后。因而，护理人员应热情对待患者，耐心向患者说明糖尿病的病因病机、相关因素、注意事项、病理过程以及防治方法等，并运用鼓励、诱导等方式，给予患者安慰及抚慰，鼓励其以乐观的态度面对疾病，从而使患者积极配合医生的治疗及护理的安排，达到早日治愈的目的。

（3）饮食指导：有效地控制饮食是糖尿病的基本治疗措施，不论糖尿病类型、病情轻重、有无并发症，都应该严格控制饮食。此类患者进餐要准时定量，这样血糖的浓度波动小，有利于胰岛功能的改善。同时，应根据病情及患者的个体需求，帮助每位患者制定合理食谱。此类患者应禁食动物肝脏、动物脂肪、蛋黄；选择高维生素、高蛋白、低热量、清淡、易消化的食物，每天摄入热量随体重增减而变动。同时，配合降糖药及胰岛素等药物治疗，使血糖控制在正常水平。

（4）用药指导：建立患者的用药档案，让患者熟悉并掌握自己用药的名称、数量、时间及注意事项。对使用口服降糖药的患者，应向患者说明用药的时间是餐前、餐中还是餐后。例如，双胍类药物胃肠反应比较明显，可在进餐时或餐后服用，而磺胺类药物刺激胰岛素的分泌，适合餐前服用。同时，教会患者胰岛素的注射部位和方法，并告知患者要严格无菌操作。

（5）运动指导：患者在病情稳定、心功能良好、无出血倾向时应及早锻炼，以增加葡萄糖的摄取量，降低血糖，增加肌肉等末梢组织对胰岛素的敏感性，减少胰岛素的需求量，从而提高肌力和肌持久力。可以练习八段锦、太极拳等运动来调节机体的代谢。

3. 效果评价

评价标准：将空腹血糖水平小于6mmol/L、餐后2h血糖水平小于8mmol/L视为达标，患者血糖水平小于40mmol/L时诊断为低血糖。

进行为期1年的健康管理后：①2组患者血糖水平均有所下降，但观察组血糖水平下降显著，均达到标准，与对照组的差异具有统计学意义。②2组患者健康管理后，观察组发生并发症6例，观察组并发症的发生率为13.04%；对照组发生并发症14例，并发症发生率为30.43%。

第五节　冠心病

一、概念、发病机理、流行病学与危险因素

（一）　概念与发病机理

冠状动脉粥样硬化性心脏病，简称冠心病（coronaryheart disease，CHD）或缺血性心脏病（ischemic heat disease），指由于冠状动脉粥样硬化使管腔狭窄或阻塞导致心肌缺血、缺氧而引起的心脏病，为动脉粥样硬化导致器官病变的最常见类型。近年来临床趋于将本病分为以下两大类。

（1）慢性心肌缺血综合征（chronic myocardlal ischemic syndrome），包括隐匿型冠心病、稳定型心绞痛和缺血性心肌病等。

（2）急性冠状动脉综合征（acute coronary syndrome，ACS），包括非 ST 段抬高型 ACS（NSTE－ACS）和 ST 段抬高型 ACS（STE－ACS）两大类。前者包括不稳定型心绞痛（unstable angina，UA）、非 ST 段抬高型心肌梗死（non－ST－segment elevation myocardial infarction，NSTEMI），后者主要是 ST 段抬高型心肌梗死（ST segment elevation myocardial infarction，STEMI）。当冠状动脉的供血与心肌的需血之间发生矛盾时，冠状动脉血流量不能满足心肌代谢的需要，会引起心肌急剧的、暂时的缺血缺氧，发生心绞痛。

心肌氧耗量主要由心肌张力、心肌收缩强度和心率所决定，故常将"心率×收缩压"（二重乘积）作为估计心肌氧耗的指标。在正常情况下，冠状循环有很大的储备力量，其血流量可随身体的生理情况而有显著的变化；在剧烈体力活动时，冠状动脉适当地扩张，血流量可增加到休息时的 6～7 倍。缺氧时，冠状动脉也会扩张，能使血流量增加 4～5 倍。动脉粥样硬化而致冠状动脉狭窄或部分分支闭塞时，其扩张性减弱、血流量减少，且对心肌的血液供应如减低到尚且能应付心脏平时需要时，则休息可无症状。一旦心脏负荷突然增加，如劳累、激动、左心衰竭等，使心肌张力增加、心肌收缩力增加和心率增快等而致心肌氧耗量增加时，心肌对血液的需求增加，而冠脉的供血已不能相应增加，便会引起心绞痛。在多数情况下，劳力诱发的心绞痛常在同一"心衰×收缩压"的水平上发生。

（二）　流行病学

2013 年《柳叶刀》研究数据显示，1990 年全球及中国脑卒中死亡率分别为 106/10 万与 167/10 万，2010 年时分别为 884/10 万与 127/10 万，20 年间死亡率分别下降 17% 与 239%，但 2010 年时中国年龄标化后脑卒中死亡率依然高于 1990 年的全球平均水平。就具体人数而言，20 年间全球脑血管病死亡人数增加 26%，中国增加 29%，中国脑卒中死

亡人数占全球的 29.4%，即中国死亡人数的变化将对全球死亡人数造成大幅影响；20 年间全球冠心病死亡人数增加 34.9%，中国增加 12.03%，中国冠心病死亡人数占全球的 13%。1990 年全球与中国冠心病死亡率分别为 13.13/10 万与 557/10 万，2010 年时分别为 1057/10 万与 701/10 万，20 年间全球冠心病死亡率下降 20%，中国上升 3.16%。

（三）危险因素

1. 高血压

当高血压、高血脂和吸烟这 3 个危险因素中的 2 个或者以上因素同时存在时，其致冠心病的协同作用是单一因素作用的 4~9 倍。血压升高可导致血管壁结构改变，加速动脉和小动脉粥样硬化，使患者血管壁的阻塞和斑块的破溃较血压正常者可提早 20 年。

2. 高胆固醇血症

人群的长期观察和大量动物实验结果已证明血脂异常能引起心脏和大血管硬化性疾病。Framingham 的研究确定导致动脉粥样硬化的因素有血脂、血压、血糖和纤维蛋白原。冠心病发病与 LDL-C 升高呈正相关，与 HDL-C 升高呈负相关，而 TC 与 HDL-C 的比值升高是评价动脉粥样硬化危险的有效指标。然而，血浆三酰甘油是否为冠心病危险因素一直存在争论。Framingham 的研究结果至少可以肯定高 TG 伴低 HDL-C 时，冠心病危险性明显增加。高 TG 可引起 HDL-C 降低，小而密低密度脂蛋白（SD LDL）升高，三者在代谢上联系密切，称为粥样硬化性脂蛋白表型或脂质三联症，是具有高度致动脉粥样硬化的脂质紊乱状态。

3. 糖尿病

Framingham 的研究显示：男女各年龄组糖尿病患者心血管病发病率都高于非糖尿病患者，且年龄相同的情况下，不吸烟的男性糖尿病患者血栓性脑梗死冠心病和心血管病死亡率是对照组的 2 倍，女性为 3 倍。

4. 吸烟

美国、加拿大、英国和瑞典 1200 万人的观察结果表明，男性中吸烟者的总死亡率、心血管发病率和死亡率比不吸烟者增加 16 倍。

5. 不健康饮食进食

过多的脂肪糖或盐摄入、水果和蔬菜摄入不足等因素会导致肥胖。随着体重的增加，血压、血脂、血糖、血清胰岛素等促进动脉粥样硬化的因素水平均升高，保护因素 HDL-C 水平则下降，从而增加了心血管疾病发病和死亡的危险。

6. 其他

缺乏体力活动；脑力活动紧张；经常有工作压迫感；遗传因素（家族中有在年轻时患冠心病者，其近亲得病的机会是这种情况者的 5 倍）；性情急躁、好胜心和竞争心强，不善于劳逸结合的 A 型性格者等。

二、风险评估

以下结合实例介绍中国缺血性心血管疾病危险评估模型的操作。

案例:

张某,女,大学学历,52 岁。2 年前退休后赋闲在家,退休前在一建筑公司从事会计工作 20 多年。自述从 26 岁生小孩后,体形渐胖,33 岁左右血压波动不稳,36 岁在医院体检时发现血压升高,多年来收缩压一直维持在 140~150mmHg,舒张压维持在 80~85mmHg,偶尔超过 90mmHg。由于没有明显头疼头晕现象,一直没有正规治疗,也未服降压药。去年开始时感头痛头晕,面部潮红,收缩压升高到 150mmHg 以上,舒张压升高到 90~95mmHg,快速走路时感到胸闷、气短。于是她到某健康管理中心进行体检并咨询,要求对心血管系统做一次全面检查并制订相应的干预方案。

当我们对一个患者进行综合风险评估时,必须尽可能详尽地了解其家族史、既往疾病史、生活习惯及爱好,这些信息将直接关系到疾病风险评估的方向和评估的正确性。经询问得知,张女士性格较内向,平时很少参加社交活动和体育锻炼,遇事爱斤斤计较,经常与同事和邻居产生小摩擦,有时还爱生闷气。平时不抽烟,很少饮酒,但爱吃油腻和红烧食物,做菜加油较多;家族近亲无高血压、糖尿病患者。经查,其身高 156cm,体重 72kg,BMI 为 29.59,腰围 86cm,血压 156mmHg/94mmHg。该个体长久从事久坐少动职业,平时体力活动和体育锻炼较少,具有高血压和肥胖特点。由于最近走路时经常发生胸闷和气短,我们怀疑该个体可能已经有比较严重的动脉粥样硬化,甚至可能已经形成冠心病,同时可能患有糖耐量受损或糖尿病,心、脑、肾等重要器官的功能也可能受到影响。根据该个体的具体情况,我们可通过专项体检评估其近期和远期的心血管疾病风险。

根据国人缺血性疾病 10 年发病危险评估计算该个体的心血管疾病发病绝对风险,具体包括以下 8 步。

第一步:女性年龄 52 岁,得 3 分;

第二步:收缩压 156mmHg,得 2 分;

第三步:体质指数(BMI)29.59,得 2 分;

第四步:不吸烟,得 0 分;

第五步:无糖尿病,得 0 分;

第六步:血清总胆固醇 24.67mg/dl,得 1 分;

第七步:总得分 8 分;

第八步:10 年缺血性心血管疾病的绝对发病风险是 5.4%,而同年龄段女性最低发病风险是 0.3%,平均发病风险是 0.6%,因此该个体 10 年缺血性心血管疾病发病绝对风险是同性别同年龄段最低风险的 18 倍、平均风险的 6 倍。

三、临床表现、诊断与治疗

(一)临床表现与诊断

1. 慢性心肌缺血综合征

(1)稳定型心绞痛:即稳定型劳力性心绞痛,是最常见的心绞痛,指由心肌缺血缺氧引起的典型心绞痛。其临床表现为病情在1~3个月内相对稳定，即每日和每周疼痛发作次数大致相同，诱发疼痛的劳力和情绪激动程度相同，每次发作疼痛的性质和疼痛部位无改变，疼痛时限相仿，用硝酸甘油后也在短时间内产生疗效。

典型稳定型心绞痛发作是劳累时突然发生的位于胸骨体上段或中段之后的压榨性、闷胀性或窒息性疼痛，亦可能波及大部分心前区，放射至左肩、左上肢前内侧，达无名指和小指，范围有手掌大小，偶尔可伴有濒死的恐惧感，严重时还可能出汗，往往迫使患者立即停止活动。疼痛通常持续1~5min，很少超过15min；休息或含用硝酸甘油片，在1~2min内（很少超过5min）消失；常在体力劳累、情绪激动、受寒、饱食、吸烟时发生，贫血、心动过速或休克亦可诱发。不典型的心绞痛，疼痛可能位于胸骨下段，左心前区或上腹部，放射至颈、下颌、左肩胛部或右前胸，疼痛很轻或仅有左前胸不适或有发闷感。

根据典型的发作特点和体征，含服硝酸甘油后缓解，结合年龄和存在冠心病危险因素，排除其他原因所致的心绞痛，一般即可确立诊断。体格检查对稳定型心绞痛的诊断无重要价值，但可发现基础心脏病的线索。心电图检查是诊断心肌缺血最常用的无创性检查方法。放射性核素心脏显像包括心肌灌注显像、心室腔显像、心肌代谢显像等，有助于判断心肌缺血或坏死。超声心电图检查可通过观察室壁运动有无异常、心腔形态的变化、心室的射血分数等来判断心肌缺血。磁共振显像可同时获得心脏解剖、心肌灌注与代谢、心室功能及冠状动脉成像的信息。心脏X线片可有异常发现或见主动脉增宽、心影增大、肺充血等。CT血管造影近年来应用广泛，在条件控制良好的情况下，其诊断准确率可达90%及以上。

（2）隐匿型冠心病（latent coronary heart disease）：是无临床症状但有心肌缺血客观证据（心电活动、心肌血流灌注及心肌代谢等异常）的冠心病，亦称为无症状性冠心病。其有3种临床类型：①患者有由冠脉狭窄引起心肌缺血的客观证据，但无心肌缺血的症状；②患者曾患心肌梗死，现有心肌缺血现象但无心绞痛症状；③患者有心肌缺血发作但有些有症状，有些则没症状，此类患者临床最多见。

其主要根据静息、动态或负荷试验的心电图检查，进行选择性冠状动脉造影检查或再加作血管内超声显像可确立诊断。

（3）缺血性心肌病（ischemic cardiomyopathy，ICM）：是指由于长期心肌缺血导致心肌局限性或弥漫性纤维化，从而产生心脏收缩和（或）舒张功能受损，引起心脏扩大或僵硬、充血性心力衰竭、心律失常等一系列临床表现的综合征。虽然其临床表现与特发性扩张型心肌病相似，但在本质上，ICM是一种由冠状动脉供血减少引起的严重心肌功能失常。

ICM临床表现主要为心力衰竭、心绞痛、心脏增大、心律失常、血栓和栓塞。心力衰竭的表现多为逐渐发生，大多出现左心衰竭，在心肌肥厚阶段，心脏顺应性降低，引起舒张功能不全。随着病情的发展，收缩功能也衰竭，以致右心衰竭，出现相应的症状和体征。随着心力衰竭症状的日渐突出，心绞痛发作次数逐渐减少甚至完全消失；心脏逐渐增大，以左心室增大为主，可先肥厚，以后扩大，后期则两侧心脏均扩大；出现各种心律失常，这些心律失常一旦出现常持续存在，其中以房早、室早、心房颤动和束支传导阻滞为多见。血栓和栓塞则在发生心力衰竭时常见，栓子脱落后易发生肺、脑栓塞。

临床上主要依靠动脉粥样硬化摒除可引起心脏扩大、心力衰竭和心律失常等其他器质性心脏病。有以下表现者应考虑ICM：①心脏有明显扩大，以左心室扩大为主；②超声心电图有心功能不全征象；③冠状动脉造影发现多冠状动脉狭窄病变。

2. 急性冠状动脉综合征

急性冠状动脉综合征指冠心病中急性发病的临床类型，包括非ST段抬高型心肌梗死和不稳定型心绞痛、ST段抬高型心肌梗死。

（1）非ST段抬高型心肌梗死（非ST段抬高型急性冠状动脉综合征）和不稳定型心绞痛：不稳定型心绞痛（UA）是在粥样硬化病变的基础上，发生了冠状动脉内膜F出血、斑块破裂、破损处血小板与纤维蛋白凝集形成血栓冠状动脉痉挛以及远端小血管栓塞引起的急性或亚急性心肌供氧减少所致。它是ACS中的常见类型。UA的临床表现一般具有以下3个特征之一：①静息时或夜间发生心绞痛常持续2min以上；②新近发生的心绞痛（病程在2个月内）且程度严重；③近期心绞痛逐渐加重（包括发作的频度、持续时间、严重程度和疼痛放射到新的部位）。发作时有出汗、皮肤苍白、湿冷、恶心、呕吐、心动过速、呼吸困难、出现第三或第四心音等表现，而原来可以缓解心绞痛的措施此时变得无效或不完全有效。不稳定型心绞痛和非ST段抬高型心肌梗死中较少有严重的左心室功能不全所致的低血压（心源性休克）。

（2）ST段抬高型心肌梗死：按临床过程和心电图的表现，本病可分为急性演变期和慢性三期，但临床症状主要出现在急性期中，部分患者还有一些先兆表现。诱发因素：多在冬、春季发病，与气候寒冷、气温变化大有关；常在安静或睡眠时发病，以清晨6时至午间12时发病最多。剧烈运动、过重的体力劳动、创伤、情绪激动、精神紧张或饱餐、急性失血、休克、发热、心动过速等引起的心肌耗氧量增加、血供减少都可能是其诱因。主要症状有：①疼痛，是最先出现的症状。疼痛部位和性质与心绞痛相同，但疼痛程度较重，范围较广，持续时间可长达数小时或数天，休息或含服硝酸甘油片多不能缓解，患者常烦躁不安、出汗恐惧，有濒死之感。②发热，伴有心动过速，白细胞、红细胞血沉（ESR）增快等，由坏死物质吸收所引起。一般在疼痛发生后24~48h出现，程度与梗死范围常呈正相关，体温一般在38℃以下，很少有超过39℃，持续1周左右。③胃肠道症状，有约1/3患者在发病早期伴有恶心、呕吐和上腹胀痛，与迷走神经受坏死心肌刺激和新排量降低组织灌注不足等有关；肠胀气也不少见，重症者可发生呃逆。④多发于起病后1~2周，尤以24h内最多见。急性期心律失常通常为基础病变严重的表现，如持续心肌缺血泵衰竭或电解质紊乱、自主神经功能紊乱、低氧血症或酸碱平衡失调。⑤低血压和休克。患者会有烦躁不安、面色苍白、皮肤湿冷、脉细而快、大汗淋漓、尿量减少（<20mL/h），意识迟钝，意识晕厥。⑥心力衰竭，主要为急性左心衰竭，在起病最初数日内发生或在疼痛休克好转阶段出现，为梗死后心脏舒缩力显著减弱或不协调所致，发生率为20%~48%。患者出现呼吸困难、咳嗽、发绀、烦躁等症状，严重时发生肺水肿或进而发生右心衰竭的现象，出现静脉怒张、肝肿痛和水肿等。右心室心肌梗死者，一开始即可出现右心衰竭的表现。

诊断：依据典型的临床表现、特征性的心电图改变、血清心肌坏死物水平动态改变可确诊。

（二）治疗

（1）药物治疗：目前临床应用的主要有以下几大类。

①硝酸酯类化合物：常用药物有硝酸甘油、硝酸异山梨酯（异山梨酯）5-单硝酸异山梨酯、戊四硝酯制剂（硝酸甘油油膏或橡皮膏贴片）等。

②β受体阻滞剂：常用药物有如美托洛尔、阿替洛尔、比索洛尔和兼有α受体阻滞作用的卡维地洛、阿罗洛尔等。

③钙通道阻滞剂：常用药物有维拉帕米、硝苯地平、硝苯地平控释剂（拜新同）、苯磺酸氨氯地平（络活喜）、地尔硫卓（合心爽）等。

④血管紧张素转换酶抑制剂/醛固酮受体拮抗剂：常用药物有依那普利、贝那普利、雷米普利、福辛普利等。用药过程中要注意防止血压偏低，如出现明显的干咳副作用，可改用血管紧张素受体拮抗剂（沙坦类）。

⑤抗栓（凝）药物：常用药物有阿司匹林、氯吡格雷（波立维）、阿昔单抗、前列环素、前列腺素E等。

（2）介入治疗：介入治疗创伤小、恢复快，能迅速解决冠状动脉狭窄，缓解心肌缺血，改善生活质量。其缺点是花费大，部分患者不适合做介入治疗，部分患者会出现扩开的血管再次狭窄。

（3）冠状动脉外科旁路术（搭桥术）：该方法效果可靠，但费用高，且需开胸手术，创伤较大，恢复时间较长。

四、健康管理方案与案例

（一）个体健康管理方案

为改善冠心病患者的长期预后，除了在急性期积极治疗外，平时的健康管理也尤为重要，即冠心病的二级预防。冠心病的二级预防可减少动脉粥样硬化的危险因素，延缓和逆转冠状动脉病变的进展，防治斑块不稳定等所致的急性冠脉事件，从而大大降低心血管疾病致残率和病死率。管理措施如下。

1. 戒烟

吸烟（包括被动吸烟）会导致冠状动脉痉挛，降低β受体阻断药的抗缺血作用，成倍增加心肌梗死后的病死率。戒烟1年能降低再梗死率和病死率。

2. 运动和控制体重

患者出院前应做运动耐量评估，并制订个体化体力运动方案。对于所有病情稳定的患者，建议每日进行30~60min中等强度的有氧运动（如快跑、行走等），每周至少坚持5天，通过控制饮食与增加运动将体重指数控制在24kg/m² 以下。这里要注意的是，运动训练要注意个体化和循序渐进，从轻度运动开始，逐渐加大运动量，绝不能勉强。如果运动后感觉头晕、心悸、气促、虚弱等，说明运动量过大，应减量或暂停运动，以避免过度劳累而诱发心绞痛、心律失常，甚至猝死。运动时应随身携带硝酸甘油制剂或冠心病保健盒，以备急用和防意外。

不稳定型心绞痛严重心力衰竭和心律失常型冠心病及急性心梗后的高危患者，病情尚未控制到理想水平时暂时不宜进行运动，待病情稳定后，必须在医护人员的指导下从低运动量开始运动。

3. 控制血压

对于一般患者，应将血压控制于 140mmHg/90mmHg；对合并慢性肾性病患者，应将其血压控制于 <130mmHg/80mmHg。血压水平过高或过低均可对冠心病预后产生不利影响，因此在保证血压（特别是收缩压）达标的前提下，需避免患者舒张压水平 <60mmHg。

治疗性生活方式改善应被视为降压治疗的基石。经过有效改善生活方式后，若血压仍未能达到目标值以下，则应及时启动降压药物治疗，此类患者宜首选 β 受体阻断药和（或）ACEI 治疗，必要时可考虑服用小剂量噻嗪类利尿等药物。

调脂治疗，所有患者无论血脂水平如何，若无禁忌证或不能耐受均应坚持使用他汀类药物，将低密度脂蛋白胆固醇控制在 <260mmol/L（100mg/dl），并可考虑达到更低的目标值 [<208mmol/L（80mg/dl）]。若应用较大剂量他汀类治疗后其 LDL－C 不能达标或胆固醇水平已达标，但三酰甘油增高，可考虑联合应用其他种类调脂药物（胆固醇吸收抑制剂、烟酸或贝特类药物）。

血糖管理，对所有患者均应常规检测空腹和餐后血糖。对于确诊糖尿病的患者，在积极控制饮食并改善生活方式的同时，可考虑应用降糖药物治疗；对于糖化血红蛋白控制在 7% 以下，但一般状况较差、糖尿病病史较长、年龄较大时，宜将糖化血红蛋白控制在 7%～8%。

4. 心理指导

冠心病患者的心理反应是极其复杂的，焦虑、抑郁、急躁、恐惧和失望是最常见的心理障碍，这些心理障碍可使体内儿茶酚胺释放增多、心率加快，心脏负担加重，诱发和加重病情，从而直接影响疾病的发生、发展和预后。因此，对冠心病患者实施心理指导具有重要意义，主要措施包括：①理解和沟通，了解其心理问题，采取疏导、支持、安慰、帮助、鼓励等措施，引导患者以积极的态度和良好的情绪对待疾病，树立战胜疾病的勇气和信心。②采用缓解负性情绪的方法和谐施，包括放松训练和音乐疗法等。③进行心理行为治疗。④建立良好的家庭环境，给患者提供心理支持。对冠心病患者的心理支持是让其更多地了解心理健康对疾病的重要性，加强自我心理调节能力。

（二）社区健康管理方案

冠心病健康管理团队的主要成员应包括执业医师、高血压教员（教育护士）、营养师、运动康复师、患者及其家属，必要时还可增加心血管、血管外科和心理学医师。社区应逐步建立定期随访和评估系统，以确保所有患者都能进行咨询并得到及时的正确指导。成立宣讲组织，定期举行健康教育讲座。

教育内容涵盖冠心病高危人群的预防教育与冠心病患者的健康管理教育，包括：①冠心病的流行病学；②冠心病的危害；③冠心病的病因及危险因素；④冠心病紧急求救、发病进程及危害；⑤冠心病的日常预防；⑥冠心病的排查与诊断；⑦个体化的治疗目标、个体化的生活方式干预措施和饮食计划、规律运动和运动处方等；⑧定期随访，专职人员借助各种渠道，如电话、网络等对冠心病患者进行随访，了解患者病情变化，及时纠正和干预患者不良行为。

（三）案例

1. 基本情况

对某单位 2013 年 380 名职工体检结果进行筛查，选择其中 50 名冠心病高危职工开展为期 1 年的冠心病一级预防健康宣教工作，记录干预前一年及干预后职工心绞痛发作频率、新增冠心病患者。

2. 管理方案

冠心病一级预防旨在减少人群总体的行为危险因素，并积极治疗高危个体，防止其发展为疾病，即改变不良生活习惯（戒烟限酒、合理饮食、坚持有氧运动、保持心理平衡）；定期监测血压、血脂、血糖、体重，发现异常及时进行纠正，将它们控制在目标范围内。具体管理内容如下。

（1）改变不良生活习惯。

①戒烟。

②饮食平衡：尽量避免摄入过多的动物脂肪及胆固醇含量高的食物，适当减少主食量，总量控制八分饱，不要暴饮暴食。保持低盐和高纤维素，多食用蔬菜、水果和豆制品，避免体重增加和体内胆固醇的异常增高。

③适量运动：步行是很好的有氧代谢运动，可减重瘦身、利睡眠，对调节血脂、预防动脉粥样硬化有很好的作用。每天应该坚持步行不少于 1h 或 6000 步。

（2）定期检测血压、血脂、血糖、体重，发现异常及时纠正。

①降低血压。

②降低血清胆固醇：实验表明，只有维持较长时间的理想胆固醇水平，才能达到预防冠心病的发病或不加重冠心病的目的。建议主要通过非药物途径预防血脂升高。

③控制体重：主要是减少热量的摄入和增加运动量，超重和肥胖者应减少热量，但通过极低的热量或完全饥饿以达到迅速减重的方法是不可取的。

（3）定期随诊，电话回访，登记详细疾病信息。

3. 效果评价

在进行期 1 年的健康管理工作后，干预结果良好。380 名员工未发现新增冠心病个案，相比干预前心绞痛频率下降 36%。

第六节　高血压

一、概念、发病机理、流行病学与危险因素

（一）　概念与发病机理

原发性高血压是以血压升高为主要临床表现，伴或不伴有多种心血管危险因素的综合征，通常简称为高血压。高血压是多种心脑血管疾病的重要病因和危险因素，影响重要脏器，如心、脑、肾的结构与功能，最终导致这些器官的功能衰竭，迄今仍是心血管疾病死亡的主要原因之一。

高血压的发病机理，即遗传因素与环境因素通过什么途径和环节升高血压，至今还没有一个完整统一的认识。从血流动力学角度，血压主要取决于心排出量和体循环周围血管阻力，平均动脉血压（MBP）＝合排血量（CO）×总外周血管阻力（PR）。高血压的血流动力学特征主要是总外周血管阻力相对或绝对增高。目前高血压的发病机理较集中在以下几个环节。

1. 肾素－血管紧张素——醛固酮系统（RAAS）激活

体内存在循环及局部两种 RAAS 系统。循环 RAAS 系统主要由肾灌注减低或肾缺血而被激活。肾素由肾小球入球动脉球旁细胞分泌，而后使肝脏的血管紧张素原变为血管紧张素Ⅰ，再经血管紧张素转换酶的作用变为血管紧张素Ⅰ（ATⅠ）。ATⅠ升高可使血压升高。最近几年发现，心脏、肾脏、肾上腺、中枢神经、血管壁等均有局部的 RAS，通过旁分泌或自分泌调节组织功能。这对血压的调节可能具有较强的作用。

2. 交感神经系统活性亢进

大脑皮质受外界及内在环境的长期不良刺激，其兴奋与抑制过程平衡失调，对皮质下中枢的调节失控，使交感神经活动增强。儿茶酚胺类介质的释放使小动脉收缩，并继发引起血管平滑肌增生，肾素释放增多。这些因素促使血压升高，并持续处于高压状态。

3. 钠潴留

高钠饮食可使某些体内有遗传性钠运转缺陷的患者血压升高。首先，钠摄入过多可使水、钠潴留，血容量增多、心排血量增加，以致血压升高。其次，由于血管平滑肌细胞内钠离子水平增高，细胞内钙离子水平增高，使小动脉收缩，外周阻力增高，造成高血压。最后，心钠素增高，影响钠排出，也导致高血压形成。

4. 血管内皮功能受损

血管内皮细胞具有调节血管舒缩、影响血流、调节血管重建的功能。血管内皮细胞生成的活性物质对血管舒缩等有调节作用。引起血管舒张的物质有前列环素（PGI）、内皮

源性舒张因子（EDRF）、一氧化氮（NO）等；引起血管收缩的物质有内皮素（ET-1）、血管紧张素Ⅱ等。

5. 胰岛素抵抗

大多数高血压患者空腹胰岛素水平增高，糖耐量不同程度降低，提示有胰岛素抵抗。胰岛素抵抗通过下列机理使血压升高：①肾小管对钠的重吸收增加；②增强交感神经活动；③使细胞内钠、钙增加；④刺激血管壁增生。

（二）流行病学

高血压患病率和发病率在不同国家地区或种族之间有差别，工业化国家较发展中国家高，高血压患病率、发病率及血压水平随年龄增加而升高。中国高血压调查最新数据显示，2012—2015 年我国 18 岁及以上居民高血压患病粗率为 27.9%（标化率 23.2%），与 1958—1959 年、1979—1980 年、1991 年、2002 年和 2012 年进行过的 5 次全国范围内的高血压抽样调查相比，虽然各次调查总人数、年龄和诊断标准不完全一致，但患病率总体呈增高的趋势。据《健康中国行动（2019—2030 年）》和国家心血管病中心发布的《中国心血管病报告 2018》数据显示，我国现有高血压患者 2.7 亿人，18 岁及以上居民高血压患病率为 25.2%，18 岁以上人群高血压的知晓率、治疗率和控制率分别为 51.5%、46.1% 和 16.9%，较 1991 年和 2002 年明显增高。流行病学调查显示，我国高血压患病率和流行存在地区、城乡和民族差别，北方高于南方，华北和东北属于高发区；沿海高于内地；城市高于农村；高原少数民族地区患病率较高。

（三）危险因素

1. 肥胖

体重指数增加是高血压最危险的因素。肥胖不仅引起血脂异常，长期肥胖也引起动脉硬化，血液黏稠度升高，血流阻力增加，造成高血压。

2. 饮食

摄入过多的食盐，可导致高血压。此外，钾和钙食量过低，优质蛋白质的摄入不足，也是血压升高的原因。

3. 年龄

年龄与高血压关系也很大。就总人群来说，每增加 10 岁，高血压发病的相对危险性就增加 293%～425%。

4. 精神紧张

长期精神紧张、愤怒、烦恼、环境的恶性刺激（如噪声），均可导致高血压的发生。

5. 遗传因素

大量的临床资料证明，高血压与遗传因素有关。例如，父母均患高血压，其子女的高血压发生率可达 46%；父母中一人患高血压，子女高血压发生率为 28%；父母血压正常，子女高血压发生率仅为 3%。

6. 饮酒

过量饮酒也是高血压发病的危险因素，人群高血压患病率随饮酒量增加而升高。

长期少量饮酒会使血压轻度升高，过量饮酒则使血压明显升高。

具有以上危险因素的人群可视为高血压高危人群。

二、风险评估

由于高血压本身属于心血管疾病的危险因素之一，一般评估主要侧重于高血压患者的心血管风险水平。根据《中国高血压基层管理指南》（2019 年修订版），确定高血压患者心血管风险水平分层。

三、临床表现、诊断与治疗

（一）临床表现

1. 症状

大多数起病缓慢、渐进，缺乏特殊的临床表现。约 1/5 患者无症状，仅在测量血压时或发生心、脑、肾等并发症时才被发现。一般常见症状有头晕、头痛、颈项板紧、疲劳、心悸等，呈轻度持续性，多数症状可自行缓解，在紧张或劳累后加重，也可能出现视力模糊、鼻出血等较重症状。这些症状与血压水平有一定的关联，由高血压性血管痉挛或扩张所致。典型的高血压头痛在血压下降后即可消失。高血压患者可同时合并其他原因造成的头痛，往往与血压无关，如精神焦虑性头痛、偏头痛、青光眼等。如果突然发生严重眩晕，要注意可能是短暂性脑缺血发作或者过度降压、直立性低血压，这在高血压合并动脉粥样硬化、心功能减退者中容易发生。高血压患者还可以出现受累器官的症状，如胸闷、气短、心绞痛、多尿等。

2. 体征

血压随季节、昼夜情绪等因素有较大波动。例如，冬季血压较高，夏季较低；血压也有明显昼夜波动，一般夜间血压较低，清晨起床活动后血压迅速升高，形成清晨血压高峰。患者在家中的自测血压值往往低于诊所测血压值。

高血压时体征一般较少。周围血管搏动、血管杂音、心脏杂音等是重点检查的项目。常见的并应重视的部位是颈部、背部两侧肋脊角、上腹部脐两侧、腰部肋脊处的血管杂音。血管杂音往往表示管腔内血流紊乱，与管腔大小、血流速度、血液黏度等因素有关提示存在血管狭窄，不完全性阻塞或者代偿性血流量增多、加快，如肾血管性高血压，大动脉炎、主动脉狭窄、粥样斑块阻塞等。肾动脉狭窄的血管杂音常向腹两侧传导，大多具有舒张期成分。心脏听诊可有主动脉瓣区第二心音亢进、收缩期杂音或收缩早期咔嚓音。

有些体征常提示继发性高血压的存在，如腰部肿块提示多囊肾或嗜铬细胞瘤；股动脉搏动延迟出现或缺如，并且下肢血压明显低于上肢，提示主动脉缩窄；向心性肥胖、紫纹与多毛，提示 Cushing 综合征（率欣综合征）。

3. 高血压危重症

（1）恶性高血压：少数患者病情急骤发展，舒张压持续 ≥130mmHg，并有头痛、视力模糊、眼底出血、渗出和乳头水肿，肾脏损害突出，持续蛋白尿、血尿与管型尿。病情进展迅速，如不及时有效进行降压治疗，预后很差，患者常死于肾衰竭、脑卒中或心力衰竭。恶性高血压在病理上以肾小动脉纤维样坏死为特征，发病机理尚不清楚，部分患者继发于严重肾动脉狭窄。

（2）高血压危象：因紧张、疲劳、寒冷、嗜铬细胞瘤发作、突然停服降压药等，小动脉发生强烈痉挛，血压急剧上升，影响重要脏器血液供应而产生危急症状。在高血压早期与晚期均可发生。危象发生时，出现头痛、烦躁、眩晕、恶心、呕吐、心悸、气急及视力模糊等严重症状，并伴有动脉痉挛（椎基动脉、颈内动脉、视网膜动脉、冠状动脉等）累及相应的靶器官缺血症状。

（3）高血压脑病：发生在重症高血压患者中，由于过高的血压突破了脑血流自动调节范围，脑组织血流灌注过多引起脑水肿。临床表现以脑病的症状与体征为特点，表现为严重弥漫头痛、呕吐、意识障碍、精神错乱，甚至昏迷、局灶性或全身抽搐。

4. 并发症

血压持续升高，可有心、脑、肾等靶器官损害。

（1）心：血压持续升高致左心室肥厚扩大，形成高血压心脏病，最终可导致充血性心力衰竭。部分高血压患者可并发冠状动脉粥样硬化，并可出现心绞痛、心肌梗死、心力衰竭及猝死。

（2）脑：长期高血压，由于小动脉微动脉瘤形成及脑动脉粥样硬化，可能并发急性脑血管病，包括脑出血、短暂性脑缺血、脑血栓等。

（3）肾：酸性高血压有肾动脉硬化、肾硬化等肾脏病变，早期可无临床症状，病情发展可出现肾功能损害。

（二）诊断

（1）必须以非药物状态下2次或2次以上非同日的血压测量值（每次不少于3次读数，取平均值）均符合高血压的诊断标准，并排除继发性高血压，则可诊断为酸性高血压。

（2）目前，国内诊断标准参照《中国高血压防治指南（2019）》。

（三）治疗

1. 降压药物种类

目前，常用降压药物可归纳为五大类，即利尿剂、钙通道阻滞剂（CCB）、血管紧张素转换酶抑制剂（ACEI）和血管紧张素Ⅰ受体阻滞剂（ARB）、β受体阻滞剂。

2. 降压药物作用与特点

（1）利尿剂：有噻嗪类利尿剂和保钾利尿剂两类。各种利尿剂的降压疗效相仿，噻嗪类使用最多，常用的有氢氯噻嗪和氯噻酮。降压作用主要通过排钠减少细胞外容量，降低外周血管阻力。

（2）钙通道阻滞剂：又称钙拮抗剂，根据药物核心分子结构和作用于L型钙通道不同的亚单位，钙通道阻滞剂分为一氢吡啶类和非二氢吡啶类，前者以硝苯地平为代表，后者有维拉帕米和地尔硫卓。这两类药物主要通过阻滞细胞外钙离子经电压依赖 L 型钙通道进入血管平滑肌细胞内，降低阻力血管的收缩反应性。钙通道阻滞剂还能减轻血管紧张素 Ⅱ（AT Ⅱ）和 α_1 肾上腺素受体的缩血管效应，减少肾小管对钠的重吸收。

（3）血管紧张素转换酶抑制剂：常用的有卡托普利、依那普利、贝那普利、赖诺普利、西拉普利、培哚普利、雷米普利和福辛普利，主要通过抑制周周和组织的 ACE，使血管紧张素 Ⅱ 生成减少，同时抑制激肽酶，使缓激肽降解减少。

（4）血管紧张素 Ⅱ 受体阻滞剂：常用的有氯沙坦、缬沙坦厄贝沙坦、替米沙坦、坎地沙坦和奥美沙坦，主要通过阻滞组织的血管紧张素 Ⅱ 受体亚型 AT_1，更充分有效地阻断血管紧张素 Ⅰ 的水钠潴留、血管收缩与重构作用。

（5）β 受体阻滞剂：有选择性、β_1、人非选择性（β_1 与 β_2）和兼有 α 受体阻滞 3 类。常用的有美托洛尔、阿替洛尔、比索洛尔、卡维地洛、拉贝洛尔。降压作用可通过抑制中枢和周围的 RAAS，以及血流动力学自动调节机制。

因为降压治疗的益处主要是通过长期控制血压达到的，所以高血压患者需要长期降压治疗，尤其是高危和极高危患者。在每个患者确立有效治疗方案并获得血压控制后，仍应继续治疗，不要随意停止治疗或频繁改变治疗方案。这是治疗有成效的关键。在血压平稳控制 1～2 年后，患者可以根据需要逐渐减少降压药品种与剂量。

由于高血压治疗的长期性，患者的治疗依从性十分重要。采取以下措施可以提高患者治疗依从性：医师与患者之间保持经常性的良好沟通，让患者和家属参与制订治疗计划，鼓励患者家中自测血压，等等。

四、健康管理方案与案例

高血压目前尚无根治方法，但大规模临床试验证明，收缩压下降 10～20mmHg 或舒张压下降 5～6mmHg，3～5 年内脑卒中、心脑血管病死亡率与冠心病事件分别减少 38%、20% 与 16%，心力衰竭减少 50% 以上，这奠定了降压治疗的临床地位。所以，降压治疗不是治本，也不仅仅是对症，降压治疗的最终目的是减少高血压患者心、脑血管病的发生率和死亡率。降压治疗能使高危患者（如老年单纯收缩期性高血压、糖尿病和脑卒中患者）获得更大益处。

高血压患者发生心、脑血管并发症往往与血压有高度密切关系，因此降压治疗应该确立血压控制目标值。另外，高血压常伴有其他心、脑血管疾病的危险因素合并存在，如肥胖、高胆固醇血症、糖尿病等，各种危险因素与高血压协同加重心血管危险，为此，治疗措施必须是综合性的。这就要依赖于其他心血管疾病危险因素的控制和不良生活方式的改善。血压的控制除药物治疗外，还需要对血压和其他心血管危险因素进行监测，以了解控制达标，并根据控制目标调整治疗。此外，由于高血压是一种终身性疾病，患者的行为和自我管理能力也是血压控制是否成功的关键。因此，血压的控制不是传统意义上的治疗而是系统的管理。

（一）个体健康管理方案

1. 高血压高危个体的一级预防

（1）教育的对象：高血压危险个体。

（2）教育团队成员：执业医师、高血压教员（教育护士）、入营养师、运动康复师及其家属等。

（3）教育的内容包括：①高血压的流行病学；②高血压的危害；③高血压的病因及危险因素；④高血压发病进程及危害；⑤高血压的预防与血压监测；⑥高血压的排查与诊断。

2. 高血压患者的二级、三级预防，暨高血压教育与血压管理

（1）教育和管理的目标和形式：每位高血压患者一旦诊断就应接受高血压教育，其目标是使患者充分认识高血压并掌握高血压的自我管理能力。高血压教育采用小组式或个体化形式，针对性更强，更易于个体化；应尽可能地标准化和结构化，为患者提供优质和连续的教育。

（2）教育管理的落实：医生及时与患者进行沟通，告知患者高血压风险和有效治疗的益处，并根据患者的病情制定规范化的个人治疗方案。

（3）教育的内容：

①高血压的自然进程、临床表现、危害及如何防治急慢性并发症；②个体化的治疗目标、个体化的生活方式干预措施和饮食计划、规律运动和运动处方；③饮食、运动、药物治疗及规范的血压测量技术；④自我血压监测、血压测定结果的意义和应采取的干预措施；⑤必须坚持长期用药，并了解药物的作用及副作用。应用降压药物过程中，宜向患者说明，从座位起立或从平卧位起立时，动作应尽量缓慢，夜间起床小便时更要注意，以免血压突然降低引起晕厥而发生意外；⑥特殊情况应对措施（如疾病、低血压、应激和手术）；⑦高血压妇女受孕必须做到有计划，并全程监护；⑧关注高血压患者的社会心理适应。

（4）血压监测：

①动态血压：既是评价长期血压控制的指标，也是指导临床调整治疗方案的重要依据。

②自我血压监测：不能以发生的症状来进行血压水平的估量。必须通过测量血压了解血压的情况，作为调整用药的依据。若条件允许，可自备血压计及学会自测血压。应每日测血压 2 次，早、晚各测 1 次，要求测量前 30min 内无剧烈运动，测量前 5min 绝对安静休息；被测量者取坐位，肘部置于与心脏同一水平，裸露上臂，袖带绑缚于上臂；触及肱动脉搏动听诊器置肱动脉位置；充气至动脉搏动消失，再升高 20 ~ 30mmHg，然后缓慢放气；柯氏音第一音为收缩压，消失音为舒张压。休息 1min，重复测量，测量 2 ~ 3 次。如实记录血压值，尾数以 0、2、46、8 表示。测压时安静，不讲话。

初诊患者，治疗早期或虽经治疗但血压尚未达标或不稳定患者，应在就诊前连续测量 5 ~ 7 天；血压控制良好时，每周测量 1 天。通常，早上的血压较高，晚上的血压较低。如果在理想状态下，能够在早上测量到一个人一天中最高的血压，而在晚上测量到其一天中最低的血压，实现对血压的全面了解。因此，早上测压时，应尽可能排除那些可能导致血压降低的因素；而晚上测压时，则应尽可能排除那些可能导致血压升高的因素。通常，早上测压应在起床后的数小时内进行，但应在早上服用降压药物之前。进食有时会显著影响血压，因此，应尽可能在早饭前测量血压。测压前应排空膀胱。与早上测压相比，晚上测压的条件更加难以控制，建议测量晚饭后洗浴后、服药后的"就寝前血压"。

血压是血管内流动的血液对于单位面积血管壁的侧压力。在正常状态下，血压呈节律性波动，因其节律周期大约为24h，故称之为昼夜节律。正常状态下，健康成人凌晨3点到5点血压水平最低，随着清晨觉醒后心血管系统功能活动的增强，血压在短时间（2~4h）内达到较高的水平，这个过程称为血压的晨峰。此后血压逐渐降低，但日间血压仍维持在较高水平，夜间特别是入睡后，血压进一步下降。在病理状态下，高血压患者的血压昼夜节律特征可能有所变化。同时，当血压昼夜节律减弱或消失时，靶器官损害及心脑血管损害的危险性明显增加。因此，在降压治疗中，准确、有效的监测对预防心血管事件具有重要临床意义。准确的血压测量是高血压防治第一步。

（5）其他心血管疾病风险因素的监测：高血压往往与肥胖、血脂异常、血糖异常并存，应定期监测血脂、血糖变化。长期高血压可引起肾功能减退，应定期进行尿常规及肾功能检查。具体而言，在生活方式上，可以从以下方面入手。

①控制体重：减重速度因人而异，通常以每周减重0.5~1kg为宜。对于非药物措施减重效果不理想的重度肥胖患者，应在医生指导下使用减肥药物控制体重。

②减少钠盐的摄入：少吃咸菜、咸鸭蛋等腌制食品；改变烹调方式，减少用盐以及含有盐的调料；减少喝咸汤的次数。根据美国膳食指南咨询委员会（DGAC）发布的新版健康饮食建议，高血压患者每人每日钠盐摄入量为23g。

③戒烟：健康管理工作人员应强烈建议并督促高血压患者戒烟，并指导患者寻求药物辅助戒烟，同时应对戒烟成功者进行随访和监督，避免复吸。

④限制饮酒：长期大量饮酒可导致血压升高，限制饮酒量可明显降低高血压的发病风险。所有患者均应控制饮酒量，每日酒精摄入量不应超过25g（男性）、15g（女性）。不提倡高血压患者饮酒，如饮酒，则应减少饮用量：白酒或葡萄酒（或米酒）或啤酒的量分别少于50mL/d、100mL/d和300mL/d。

⑤运动。每天可进行适当的体力活动，且每周应有3次以上的有氧运动。体力活动过少可引起中心性肥胖、胰岛素抵抗以及自主神经调节功能下降，从而导致高血压的发生。

⑥心理干预：长期的精神压力和心情抑郁是引起高血压和其他慢性病的重要原因。因此，应鼓励高血压患者参加体育锻炼、绘画等文化活动，参与社交活动，可向同伴们倾诉心中的困惑，得到其劝导和理解，保持乐观心态。

⑦树立正确的态度：首先，应根据个体情况，严格遵循医嘱用药。其次，用药不能操之过急。短期内降压幅度最好不要超过原血压的20%。血压降得太快或过低都会发生头晕、乏力，严重的可能导致缺血性脑卒中和心肌梗死。服药期间定时测量血压，及时调整服药剂量：有些患者平时不测血压，仅凭自我感觉服药；感觉无不适时少服一些，头晕不适则加大剂量。须知自觉症状往往与病情轻重并不一致，不规律服药的后果可能非常严

重。最后，避免在临睡前服用降压药。临床研究表明，睡前服降压药易诱发脑血栓、心绞痛、心肌梗死。正确服药时间是睡前 2h。

（二）社区健康管理方案

高血压社区健康管理团队的主要成员应包括执业医师、高血压教员（教育护士）、营养师、运动康复师、患者及其家属，必要时还可增加眼科、心血管、肾病、血管外科、产科和心理学医师。逐步建立定期随访和评估系统，以确保所有患者都能进行咨询并得到及时的正确指导。

社区应定期开展培训讲座，教育内容涵盖高血压高危人群的预防教育与高血压患者的健康管理教育，包括：①高血压的流行病学原理；②高血压的危害；③高血压的病因及危险因素；④高血压发病进程及危害；⑤高血压的预防与血压监测；⑥高血压的排查与诊断；⑦高血压的自然进程、临床表现、危害及如何防治急慢性并发症；⑧个体化的治疗目标、个体化的生活方式干预措施和饮食计划、规律运动和运动处方；⑨饮食、运动、药物治疗及规范的血压测量技术；⑩组织小组学习，成立"高血压患者之家"等，促进病患共同成长。⑪定期随访，专职人员借助各种渠道，如电话、网络等对高血压患者进行随访。了解患者病情变化，及时纠正和干预患者不良行为。

（三）案例

1. 基本情况

患者陈××，女，68 岁，因间歇性头晕头痛十余年，加重 1 周，于 2014 年 11 月 2 日就诊。患者自述近 10 年来常出现间断性头晕、头痛，伴视物模糊、黑蒙及晕厥，无胸痛、胸闷，无恶心呕吐等症状，血压最高时为 160mmHg/110mmHg，间断服用卡托普利、利血平、硝苯地平等降压药物，血压控制在 120mmHg/88mmHg 左右。1 周前患者再次出现头晕头痛等不适症状，无胸闷、心悸、恶心、呕吐、胸痛、咳嗽等症状。当时自行服用药物，症状得到缓解，今为系统诊治来就诊。发病以来，眠欠佳，梦多，易醒，大便秘结，小便失调。最近检查结果：FBS 为 7mmol/L，ubac 为 65%，门诊血压为 145mmHg/85mmHg，肝肾功能、血脂、24h 尿微量白蛋白、腹部 B 超等结果无异常。诊断：高血压 3 级极高危。

2. 管理方案

（1）合理膳食。

①控制能量的摄入，提倡吃复合糖类，如淀粉、玉米；少吃葡萄糖、果糖、蔗糖，这类糖属单糖，易引起血脂升高。

②控制脂肪的摄入，烹调时选用植物油，可多吃海鱼，因海鱼含不饱和脂肪酸，能使胆固醇氧化，从而降低血浆胆固醇，还可延长血小板的凝聚，抑制血栓形成，防止心脑血管疾病。此外，海鱼还含有较多的亚油酸，对增加微血管的弹性、防止血管破裂、防止高血压的并发症有一定的作用。

③适量摄入蛋白质，可改善血管弹性和通透性。

④多吃含钾、钙丰富而含钠低的食品，如马铃薯、茄子、海带、莴笋。少吃肉汤类，因为肉汤中含氮浸出物增加，能使体内尿酸增加，加重心肝肾脏的负担。

⑤限制盐的摄入量，每日摄入量应逐渐减至 6g 以下，这样有助于降低血压，减少体内的水钠潴留。

⑥多吃新鲜蔬菜、水果，每天吃新鲜蔬菜不少于 8 两，水果 2~4 两。

⑦适当增加海产品的摄入，如海带、紫菜等。

（2）运动管理：运动能减低交感冲击张力，减少儿茶酚胺释放，使外周血管阻力下降；运动还能降低肾素－血管紧张素系统活性，从而使血管打张，利钠利水，减低血容量，使血压下降；运动可以增加 HDL－C 的浓度，改善胆固醇的代谢，预防动脉粥样硬化；根据患者的身体状况，要求其坚持适度而有规律的体育锻炼，如慢跑、骑单车、打太极拳等，循序渐进，从轻度运动开始，逐渐加大运动量。

（3）药物治疗管理：高血压患者需要定期服用降压药物来控制血压，服药期间更要严格遵从医嘱，坚持科学服药的原则，由相关人员督促患者定期服药、按时服药，并定期测量血压，确保其稳定性。

（4）追踪随访：每月定期对患者的饮食、运动、药物服用和身体状况进行随访并根据其自身情况和状态来进行更加合理的调整。

3. 效果评价

上述方案实施数月后，患者已经能够合理规划自己的饮食，不再偏重油腻及高盐饮食，坚持进行锻炼，规律服用药物，定期自我监测血压，自觉症状改善，血压控制在130mmHg/80mmHg。

合理饮食、加强锻炼和药物治疗是改善患者血压的有效途径。高血压是长期的慢性疾病，只有持之以恒地进行健康管理，才能真正对其有所控制。

第七节 骨质疏松症

一、概念、发病机理、流行病学与危险因素

（一）概念与发病机理

骨质疏松症（osteoporosis，OP）是一种以骨量降低和骨组织微结构破坏为特征，导致骨脆性增加和易于骨折的代谢性骨病，按病因分为原发性和继发性两类。原发性骨质疏松症又分为Ⅰ型和Ⅱ型。其中Ⅰ型指绝经后骨质疏松症，多发生于绝经后妇女。Ⅱ型即老年性骨质疏松症，多见于老人。继发性骨质疏松症的病因明确，常由内分泌代谢疾病或全身性疾病引起。

（二）流行病学

骨质疏松症是一种退化性疾病，随着年龄增长，患病风险增加。随着人类寿命延长和老龄化社会的到来，骨质疏松症已成为全球健康问题。2016年，我国60岁以上老年人骨质疏松患病率为36%，也就是说平均每10人中就有将近4例骨质疏松症患者。其中男性发病率为23%，女性发病率为49%。骨折则是骨质疏松后的严重后果。2010年，我国因骨质疏松导致骨折的人数达到233万，其中脊柱椎体骨折患者111万，骨盆部位骨折36万。

骨质疏松的严重后果是发生骨质疏松性骨折，即在受到轻微创伤或日常活动中即可发生的骨折。骨折的常见部位是脊椎、髋部和前臂远端。骨质疏松性骨折导致病残率和死亡率增加。如发生髋部骨折后1年之内，死于各种并发症者达20%，而存活者中约50%致残，生活不能自理，生命质量明显下降，造成沉重的家庭、社会和经济负担。

（三）危险因素

1. 年龄

在骨达到最大密度以后（一般在30岁时），骨质就开始随着年龄的增长而逐渐下降，这是一个正常的过程，并非病态现象。

2. 性别

女性的发病人数是男性的4倍多，其骨头和较长的预期寿命是患病率高的原因之一。50岁以上的女性患骨质疏松症的危险性大大增加。

3. 种族

研究表明，高加索地区和亚洲地区的女性患骨质疏松症的危险性更高。另外，高加索妇女和非裔美国籍妇女臀部骨折的发生率是其他地区女性的两倍。但是，发生臀部骨折的妇女中，有色人种的死亡率更高。

4. 体型与体重

娇小瘦弱的女性患骨质疏松症的危险性较其他人群高，部分原因是与那些骨架较大的女性相比，她们可以流失的骨质更少。同理，体型小的男性较体型大的男性患骨质疏松症的机会更大。

5. 遗传因素

遗传是易感因素之一，并且作用显著。如果父母或者祖父母有任何骨质疏松的症状发生，如轻微摔倒后臀部骨折，后代发生骨质疏松的危险性是很大的。

6. 疾病史

过往外伤导致的骨折是危险因素之一。

7. 药物

使用一些药物，如长期使用类固醇皮质激素（泼尼松等），同样能够增加患骨质疏松症的机会。

二、风险评估

骨密度是目前临床上诊断骨质疏松症的有效指标，但对其与骨质疏松症患者骨折风险的关系存在争议。

（1）国际骨质疏松症基金会（IOF）骨质疏松症风险一分钟测试题：

①您是否曾经因为轻微的碰撞或者跌倒就会伤到自己的骨骼？

②您的父母有没有过轻微碰撞或者跌倒就发生髋部骨折的情况？

③您经常连续 3 个月以上服用"可的松、泼尼松"等激素类药品吗？

④您身高是否比年轻时降低了（超过3cm）？

⑤您经常大量饮酒吗？

⑥您每天吸烟超过 20 支吗？

⑦您经常患腹泻吗（由消化道疾病或者肠炎引起的）？

⑧（女士回答）您是否在 45 岁之前就绝经了？

⑨（女士回答）您是否曾经有过连续 12 个月以上没有月经（除了受孕期间）？

⑩（男士回答）您是否患有阳痿或者缺乏性欲这些症状？

只要其中一题回答结果为"是"，即为阳性。

（2）亚洲人骨质疏松自我筛查工具（Osteoporosis Selfasment Tool for Asians，OSTA）：

$$OSTA\ 指数 = （体重 - 年龄）\times 0.2$$

风险级别分为低危、中危和高危，对应的 OSTA 指数分别为 > -1、-1 ~ -4、< -4。OSTA 对预测绝经后女性骨质疏松风险具有意义。

（3）WHO 推荐的骨折风险预测简易工具：Fracture Risk Assessment Tool（FRAX）。

三、临床表现、诊断与治疗

（一）临床表现

1. 骨痛和肌无力

轻者无症状，仅在 X 线摄片或骨密度测定时被发现。较重患者常诉腰背疼痛、乏力或全身骨痛。骨痛通常为弥漫性，无固定部位，检查不能发现压痛区（点）。乏力常于劳累或活动后加重，负重能力下降或不能负重。四肢骨折或髋部骨折时肢体活动明显受限，局部疼痛加重，有畸形或骨折阳性体征。

2. 骨折

常在轻微活动、创伤、弯腰、负重、挤压或摔倒后发生骨折。多发部位为脊柱、髋部和前臂；其他部位亦可发生，如肋骨、盆骨、肱骨，甚至锁骨和胸骨等。脊柱压缩性骨折多见于绝经后女性骨质疏松症患者，可单发或多发，有或无诱因，突出表现是身材缩短；有时出现突发性腰痛，卧床而取被动体位。髋部骨折多发于股骨颈部，以老年性骨质疏松症患者多见，通常于摔倒或挤压后发生；发生过一次骨折后，患者再次发生骨折的风险明显增加。

3. 并发症

驼背和胸廓急性者常伴胸闷气短、呼吸困难，甚至发绀等表现。肺活量、肺最大换气量和心排血量下降，易并发呼吸道和肺部感染。髋部骨折者常因感染、心血管病或慢性衰竭而死亡；幸存者生活自理能力下降甚至丧失，长期卧床加重骨质流失，使骨折极难愈合。

（二）诊断

临床上用于诊断骨质疏松症的常用指标是：发生了脆性骨折及/或骨密度低下。目前，尚缺乏直接测定骨强度的临床手段，因此，骨密度或骨矿含量测定是骨质疏松症临床诊断以及评估疾病程度的客观量化指标。

（1）脆性骨折：指非外伤或轻微外伤发生的骨折，这是骨强度下降的明确体现，也是骨质疏松症的最终结果及并发症。发生了脆性骨折，临床上即可诊断骨质疏松症。

（2）诊断标准（基于骨密度测定）：骨质疏松性骨折的发生与骨强度下降有关，而骨强度是由骨密度和骨质量决定的。骨密度约反映骨强度的70%，若骨密度低，同时伴有其他危险因素，会增加骨折的危险性。因目前尚缺乏较为理想的骨强度直接测量或评估方法，临床上采用骨密度测量作为诊断骨质疏松症、预测骨质疏松性骨折风险、监测自然病程以及评价药物干预疗效的定量指标。骨密度是指单位体积（体积密度）或者是单位面积（面积密度）的骨量，二者能够通过无创技术对活体进行测量。骨密度及骨测量的方法也较多，不同方法对骨质疏松症的诊断、疗效的监测以及骨折危险性的评估作用也有所不同。临床应用的有双能 X 线吸收测定法（DXA）、周围型双能 X 线吸收测定法（PDXA）以及定量计算机断层照相术（QCT）。其中，DXA 测量值是目前国际学术界公认的骨质疏松症诊断的金标准。基于骨密度诊断标准的测定，建议参照 WHO 推荐的诊断标准。

基于 DXA 测定：骨密度值低于同性别、同种族正常成人的骨峰值不足 1 个标准差属正常（T 值 ≥ −1.0SD）；降低 1～2.5 个标准差为骨量低下或骨量减少（−2.5SD < T 值 < −1.0SD）；降低程度等于和大于 2.5 个标准差为骨质疏松（T 值 ≥ −2.5SD）；骨密度降低程度符合骨质疏松症诊断标准，同时伴有一处或多处骨折时为严重骨质疏松。骨密度通常用 T − Score（T 值）表示，T 值 =（测定值 − 骨峰值）/正常成人骨密度标准差。

T 值用于表示绝经后妇女和大于 50 岁男性的骨密度水平。对于儿童、绝经前妇女以及小于 50 岁的男性，其骨密度水平建议用 Z 值表示。Z 值 =（测定值 − 同龄人骨密度均值）/同龄人骨密度标准差。

需要注意的是，诊断原发性骨质疏松症前需要筛查能够导致骨质疏松症的继发性因素，尤其对于那些近期发生骨折、多发骨折以及骨密度非常低的患者，避免延误原发疾病的治疗。

近年来骨密度的定量分析作为骨质疏松症诊断的主要手段，测量精度显著提高。如需判断骨转换情况，可测量骨代谢生化指标。骨代谢生化指标分为骨形成指标和骨吸收指标，前者主要有血清骨源性碱性磷酸酶、骨钙素和胶原羧基前肽等；后者包括尿钙/尿肌酐比值、吡啶啉、抗酒石酸酸性磷酸酶等。

（三）治疗

具备以下情况之一者，需考虑药物治疗：

（1）确诊骨质疏松症患者（骨密度：T 值≤25），无论是否有过骨折。

（2）骨量低下患者（骨密度：-25＜T 值≤-10），并存在一项以上骨质疏松症危险因素，无论是否有过骨折。

（3）无骨密度测定条件时，具备以下情况之一者，也需考虑药物治疗：已发生过脆性骨折；OSTA 筛查为"高风险"；FRAX 工具计算出髋部骨折概率≥3%或任何重要的骨质疏松性骨折发生概率≥20%（由于目前还没有中国人的治疗阈值，暂借用国外的治疗阈值）。

抗骨质疏松药物有多种，其主要作用机制也有所不同，或以抑制骨吸收为主，或以促进骨形成为主，也有一些多重作用机制的药物。临床上，抗骨质疏松药物的疗效判断应包括是否能提高骨量和骨质量，最终降低骨折风险。现国内已批准上市的抗骨质疏松药物主要有以下几种。

（1）双膦酸盐类：是焦磷酸盐的稳定类似物，其特征为含有 P－C－P 基团，与骨骼羟膦灰石有高亲和力的结合，特异性结合到骨转换活跃的骨表面上，抑制破骨细胞的功能，从而抑制骨吸收。含该成分的药物主要有：阿仑膦酸钠、依替膦酸钠、伊班膦酸钠、利噻膦酸钠、唑来膦酸注射液。

（2）降钙素类：是一种钙调节激素，能抑制破骨细胞的生物活性和减少破骨细胞的数量，从而阻止骨量丢失并增加骨量。目前应用于临床的降钙素类制剂有 2 种：鲑鱼降钙素和鳗鱼降钙素类似物。

（3）雌激素类：雌激素类药物能抑制骨转换，阻止骨丢失。雌激素与子宫内膜癌、乳腺癌及心血管风险的相关性存在争议。美国骨质疏松基金会发布的指南推荐在绝经早期使用收益大于风险，应用最低有效剂量并坚持定期复查（尤其是子宫和乳腺情况），做到个体化治疗。

（4）甲状旁腺激素（PTH）：是当前促进骨形成药物的代表性药物，小剂量 rhPTH（1－34）有促进骨形成的作用。

（5）选择性雌激素受体调节剂类：其特点是选择性地作用于雌激素的靶器官，与不同形式的雌激素受体结合后，发生不同的生物效应，如雷洛昔芬。

（6）锶盐：锶是人体必需的微量元素之一，参与人体许多生理功能和生化效应。锶的化学结构与钙和镁相似，正常人体软组织、血液、骨骼和牙齿中存在少量的锶。人工合成的锶盐雷奈酸锶是新一代抗骨质疏松药物。

（7）活性维生素 D 及其类似物：包括 1，25－二羟维生素 D3（骨化三醇）和 1a－羟基维生素 D3。

目前已有的骨质疏松症联合治疗方案，大多以骨密度变化为终点，其对抗骨折疗效的影响，尚有待于进一步研究。总体而言，联合使用骨质疏松症治疗药物，应评价潜在的不良反应和治疗获益，还应充分考虑药物经济学的影响。联合治疗方案有两种形式，即同时联合方案及序贯联合方案。治疗过程中，应注意观察患者的依从性，良好的依从性有助于提高抗骨质疏松药物降低骨折的疗效。同时，每 6～12 个月系统地观察中轴骨骨密度的变化，有助于评价药物的疗效。在判断药效时，应充分考虑骨密度测量的最小有意义的变化值。

四、健康管理方案与案例

（一）个体健康管理方案

一旦发生骨质疏松性骨折，则生活质量下降，出现各种并发症，甚至残疾或死亡，因此骨质疏松症的预防比治疗更为重要。骨质疏松症初级预防指尚无骨质疏松但具有骨质疏松症危险因素者，应防止或延缓其发展为骨质疏松症并避免发生第一次骨折；骨质疏松症的二级预防指已有骨质疏松症，T 值 ≤ −25 或已发生过脆性骨折，其预防和治疗的最终目的是避免发生骨折或再次骨折。骨质疏松症与人们的生活习惯、饮食和营养结构密切相关，这些都是可以通过健康管理进行调整的。因此，加强健康管理对预防骨质疏松症是很有必要的。

1. 一般人群的健康管理

骨质疏松症的一级预防针对一般人群，通过健康教育和健康促进，提高人们对骨质疏松症的认识。提倡预防应从儿童、青少年开始，鼓励其注意合理营养膳食，避免不良的饮食习惯和生活方式，坚持体育锻炼。将峰值骨量提高到最大值并将骨峰值的时间延长，是预防老年性骨质疏松症的最佳措施。

2. 高危人群的健康管理

骨质疏松症的二级预防针对高危人群，早发现、早预防、早治疗。中年时期应每年进行一次骨密度检查，积极采取骨质疏松症的防治措施，预防和治疗与骨质疏松症的发生有关的疾病。重要措施如下。

（1）健康教育：对高危人群实施系统的健康教育，提高其知识水平和自我管理能力，降低危险因素的暴露，改变生活方式，定期参与筛查，及时发现早期病变并采取积极防治措施。

（2）合理膳食：摄入足够的钙和维生素 D 尤其重要。食补胜于药补，膳食补钙是关键。调整膳食结构，制定补钙营养搭配表，形成科学系统的补钙方法。①高钙饮食：WHO 指定钙的预防用量 500mg/d，治疗用量 1000mg/d。通常，食物中的钙吸收率只有30%，牛奶和豆制品含有较丰富的钙。含高钙的食物还有鲫鱼、鲤鱼、鲢鱼、虾、海带、紫菜等。②坚果类食物：杏仁、花生、松子等。③适量蛋白质：足够蛋白质的摄入有助于骨质疏松性骨折的治疗，但伴有肾衰竭者要选用优质蛋白饮食，并适当限制其摄入量。④多食用蔬菜和水果。蔬菜、水果不但有利于防治骨质疏松症，且有利于促进人体健康。

但一些蔬菜，如菠菜、蕹菜、茭白等含草酸较多，能与钙结合形成不溶解的草酸钙，不利于机体对钙的吸收。因此，食用这类蔬菜前可先用水煮一下，除去其中的草酸。⑤膳食中钙与磷的比例会影响钙的吸收。当钙与磷的比例为1:1～2:1，即钙的量稍高于磷时，对钙的吸收最有利。⑥低盐低脂饮食，摄入钠盐过多，在肾脏滤过时，钠与钙的重吸收相竞争，使钙的重吸收减少，尿钙排除增多。膳食中过多的脂肪也会因其含有的脂肪酸与钙形成不溶性的钙皂，降低钙的吸收。此外，酒、浓茶、咖啡等也会降低钙的吸收。

（3）加强运动：运动是保证骨骼健康的成功措施之一，不同时期运动对骨骼的作用不同，儿童期增加骨量，成人期获得并保存骨量，老年期保存骨量减少骨丢失。负重及肌肉强化运动可改善敏捷性肌肉强度和平衡能力，减少跌倒风险，也可增加骨密度。运动的类型、方式和量应根据个体的具体情况而定。有氧运动和负重锻炼的重点在于提高耐受力和平衡能力，降低摔倒和骨折风险，包括散步、慢跑、打太极拳、爬楼梯、跳舞及网球等。应尽量避免肢体制动，增强抵抗力，加强个人护理。运动需持之以恒。

（4）适量日光照射：钙在维生素 D 的协同作用下才可被吸收。人体皮肤中含有 7 - 脱氢胆固醇，紫外线照射后可转化为维生素 D2。因此，接受阳光照射可促进维生素 D3 的合成，从而增加钙从小肠的吸收。每日日光照射 1～2h，夏季在树荫下较好，不可暴晒，如果在室内需打开窗户。

（5）定期筛查：定期进行骨密度检测，并应用评估工具评估风险，达到对骨质疏松症的早发现、早诊断、早治疗。

（6）其他：戒烟忌酒，尽量避免应用糖皮质激素、苯妥英钠、苯巴比妥等。

3. 骨质疏松症患者的健康管理

对骨质疏松症患者，应在改善生活方式的基础上，通过抑制骨吸收、促进骨钙形成等药物治疗预防骨折。治疗策略较完整的内容包括健康教育、基础措施、药物干预。

（1）健康教育：通过健康教育，提高患者对骨质疏松症的认识，使患者积极主动地采取各种措施；使患者了解骨质疏松性骨折存在的各种危险因素，预防骨质疏松性骨折。

（2）基础措施：基础治疗主要是改善营养状况、补充钙剂和维生素 D、加强运动、纠正不良生活习惯和行为偏差及避免使用致骨质疏松症的药物，其中尤其要注意预防跌倒。

（3）药物干预：常用药物有钙和维生素 D，抑制骨吸收的药物，促进骨形成的药物。

（二）社区健康管理方案

骨质疏松症社区健康管理是指有效利用社区卫生资源，为骨质疏松症患者提供健康教育、饮食指导、运动指导、用药指导及预防指导，可改善患者的症状，控制病情加重，提高患者的生活质量。同时调动社区、家庭和个体的积极因素，从生物、心理、社会层面对骨质疏松症患者进行健康管理，增加支持性干预的依从性和干预效果。社区骨质疏松症的健康管理以骨质疏松症患者、高危人群和健康人群为健康管理对象，以社区为管理单位，建立电子健康管理档案，根据不同人群特点制定健康管理策略，确定健康管理的内容，实施社区—家庭—个体健康管理模式，并对管理效果进行绩效评价。

（三）案例

1. 基本情况

研究对象：广东某高校附属医院 2012 年 8 月—2014 年 8 月收治的 150 例社区骨质疏松症患者。

2. 管理方案

（1）健康教育：由于大多患者缺乏对此病的了解和认识，畏惧骨折，不敢活动，导致骨丢失加速，或盲目选择不恰当的锻炼方式，诱发疼痛加重，加大骨折风险。因此，骨质疏松症健康教育显得尤为重要。

健康教育内容包括：进行系统的骨质疏松症健康教育，制订教育计划、内容和传授方法；向患者讲授骨质疏松症的危险因素、发病原因、治疗方法、病程转归、安全防护、如何预防及如何改变不良生活方式等；发放相关的健康教育材料，举办骨质疏松症专题讲座等。其意义在于：①让患者了解疾病的健康管理；②提高广大群众对骨质疏松症的认识、改变不良的生活方式并自觉形成一个适合自己的健康管理模式；③达到"未病先防，既病防变，瘥后防复"，进一步提高骨质疏松症患者生存质量。

老年患者常伴有弯腰、驼背、疼痛等症状，且普遍存在不良的心理状况。以身心医学的观点讲解情绪与疾病症状的关系，告知其疼痛的程度不仅与损伤的程度有关，还与个人心理因素密不可分。在精神上安慰患者，以消除其紧张、焦虑情绪。通过情志管理纠正患者的心理失衡状态，培养积极向上情绪，调动机体内在的抵抗力，提高患者生命质量。

（2）生活方式干预：我国原发性骨质疏松症诊治指南中指出，骨质疏松症防治策略的基础措施首先是生活方式调整，尤其在骨量减少或有明显骨质疏松症危险因素时强调有目的的健康管理生活方式干预，通过平衡饮食、戒烟限酒、钙和维生素 D 补充、日晒及适量的有氧运动、预防摔倒等积极健康的措施及改正不良生活习惯（如吸烟、过量饮酒）等可有效地防止和延缓绝经后腰椎和髋部的骨量丢失，防治骨质疏松症与降低骨折风险。

①饮食干预，调整膳食结构。

a. 合理补钙和维生素 D。钙的补充是预防中老年人骨质疏松症的重要因素。骨质疏松症患者应多吃富钙食品，如奶和奶制品、虾皮、海带、芝麻酱、豆类、坚果类、绿叶蔬菜等。

b. 补充维生素、微量元素、适量蛋白质。补钙的同时，补充微量元素锌和铜比单纯补钙效果好。含锌高的食品有：红肉类、动物内脏、海产品、大豆、一些坚果等。含铜高的食物有：虾、蟹、肝脏、肾脏、蘑菇等。补充脂溶性维生素 A 维生素 D、维生素 K、活性维生素 D3 不仅可以提高骨密度，还可提高骨强度。富含维生素 A 的食物有：蛋黄，肝脏，深绿色、黄红色蔬菜及水果等。蛋白质摄入不足或过量都可能对钙平衡和骨组织钙含量起负性调节作用。蛋白质摄入超过 100g/d，会促进钙尿排泄，导致负钙平衡。

②运动干预。抗阻力运动是最有效的干预方式。对于绝经后妇女而言，日常生活中的有氧运动必须适度。虽然爬山、爬楼梯或过分弯腰的关节过度负重活动可防止骨量丢失，但这些运动对老年人关节不利，应尽量避免，建议选择步行、打太极拳等运动。适量的运

动可以提高骨量，但过度的运动会破坏骨关节的微细结构。运动作为一项改善骨量的干预措施时，应重视其长期性。从运动的安全性、有效性角度考虑，运动量与强度宜选择中等为好。每天有氧运动（以散步为主）30min 至 1h 为宜，平均每周 3～5 次；腰背肌锻炼可用五点支撑法：以枕部、双膝、双足跟为支撑点，抬起腰及臀部，每天两次，每次 5～10 次为宜。

③药物干预。药物治疗目的有两个，即预防病理性骨折和解除腰背痛，可使用抑制骨吸收的药物和促进骨形成药物。

（3）评估与再调整：跟踪随访，调整运动与健康管理计划。

健康管理是长期、持续的管理过程，应定期通过体检、BMD 测量、运动状况的调查、生活方式的调查等对健康干预的实际效果进行评估，并对健康管理计划实施方案进行调整，以达到最佳的管理效果。

3. 效果评价

经过针对性的健康教育和规范化管理，以及药物、饮食、心理、运动知识及自我管理等方面的社区综合管理，患者的生活质量、认知水平均显著得到改善，能够有意识地、主动地采取促进健康的行为。因此，将健康管理应用于社区骨质疏松症患者，可以提高骨质疏松防治措施的实施率，改善中老年人的生活质量，促进患者身体快速有效地恢复。

第八节　高尿酸血症与痛风

一、概念、发病机理、流行病学与危险因素

（一）概念与发病机理

高尿酸血症（hyperuricemia，HUA）与痛风是嘌呤代谢障碍引起的代谢性疾病，但痛风发病有明显的异质性，除高尿酸血症外还可能伴有急性关节炎、痛风石、慢性关节炎、关节畸形、慢性间质性肾炎和尿酸性尿路结石。高尿酸血症只有出现上述症状时，才称为痛风。

痛风是指一组仅见于人类的异质性疾病。它属于灭菌性炎症，是尿酸盐沉积性炎性肌病。痛风的发病存在免疫调节的失常。在人体中，尿酸是嘌呤代谢的最终氧化产物。血清尿酸水平是体内嘌呤吸收、产生和排泄之间的平衡的体现，当这个平衡被打破的时候就会产生高尿酸血症。高尿酸血症，即血尿酸盐水平升高，与很多因素有关。

人体内尿酸的来源有两个：食物中核苷酸分解而来的，属外源性来源，约占体内总尿酸的 20%；体内氨基酸磷酸核糖及其他小分子化合物合成或核酸分解而来的，属内源性来源，约占体内总尿酸的 80%。可见对高尿酸血症的发生，内源性代谢紊乱较外源性因素更

为重要。正常人体内尿酸值平均为1200mg，每天产生约750mg，消除500～1000mg。约2/3以游离尿酸钠盐形式经肾脏由尿液排出，另1/3由肠道排出或被肠道内细菌分解，这部分尿酸的排泄方式在肾功能不全时有重要代偿意义。肾脏排泄尿酸有赖于肾小球过滤，近端肾小管再吸收分泌和分泌后再吸收，最终尿酸的排泄量仅占肾小球滤过的6%～12%。正常人每天产生与排泄的尿酸量维持在平衡状态，血尿酸保持稳定水平。如果尿酸产生增加或肾排泄尿酸不足，则可能导致高尿酸血症。引起尿酸合成增多的因素和导致尿酸排泄减少的因素很多，如导致尿酸盐生成过多的有溶血、骨髓增生性疾病、红细胞增多症、银屑病、剧烈运动、饮酒、肥胖、富含嘌呤食物等；导致尿酸盐排出减少的有尿崩症、高血压、结节病、甲状旁腺功能亢进症、甲状腺功能减退等。

痛风主要分为原发性和继发性两类。原发性痛风有不到1%为嘌呤合成酶缺陷所致，如次黄嘌呤—鸟嘌呤磷酸核苷转移酶完全缺乏，其余大多病因未明。继发性痛风可由肾脏病、血液病及药物等多种原因引起。如果低嘌呤饮食5天后，24h尿酸排泄超过800mg为尿酸产生过多型，可能是由于嘌呤生成物合成加速，其在痛风患者中所占比例可能不到10%；若24h的尿酸排泄少于600mg则称为尿酸排泄不良，其所占痛风患者的比例约为90%。

长期异质性嘌呤代谢活跃可导致高尿酸血症，或由此引起反复发作性急性关节炎、痛风石沉积、痛风石性慢性关节炎和关节破坏，或累及肾脏，引起慢性间质性肾炎和尿酸结石形成。

成人血清尿酸盐水平与血清肌酐、血清尿素氮、体征、身高、年龄、血压、酒精摄入有很强的相关性。

血清尿酸盐浓度随年龄与性别而变化。儿童期尿酸清除率高，正常儿童尿酸盐浓度范围为3～4mg/dL。青春期男性血清尿酸水平上升1～2mg/dL，并通常维持终身。女性的血清尿酸盐浓度在绝经前变化很小，绝经后升高并接近成年男性水平。

（二）流行病学

20世纪80年代以来，随着我国人民生活水平的不断提高，高尿酸血症的患病率呈逐年上升趋势，特别是在经济发达的城市和沿海地区，HUA患病率达5%～23.5%，接近西方发达国家水平。

HUA的流行总体呈现逐年升高的趋势，且有一定的地区差异，南方和沿海经济发达地区较同期国内其他地区患病率高，与该地区人们摄入较多含嘌呤高的海产品、动物内脏、肉类食品以及大量饮用啤酒等因素有关。更重要的是，HUA的患病人群呈现年轻化的趋势。据统计，20世纪80年代，欧美国家HUA患病率为2%～18%。1998年，上海HUA患病率为10.1%；2003年，南京HUA患病率为13.3%；2004年，广州HUA患病率高达21%；2009年，山东HUA患病率为16.99%，较同地区2004年数据明显增加，而且随着年龄增长而增高；2010年，江苏农村HUA患病率达12.2%，同期黑龙江、内蒙古患病率达13.7%，且男性高达21%。

（三） 危险因素

1. 性别和年龄

痛风发病大部分在 30 ~ 70 岁，痛风最高的发病年龄组为男性 50 ~ 70 岁，女性 50 岁以后。男女比例为 20:1，即 95% 的痛风患者是男性。但近年来高尿酸血症和痛风的发病有年轻化趋势。

2. 超重与肥胖

体重与高尿酸血症呈明显相关。即使肥胖度不高，内脏脂肪的蓄积程度与血清尿酸值亦呈正相关。

3. 三高膳食

高蛋白、高脂肪、高嘌呤饮食会增加痛风以及高尿酸血症的易感性，这类饮食包括各种猪肉、牛肉、鸡肉、鸭肉、鹅肉等。其中，高嘌呤饮食，一些食物中的嘌呤通过增加尿酸的生成导致尿酸盐晶体状形成，促进痛风发作，如内脏、海鲜、啤酒；某些食物通过竞争尿酸从肾脏内排泄，从而导致血清尿酸浓度增加，如酒类。

4. 饮酒

饮酒是痛风重要的饮食危险因素。痛风的发病风险与酒精摄入量成依赖性增加。饮酒对痛风的影响还与酒的种类有关。啤酒与痛风发病的相关性最强，每天摄入 12 盎司（约 335mL）啤酒者痛风的风险为不饮酒的 149 倍。烈酒也可增加痛风的发病风险，而适量饮用红酒并不增加痛风的发病率，低至中度的酒对心血管疾病是保护性因素，尤其是对痛风常见的发病人群——中年男性作用最为显著。

5. 高糖摄入

含糖软饮料是工业化生产带来的新型痛风危险因素。含糖软饮料会显著增加血尿酸，且较烈酒更明显，与啤酒相当，不含糖饮料与血尿酸水平无相关关系。果汁摄入的总量与痛风发病率呈正相关。

6. 剧烈运动

长期精神紧张和心理压力也会造成尿酸代谢紊乱，精神刺激和应急可诱发痛风发作。

7. 其他因素

有高尿酸血症患者较血尿酸正常者易发生高血压、肥胖、高血脂和糖尿病。同时，高血压、肥胖、高血脂和糖尿病也是高尿酸血症和痛风的危险因素。

8. 工作生活环境

以静坐为主的脑力劳动者血尿酸含量与体力劳动者有很大的差异，脑力劳动者高尿酸血症患病率高于体力劳动者。某些药物的长时间应用也会引起痛风和高尿酸血症。

同时，研究表明，血尿酸水平与胰岛素抵抗呈显著相关。MS（多发性硬化症）是一组复杂的代谢紊乱症候群，其发生可能与胰岛素抵抗有关。MS 的患病率随着血尿酸的升高而升高。尿酸水平与体重指数和腰围、总胆固醇、三酰甘油、低密度脂蛋白胆固醇呈正相关，与高密度脂蛋白胆固醇呈负相关。HUA 是导致 2 型糖尿病发生及其发展的独立危险因素，2 型糖尿病发病风险随着血尿酸水平的升高而增加。一项国内研究发现，HUA 患者发生糖尿病的风险较血尿酸正常者增加95%。将血尿酸按四分位分层后，最高分位组较最低分位组糖尿病风险分别增加14.5%（男性）及39%（女性）。普通人群中血尿酸水平每增加60μmol/L，新发糖尿病的风险增加17%。HUA与胰岛素抵抗可能呈双向因果关系。HUA也是导致心脑血管病的独立危险因素。早期适当干预嘌呤代谢可延缓或阻止脏器损害。

二、风险评估

参照中华医学会内分泌学分会制定的《高尿酸血症和痛风治疗的中国专家共识（2013）》评估高尿酸多种伴发症的风险，根据SiemnonsL等制定的高尿酸血症患者痛风发生的评分表对HUA的风险进行评估。

三、临床表现、诊断与治疗

（一）临床表现

自然病程可分为4个阶段：无症状HUA、急性痛风性关节炎、间歇期无症状和慢性痛风石性痛风性关节炎（chronic tophaceous gouty arthropathy，CTGA）。其中急性痛风性关节炎的典型特点是：

（1）以发作迅速的剧痛性关节炎起病。发作前可能有短暂轻微的"扭伤"、足跟痛或刺痛等先兆。发病数小时内受累关节即出现红肿热及明显的压痛。大多数患者首次发作常常在深夜熟睡时突然发生。

（2）首次发作通常累及单关节，特别是第一跖趾关节，其次为四肢远端关节及大关节，中轴关节及四肢近端大关节很少累及，全身伴发症状轻。

（3）有自限性。通常两周内可自行完全缓解。

（4）有间歇期，发作间期无症状。随着时间推移，无症状间歇期缩短，发作持续时间延长，最终无法完全缓解，导致慢性关节炎，并逐渐破坏关节。间歇痛风即两次痛风性关节炎发作之间的时期。尽管有些患者无第二次痛风发作，但大多数患者在半年至两年内出现第二次发作。

（二）诊断

1. 实验室检查

（1）血清尿酸盐检测。

（2）急性炎症反应物：C反应蛋白（CRP）、血沉（ESR）、淀粉样蛋白A（SAA）、淀粉样蛋白P及α2-巨球蛋白等，病情活动变化时，CRP先于ESR。

（3）血细胞改变：白细胞轻度升高，当显著升高时需考虑感染的可能。

（4）降钙素原检测：有助于在关节液细菌培养结果出来之前早期鉴别是否感染痛风性

关节炎。

（5）滑膜液检查：行滑膜液偏振光检查，寻找尿酸典型的针状晶状体。尿酸盐晶状体在补偿偏振光下均为双折光性，并具有很强的负性延伸。这一特性显著区别于焦磷酸盐性关节炎（CPPD）的 BCP 晶状体。BCP 晶状体多呈类球形，在相差偏振光显微镜下有显示边缘双折射，但不表现为侵入双折射。

（6）血液培养：当怀疑有脓毒血症时，即使找到单钠尿酸结晶，仍需行滑液革兰染色和培养。

（7）影像学检查。

2. 诊断标准

下列三条符合一条，即可诊断为痛风：

（1）关节液中有特异性尿酸盐结晶；

（2）用化学方法或偏振光显微镜证实痛风石中含尿酸盐结晶；

（3）具备以下 12 项（临床、实验室、X 线表现）中 6 项：①急性关节炎发作 >1 次。②炎症反应在 1 天内达高峰。③单关节炎发作。④可见关节发红。⑤第一跖趾关节疼痛或肿胀。⑥单侧第一跖趾关节受累。⑦单侧跗骨关节受累。⑧可疑痛风石。⑨高尿酸血症。⑩不对称关节内肿胀（X 线证实）。⑪无骨侵蚀的骨皮质下囊肿（X 线证实）。⑫关节炎发作时关节液微生物培养阴性。

（三）治疗

HUA 及痛风的治疗包括药物治疗和非药物治疗两大部分。针对不同的人群，应按照如下方针进行：对于一般人群和高危人群主要进行生活方式管理；对于急性期患者，主要是消炎、止痛等对症治疗，可使用秋水仙碱、非甾体消炎药、糖皮质激素；对于发作间歇期和慢性期的治疗目的是维持正常水平的血尿酸，可使用排酸药、抑制尿酸生成药物，但处在间歇期和慢性期的患者同时需要生活方式的指导。HUA 和痛风的高危人群包括无症状 HUA、中老年肥胖男性、有痛风家族史者、高血压等心脑血管病患者、糖尿病与高脂血症等代谢性疾病患者等。

痛风的药物治疗在不同阶段有所区别，主要有以下几个方面。

1. 一般治疗

必须限制饮酒，尤其是啤酒和葡萄酒。多饮水增加尿量，促进尿酸排泄。碱化尿液可选用苏打片。适当锻炼，避免超重与肥胖。

2. 初期关节炎发作的治疗

在痛风发作时，治疗目的是控制发作，以止痛为主。可采取的措施有让受累关节停止活动和服用医生建议的抗痛风药。该措施最快在 24h 内可以控制痛风发作，最迟一般不超过 2 周，但有广泛痛风石患者治疗难度较大。有关节炎发作先兆时即可用药治疗，痛风性关节炎发作时可选用能迅速控制炎症的药物，包括非甾体消炎药、秋水仙碱和泼尼松等。

3. 控制尿酸的初期治疗

该治疗需 3~6 个月。痛风性关节炎平息后，进入间歇期，此时就要控制 HUA。但为了防止开始治疗时血尿酸的突然下降，诱发转移性痛风性关节炎，应先用较小剂量，逐渐增加到足量，血尿酸达到理想水平后再减到维持量。

4. 控制尿酸的终身治疗

控制尿酸的终身治疗是在控制尿酸的初期治疗 6 个月后。由于 HUA 不用药物治疗一般不会下降，只有坚持用药才能使血尿酸保持在正常水平，所以从这个意义上讲，该症患者需要终生服药。随着长期的治疗，体内尿酸池会不断减少，此时药物剂量需由专科医师指导。

5. 慢性关节炎期及痛风石的治疗

进入慢性期的患者大多数是没有得到早期治疗或不正规治疗造成的。治疗效果相对较差，治疗原则仍然是避免关节炎反复发作和保护关节功能。

6. 痛风性肾病与痛风性尿路结石的治疗

对痛风性肾病与痛风性尿路结石的治疗，控制 HUA 是关键，避免有害肾脏的因素，防治尿路感染，治疗高血压、动脉硬化、糖尿病等并发症。

四、健康管理方案与案例

（一）健康管理方案

1. 高危人群的管理

（1）教育的对象：HUA 危险人群（有痛风家族史、HUA 家族史、肥胖、糖尿病、高嘌呤饮食习惯、升尿酸药物等）。

（2）教育团队的组成：执业医师、痛风教员（教育护士）、营养师、运动康复师及其家属等。

（3）进行健康教育，使其掌握健康生活方式：针对健康人群开展积极的健康教育与咨询，使其掌握健康的四大基石，养成健康的生活方式；了解 HUA 及痛风的危险因素、对健康的危害干预措施，积极预防 HUA 等慢性病的危险因素。教育具体内容包括：①HUA与痛风的流行病学；②HUA 与痛风的危害；③HUA 与痛风的病因及危险因素；④HUA 与痛风发病进程及危害；⑤痛风饮食及尿酸监测教育；⑥减肥的必要性。

（4）早期筛查，早期发现 HUA：早期发现 HUA 最简单而有效的方法，就是检测血尿酸浓度。对人群进行大规模的血尿酸普查可及时发现 HUA，这对早期发现及早期防治痛风有十分重要的意义。在尚无条件进行大规模血尿酸检测的情况下，至少应对下列人员进行血尿酸的常规检测：

①60 岁以上的老人，无论男、女及是否肥胖。

②肥胖的中年男性及绝经期后的女性。

③有痛风家族史的成员。

④高血压、冠心病、脑血管病（如脑梗死、脑出血）患者。

⑤糖尿病患者。

⑥患有原因未明的关节炎，尤其是中年以上的患者，以单关节炎发作为特征。

⑦患有肾结石，尤其是多发性肾结石及双侧肾结石患者。

⑧长期嗜肉类，并有饮酒习惯的中老年人。

凡属于以上所列情况中的任何一项，均应主动去医院做有关痛风的实验室检查，以便及早发现 HUA 与痛风。如果首次检查血尿酸正常，也不能轻易排除 HUA 及痛风的可能性。应定期复查，至少应每年健康体检一次，这明显可提高 HUA 及痛风早期发现率。

2. HUA 患者的管理

HUA 患者综合管理总体原则是合理控制饮食，摄入充足水分，生活要有规律，适当体育运动，有效药物治疗，定期健康体检。预防目标是指通过积极控制血尿酸水平，减少或避免痛风性关节炎的发作，缓解或避免关节功能的损害；减少体内尿酸池，减轻肾脏负荷，保护肾功能，避免肾脏进一步被药物及尿酸损害，减缓肾功能恶化的速度，减少心血管疾病发生风险。具体步骤如下：

（1）指导 HUA 患者及早控制危险因素，使其能够形成一种健康的生活方式并维持下去。

（2）树立正确的降尿酸目标。首先，降尿酸治疗的目标因人而异。尿酸最低控制目标为 300mmol/L，小于 250mmol/L 更有利于控制痛风的症状和痛风者体征。首次痛风发作即需要降尿酸治疗。无痛风发作，不论有无心血管危险因素或心血管疾病及代谢性疾病，超过 540mmol/L 即需要生活指导联合降尿酸治疗；超过 420mmol/L 可单纯生活指导 3~6 个月观察，无效即需要联合降尿酸治疗。单纯 HUA 长期控制目标小于 360mmol/L，痛风患者小于 300mmol/L。每 3 个月监测血尿酸，并观察痛风或相关并发症的发生。

（3）以调整生活方式为基础，包括饮食结构的调整，是痛风预防和管理的核心，也是痛风营养治疗的内容。

①酒摄入的控制：酒精是痛风重要的饮食危险因素，痛风的发病风险与酒精摄入量成依赖性增加。

②嘌呤摄入的平衡：痛风患者饮食最重要的改变不只是保证低嘌呤饮食，还要保证影响嘌呤代谢的饮食。既往认为，痛风患者需要严格低嘌呤饮食。新近研究显示，严格的低嘌呤饮食降尿酸效果有限，且实际操作可行性小，患者难以严格遵守。相当多的流行病学研究及短期干预研究证实，传统观点上认为的高嘌呤的事物，如动物内脏、海鲜、啤酒是会导致痛风的危险因素，但一些高嘌呤含量的食物并不增加尿酸，如富含嘌呤的蔬菜和豆制品，一些低嘌呤的食物对痛风也存在危害，如酒精和含果糖的水果及饮料。来源于植物的嘌呤不增加痛风的风险，只有来源于动物的嘌呤才增加痛风的风险。

进行低嘌呤饮食控制时，控制饮食嘌呤总量比限制某一食物更重要。饮食嘌呤含量控制在 <200mg。患者应当避免摄入高嘌呤食物（动物内脏、贝壳、沙丁鱼），减少中等嘌呤食物的摄入，如红肉。不推荐更低标准的低嘌呤饮食是因为过于严格的低嘌呤饮食不能使血尿酸降至 6mg/dL 以下；严格的低嘌呤食物，常富含碳水化合物，易导致胰岛素抵抗，进而引起代谢综合征的发生；蛋白质摄入不足，不能满足机体的日常营养需求；患者依从性很差。

动物内脏是嘌呤含量最丰富的一类食物，大量进食会导致血尿酸增高，是痛风急性发作常见的诱因。同时，动物内脏含有大量胆固醇，经常进食该类食物会导致高胆固醇血症，从而导致心血管疾病的发生率增加。

③控制含糖饮料的摄入：含糖饮料富含果糖，其主要机制是果糖在肝脏磷酸化会消耗能量三磷酸腺苷（ATP），从而限制二磷酸腺苷向 ATP 转化，最终导致尿酸合成旁路途径的底物单磷酸腺苷生成增加。果糖还会通过增加胰岛素抵抗及循环胰岛素水平间接增加血尿酸水平。

高果糖浆（high fructose com syrup，HFCS）也称果葡糖浆或葡萄糖异构糖浆，以酶法糖化淀粉所得的糖化液经葡萄糖异构酶的异构作用，将其中一部分葡萄糖异构成果糖，由葡萄糖和果糖组成的一种混合糖浆，是以玉米为原料加工制成的营养性（含热量）甜味剂，广泛应用在碳酸饮料、果汁饮料和运动饮料以及零食、糖浆、果冻和其他含糖产品中。2012 年 ACR 痛风通风指南推荐，痛风患者应避免摄入玉米高果糖浆甜化的饮料（包括苏打水）及食物，同时限制自然糖分果汁及含糖饮料的摄入。

④水果的选择：大多数新鲜水果为碱性，内含有大量的钾元素及维生素 C，由此看来，水果应当是痛风的保护因素。但是富含果糖的水果也会增加痛风的发病率，因为果糖可直接促进人体的尿酸合成增多。大量进食该类水果可增加体内胰岛素的水平，导致胰岛素抵抗，从而间接减少尿酸的排泄，而这一作用在合并代谢综合征的患者中更加明显。2008 年 Chai 发表的 46393 例健康人长达 12 年的前瞻性队列研究表明，含果糖丰富的水果与痛风发病率的增加呈正相关。因此，痛风患者可适当增加水果的摄入，但应注意水果的种类。即使未合并糖尿病代谢综合征，痛风患者也应避免摄入糖分较高的水果。常见的含果糖量较低的水果有青梅、西瓜、椰子、葡萄、草莓、樱桃、菠萝、桃子、李子、橄榄等。果糖成分较多的水果有苹果、无花果、橙子、柚子、柿子、龙眼、香蕉、杨梅、石榴等。

⑤限制进食的食物：红肉为营养学概念，主要指哺乳类动物的肉，包括猪肉、牛肉、羊肉、鹿肉、兔肉等。红肉会增加痛风发病率及心血管疾病发生的风险。白肉是相对于红肉的营养学概念，主要指红肉以外的所有肉类，包括海鲜、家禽等。家禽类的肉皮中嘌呤含量高，如果过多摄入可导致血尿酸水平明显升高，而每日摄入适量家禽的肉及蛋对血尿酸水平影响不大。因此，推荐患者优先选择该类食物作为动物蛋白的主要来源。但禽类皮下组织中脂肪含量丰富，蛋黄胆固醇含量丰富，因此不建议患者过多摄入油炸、带皮的禽类食品及蛋黄。

海鲜一般嘌呤含量较高，使远期发展为痛风的风险增加。根据嘌呤含量，海鲜可分三类：

高嘌呤类——鲭鱼、凤尾鱼、沙丁鱼、鱼子、小虾淡菜、白带鱼。

中嘌呤类——鳗鱼、白鱼、草虾鲑鱼、三文鱼（生）。

低嘌呤类——吞拿鱼、大比目鱼、蛤蜊、龙虾、秋刀鱼、三文鱼（罐头）、鳝鱼。

前两类海鲜，痛风患者应尽量不吃或少吃。嘌呤含量较低的海鲜，痛风患者可适当进食。此外，海参、海蜇等海产品嘌呤含量也同样较低。

⑥鼓励进食的食物：改善生活方式中除了鼓励蔬菜以及低脂饮食之外，还鼓励多饮水以促进尿酸排泄，促进肾小管以及泌尿系结石的溶解。多饮水是指每天不少于 2000mL。自来水和矿泉水等 pH 6.5 ~ 8.5，属于碱性饮用水，建议选择；纯净水 pH 6.0，不建议选择。睡前饮水有利于防止尿路结石；长期碱化尿液可以常规用碳酸氢钠，以尿 pH 6.2 ~ 6.8为指导调整剂量（每 2h 测尿 pH）；心功能不全时选用利尿剂为乙酰唑胺（0.25 ~ 0.5g，每日两次，同时补钾，磺胺过敏禁用）。尽管碱化尿液能够明显促进尿酸盐结晶溶解，但过度碱化尿液容易导致草酸钙结晶等非尿酸性结石形成。

奶制品可降低血尿酸水平，减少痛风的发作，但限于低脂/脱脂的牛奶。摄入全脂奶制品并无类似的负相关作用，可能与其含有较多的饱和脂肪酸有关，后者可导致胰岛素抵抗及尿酸排泄减少。

以往认为，豆类食品可升高血尿酸，使痛风急性发作。事实上，豆类尤其是豆制品不但不会引起血尿酸水平增高，反而可降低血尿酸，它们是痛风的保护性因素。主要原因是嘌呤丰富，可增加血尿酸水平，同时具有促进尿酸排泄的作用，且后者作用更为显著。豆制品降尿酸作用比豆类更加显著，且豆制品在储存和加工的过程中会流失一些嘌呤成分，因此可鼓励痛风患者增加豆制品的摄入，而不是限制其摄入。

⑦咖啡与茶：研究证明，咖啡与茶不但不会诱发痛风，且血尿酸与摄入量呈负相关。因此，对于习惯饮用咖啡的痛风患者不必限制其摄入，对于无此习惯者也不推荐通过饮用咖啡来降低尿酸。茶叶本身对血尿酸及痛风的发病无影响。经常饮茶的患者增加机体的水分，利于肾脏尿酸排泄，可能对痛风存在益处。绿茶对血尿酸的影响结果不一。咖啡与茶用量以不失眠为度。

⑧生活方式：HUA 是一种生活方式病，因此它也是心血管疾病危险因素，对于生活方式的管理应优于降低尿酸的药物疗法。饮食欧美化所伴随的肥胖的增加，暴饮暴食是很多生活习惯病的温床，因此限制饮酒、适当运动疗法非常有意义。为避免出现肥胖，应对体重控制进行指导。但过度控制时可能会造成社会生活的品质低下，因此应根据患者可能接受的程度进行指导。对于明确不是不良生活习惯造成 HUA 的患者，应以降低尿酸的药物疗法为主。

同时，经过 3 个月严格的痛风饮食及生活方式调整，血尿酸水平不能达标的患者应尽早启动降尿酸药物治疗。

⑨全身健康管理：HUA 常伴发其他生活方式病，如肥胖、高脂血症、糖耐量异常、高血压、代谢异常综合征。因此应注意是否有其他并发症，尤其是心血管疾病，应定期进行心电图、血糖、血脂检查。为降低药物副作用影响，还应定期进行末梢血流图、肝功能、肾功能等检查。

已经患有痛风性关节炎、痛风石性痛风性关节炎、尿酸性肾病、尿酸盐性肾病的人群，应通过积极控制血尿酸水平减少或避免痛风性关节炎的发作，缓解或避免关节功能的损害；减少体内尿酸池，减轻肾脏负荷，保护肾功能，避免肾脏进一步被药物及尿酸损害，减缓肾功能恶化的速度，减少心血管事件发生风险。实现管理的途径：严格控制饮食，严格降尿酸达标治疗，综合治疗。

（二）案例

1. 基本情况

王某，男性，年龄30岁，身高168cm，体重65kg。主诉：2年前，经常突发膝盖痛、脚痛。发作时疼痛进行性加剧，在12h左右达高峰，呈撕裂样、刀割样或咬噬样，难以忍受。受累关节及周围组织红、肿、热、痛和功能受限。去医院就诊，测尿酸含量为680μmol/L，肌酐正常范围。此后发作时测量尿酸均高于600μmol/L。低嘌呤饮食5～7天之后测量，24h尿中尿酸含量为520mg。既往有痛风家族史，饮食习惯为喜欢花生、豆类、海鲜类，工作非常忙碌，因工作需要经常熬夜，每天吸烟至少20支，工作之余有饮酒习惯。反复发作时，因影响工作必须请假在家治疗休养，患者心情郁闷。化验室检查结果：总胆固醇6.69mmol/L，三酰甘油1.12mmol/L。文线检查表现为：膝盖及脚踝、脚趾关节周围局部软组织肿胀，骨质结构和骨密度无变化。

2. 管理方案

（1）建立健康档案：个人健康信息的采集，包括个人的一般情况（性别、年龄、工作等），目前健康状况和疾病史，生活方式（睡眠、体力活动、精神等），饮食习惯（食物的种类、数量等）以及体格检查（身高、体重、血压等）。

（2）健康危险因素的评估：根据患者症状和体征及化验室检查，该患者的主要健康问题是：尿酸680μmol/L，化验室检查结果：总胆固醇6.69mmol/L，诊断为原发性急性痛风关节炎。身高168cm，体重65kg，体重超过正常标准。该患者的主要致病危险因素为：精神高度紧张、生活不规律、饮酒、吸烟、高嘌呤饮食。

（3）健康教育和干预措施：针对该患者痛风的危险因素，制定的健康教育和干预措施主要有以下几种。

①健康教育。健康教育对痛风患者有较好的效果。通过专题讲座、播放幻灯片等形式，向患者讲解痛风的有关知识，如痛风的发病原因、危险因素、并发症等，让患者了解痛风是可以预防控制的，让患者明白坚持长期健康管理的必要性和控制尿酸的重要性，帮助患者训练监控尿酸指标的能力，参与自身健康管理方案的制订和实施。指导患者按需求服药，定期复查。尿酸控制目标在416μmol/L以下，可以降低并发症的发生。保持心理健康，合理饮食，建立健康的生活方式，可对控制尿酸起到积极的作用。高体重与痛风增加密切相关，即肥胖也是危险因素，因此合理饮食搭配，维持标准体重极其重要。

②维护心理健康。痛风患者在发作时由于疼痛难忍，常出现情绪变化，表现为郁闷、焦虑、易激动、烦躁等心理特点，而精神紧张、情绪激动、不良情绪等因素均可加重病情。因此，对此患者进行心理疏导非常必要。针对患者的心理问题采取认知领悟技术，改变患者不良的疾病认知，使患者正确认识疾病并积极配合治疗。同时在和患者交流时，做到耐心、和蔼、周到、亲切。鼓励患者工作之余减少不必要的应酬，多参加有益身心的社交活动。避免和消除紧张情绪，保持良好的心情。保证充足而良好的睡眠，中午休息30min。工作适度，避免过度的脑力和体力负荷，不要让压力积累起来。必要时，应尝试调整工作岗位。

③合理饮食，保证营养均衡。痛风患者的饮食原则——一限三低是众所周知的，即限制嘌呤、低热量、低脂肪、低蛋白质饮食，但是严格执行到生活中有时是比较困难的，要坚定患者的信心，持之以恒。在急性发作期，禁用含嘌呤高的食物，选用基本不含嘌呤或含嘌呤很少的食物。在痛风缓解期，可采用含少量嘌呤的食物。痛风患者只有长期注意饮食、合理调配膳食结构，才能防止和延缓并发症，提高生存质量，养成健康的饮食习惯。

④药物治疗时的管理。药物治疗目标是缓解疼痛、降低尿酸值、减少并发症。根据痛风危险因素及并发症等情况选择药物，耐心讲解药物治疗的必要性及重要性，消除患者顾虑，使其配合治疗。介绍药物的作用、副作用、服用的方法及注意事项等，使患者养成良好的从医行为。

⑤戒烟，限制饮酒。

3. 效果评价

患者经过近1年的健康管理和教育，对痛风有了正确的认识。了解了痛风的危险因素控制方法，能采取健康的生活方式，对痛风的防治能力有所提高。尿酸控制目标达到480μmol/L。化验室检查结果：总胆固醇4.8mmol/L，体重目前63kg。从上述指标看，此患者尿酸虽未达到正常指标，但已降低并接近正常范围值，体重也适当减轻并开始接近标准体重。危险因素得到有效控制，明显减少了患者痛风并发症的发生。

第九节　慢性阻塞性肺疾病

一、概念、发病机理、流行病学与危险因素

（一）概念与发病机理

慢性阻塞性肺疾病简称慢阻肺（COPD），COPD以气流受限为特征，且气流受限，不能完全逆转。气流受限常常渐进发展并伴有气道对毒性颗粒或气体有异常的炎症反应。COPD主要包括慢性支气管炎和肺气肿两种疾病；支气管哮喘发展到晚期，因为支气管壁结构重构而出现不完全可逆的气流受限也属于COPD的范畴。

由美国国立心肺血液研究所、美国胸科学会、欧洲呼吸病学会和WHO共同制定的GOLD（2011年版）的COPD新概念定义为：COPD是可防可治的常见病，其特征为持续存在的气流受限，并呈进行性发展，伴有呼吸道和肺对有害颗粒或气体所致慢性炎性反应的增加，急性加重和并发症影响休整疾病的严重程度。新定义较旧定义简洁明了，首次将"急性加重和并发症"写入定义，以"持续存在的气流受限"取代GOLD（2006年版）定义中的"不完全可逆性气流受限"。根据新定义，面对COPD患者时，不但要了解气流受限情况，而且要了解急性加重和并发症病史。

COPD 表现为气流阻塞，常常伴有对吸入刺激物（烟草的烟雾粉尘）的非特异性支气管反应，如慢性和喘息性支气管炎，呼出气流呈现明显而进行性的下降。COPD 通常发病较隐匿，可历经数年不被觉察。典型患者每日吸烟 20 支以上，烟龄超过 20 年时开始出现症状。疾病初起表现为肺泡及气道的无症状性炎性改变，进而出现病理变化，第 1 秒用力呼气量（FEV1）占用力肺活量（FVC）的比率下降，FEV 绝对值减少，导致肺膨胀过度。

（二）流行病学

COPD 是一种常见、多发、高致残率和高致死率的慢性呼吸系统疾病。本病的流行与吸烟、地区和环境卫生等有密切关系。吸烟者患病率远高于不吸烟者。北方气候寒冷，患病率高于南方。工矿地区大气污染严重，患病率高于一般城市。近年来，世界各国对 COPD 都给予高度重视，原因在于 COPD 患病率居高不下，且有逐年增高的趋势。据 WHO 估计，COPD 在全球疾病死亡原因当中，次于心脏病、脑血管病和急性肺部感染，与艾滋病并列第 4 位。美国 1965—1998 年以来心脑血管疾病的死亡率下降了 35%～64%，而 COPD 的死亡率却升高了 16.3%。仅 2000 年全世界因 COPD 死亡的人数就达 274 万，较过去 10 年死亡率增加 22%。在我国，COPD 是肺心病的主要基础病（占 82%），COPD 患者预后不良，常死于呼吸衰竭和肺源性疾病。我国 COPD 的发病率和致死率迅速增长，共约有 2500 万 COPD 患者，每年由于 COPD 造成的死亡可达 100 万人，致残人数达 500 万～1000 万。随着年龄增长，COPD 的患病率逐渐增高，据 WHO 预测，至 2020 年 COPD 将排到疾病经济负担的第 5 位，到 2030 年，COPD 会成为全世界第三大死因。COPD 给患者带来巨大的生理、心理上的痛苦，降低生活质量，给家庭带来沉重的负担。COPD 在我国位居疾病负担的首位，已成为重要的公共卫生问题。

（三）危险因素

引起 COPD 的危险因素包括个体易感因素以及环境因素两个方面，两者相互影响。个体易感因素可增加 COPD 发病的危险性。目前认为主要的危险因素包括吸烟、职业接触、粉尘和烟雾、空气污染、童年时期频发呼吸系统感染、年龄、先天对哮喘易感人群及 α-抗胰蛋白酶缺乏。初吸年龄、吸烟数量及目前吸烟状况是重要的决定因素。具有 COPD 家族史、过敏史、气道高反应或哮喘病史、早产儿及幼年反复气管肺感染史、生活水平低下、吸烟和有害物质职业接触史的人群，均属于 COPD 的易感人群或高危人群。除上述因素外，气候变化（特别是寒冷空气）、自主神经功能失调、老年人性腺及肾上腺皮质功能衰退、维生素缺乏等对 COPD 的发病也有一定影响。

（1）吸烟：吸烟为 COPD 重要发病因素。吸烟者肺功能的异常率较高，FEV1 的年下降率较快，吸烟者死于 COPD 的人数较非吸烟者多。被动吸烟也可能导致呼吸道症状以及 COPD 的发生。

（2）职业性粉尘和化学物质：职业性粉尘及化学物质（烟雾、过敏原、工业废气及室内空气污染等）的浓度过大或接触时间过久，可导致与吸烟无关的 COPD 发生。此外，接触某些特殊的物质、刺激性物质、有机粉尘及过敏原能使气道反应性增加，导致 COPD

发生。

（3）空气污染：化学气体，如氯、氧化氮、二氧化硫等，对支气管黏膜有刺激和细胞毒性作用。空气中的烟尘或二氧化硫明显增加时，COPD 急性发作显著增多。其他粉尘，如二氧化硅、煤尘、棉尘等也会刺激支气管黏膜，使气道清除功能遭受损害，为细菌入侵创造条件。烹调时产生的大量油烟和生物燃料产生的烟尘与 COPD 发病密切有关。

（4）感染：呼吸道感染是 COPD 发病和加剧的重要因素。病毒感染可能对 COPD 的发生和发展起作用；肺炎链球菌和流感嗜血杆菌可能为 COPD 急性发作的主要病原菌。儿童期重度下呼吸道感染与成年时的肺功能降低及呼吸系统症状发生有关。

二、风险评估

GOLD（2011 年版）中，COPD 评估是个全新概念，评估目的是确定疾病的严重程度，指导个体化治疗。以往 COPD 严重程度是根据肺功能来划分，肺功能级别不同的患者发生急性加重的频率、住院率及病死率是不同的，但对于特定的个体，肺功能并不是衡量患者呼吸困难、运动耐力和健康状态的可靠指标。为了确定个体化的治疗目标，GOLD（2011年版）对 COPD 的评估分别从症状、气流受限程度、急性加重风险和并发症 4 个方面进行，最后通过综合评估来确定疾病严重程度。

（1）症状评估：目前已有数种评估 COPD 症状的问卷，GOLD（2011 年版）选用改良英国应用医学委员会呼吸困难指数（MRC）或 COPD 评估测试（CAT），MRC≥2 或 CAT 总分≥10 表明症状较重。因 CAT 可提供较为准确的临床症状评估，推荐使用。

（2）肺功能评估：对于气流受限程度，仍采用肺功能分级，即以 FEV 占预计值80%、50%、30% 为分级标准。COPD 患者肺功能分为 4 级，依次为轻度、中度、重度和极重度。

（3）急性加重风险评估：现有两种方法评估 COPD 急性加重风险。COLD 肺功能分级为 3 级或 4 级表明具有高风险；根据患者急性加重的病史进行判断，在过去一年中有≥2 次急性加重，表明具有高风险。若肺功能评估与急性加重史获得的风险分类不一致，以评估所得最高风险为准。

（4）并发症评估：COPD 患者常合并心血管病、骨质疏松症、焦虑和抑郁、肺癌、感染、代谢综合征和糖尿病等，其中以心血管病、骨质疏松症和抑郁最常见。并发症可发生于各级患者并影响其住院率和病死率，故应积极发现并治疗。

（5）COPD 的综合评估：应综合评估患者情况，进行分组，为治疗提供个性化治疗方案。

三、临床表现、诊断与治疗

（一）临床表现

COPD 的主要症状包括：①慢性咳嗽。通常为首发症状。初起咳嗽呈间歇性，早晨较重，以后早晚或整日均有咳嗽，但夜间咳嗽并不显著。也有部分病例虽有明显气流受限但无咳嗽症状。②咳痰。咳嗽后通常咳少量黏液性痰，少数病例咳嗽不伴咳痰。③气短或呼吸困难。这是 COPD 的标志性症状，早期仅于劳动时出现，后逐渐加重。④喘息和胸闷。⑤全身性症状，如体重下降、食欲减退、外周肌肉萎缩和功能障碍、精神抑郁和（或）焦虑等。

COPD 早期体征可不明显，随疾病进展，可出现桶状胸，呼吸变浅，频率增快，肺叩诊呈过度清音，两肺呼吸音减低，肺部干、湿性啰音等体征；低氧血症者可出现黏膜及皮肤发绀，伴右心衰竭者可见下肢水肿、肝脏增大。

（二）诊断

COPD 的诊断应根据临床表现、危险因素接触史、体征及实验室检查等资料综合分析确定。凡具有吸烟史及（或）环境职业污染接触史和（或）咳嗽、咳痰或呼吸困难史者均应进行肺功能检查。存在不完全可逆性气流受限是诊断 COPD 的必备条件。

COPD 的诊断主要靠医师的问诊，患者安静时无呼吸困难症状，但与几年前相比，很难进行某项体育活动，感到活动后闭气，或者上下楼梯时感到呼吸困难，此时应考虑 COPD，进一步进行呼吸功能检查，吸烟者更应如此。轻症患者稳定期很少求医，直至活动后出现呼吸困难才来就诊。呼吸道感染常会引起肺功能恶化，使病情加重。

GOLD（2011 年版）新的诊断标准强调，任何有慢性咳嗽、咳痰或伴有呼吸困难，或伴有引起 COPD 的有害颗粒和气体的接触史（吸烟、职业暴露和空气污染等）的患者都应被考虑患有 COPD 的可能性。肺量计（spirometry）的测定对确定诊断是必要的，任何考虑可能患 COPD 的人都应进行该项检查。应用吸入性支气管扩张剂后，第 1 秒用力呼气量与用力肺活量比值（FEV1/FVC）＜0.7 者可确立 COPD 的诊断。

（三）治疗

COPD 稳定期治疗的目的在于缓解症状，提高活动耐受性，改善健康状况，预防疾病进展，防止 COPD 急性加重，降低病死率。

GOLD（2011 年版）推荐的治疗方法是个体化的，其措施是先进行病情评估，将 COPD 患者分为 A、B、C、D 4 组，不同组别采用不同的治疗方案，同时根据并发症情况给予相应的治疗。该治疗方案不但反映症状、肺功能级别和急性加重风险，而且反映并发症的情况。

在 COPD 稳定期治疗中，无抗生素应用指征，除非治疗感染性 COPD 急性加重和其他细菌感染。长效 β2 受体激动剂和长效抗胆碱能药物均优于二者的短效制剂，即短效 β2 受体激动剂和短效抗胆碱能药物；吸入支气管扩张剂优于口服制剂；茶碱类药物疗效较差、不良反应较多，一般不推荐应用，除非缺乏其他可长期应用的支气管扩张剂。

长期吸入糖皮质激素（ICS）推荐用于严重和非常严重的 COPD 患者，以及经常发生急性加重并且长效支气管扩张剂不能控制症状的患者。不推荐 ICS 长期单一口服吸入治疗。罗氟斯特对 FEV ＜50% 预计值的慢性支气管炎和反复加重患者，或有减少急性加重的作用。

COPD 稳定期的非药物治疗中所有患者均须戒烟，适当进行运动锻炼，并根据当地情况选择流感疫苗和肺炎球菌疫苗接种。综合评估，属 B 组、C 组和 D 组的患者还需接受肺康复训练。

四、健康管理方案与案例

COPD 的健康管理与医疗康复需要根据其发病的危险因素及加重的促成因素，对慢性支气管炎或慢性肺气肿患者进行肺功能、严重度、运动能力、主观呼吸功能障碍程度、心理状态等的评定分级之后，制订个体化治疗康复方案，进行有效的药物治疗、心理疏导、健康教育、饮食指导以及保持呼吸道通畅、重建生理性的呼吸模式、适当运动和心肺功能锻炼等康复治疗。整个过程中药物治疗仍然是重要的治疗方法，但强调通过健康管理与康复医学降低治疗成本，提高治疗效果，减少并发症的发生。

基于健康管理与康复医学理念的 COPD 社区综合治疗方案针对疾病的不同阶段，包括健康人群、高危人群、轻症患者、中重度患者和急性发作患者等采取防治相结合的策略，对 COPD 的多种危险因素在各阶段进行整体干预而非仅针对某个危险因素；建立个体 COPD 档案，根据档案对个体疾病发展进行连续性分析，并给予相应的健康管理方案与康复医学手段。

（一）个体健康管理方案

1. 健康人群

健康人群包括希望保持健康身心并积极响应的人群。他们已经认识到健康的重要性，但相关健康知识不足，可通过发放宣传单等方式为这类人群普及 COPD 知识，如 COPD 症状、危险因素、预防措施等。

2. 亚健康人群

亚健康人群存在以下情况：有危险因素（吸烟、职业性粉尘和化学物质等）的接触史、既往史、其他呼吸疾病家族史。要定期给予这类人群健康与疾病危险性评估，并制订健康管理方案，以健康卡片等形式交给目标个体。卡片内容包括：劝导戒烟及避免接触有害物质（粉尘烟雾、有害颗粒、有害气体等），远离受污染环境，改善炉灶和厨房通风环境等。

3. 高危人群

高危人群指年龄超过 40 岁，常年大量吸烟，从事高危险职业，如矿工、木材造纸、裁缝、建筑和运输、化工业和食品加工业、皮革业、橡胶业等的人群。为这类人群建立健康档案，给予疾病危险性评估和健康管理方案，以健康卡片等形式交给目标个体，并定期做肺功能检测。卡片内容包括：本人有哪些主要危险因素，如何降低风险，何时到医院就诊或急诊，了解 COPD 的主要临床表现等。

4. COPD 患病人群

根据症状评价、肺功能检测、BODE 指数（体质指数、气流阻塞、呼吸困难、运动耐力）的综合指数进行综合判断。COPD 患病人群需要在生活和行为方式上进行全面改善，降低风险水平，延缓疾病的进程，提高生存质量。为这类人群建立疾病档案，并给予相应的健康管理措施。

COPD 患者个体预防与健康管理包括早期干预、稳定期治疗、急性加重期治疗与呼吸衰竭抢救，应加强药物、教育、康复等全面医疗。

（1）一级预防。

戒烟是最有效、最经济的手段；临床劝诫宣教，支持治疗外的社会支持；针对香烟依赖治疗的药物；预防和控制职业因素，改善环境卫生，处理"三废"，消除大气污染，以降低发病率。

（2）二级预防。

利用健康教育提高患者应对疾病的能力和技巧；采取药物治疗、氧疗、呼吸康复和肺的手术治疗等措施改善症状和/或减少并发症，对于有症状的患者，支气管扩张剂是主要的治疗药物。推荐使用包括长效吸入 β 受体激动剂和 M 受体阻断剂，如氟替卡松/沙美特罗复合制剂和塞托溴铵等，可以延缓患者肺功能下降，增强体质，提高抗病能力和预防复发。

（3）三级预防。

对于急性加重期及呼吸衰竭患者，应根据急性加重程度，结合患者 COPD 的严重程度、并发症情况和以往加重频度与严重程度，对患者进行针对性的治疗。应以控制感染和祛痰镇咳为主；伴发喘息时，加用解痉平喘药物；预防和处理各种并发症。危重的患者必要时给予机械通气。

（4）康复护理。

对于 COPD 患者，在护理时应注意以下问题：发热、气促、剧咳者要适当卧床休息。吸烟患者戒烟，避免烟尘和有害气体。冬天外出戴口罩和围巾，预防冷空气刺激及伤风感冒。帮助痰多而咳痰不畅的患者排痰，鼓励患者咳嗽，护理者轻轻拍其胸部、背部，使痰液移动；劝患者多饮开水，以使痰液稀释；雾化吸入可使气管内分泌物湿化，易于咯出。鼓励患者参加力所能及的体育锻炼，以增强机体免疫力和主动咳痰排出的能力。长期大量咳痰者蛋白质消耗较多，宜给予高蛋白、高热量、多维生素、易消化食品，要控制食盐，避免刺激性食品。如发现患者有明显气促、发绀，甚至出现昏睡现象，应考虑病情有变，要迅速送医。

（二）社区健康管理方案

COPD 社区健康管理是指有效利用社区卫生资源，为 COPD 患者提供支持性药物治疗和依从性干预，长期氧疗、戒烟干预、肺康复干预等非药物干预及认知心理行为干预，可改善患者的症状，控制病情加重，促进肺功能改善，提高患者的活动耐力和生活质量。同时，调动社区家庭和个体的积极因素，从生物、心理、社会层面对 COPD 患者进行健康管理，增加支持性干预的依从性和干预效果。

COPD 社区健康管理以 COPD 患者高危人群和健康人群为健康管理对象，以社区、家庭、个体为管理单位，建立电子健康管理档案，根据不同人群特点制定健康管理策略，确定健康管理的内容，实施社区—家庭—个体的健康管理模式，并对管理效果进行绩效评价。COPD 社区健康管理内容包括呼吸道症状、用药方法（吸入技术）、危险因素控制、肺功能康复、运动训练、长期家庭氧疗、营养支持、负性情绪、认知行为、流感疫苗接种等方面。

1. 支持性药物干预

社区 COPD 患者大多为稳定期患者，药物治疗及用药依从性管理尤为重要。支持性药物干预是对社区 COPD 稳定期患者给予持续性药物治疗，使其掌握正确的用药方法，合理、有效使用药物，以减轻症状，控制病情，减少急性加重次数和住院率。

长期药物干预可延缓 COPD 患者的疾病进展。支气管扩张剂是控制 COPD 症状的主要治疗药物，包括 β2 受体激动剂和抗胆碱及茶碱类药物。COPD 稳定期患者可以按需或规律使用支气管扩张剂，首选吸入给药，短期按需应用可缓解症状，长期规律应用可预防和减轻呼吸困难等症状，减轻呼吸肌疲劳，增加运动耐力，提高生活质量。抗生素合理使用可以有效控制感染，防止病情加重，对急性发作期患者可迅速缓解症状，但对稳定期患者预防急性发作无作用，不推荐使用。GOLD 倡议 COPD 患者每年秋冬季注射流感疫苗一次，可减少呼吸道感染的机会，减少 COPD 的发作，使病死率下降，但目前社区 COPD 患者流感疫苗接种率较低。

2. 长期氧疗

长期氧疗一般指经鼻导管吸氧，流量为 $1 \sim 2L/min$，每日吸氧时间不少于 15h，并持续较长时间，使患者在静息状态下，达到 $PaO_2 \geqslant 60mmHg$（$1mmHg = 0.13kPa$）和（或）使 SaO_2 升至 90% 以上的一种氧疗方法。长期氧疗是 COPD 稳定期患者重要的治疗方法，可以明显提高 SaO_2 和 PaO_2，减轻呼吸困难，提高运动耐力和生活质量。

3. 戒烟干预

戒烟是预防和延缓 COPD 的关键措施，也是阻止 COPD 进展的有效手段。戒烟干预一般包括：一般性劝导戒烟干预（提出戒烟建议、吸烟危害等相关知识的健康教育）、强化劝导戒烟干预、心理行为矫正、尼古丁替代和抗抑郁剂治疗。

4. 肺康复干预

GOLD 已将肺康复干预列入 COPD 患者康复的主要措施。社区肺康复干预项目是社区 COPD 稳定期患者康复干预中不可或缺的组成部分，在社区及家庭中容易实施且具有可行性。干预内容包括肺康复知识健康教育、呼吸操（缩唇呼吸、腹式呼吸）训练、呼吸训练器应用、四肢肌力训练、有氧耐力训练、步行速度训练等。肺康复干预能改善 COPD 稳定期患者的通气功能，提高其运动耐力和生活质量。基于家庭和社区的肺康复干预可以提高不同程度 COPD 患者的 SaO_2、PaO_2、健康相关生活质量和日常生活能力、活动耐力，同时减轻患者呼吸困难、焦虑、抑郁的症状。

5. 支持性心理行为干预

支持性心理行为干预主要内容包括心理支持、认知疗法、合理情绪疗法、行为矫正等。COPD 患者因长期患病常存在焦虑、抑郁、悲观失望等负性情绪和不健康的生活行为方式，对治疗的依从性较差，并缺乏相应的应对方式，影响了患者的康复和生活质量，生存率下降。应用认知心理行为干预、合理情绪疗法等可以缓解 COPD 患者的焦虑、抑郁情绪，提高其持续性药物干预、肺康复干预、长期氧疗的依从性和戒烟率，使其形成健康的行为方式，对改善患者的生活质量、降低残疾水平、改变患者的错误认知和适应不良也起到了一定的作用。

（三）案例

1. 基本情况

湖南省湘潭市岳塘区滴水街道社区卫生服务中心是一个大型兵工企业职工医院整体转型的社区卫生服务中心，老年人居多，又因为工作环境有粉尘、氯气等职业因素影响，COPD 患者达到 10% 及以上。该社区卫生服务中心对在中心建立档案并规范管理的 40 例 COPD 患者（其中男性 35 人、女性 5 人，其中已并发 2 级以上心衰的患者有 3 人）进行了 3 年的健康管理。

2. 管理方案

（1）一级预防：对于健康者要加强宣教，教育其认识 COPD，养成良好的生活习惯，去除危险因素，戒烟防毒等。

（2）二级预防：对于患者应给予饮食指导，锻炼其心肺功能，定期指导其检查，必要时服药，发作时指导并督促其早期用药治疗。

（3）三级预防：对于病情重者主要指导治疗，还有稳定期后的康复训练，以提高患者的生活质量。

具体管理方案及评估如下。

（1）建档：首先要进行摸底排查，为确诊为 COPD 的患者建立慢性病档案，并对患者进行状态评估，根据患者的情况制订处理方案，包括健康教育、健康生活指导和治疗指导、康复训练。

（2）方案的实施。

①高危人群和有慢性支气管炎的居民：进行针对性的健康教育和健康生活指导；劝导戒烟，加强工作防护或脱离有毒有害的工作环境，减少有害气体的吸入；鼓励加强锻炼，提高机体抵抗力，做一些增加肺活量的功能锻炼，如步行呼吸训练等；营养干预，多吃蔬菜水果，每天保证摄入 500g 左右的新鲜蔬菜或水果，清淡饮食，避免油腻食物，每天保证蛋白质的摄入量为 50~100g，以提高防病能力；如有呼吸道感染，应及时治疗，防止并发症的产生等。

②COPD 患者：主要是进行健康教育指导和制订治疗方案，对患者的健康教育指导主要靠访视完成。对已经建档管理的患者在稳定期每个季度进行一次访视，访视指导内容分为一般性指导和治疗性指导。

③健康教育指导：首先让患者正确认识到此病的危害性，正确面对，树立治病的信心。其次教育患者如何预防复发，及时治愈上呼吸道感染等诱发因素。对稳定期患者，指导其进行心肺功能锻炼、耐寒能力训练。

④药物治疗指导：药物治疗指导对象包括稳定期患者和急性期患者。

对于稳定期患者，首先是支气管扩张剂的应用，如 β 受体激动剂、沙丁胺醇气雾剂、特布他林气雾剂等。其次是抗胆碱能药：异丙托溴铵气雾剂。祛痰药的运用：盐酸氨溴索、氯化铵、N－乙酰半胱氨酸。对症状重的患者加用糖皮质激素：泼尼松 5～10mg 口服或地塞米松 0.75～2.25mg 口服等。家庭氧疗：对 COPD 慢性呼吸衰竭者实施家庭氧疗，可提高其生活质量和生存水平。

对于急性期和已发病期的患者，一般为上门或上医院进行访视，指导其治疗和康复。首先明确急性期患者病情加重的原因及病情的严重程度，再做针对性的处理；如果有感染要先控制好感染，加大支气管扩张剂的剂量、给予低流量氧气吸入。合理应用抗生素（选用敏感抗生素），适当用一点糖皮质激素缓解患者的症状。在改善肺部功能方面，辅以祛痰药，如氨溴索等，化痰解除气道阻塞；扩血管药，如酚妥拉明等改善肺部微循环、防治心衰等，如果病情严重应立即住院治疗，待病情稳定后再酌情引导其进行功能锻炼和耐寒能力锻炼。

3. 效果评价

经过针对性的健康教育和规范化管理，还要及时给予随访指导。40 例患者的发病次数较以前明显减少。另外，患者在急性发作后也能及时用药，使病情得到很好的控制，防止并发症的产生。其中，有 11 例患者 3 年中只发作一次而且居家治疗后症状很快得到控制，社区管理成效显著；有 17 例患者 3 年中住院一次，并没有发生心肺功能的进一步损害，社区管理后效果良好；有 7 例患者 3 年中入院两次，没有明显的心肺功能下降；在 3 例原已并发肺心病、心衰的患者中，有 1 人心衰加重，其余 2 人心衰程度无明显加重；另外 2 人中有 1 人患肺癌死亡、1 人死于其他疾病。40 例患者中有明显效果的为 35 人，显效率 87.5%。

第十节　恶性肿瘤

一、概念、发病机理、流行病学与危险因素

（一）概念

恶性肿瘤也称为癌症，是一大类疾病的统称，这些疾病的共同特征是体内某些细胞丧失了正常调控，出现无节制的生长和异常分化，并发生局部组织浸润和远处转移。恶性肿瘤从组织学上分为上皮性癌和非上皮性肉瘤及血液癌。

（二）发病机理

经临床观察、流行病学和动物实验等学科的长期努力，发现物理、化学、生物和遗传

因素是导致肿瘤的四大病因。

有些肿瘤由一种原因引起，如白血病、皮肤癌等；但有些肿瘤由 2 种或 2 种以上原因引起，如消化道癌多数由物理或化学致癌物损伤后，又继发感染混合致癌。按致癌物在肿瘤发生、发展过程中的作用不同，有促癌因素和致癌因素。如长期饮烈酒和高糖、高脂饮食导致血糖、血脂过高，使人体血氧含量降低，是促进各类肿瘤发生发展的促癌因素；物理、化学慢性损伤和生物感染是引起慢性炎症、导致肿瘤的致癌因素。

引起肿瘤的病因很多，其中化学、生物因素致癌最多见，病因分类方法有 3 种：按致癌物的性质、按致癌物的多少和按致癌物在肿瘤发生发展过程中的作用。

（1）按致癌物的性质不同，可分四大类：即物理致癌、化学致癌、生物致癌、遗传性致癌。

物理致癌原因有电离辐射、紫外线、温度过高或过低、局部异物肿块等。

据研究资料记载，化学致癌物的种类最多，已发现能使动物致癌的化学致癌物有 2000 多种，其中约有 1/2 的致癌物与人类肿瘤的发生有关。引起人类肿瘤的化学致癌物，根据来源不同可分三大类：①来自食物霉变、农药污染和制作不当产生的致癌物有黄曲霉素、苯并芘、亚硝酸盐、尼古丁。②来自环境污染，如空气污染、职业因素、吸烟。③来自药物副作用，如消毒灭菌药、抗癌药、性激素等。

生物致癌：病毒、细菌、真菌、寄生物如血吸虫等微生物均可致癌。

遗传性致癌：遗传性致癌物就是生殖细胞核内的基因染色体（DNA）。

由于物理、化学、生物致癌物长期损伤细胞，能破坏细胞 DNA 结构，随着时间的延长，DNA 结构变异积累增多，引起细胞代谢方式和细胞性质的改变，使正常细胞变成癌细胞；父辈 DNA 结构的任何变异都能遗传给子代，因此任何肿瘤都可能遗传。但遗传性致癌物致癌不是绝对发病的条件，如父辈患肺癌去世，子代不一定都发生肺癌。

（2）按致癌物的多少不同，可分为单原因致癌和多原因致癌。单原因致癌即始终由一种物质损伤同一组织器官而引起肿瘤，如电离辐射紫外线，过热或过冷（热辐射）和局部异物肿块，都能单独损伤细胞 DNA 结构引起肿瘤。多原因致癌即由 2 种或 2 种以上致癌物先后损伤同一组织器官，使细胞癌变，形成肿瘤，如化学致癌物黄曲霉素（或苯并芘或亚硝酸盐）反复损伤消化道黏膜引起应激反应，使黏膜发炎、红肿糜烂；继发感染病毒（或细菌），引起免疫反应，继续损伤消化道黏膜，炎症反复加重，长期不愈；在化学致癌物、微生物和自由基的长期损伤下，使炎性细胞过度增殖、变性坏死，形成炎性肿块、息肉、溃疡等癌前病变，若病因长期未除，可引起肿瘤，如胃癌、结直肠癌等。

（3）按致癌物在肿瘤发生、发展过程中的作用不同，可分致癌因素、促癌因素和抗癌因素。致癌因素就是直接损伤细胞引起炎症、癌前病变和肿瘤的物质，如物理、化学、生物因素。促癌因素，即促进肿瘤发生发展的因素。如长期高糖、高脂饮食，饮烈酒，患心血管疾病等，使多器官细胞缺氧，促进肿瘤的发生和发展。如吸烟是导致肺癌的致癌因素，也是促进全身各类肿瘤发生、发展的促癌因素。抗癌因素即为长期健康饮食，坚持活动锻炼，促进血液循环，身体健康，免疫力强，是抵抗肿瘤发生、发展的抗癌因素。

（三） 流行病学

恶性肿瘤是全球主要的死亡原因，是发达国家的首位死因，是发展中国家的第二位死因。WHO 下属的国际癌症研究机构（The International agency for Research on Cancer，IARC）发布的数据显示：2007 年全球新发恶性肿瘤病人 1130 万，死亡 790 万，约占全球死亡人数的 13%，其中大约 72% 的恶性肿瘤死亡发生在低收入和中等收入国家。全球死因顺位，男性依次是肺癌、胃癌、肝癌、结直肠癌、食管癌和前列腺癌，女性依次是乳腺癌、肺癌、胃癌、结直肠癌和宫颈癌。2008 年，全球恶性肿瘤新发病例 1240 万，死亡病例 760 万；发病率前三位的恶性肿瘤依次为肺癌、乳腺癌和结直肠癌，死亡率前三位的恶性肿瘤依次为肺癌、胃癌和肝癌。2012 年全球新增恶性肿瘤病例约 1410 万例，恶性肿瘤死亡人数达 820 万，呈明显的增长趋势。在美国，每年有四分之一的死亡人口是死于恶性肿瘤。美国癌症协会每年根据国立癌症研究所等机构提供的数据预测该年恶性肿瘤新发病人数、死亡人数和生存率。对于恶性肿瘤如果不采取紧急行动，到 2030 年恶性肿瘤新发病例将达 1550 万，死亡 1150 万。

虽然发展中国家恶性肿瘤的发病率和死亡率只有发达国家的一半，但是恶性肿瘤生存率却相对较低，与诊断已晚期无法得到及时和标准化治疗等有关。我国恶性肿瘤死亡抽样回顾调查显示，我国恶性肿瘤的死亡率 20 世纪 70 年代为 836/10 万，20 世纪 90 年代为 1083/10 万，2004—2005 年为 1348/10 万，比 30 年前增长 6.12%，城乡增长幅度都很大，其中城市增长 5.97%，农村增长 5.92%。上升的恶性肿瘤主要是肺癌、肝癌和乳腺癌，下降的恶性肿瘤主要是宫颈癌、鼻咽癌和食管癌。2006 年中国慢性病报告显示：2000 年中国肿瘤死亡病例 140 多万，其中肺癌 30 万，肝癌 28 万，胃癌 26 万，食管癌 14 万，白血病 4 万，乳腺癌 2 万。2008 年，原卫生部公布了第三次全国死因调查结果，慢性非传染性疾病成为城乡居民的主要死因，其中心脑血管疾病、恶性肿瘤是我国死亡原因前两位，分别占死亡总数的 22.45% 和 22.32%。恶性肿瘤在死因中的构成比由 20 世纪 70 年代的 10.13% 上升至 22.32%，死亡率由 7399/10 万上升至 13588/10 万。在城市，恶性肿瘤位居全部死因的第一位，而在农村，恶性肿瘤位居全部死因的第二位。WHO 下属的国际癌症研究机构（The International Agency for Research on Cancer，IARC）发布的数据显示，2012 年中国新增恶性肿瘤患者 307 万例，死亡人数 220 万，分别占全球总量的 21.9% 和 26.8%。2014 年我国恶性肿瘤死亡总人数 22052 万，占全球总死亡人数比例为 22.40%，其中恶性肿瘤死亡率男女性别比值为 18:3，在致死率较高的胃癌、肝癌和食管癌方面，男性亦比女性高发。

我国恶性肿瘤死亡率属于世界较高水平，且男性明显高于女性，城市明显高于农村，并呈持续增长趋势。恶性肿瘤是城市首位死因（占城市死亡总数的 25.0%），农村第二位死因（占 21.0%）。从不同肿瘤死因来看，肺癌、结直肠癌、胰腺癌、乳腺癌死亡率，城市明显高于农村；而肝癌、胃癌、食管癌、宫颈癌死亡率，则农村较高。

我国城乡居民的肿瘤发病死亡构成正在发生变化，部分恶性肿瘤死亡率出现明显下降，肿瘤构成日益趋向发达国家的肿瘤死亡模式，同时与生态环境、生活方式相关的肿瘤呈现持续性增长趋势。我国恶性肿瘤变化趋势有 3 个特征：

（1）食管癌、胃癌、宫颈癌、鼻咽癌死亡率及其构成呈明显下降趋势，其中宫颈癌下降幅度最大。

（2）与环境、生活方式有关的肺癌、肝癌、结直肠癌、乳腺癌、膀胱癌死亡率及其构成呈明显上升趋势，其中肺癌和乳腺癌上升幅度最大，过去 30 年分别上升了 4.65% 和 9.6%。

（3）从城乡前十位恶性肿瘤构成来看，肺癌已代替肝癌成为我国首位恶性肿瘤死亡原因（占全部恶性肿瘤死亡的 22.7%）。我国城乡肿瘤构成，尤其是城市地区，呈现类似发达国家的变化趋势。

（四）危险因素

大量研究表明，恶性肿瘤的危险因素除了人口老龄化外，更主要的是人们的生活行为方式、环境暴露和遗传因素等。遗传因素在恶性肿瘤的发病中起着重要的作用，近十几年，在恶性肿瘤的遗传易感性方面有不少新的发现，对恶性肿瘤的诊断和风险评估有一定参考意义。目前，遗传因素仍然是无法改变的因素。因此，恶性肿瘤的预防需依靠控制及消除行为/生活方式、环境暴露等危险因素。遗传以外的主要危险因素包括下面几类。

1. 吸烟

就总死亡而言，男性 22% 和女性 5% 与吸烟有关。对于总恶性肿瘤死亡，30% 与吸烟有关，其中吸烟与肺癌的关系尤为密切，80% 以上的男性肺癌和 45% 的女性肺癌与吸烟有关。其他恶性肿瘤，如喉癌、口腔癌、胃癌、肝癌、胰腺癌等亦与吸烟有关。研究表明，吸烟与乳腺癌、结肠癌也可能有关系。吸烟每年导致全球 180 万例恶性肿瘤死亡，其中 60% 发生在低收入和中等收入国家。

2. 不健康饮食、缺乏体力活动与超重和肥胖

不健康饮食、缺乏体力活动以及由二者引起的超重和肥胖是仅次于吸烟的第二个重要的可引起恶性肿瘤的危险因素。人类约 1/3 的恶性肿瘤与此有关，如超重和肥胖与子宫内膜癌、结直肠癌和乳腺癌有关。研究显示，40% 的子宫内膜癌归因于超重和肥胖；26% 的结直肠癌和 19% 的乳腺癌归因于超重肥胖和缺少体力活动。水果和蔬菜摄入量低使结直肠癌、食管癌和胃癌的危险性增加；动物脂肪的摄入量高与乳腺癌、结肠癌、前列腺癌有关；油炸、烟熏食物、腌制食物含有致癌物质；霉变食品含黄曲霉毒素，其致癌作用极强。

3. 过量饮酒

过量饮酒一般指每次酒精摄入大于 75g，且每周饮酒 5 次以上。过量饮酒可明显增加发生心血管疾病以及脑卒中和恶性肿瘤的危险性。2002 年过量饮酒造成全球 230 万人过早死亡（包括酒后事故与伤害等），占全球疾病负担的 44%。过量饮酒可以导致肝硬化，继而可发展为肝癌，并与口腔癌、咽癌、喉癌、食管癌、乳腺癌和直肠癌有关。饮酒会加重吸烟的危害。过量饮酒每年导致 35 万例恶性肿瘤死亡。

4. 感染

全球有 1/5 的恶性肿瘤是由慢性感染引起的，我国则高达 40%。感染因素与恶性肿瘤密切相关的有：乙肝病毒感染与肝癌有关；幽门螺旋杆菌感染与胃癌有关；不安全性行为引起的人类乳头瘤病毒感染是导致女性宫颈癌的重要原因；血吸虫感染与膀胱癌有关；EB 病毒感染与鼻咽癌有关等。

5. 职业有害因素

职业环境中的致癌物质每年至少导致 15 万例恶性肿瘤死亡。目前，约有 20 余种职业化学物质被定为确认致癌物，如石棉、砷及砷化合物、联苯胺、苯等，所致恶性肿瘤主要有肺癌、膀胱癌和白血病等。物理因素，如紫外线和电离辐射也可引起多种恶性肿瘤，如白血病、恶性淋巴瘤、皮肤癌等。

6. 城市空气污染

城市空气污染是致癌的重要原因，尤其是肺癌，10% 的肺癌是由空气污染引起的。工业废气、能源焚烧、汽车尾气都是导致空气污染的罪魁祸首。垃圾焚烧是城市垃圾处理的一种非生态的方法。2011 年意大利的前瞻性队列研究结果显示，焚烧环境暴露是妇女胃癌、结直肠癌、肝癌、乳腺癌死亡增加的危险因素；2013 年，西班牙生态比较分析焚烧厂附近 10 年恶性肿瘤死亡率的变化，发现焚烧引起的环境变化与胃癌、结直肠癌等死亡率增加相关。

7. 饮水污染

20 世纪 70 年代初，在江苏启东肝癌高发区的流行病学研究发现，饮用沟塘水者比饮用深井水者的肝癌发生率要高，而其他的环境暴露条件基本一致，因此认为饮水污染是发生肝癌的危险因素，从而提出了通过改善水质来预防肝癌的建议。经过近 30 年的研究，初步认为，沟塘水中存在的水藻毒素是一种强促癌因素。

8. 家庭使用固体燃料产生的室内烟雾

室内燃煤做饭和取暖所产生的烟雾是我国恶性肿瘤发生的重要原因，是不吸烟女性患肺癌的原因之一。

9. 心理社会因素

人格、生活事件、情绪、应对方式和社会支持等心理因素与恶性肿瘤的易感性有关，在恶性肿瘤的发展阶段发挥了作用。心理社会因素与恶性肿瘤发展之间的关系可能与 5 个系统的作用有关：心理因素、中枢神经系统、内分泌系统、免疫系统和肿瘤本身。心理因素作用于中枢神经系统，应激因素则可改变神经内分泌和免疫系统的功能，帮助物理或化学因素导致机体罹患肿瘤。C 型人格、重要情感丧失（亲人死亡、离别等）、负性情绪的积累和不表达、消极压抑的应对方式是恶性肿瘤发生、发展的重要因素。而性格开朗、乐观，积极应对生活事件，良好的社会支持则能提高机体免疫力，有助于减少恶性肿瘤的发生，改善恶性肿瘤转归。

二、风险评估

恶性肿瘤的风险评估主要是通过问卷调查和开展筛查，找到存在的风险，发现高危人群，进而早期诊断及早期治疗。恶性肿瘤的早期发现，进而早期诊断和早期治疗，是降低死亡率及提高生存率的主要策略之一，现有的技术方法应用得当，可使恶性肿瘤死亡率降低约 1/3。由于恶性肿瘤类型繁多，其相应的风险评估模型种类较多，以下以胃癌的风险评估为例，并介绍部分恶性肿瘤的筛查。

越来越多的研究将疾病环境危险因素与遗传因素相结合来建立疾病的风险评估模型。全基因组关联研究（genome wide asociation study，GWAS）是人类基因组计划完成后实施的一种对复杂性疾病，包括肿瘤、心血管病、糖尿病、肥胖症、精神疾病等的一种成套 DNA 和全基因组测序和扫描的计划，试图通过测定疾病的基因变异和单核苷酸多态性，建立世界资源共享的相关疾病的基因变异数据库。我国已经出现基于全基因关联研究的乳腺癌风险评估模型，我们也同时期待全基因组关联研究（GWAS）能够发现更多与胃癌相关的单核苷酸多态性，提高相关风险评估模型的预测能力。目前的胃癌风险评估可以参考采用《2014 中国早期胃癌筛查及内镜诊治共识意见》，即根据我国国情和胃癌流行病学，符合第（1）条和第（2）～（6）条中任一条者均应列入胃癌高危人群：

（1）年龄 40 岁以上，男女不限。

（2）胃癌高发地区人群。

（3）幽门螺杆菌（hp）感染者。

（4）既往患有慢性萎缩性胃炎、胃溃疡、胃息肉、术后残胃、肥厚性胃炎、恶性贫血等胃癌前疾病。

（5）胃癌患者一级亲属。

（6）存在胃癌其他高危因素（高盐腌制饮食、热汤饮食、吸烟、重度饮酒等）。

筛查是指通过一定的检查方法从无症状或/及体征的健康人群中发现可疑恶性肿瘤患者，随后对其进行早期诊断及早期治疗。筛查是早期发现恶性肿瘤并进行早期诊断及早期治疗的重要手段。但筛查的实施应根据条件而定，WHO 认为，应选择适宜的癌种、适宜的筛查方法并制定适宜的筛查计划（3 个 suitable）。

一个适宜的筛查计划应具备 3 个方面的条件：首先，所针对的恶性肿瘤的发病率及死亡率高，对人民健康危害严重；恶性肿瘤发生、发展的自然史比较清楚，癌前病变及早期癌具有有效的诊断方法及治疗方法，其远期预后明显优于中晚期患者。其次，以人群为基础的筛查往往是一种政府行为，应有相应资源保障，最好能与社会医疗保障制度相结合。最后，筛查及早诊早治的开展应符合成本效益原则，人力及资金的投入所产生的效益应符合经济发展的实际情况，应能促进社会发展，体现健康公平。

一些最常见的恶性肿瘤，如宫颈癌、乳腺癌、结直肠癌和胃癌，早期发现并给予最佳治疗，治愈率很高。因此进行筛检非常有意义，如 WHO 推荐通过子宫颈涂片开展子宫颈癌的细胞学检测，乳腺 X 射线摄影筛检乳腺癌，胃镜及 X 线钡餐检查筛检胃癌，大便潜血试验检查筛检结直肠癌，甲胎蛋白和 B 超检查筛检肝癌，前列腺特异抗原（PSA）筛检前列腺癌等。目前开展筛查的主要恶性肿瘤如下。

1. 宫颈癌

宫颈癌筛查对象为任何有 3 年以上性行为或 21 岁以上有性行为的妇女。高危妇女人群定义为有多个性伴侣、性生活过早、HIV/HPV 感染、免疫功能低下、卫生条件差、性保健知识缺乏的妇女。筛查间隔除对早婚、多育、多个性伙伴的妇女每年或隔年筛查一次外，对其他妇女可每3年筛查一次。宫颈涂片细胞学检查方法简便，易反复进行，许多患者在癌前期即得到有效治疗，成效显著。还可将 HPV 检测和传统巴氏涂片联合进行，提高筛查的灵敏度和特异度。

2. 乳腺癌

乳腺癌是女性最常见的恶性肿瘤，筛查工作始于20世纪60年代，主要方法是自查、医生体检和乳腺 X 射线摄影。美国癌症协会在20世纪80年代初提出，对无症状妇女早期发现乳腺癌的6条指导意见：①20岁以上妇女每月自查乳腺1次。②40岁以上妇女应每年体检1次，20~40岁妇女应每3年体检1次。③35~40岁妇女要做基础乳腺 X 射线摄影。④50岁以下妇女要找医生咨询拍摄乳腺 X 线片。⑤50岁以上妇女每年应做乳腺 X 射线摄影。⑥50岁以下有乳腺癌高风险个人或家族因素的妇女应增加检查次数，定期做乳腺 X 射线摄影。我国对乳腺癌的筛查起步较晚，目前尚无统一的指导意见。检查措施除上述方法外，乳腺 B 超检查也是主要项目。筛查年龄一般以35~70岁妇女为主，筛查间隔以1~2年为宜。

3. 胃癌

35岁以上人群进行筛查。胃癌的筛查工作始于20世纪60年代胃癌高发的日本采用胃肠双重对比造影—胃镜—病理检查阶梯式筛查方法，人力、物力花费较大。近年来，有学者建议以血清胃蛋白酶原（Peminogen，PG）I 和 PGI/I 异常作为胃癌人群筛查的指标。对有癌前病变，且血清胃蛋白酶原阳性、幽门螺杆菌阳性者每年做一次胃镜检查，并进行密切随访，以早期发现、早期治疗。筛查能更多地发现早期病例，降低胃癌死亡率。

4. 结直肠癌

结直肠癌的发病率在许多国家包括我国都有增加趋势。美国癌症协会1980年制定的发现癌症指导方案，推荐用三合一操作法，即大便隐血试验、直肠指诊和直肠乙状结肠镜检查，筛查结直肠癌。筛查对象为无家族肿瘤史的40岁以上成年人；有家族性腺瘤性息肉病和遗传性非息肉病性结直肠癌家族史的20岁以上家族成员。具体方法是：40~50岁人群每年直肠指诊1次，男性同时检查前列腺；>50岁除上述检查外，每年做大便隐血试验1次，每3~5年做乙状结肠镜检1次。具有以下情况者可作为肠镜复筛高危对象：免疫法大便隐血阳性，一级亲属患大肠癌史，本人有癌症史或肠息肉史，长期慢性便秘、黏液血便、慢性腹泻、慢性阑尾炎、精神刺激史等，应每年复查1次；具有2项以上者，排除其他原因后，半年复查1次。对于家族性多发性结肠息肉及遗传性非腺瘤性结肠癌的家族成员应从10岁后开始监测。

5. 原发性肝癌

原发性肝癌筛查方法包括甲胎蛋白检测和 B 超检查。作为肿瘤标志物的甲胎蛋白（AFP）对肝癌检出有较高的灵敏度和特异性。35岁以上，有慢性肝炎病史，或 HBV 或 HCV 感染证据的对象，以及有肝癌家族史的应列为筛查对象。通常每半年1次，若发现可疑病例，应密切随访。

6. 鼻咽癌

发病与 EB 病毒感染有密切关系，感染后宿主可产生多种抗体。其中用于鼻咽癌早期诊断者主要有早期抗原抗体（EA/IgA）和壳抗原抗体（VCA/IgA），前者灵敏度高，后者特异性好，两者结合应用价值更大。筛查对象是鼻咽癌高发区 30～59 岁的自然人群。对所有筛查对象询问病史和家族史，做头颈部体格检查（鼻咽间接镜检查和颈淋巴结触诊）及 VCA/IgA 的检测。鼻咽黏膜异常者，在异常部位进行鼻咽活检和病理检查。VCA/IgA阳性者进行 Saiga、Dab 的检测，符合血清学高危人群标准者，做鼻咽活检和病理检查。癌前病变者每 6 个月监测一次，不能确诊者每年监测一次，非高危人群每两年监测一次。

7. 食管癌

食管癌筛查工作适宜在农村食管癌高发区和城市的高危人群中进行，高危人群定为 40岁以上且兼有以下一项者：①来自食管癌高发区；②有消化道癌家族史者；③有消化道病史或症状者。采用食管拉网脱落细胞学或胃液隐血检测两种初筛方法，阳性者接受内镜检查、活检组织学检查，明确诊断。普查 5 年进行 1 次。检查出癌前病变应进行药物阻断治疗或内镜下治疗，定期随诊，观察疗效和进展趋势。

8. 肺癌

肺癌筛查对象为 40 岁以上的男性和女性，长期吸烟者，有毒有害职业接触史，有癌症家族史，患慢性呼吸系统疾病，咳痰带血者。每半年或一年进行一次胸部 X 线片检查，有可能提前发现病变。由于肺癌转移发生较早，目前还没有可靠的数据说明上述措施能降低肺癌的死亡率。

9. 前列腺癌

60 岁以上男性，因任何原因查体时，应同时进行肛门指诊，每年一次，以发现可治愈的早期前列腺癌。还可定期做前列腺特异抗原（PSA）的血清学检查，观察其动态变化。

三、临床表现、诊断与治疗

（一）临床表现

肿瘤的临床表现决定于肿瘤的性质、组织、所在部位以及发展程度。一般早期多无明显症状，但来自有特定功能的器官或组织可有明显的症状，如具有神经内分泌功能的各种恶性肿瘤可伴有相关的各种症状。

1. 局部表现

（1）肿块：位于体表或浅在的肿瘤，肿块常是第一症状。

（2）疼痛：肿块的膨胀性生长、破溃或感染等使末梢神经或神经干受刺激或压迫，可出现局部刺痛、跳痛、灼热痛、隐痛或放射痛，常难以忍受，夜间更明显（静息性痛）。空腔脏器肿瘤可致痉挛，产生绞痛，如肿瘤致肠梗阻引发的肠绞痛。

（3）溃疡：体表或胃肠道的肿瘤，若生长过快，会因血供不足而继发坏死，其继发感染可致溃烂发生溃疡。

（4）出血：体表及与体表相交通的肿瘤发生破溃、血管破裂可致出血，如消化道出血、尿血、咯血痰。

（5）梗阻：肿瘤可导致空腔脏器阻塞，随部位不同而出现不同症状。

（6）浸润及转移：转移后在转移部位发生相应的症状，如区域淋巴结肿大，相应部位静脉回流受阻，致肢体水肿或静脉曲张。骨转移可有疼痛或触及硬结，甚至发生病理性骨折。肺癌、肝癌、胃癌可致癌性或血性胸腔积液、腹水等。

2. 全身症状

良性及早期恶性肿瘤，多无明显的全身症状，或仅有非特异性的全身症状，如贫血、低热、消瘦、乏力等，肿瘤影响营养摄入（如消化道梗阻）或并发感染出血等，则可出现明显的全身症状。恶病质常是恶性肿瘤晚期全身衰竭的表现。不同部位的肿瘤，恶病质出现迟早不一，消化道肿瘤可较早。

某些器官的肿瘤可呈现相应的功能亢进或低下，继发全身性改变。一部分肿瘤患者是以全身症状为主诉就医的，因此对原因一时不明的全身症状患者，必须重视和深入检查。

3. 系统症状

（1）呼吸系统：多表现为失声、咳嗽咯血、喘症胸痛、肺性肥大性骨病等。

（2）消化系统：多表现为呕吐、腹泻便秘、食欲不振、口渴、呕血、血便、腹痛等。

（3）泌尿生殖系统：多表现为小便不畅、血尿、阴道出血、泌乳、男性乳房发育、水肿等。

（4）皮肤及四肢：多表现为多汗、黄疸、黑棘皮病、杵状指（趾）等。

（5）积液：胸腔积液、腹腔积液、心包积液等。

（6）肿块：淋巴结肿大、乳腺肿物、腹部肿物、四肢肿物等。

（7）其他：癌痛、头痛、发热、上腔静脉综合征、贫血等。

（二）诊断与治疗

除了在无症状的高危人群中开展筛查，从而发现恶性肿瘤患者以外，还要通过健康教育提高人们对恶性肿瘤早期症状或体征的认识及警惕，同时早期诊断早期治疗，以及随访一时难以确诊或病变进展需要高度关注的患者，也只有如此，早期发现才是有意义的。

全人群应该注意的肿瘤症状有：①身体任何部位的肿块，尤其是逐渐增加的肿块；②身体任何部位的非外伤性溃疡，特别是经久不愈的；③异常的出血或分泌物，如中年以上妇女出现阴道不规则流血或分泌物增多；④进食时胸骨后闷胀、灼痛、异物感和进行性吞咽困难；⑤久治不愈的干咳、声音嘶哑和痰中带血；⑥长期消化不良、进行性食欲减退、消瘦而原因不明者；⑦大便有便血；⑧鼻塞鼻衄，单侧头痛或伴有复视者；⑨黑痣突然增大或有破溃出血者；⑩无痛性血尿。

早期诊断的方法一般均与组织的获取相联系，以便通过病理组织学检查给出诊断结论，如内镜检查等。一旦诊断确立，即可开展治疗。评价早期患者的治疗效果，应随访更长的时间（如10年生存率或20年生存率），以避免早期发现及早期诊断本身对患者生存时间的影响。由于恶性肿瘤的发生在临床上是一个缓慢渐进的过程，历经数年，由于严重程度不等的癌前病发展至原位癌，至浸润癌，至远隔器官的转移。早期发现及早期诊断恶性肿瘤的同时，会发现相当数量的癌前病变患者，其中一部分会发展为癌症，因而需要定期随访观察。

任何恶性肿瘤的筛查计划均应考虑对疑似患者的进一步诊断、治疗以及安排。充分考虑相应医疗服务人员、设施及资金的保障，并将其纳入卫生经济学核算，才能获得成功。

四、健康管理方案与案例

（一）健康管理方案

恶性肿瘤健康管理的主要目的是通过对高危人群的健康监测和健康筛查，发现主要危险因素，针对危险因素进行有效干预，控制危险因素，其中，行为生活方式的改变和环境暴露的控制是恶性肿瘤预防与控制最根本的措施。为此，WHO 于 2007 年启动了全世界范围的抗癌行动计划，目标是：①预防可预防的疾病；②治愈可治愈的疾病；③为所有癌症患者提供姑息治疗；④管理和监测成果。

恶性肿瘤的健康管理步骤包括：①健康信息的收集和监测；②风险评估和预测：结合监测信息和筛查信息，综合分析预测；③健康干预和健康促进。对恶性肿瘤的健康监测、评估和干预，必须遵循健康管理的一般原则和方法。具体健康管理方案以胃癌为例。

1. 胃癌的一级预防

胃癌是一种在全球范围内常见的恶性肿瘤，过去半个多世纪里，随着社会经济的发展和饮食条件的改善，世界上多数国家与地区的胃癌发病率和死亡率均呈下降趋势，西方发达国家尤为明显。但在全世界范围内，胃癌的死亡率仍然居恶性肿瘤的第 2 位。胃癌不仅仅给患者个体带来极大的痛苦，降低其生活质量，而且给家庭和社会造成沉重的负担。胃癌的一级预防旨在减少人群总体的行为危险因素，并对高危个体积极治疗，防止发展为疾病；从病因学和发病学预防角度，减少胃癌的发生。胃癌的一级预防主要包括改变不良的生活习惯（戒烟、限酒、避免高盐摄入、多食新鲜蔬菜和水果等）、发病学预防。

（1）改变不良的生活习惯。

①戒烟：应采取各种措施向无烟社会迈进。例如，加强戒烟宣传活动，禁止青少年吸烟，提倡中年人戒烟，劝告老年人少吸或吸低毒烟等。胃癌家族史、幽门螺杆菌感染者更需严格戒烟。医疗工作者应带头戒烟，并做戒烟的倡导者。

②限酒：限制酒精的摄入。每日酒精摄入量男性不应超过 25g，女性不应超过 15g。不提倡胃癌患者饮酒，如饮酒，则应少量。

③避免高盐摄入：每日控制食盐摄入量，3~6g 为宜，不应超过 10g。减少和避免高盐的饮食习惯，如避免摄入腌制食品，少喝或不喝面汤等。

④多食新鲜蔬菜和水果：新鲜蔬菜和水果的合理摄入等与胃癌发病率呈负相关，是预防胃癌的理想食品。

（2）发病学预防。

针对胃癌前疾病采取干预措施，阻止癌病变演变成癌或使其逆转成正常细胞。用化学药物预防胃癌的发生或使癌细胞分化逆转，施加外部影响因素控制肿瘤发生发展进程。

2. 胃癌的二级预防

胃癌的二级预防主要是针对已胃癌的患者进行危险因素干预，目的是使患者能够早期诊断和早期治疗，预防病情恶化，提高胃癌患者生存率。具体来说，要做到"三早"，即早期发现、早期诊断和早期治疗。

近年来，由于胃镜的普遍使用，在医院门诊诊断的早期胃癌患者数有了一定提高。但由于条件限制，有些早期患者没有得到检查，尤其是症状轻微和无症状的患者被遗漏，应继续加强普查力度。尤其是被归为胃癌高危人群的健康管理对象作为普查重点，应进行早期胃镜检查，如需手术，及早治疗，提高生存质量。

3. 胃癌的三级预防

胃癌的三级预防是指采取积极的干预措施改善胃癌患者生活质量，促进患者康复，目的在于提高胃癌患者生存率。

对于早、中期胃癌患者应积极实施根治手术，晚期胃癌患者宜采用综合疗法。综合治疗方案：早期胃癌以手术切除为主。对侵及黏膜下层、淋巴结转移者，应辅以化疗。中期胃癌以手术切除为主，辅以化疗或免疫疗法。晚期胃癌癌细胞已侵及周围组织或广泛淋巴结转移，争取手术切除原发与转移病灶。对无法手术切除的患者，亦应采取综合疗法，如化疗放疗、免疫疗法、中西医结合疗法。应根据不同病期采取相应的措施，促进患者康复，提高患者生存率。

（二）案例

1. 基本情况

根据上海闵行区 2005 年的癌症发病死亡监测数据，将发病顺位居前的肺癌、胃癌、肝癌、结直肠癌，列为优先干预癌种。对 40 岁以上健康卡签约人口进行健康教育和问卷评估，根据风险度进行个体化体检、后续常态健康服务，以下简称管理后。开展社区不同途径肿瘤早发现工作前，闵行区"四癌"早发现仅限于社区门诊，监测面仅为 15 人／万，并且未对高危人群开展连续性监测，以下简称管理前。

2. 管理方案

（1）危险度调查：对 40 岁以上社区人群、因症就诊人群及健康体检人群，通过专题讲座、播放录像、发放资料、版面展示等各种形式的健康教育开展健康问卷调查。

（2）确立初筛人群：问卷中有一项阳性提示者或体检项目中有"四癌"相关项目者均属初筛人群，需进行规范初筛检查，且须在一个月内完成追踪落实，明确初筛检查结果。AFP 和大便隐血试验可根据结果定为阴性和阳性；B 超、CT 肠镜、胃镜的结果为症状（同问卷中高危疾病）阳性（疑似肿瘤）和阴性（去除前两种情况后都为阴性）。

（3）建立高危人群队列：初筛人群中属症状阳性而无其他危险因素的（家族史和高危疾病史）且初筛检查结果阴性者可排除管理。属症状阳性而无其他危险因素的（家族史和高危疾病史）初筛检查结果阳性者，经进一步检查排除恶性肿瘤后，纳入高危管理库。凡属家族史或高危疾病史者初筛检查结果阴性，直接纳入高危管理库。若属家族史或高危疾病史者，初筛检查结果阳性者，需进一步检查排除恶性肿瘤后，纳入高危管理库。

（4）高危人群规范管理要求：辖区内高危人群建卡并定期随访，重点了解近期症状、诊疗情况和危险因素进展情况，督促规范监测。常规组：半年随访一次，胃癌按病种确定的随访间隔中最长间隔随访；高危组一个月随访一次，及时了解病情进展和检查结果，确定诊断或重新纳入常规组管理。在随访期内，大肠癌高危人群需完成大便隐血试验（和肛指、辅助肿瘤相关抗原检测）或肠镜检查；胃癌高危人群完成大便隐血试验（和辅助肿瘤相关抗原检测）或胃镜检查；肝癌高危人群完成 AFP 和 B 超检查；肺癌高危人群完成 X 线正侧位片或低剂量 CT 检查。AFP 和 B 超检查必须间隔满 6 个月。鼓励直接做肠镜、胃镜 CT，进行随访监测，对多发性家族腺瘤、肠家族性息肉病、家族癌性综合征、溃疡性结肠炎、克罗恩病、绒毛或管状腺瘤者要求直接做肠镜。自行到外区医院检查者，及时追踪结果。如监测项目有阳性提示者及时转诊，按递增的原则完成进一步检查，并按医嘱定期复查，直至明确。

（5）确诊病例：追踪其确诊癌种、期别等。

3. 效果评价

"四癌"早发现知识知晓及态度转变评价健康教育前后人群"四癌"早发现知识知晓率由 55.21% 提高到 70.00%（$P<0.05$）。除肝癌高危对象肝癌早发现检查间隔时间知晓没有明显提高外，癌症早发现知识、早发现作用、癌症的常见信号、大肠癌常见症状、肺癌的高危对象、肺癌早发现的技能及胃癌前期病变、胃癌早发现手段知识的知晓度显著提高（$P<0.05$）。健康教育前后，居民"四癌"早发现态度转变率由 71.44% 提高到 83.11%（$P<0.05$），主要表现在防癌体检项目肛指检查、AFP、B 超、CT、胃镜检查接受性较好。其中，基线调查时居民觉得应该由政府承担早发现全部检查费用，评估调查时居民已普遍觉得应该由个人和政府共同承担，这对提高居民的自主性起到了较好的效果。

第十一节　运动系统退行性病变和损伤

一、运动系统退行性病变

（一）概念、发病机理、流行病学与危险因素

1. 概念

运动系统退行性病变（degenerative disease of locomotion system）是一组临床常见的病损。参与运动的结构无论是骨、关节、肌、肌腱、韧带、筋膜、滑囊还是相关的血管、神经等，均可因长年累月的机械运动而受到损害，当损伤与修复的过程失去平衡，就会产生退变，表现出相应的临床症状和体征。

2. 发病机理

运动系统退行性病变的发病机理复杂，主要包括：

（1）局部组织反复被使用，造成组织损伤并得不到及时修复，使得组织松弛。

（2）局部组织微损伤后出血灶机化、钙化以及过度修复形成增生物，压迫邻近神经产生症状。

（3）全身疾病造成的局部组织异常紧张痉挛。

（4）环境温度变化引起局部血管痉挛，循环不足，局部代谢产物积聚。

3. 流行病学

运动系统退行性病变最常见的病症为颈、肩、腰、腿痛。腰痛的发病率仅次于感冒，80%的人有过腰痛的经历，以腰椎间盘突出症为代表的腰痛患者还往往因累及坐骨神经和股神经而引起腿痛。腿痛的另一常见原因为膝关节和髋关节痛，截至2011年，我国约1.2亿人正在经受着骨性关节炎所致的髋关节、膝关节痛。此外，颈肩痛也不可忽视；随着电视、电脑和智能手机的普及，长时间凝视屏幕的"荧屏族"罹患颈椎病的人数逐年增多。有统计表明：在50岁左右的人群中大约25%的人患过或正患此病，60岁左右则达50%，70岁左右接近100%。轻度的颈椎病可以引起颈肩痛，严重的还会造成上肢无力、麻木和疼痛，眩晕、恶心、手笨拙，小便失禁甚至瘫痪。

4. 危险因素

（1）职业因素：司机、文员等久坐或经常搬运重物而致使椎间盘内压力增高，加速退变，导致椎间盘突出等疾患；长时间不当使用震动器械，重复单调动作可使特定骨关节和肌肉附着点劳损，引起无菌性炎症。

（2）个人不良习惯：长时间低头玩手机、看电视电脑屏幕等，易致颈椎肌肉和椎间盘劳损，罹患颈椎病；长期、持续地重复同一个姿势，工作、学习和职业动作超越了人体局部的代偿能力。

（3）过度训练：长时间负重行走、急行军、高强度体育训练、竞技等，容易损伤关节软骨和骨，导致骨性关节炎和疲劳骨折。

（4）先天因素：身体生理结构或姿态异常，应力分布不均。

（5）后遗症：急性损伤后未得到良好的康复，转为慢性损伤。

（二） 分类、 临床特点与治疗原则

1. 分类

按所累及的组织不同，运动系统退变可分为4类。

（1）软组织退变：包括肌、肌腱、腱鞘、韧带和滑囊的退变。

（2）骨的退变：主要指骨钙流失和骨结构较纤细，极易产生应力集中部位的疲劳性骨折。

（3）软骨的退变：包括关节软骨磨损退化及骨骺软骨的退变。

（4）周围神经卡压：神经组织结构因频繁的重复活动造成神经损伤，或由于神经组织周围的结构增生狭窄造成局部神经伤害。

2. 临床特点

运动系统退变可累及机体的多种组织和器官，但临床表现有以下共性：

（1）局部长期慢性疼痛，但无明显外伤史。

（2）特定部位有一压痛点或肿块，常伴有某种特殊的体征。

（3）局部无明显急性炎症表现。

（4）近期有疼痛部位相关的过度活动史。

（5）部分患者有过可导致运动系统损伤的姿势、工作习惯或职业史。

3. 治疗原则

慢性损伤在一定程度上是可预防的，应防治结合，去除病因，以防为主。

（1）本病是因长期不良的体位性、姿势性及职业性的局部损害所致，应限制致伤动作，纠正不良姿势，增强肌力，维持关节的非负重活动和适时改变姿势使应力分散。因而减少损伤性因素，增加保护性因素是治疗关键，否则容易复发。具体有颈椎缓慢的各向运动，俯卧位上身抬起的飞燕功，以及游泳骑自行车等非负重关节运动。

（2）理疗按摩等物理治疗可改善局部血液循环、减少粘连，有助于改善症状。局部可贴膏药，还可涂抹外用非甾体抗炎药或中药制剂后反复轻柔按摩，以增加其皮肤渗透，减少局部炎症反应。

（3）非甾体抗炎药是治疗运动系统退变的常用药物，对于减轻或消除局部症状有明显疗效，可短期间断使用，长期使用会有不同程度的不良反应，其中以胃肠道黏膜损害最多见，其次为肝肾损害。使用时应注意以下几点：①短期用药；②病灶局限且较表浅者使用非甾体抗炎药的外用剂型；③为减少胃肠道损害可用选择性环氧化酶2（COX－2）抑制剂、前体药物及各种缓释剂、肠溶片栓剂等，也可以在应用非甾体抗炎药的同时加用胃黏膜保护剂；④肝肾功能不全时应加强监测，慎用损害肝肾药物；⑤非甾体抗炎药不能多种合用，否则抗炎镇痛效果不增加而不良反应增加。

（4）封闭治疗是临床上常用的行之有效的方法。多数是使用肾上腺糖皮质激素与局麻药混合在局部痛点注射，有助于抑制损伤性炎症，减轻粘连。但该方法有明确的适用症，多在表浅部位进行，并且不能多次反复使用，否则局部过量甾体类激素会引起肌腱、韧带等组织的退行性病变加重。血糖控制不佳的糖尿病患者、免疫力低下的患者局部注射糖皮质激素容易发生感染。

使用局部注射时必须注意：①诊断明确为慢性损伤性炎症，而非细菌性炎症及肿瘤；②严格无菌操作；③注射部位准确无误，不得误入血管或神经组织；④按规定方法和剂量进行；⑤注射后短期出现肿胀甚至红热者，应警惕感染，除需严密观察、热敷等处理外应立即停止局部注射糖皮质激素。

（5）适时采用手术治疗：对某些非手术治疗无效的慢性损伤，可根据具体病情选用微创手术或常规手术治疗。

（三）常见运动系统退变疾病

1. 腰椎间盘突出症（lumbar disc herniation）

腰椎间盘是位于椎骨之间的纤维组织垫，由中央的髓核和周围的纤维环组成。随着年龄的增加，纤维环修复能力逐渐退化，在久坐、搬抬重物等外力作用下，纤维环的胶原纤维断裂，产生裂缝。髓核组织从纤维环破裂处向后突出或脱出椎管，压迫神经根，从而产生腰腿痛症状。腰 4/5、腰 5/骶 1 最常见，腰 3/4、腰 3/4 以上节段属于高位椎间盘突出。

临床表现：腰痛伴单侧或双侧下肢痛，往往先腰痛后腿痛，当腿痛出现时，腰痛往往会减轻。下肢痛呈闪电样、刀割样或烧灼样疼痛。腰 4/5 椎间盘突出时，常常压迫腰 5 神经根，疼痛由臀部放射，到大腿后外侧和小腿后外侧、足背内侧，常有足第一趾背伸肌力减弱和第一趾蹼感觉减退。腰 5/骶 1 突出时，通常压迫骶 1 神经根，疼痛放射到小腿外侧和足底，常有足跖屈力量减弱和足外侧麻木、感觉减退。高位椎间盘突出常压迫股神经根，导致大腿前外侧疼痛，股四头肌和髂腰肌肌力减弱，大腿外侧麻木和感觉减退。突出节段棘突间和正中旁开一横指处压痛，往往伴有放射痛。腰 4/5 和腰 5/骶 1 突出大多数直腿抬高试验阳性，腰 3/4 突出常有股神经牵拉试验阳性。

CT、MRI 检查可见椎间盘向后突出，硬膜囊受压。

诊断：

（1）腿痛重于腰痛，并呈典型坐骨神经分布区疼痛或伴有麻木。

（2）直腿抬高试验阳性及屈踝加强试验阳性，屈颈试验阳性。

（3）具有肌肉萎缩、运动无力、反射减弱、感觉减退 4 种神经体征中的两种。

（4）X 线片、脊髓造影、CT 或 MRI 等影像学检查，以及肌电图检查对诊断有重要参考价值。

治疗：腰椎间盘突出症的治疗方法很多。目前提倡从无创到微创再到有创的阶梯治疗原则。早期可通过休息、推拿按摩、理疗针灸、牵引、中西药物等无创治疗手段使症状缓解。保守治疗无效可使用微创治疗。微创治疗有两大类：一类是经皮穿刺盘内减压消融术，减压的手段有机械抽吸、胶原酶溶解、等离子、射频、激光和臭氧消融。此类方法切口较小，但减压的范围有限，对轻度单纯膨出型有较好疗效，对重度突出、脱出、伴有骨化和狭窄的类型效果不佳。另一类是穿刺加管道扩张的方法到达病灶，工作通道的尖端有冷光源和微型摄像头，对病灶的清除是在放大了几十倍的图像监视下进行，因而减压更加充分和安全。20 世纪末，在显微内镜下椎间盘切除（Micro Endoscopic Diseectormy）较流行，简称后路椎间盘镜或 MED 技术。21 世纪初，美国华裔骨科专家 Anthony Yeung 首创的 YESS（Yeung Endoscopic Spine System）系统，开启了经皮椎间孔内镜下椎间盘切除时代，在此基础上，德国的 Ruetten、Hoogland 等提出了全内镜技术（ull－endoscopic technique）和 TESSYS（Transforaminal Endoscopic Surgical System）系统，这些都简称为椎间孔镜技术。随着工具的进步，适应证逐步扩大，已能在椎间孔镜下处理椎管狭窄、骨赘，甚至能镜下融合。微创技术尽管切口小、创伤小、恢复快，但学习难度大、设备昂贵、推广尚需时日。

有创手术治疗指传统的后路小切口开窗、半椎板、全椎板切除入路髓核摘除术，和前路、侧路椎间盘切除等开放手术，尽管创伤大一些，但对伴发狭窄、不稳等复杂情况的病例，开放手术能更好地暴露病灶，减压充分；为了避免手术对稳定性的破坏，开放手术多采用椎弓根钉和椎间融合技术来增进脊柱的稳定性。

2. 盘源性腰痛

盘源性腰痛（discogenic low back pain）是近年逐渐受到重视的疾病，其发病机理为纤维环破裂，但椎间盘突出不明显或并没有压到神经根。研究表明，破裂的纤维环内有窦椎神经末梢和炎性肉芽组织，这可以解释疼痛的原因。

临床表现：下腰及腰骶部痛，久坐和站立负重时明显，卧床休息时减轻。棘突间常有压痛。X线和CT无特征性的表现。MRI可见T2加权相信号低（"黑盘征"）。

诊断：排除其他可致腰痛的病变，MRI表现支持椎间盘造影可见纤维环破裂并可诱发原有疼痛症状谓之阳性，而邻近节段造影结果阴性可确诊。

治疗：类似椎间盘突出症的治疗。对保守和微创治疗效果不佳的顽固性腰痛可行融合或人工椎间盘置换治疗。

3. 腰椎管狭窄

腰椎管狭窄（lumbar spinal canal stenosis）是指由于发育、退变等各种原因引起的椎管各径线缩短，压迫硬膜囊脊髓或神经根，从而导致相应神经功能障碍的一类疾病。

临床表现：下腰伴随下肢无力，步行几十米后感下肢无力需要坐下或蹲下休息几分钟方能继续行走，如此交替进行称为间歇性跛行。典型的腰椎管狭窄没有明显物理检查体征改变。CT、MRI可见椎管结构肥大、增生或发育性狭窄。

诊断：腰椎管狭窄的诊断主要根据症状特点，长期的腰骶部痛、下肢疼痛或麻木、神经源性间歇性跛行、静止时体检多无阳性发现等，为本病特征。凡中年以上患者具有以上特征者，均应疑及本病而需做进一步检查，包括X线平片、CT、CTM及MRI检查。

治疗：轻度者保守传统疗法往往有效，中重度患者需要手术治疗。

4. 腰椎滑脱

腰椎滑脱（lumbar spondylolsthesis）指发育不良、退变、创伤等造成邻近椎体骨连接异常而发生的上位椎体相对下位椎体位置部分或全部滑移，表现为腰骶部疼痛、坐骨神经痛、间歇性跛行等症状的疾病。

临床表现：下腰及腰骶部痛，负重时加重。X线侧位片可以确诊。

诊断：影像学诊断加上症状可诊断。

治疗：轻者可保守治疗。保守治疗两个月无效应手术治疗。

5. 非特异性腰痛

非特异性腰痛（nonspecifc low back pain）指一类影像学检查无异常的腰痛，可独立存在，也可能伴随着其他有影像学改变的病症存在。临床上常被细分诊断为腰肌劳损、脊神经后支综合征、小关节综合征、肌筋膜炎腰扭伤或棘上Ⅰ棘间韧带炎等。

临床表现：下腰及腰骶部痛，腰部向某些特定方向运动时可诱发，往往有压痛点。

诊断：影像学诊断无特殊发现，排除其他可致腰痛的诊断。

治疗：药物、理疗、针灸、推拿按摩、封闭等传统疗法往往有效。

6. 颈椎病

颈椎病（cervical spondylosis）是指因颈椎间盘退行性改变及其继发性椎间关节退行性改变所导致的脊髓、神经、血管等结构受压而表现出的一系列临床症状和体征。

临床表现：依据其对脊髓神经、血管等重要组织的压迫，颈椎病有以下4种主要分型。

（1）神经根型颈椎病：此型发病率最高。神经根型颈椎病是由于颈椎间盘侧后方突出、钩椎关节或关节突关节增生肥大，刺激或压迫神经根所致。临床上开始多为颈肩痛，短期内加重并向上肢放射。放射范围根据受压神经根不同，表现在相应皮节皮肤可有麻木、过敏等感觉异常。同时可有上肢无力、手指动作不灵活，当头部或上肢姿势不当，或突然牵撞患肢即可感到剧烈的闪电样锐痛。

检查可见患者颈项部肌肉紧张，活动受限。根据其受累神经不同，在上肢出现相应的感觉异常区域，压迫严重、病程长者受累神经所支配的肌肉可有肌力下降甚至肌肉萎缩。牵拉实验阳性（Eaton 实验）：检查者一手扶患侧颈部，一手握患腕，向相反方向牵拉。此时因臂丛神经被牵张，刺激已受压神经根而出现放射痛。压头实验阳性（Spurling）：病人端坐，头后仰并偏向患侧，检查者用手掌在其头顶加压，出现颈痛并向患手放射。

X 线平片显示颈椎生理前凸消失，椎间隙变窄，椎体前、后缘骨质增生，钩椎关节、关节突关节增生及椎间孔狭窄等退行性改变征象。CT、MRI 可见椎间盘突出、椎管及神经根管狭窄及脊髓受压情况。

（2）脊髓型颈椎病：占颈椎病的 10%～15%。由于颈椎退变结构压迫脊髓，病人表现为上肢或下肢麻木无力、僵硬、双足踩棉花感，足尖不能离地，触觉障碍、束胸感，双手精细动作笨拙，不能用筷进餐，写字颤抖，夹持东西无力，手持物经常掉落，在后期出现尿频或排尿、排便困难等大小便功能障碍。

检查时有感觉障碍平面，肌力减退，四肢减反射活跃或亢进，而腹壁反射、提睾反射和肛门反射减弱或消失。Hoffmann 征、踝阵挛及 Babinski 征等阳性。

X 线平片与神经根型颈椎病相似。CT、MRI 可显示脊髓不同程度的受压情况。

（3）交感神经型颈椎病：本型的发病机制尚不太清楚，主要表现为交感神经受刺激的症状。交感神经兴奋症状，头痛或偏头痛、头晕，特别是头转动时加重，有时伴恶心、呕吐；视物模糊、视力下降，瞳孔扩大或缩小，眼后部胀痛；心跳加速、心律不齐，心前区痛和血压升高，头颈及上肢出汗异常以及耳鸣、听力下降，发音障碍等。交感神经抑制症状：主要表现为头昏、眼花流泪、鼻塞、心动过缓、血压下降及胃肠胀气等。查体多为明确神经定位体征。

X 线平片、CT、MRI 等检查结果可见一定程度的退变，但脊髓、神经结构受压多不明显。

（4）椎动脉型颈椎病：由于颈椎退变机械性压迫因素或颈椎退变所致颈椎节段性不稳定，致使椎动脉遭受压迫或刺激，使椎动脉狭窄、折曲或痉挛造成唯一基底动脉供血不全，出现偏头痛、耳鸣听力减退或耳聋、视力障碍、发音不清、突发眩晕而猝倒。因椎动脉周围有大量交感神经节后纤维可出现自主神经症状，表现为心慌心悸、心律失常、胃肠功能减退等。本型神经功能检查可正常。椎动脉造影检查可有阳性表现。

诊断：中年以上患者，根据病史症状、体征，神经系统检查，结合 X 线平片（正位、侧位、双斜位过伸及过屈位）、CT、MRI、肌电图等检查，可做出相应的诊断。需注意颈椎病临床表现复杂，易被误诊为心脏、五官、神经系统的疾病，故鉴别诊断非常重要。

治疗分为非手术治疗和手术治疗。神经根型、交感神经型和椎动脉型颈椎病主要行非手术治疗，包括颈椎牵引、理疗，改善不良工作体位和睡眠姿势。颈椎牵引采取端座位颌枕带牵引，牵引重量 3~5kg，每次持续时间 20~30min，2 次一天，2 周为一疗程，也可配合应用非甾体抗炎药和肌肉松弛剂等药物。非手术治疗半年无效或影响正常生活和工作；或神经根性疼痛剧烈，非手术治疗无效；或上肢某些肌肉尤其手内在肌无力、萎缩，经非手术治疗 4~6 周后仍有发展趋势者，则应采取手术治疗。

脊髓型颈椎病，由于本病自然病史为症状逐渐发展加重，故确诊后应及时手术治疗。脊髓损伤较重且病程时间长者，手术疗效较差。手术依据颈椎病病理及临床情况行颈椎前路或后路手术。手术包括对脊髓、神经构成致压物的组织、骨赘、椎间盘和韧带切除或椎管扩大成形，使脊髓和神经得到充分减压和通过植骨或内固性颈椎融合，获得颈椎的稳定。

7. 颈项部肌筋膜纤维织炎

颈项部肌筋膜纤维织炎是由多种因素导致颈项部肌肉筋膜内的微循环障碍，组织液渗出、纤维性变而形成的一种非特异性的无菌性炎症。

临床表现：主要表现为颈项肩背部的慢性疼痛，晨起或天气变化及受凉后症状加重，活动后则疼痛减轻，常反复发作。急性发作时，局部肌肉痉挛，颈项僵直，活动受限。遭遇天气变化、寒冷潮湿或身体过度劳累及精神紧张时症状加重。该病易被漏诊或过度检查治疗。

体格检查时可在痛觉区域内触摸到明显的痛点、痛性结节（筋膜脂肪疝）、索状物，局部肌肉痉挛严重者颈椎活动受限但无神经受损的表现，一般只需拍片或者辅以红外热像检查就能初步诊断病情。

诊断：结合病史、症状及相关检查可做出诊断，患者多有风寒潮湿环境下的生活工作史，一般均有前述之典型症状体征，X 线检查可显示一定程度的退变性改变，亦可无阳性发现，本病无须做 CT 或 MRI 检查。部分患者血沉快，抗溶血性链球菌呈阳性则提示其发病原因与风湿活动有关。

治疗：本病以非手术治疗为主，针对病因采取相应措施，防治结合。非手术疗法可采用局部理疗、按摩、口服非甾体抗炎药物治疗，局部明显疼痛者可采用肾上腺糖皮质激素封闭治疗，但任何治疗均应注意去除致病原因，如注意保暖、改善工作姿势等，否则本病虽经治疗缓解，亦可反复发作。对有明确压痛点、末梢神经卡压，可行局部点状或片状软组织松解术，将粘连、纤维化的筋膜及血管神经末梢束切开减压。

8. 肩周炎

肩周炎也称肩关节周围炎，俗称五十肩，是由于肩部肌腱、滑囊、关节囊磨损后产生慢性无菌性炎症而引起的以肩部疼痛、活动受限等症状为主的肩关节疾病。肩周炎好发于 50 岁左右人群，女性发病率略高于男性。

临床表现：主要表现为渐进性肩部疼痛，夜间为甚。肩关节活动受限，关节怕寒。压痛点多位于肱二头肌长头腱沟、肩峰下滑囊、喙突、冈上肌附着点等处。X 线多无异常，MRI 可见韧带损伤情况。

诊断：根据典型症状和体征即可诊断。

治疗：可行药物理疗、封闭、麻醉下肩关节被动活动、关节镜清理修复等。

9. 骨关节炎

骨关节炎是由于退变、创伤、肥胖、畸形、炎症、内分泌等因素引发关节软骨退变、磨损，失去正常光滑表面，从而造成关节疼痛、功能障碍的一类疾病。膝关节最常见，其次为髋关节和踝关节。

临床表现：主要表现为渐进性关节疼痛，常发生于晨间，活动后疼痛减轻，但活动过多又可加重。有时长时间保持一定体位后关节僵硬，开始活动时疼痛。查体可见关节肿胀、压痛，活动时有摩擦感或"咔嗒"声，活动范围缩小，晚期有肌肉萎缩和关节畸形。

诊断：诊断骨关节炎主要根据患者的症状、体征、影像学检查及实验室检查。目前采用美国风湿病协会1995年修订的诊断标准，该标准包含临床和放射学标准，主要包括手关节、膝关节、髋关节3个常见骨关节炎的诊断标准。

治疗：药物治疗包括消炎镇痛药、氨基葡萄糖、舒筋活络类中药。理疗、关节内注射玻璃酸钠、热疗、外用膏贴等都有一定效果。保护治疗无效可行关节镜下清理术，严重者可行人工关节置换手术。

二、运动系统损伤

（一） 概念、 发病机理、 流行病学与危险因素

1. 概念

运动系统损伤主要指运动系统在外力作用下产生组织结构的改变，并引发相应的功能障碍。运动系统损伤根据致伤原因分为冲击伤、烧伤、冻伤、挤压伤、刃器伤、火器伤、辐射伤，与健康管理关系密切的为跌伤和运动伤，都属于冲击伤。

2. 发病机理

运动系统损伤的发病机理有坠落伤、交通伤跌伤。损伤机理有加速伤、减速伤和挤压伤。

3. 流行病学

据统计，上肢损伤的发病率在不同性别和年龄段有一定的差异。每年的发病率，在0~4岁年龄段男女都为600/10万，随着年龄的增大，发病率逐渐增高，到10~14岁年龄段达到高峰，男孩为2000/10万，女孩为1500/10万，这对应了儿童发育阶段的好动时期。从20岁到50岁的各年龄段基本处在较低水平的平台期，在200/10万左右。50岁之后损伤率又开始攀升，女性的增长速度更快，到90岁以上达到最高峰的2100/10万，男性缓慢上升至1000/10万。女性绝经期后，由于雌激素不足，骨质疏松症发病率升高，因而髋更容易发生骨折。下肢损伤以髋部骨折为主。1990年全球髋骨骨折约170万人，随着老龄化的进程加快，预计2050年的发病人数将达630万，增多了3倍。我国老年髋部骨折的发病率约为1/1000。脊柱骨折的发生率今年也有上升趋势，50岁以上女性胸腰椎压缩骨折最常见，患病率为15%。跌倒是造成损伤的首要原因，我国老年人每年因跌倒就医者达

4000 万人。

4. 危险因素

常见的危险因素有下列几类。

（1）自身因素。

①骨质疏松：骨质疏松可以导致骨小梁密度减低、机械强度减弱，轻微的外力便可导致骨折。

②脑血管意外：突发脑血管意外会使肢体运动功能障碍，引发猝倒等继发损伤。

③颈椎病：血管型颈椎病可引起短暂黑视、平衡功能丧失和跌倒。

（2）环境因素。

①地面湿滑：冰冻雨雪天气，路面湿滑，或洗手间地面未做防滑处理时极易滑倒跌伤。

②地面不平和杂物磕绊。

③交通工具的剐蹭撞击。

（二）分类、临床特点与治疗原则

1. 分类

（1）按创伤的部位分为颈椎、胸椎、腰椎、四肢损伤等。

（2）按有无伤口分为闭合伤和开放伤。

（3）按损伤组织与器官的多少分为单发伤和多发伤。

（4）按致伤原因分为单因素伤和复合伤，如烧、冲复合伤。

2. 临床特点

疼痛是首发症状，水肿、功能障碍同时或延后出现。远端肢体水肿、青紫意味着静脉的阻塞；肢体远端苍白脉弱意味着动脉的损伤。肢体感觉和运动障碍往往是因为有神经损伤或血液循环不足，肌肉肌腱损伤也会导致运动障碍。X 线检查可发现骨折关节脱位等征象。但早期裂纹骨折 X 线常常无明显变化。需待 10 天后，骨折线骨折有所吸收后才可被发现。CT、MRI 可以得到更多的骨和软组织损伤的信息。超声多普勒血管成像可以明确血管损伤和血栓形成情况。

3. 治疗原则

（1）现场急救：第一现场应首先观察伤者神智，如有昏迷、呼之不应则应立即通知周边的人拨打 120，同时检查有无呼吸和脉搏。呼吸检查方法为观察胸廓呼吸运动，如不明显则用纤细纸巾条或棉花丝靠近鼻孔，看其有无随着呼吸气流而摆动。脉搏检查方法为用指腹触摸颈前两侧的颈动脉。如无呼吸和脉搏应立即实施心肺复苏。心脏按压与呼吸比为15：2（按压 15 次心脏，吹 2 次气）。

（2）开放伤处理：如有伤口出血可用无菌纱布或清洁纸巾按压止血。如出血较多应按压近侧的动脉，或用布带或皮带隔着衣服或布料将近侧肢体环形束缚，松紧以刚好止住出血为宜，并立即送医院，束缚时间不宜超过 1h。

（3）骨折处理：四肢骨折可暂时用绷带悬吊或夹板固定。脊柱骨折最好有四人协同搬运，要保证脊柱不受剪切牵拉和成角力。把患者放在担架或门板上搬运。

（4）离断肢体的处理：如有指端或肢端离断，应把残指（肢）用无菌或清洁敷料包好放在装有冰袋的容器内尽快送医院。宜干燥冷藏（4～8℃），决不能用液体浸泡液，也不能冷冻。

（5）院内处理：①开放伤应急诊处理，清除污染和坏死组织，闭合伤口，修复血管、神经和肌腱肌肉组织伤。如感染风险大，如枪弹等高动能伤、污染重、8h后才送达、患者有糖尿病等，应二期关闭伤口。②骨折治疗应遵循"复位、固定、功能锻炼"三部曲。首选手法闭合复位加外固定，如复位困难或难以维持，或为了获得早期活动和功能锻炼，应积极选用内固定治疗。

（三） 常见运动系统损伤

1. 脊柱骨折

脊柱骨折（spinal fracture）是脊柱在外力作用下的结构改变。青壮年多见交通伤和坠落伤引起的骨折脱位。老年人最常见的是老年女性骨质疏松性压缩骨折。

临床表现：腰背痛，活动加重，有时伴有下肢疼痛麻木。X线、CT、MRI均有明显改变。

诊断：根据受伤史、体征和影像学诊断不难确诊，有下肢感觉运动障碍或排便功能异常时应注意伴随的神经损伤。

治疗：现场搬运应保证脊柱尽量不受剪切、拉伸和压缩力，做到平行搬运。医院治疗原则是挽救神经功能，解除神经压迫，如脊柱不稳定应使用内固定融合外固定。

2. 四肢骨关节骨折

四肢骨关节骨折（bone and joint fracture of extremitas）多见于跌倒所致的上肢长骨骨折和髋关节股骨颈和粗隆间骨折。除局部疼痛、患肢功能障碍外，偶有神经血管损伤所致的麻木肿胀、缺血性挛缩等并发症。

临床表现：患肢疼痛肿胀、功能障碍。搬动时可有骨擦感和骨擦音。不同部位的骨折可有各自特殊的体征：如桡骨远端骨折会有腕部"餐叉样畸形"，股骨颈骨折患肢往往呈现"屈曲内收内旋畸形"。X线、CT、MRI均可表现出骨皮质连续性中断、成角畸形、附近软组织肿胀等征象。

诊断：受伤史加上症状、体征和影像学表现可确诊。应注意肢端如有无脉、苍白表现，可能并发血管损伤，多见于肱骨髁上骨折。如肢端感觉消失，运动不能，应警惕神经损伤的可能。

治疗：现场处理应止血包扎、将患肢用长条木板等物简单地固定。如有肢体的完全离断，应将残肢冷藏后送医院，不要沾水。医院治疗多先清创止血，修复血管、肌腱和神经，然后将骨折复位固定，并按计划进行功能锻炼。

三、风险评估

由于运动系统退行性病变与损伤包含的疾病及病理改变种类较多，在此仅对四肢骨关节骨折的风险评估进行介绍。

WHO 推荐的 FRAX 可用于计算 10 年髋部骨折及任何重要的骨质疏松性骨折的发生概率。

（一） FRAX 的应用方法

登录网站 httpp://www.shef.ac.uk/FRAX/，在"国家"选项中选择"中国"，根据界面提示依次输入年龄、性别、体重、身高、既往骨折史、父母髋部骨折史、目前吸烟行为、肾上腺皮质激素服用情况、风湿性关节炎、继发性骨质疏松症、每日酒精摄取量达 3 个单位或以上等 11 项患者信息，再计算输入髋部 BMD 值时患者未来 10 年内发生全身骨质疏松性骨折和髋部骨折的风险概率。

该工具的计算参数包括股骨、颈骨密度和临床危险因素，在没有股骨、颈骨密度时可以由全髋部骨密度取代。然而，在这种计算方法中，不建议使用非髋部部位的骨密度。在没有骨密度测定条件时，FRAX 也提供了仅用 BMI 和临床危险因素进行评估的计算方法。

由于我国目前还缺乏系统的药物经济学研究，所以尚无中国依据 FRAX 结果计算的治疗阈值。临床上可参考其他国家的资料，美国将 FRAX 工具计算出髋部骨折概率≥3% 或任何重要的骨质疏松性骨折发生概率≥20% 者，视为骨质疏松性骨折高危患者，而欧洲一些国家的治疗阈值为髋部骨折概率≥5%。我们在应用中可以根据个人情况酌情决定。

（二） FRAX 应用中的问题与局限

不适用人群：临床上已诊断骨质疏松症，即骨密度（T 值）低于 25，或已发生了脆性骨折，应及时开始治疗，不必再用 FRAX 评估。

适用人群：没有发生过骨折又有低骨量的人群（T 值 > -25），因临床难以做出治疗决策，适用 FRAX 工具，可以方便快捷地计算出每位个体发生骨折的绝对风险，为制定治疗策略提供依据。适用人群为 40~90 岁男女，40 岁以下和 90 岁以上的个体可分别按 40 岁或 90 岁计算。

此外，还应注意地区和人种的差异，FRAX 中骨折相关危险因素的确定基于全球多个独立的大样本前瞻性人群研究的原始资料和大样本荟萃分析，因此有其共性。但 FRAX 计算模型还需相应国家人群骨折发生率和人群死亡率的流行病学资料。由于目前我国关于骨折发生率的流行病学资料比较缺乏，在中国，FRAX 工具使用的是我国局部地区的流行病学资料，在普遍应用时可能会有小的偏差。另外，除了在 FRAX 中涉及的骨折危险因素外，还有一些其他因素也与骨折关系密切，如跌倒；但由于用来开发该工具的队列研究数据对跌倒的报告形式不一致、难以标准化，药物干预没有明确证据表明可以减少跌倒患者的骨折危险性等原因，在 FRAX 计算中没有包括跌倒。

四、健康管理方案与案例

运动系统退行性病变与损伤的健康管理应达到以下目的：

（1）通过生活方式的管理减少发病率。

（2）通过对患病人群进行治疗方法的指导达到高效、快速减轻症状，尽可能达到根治的目的。

（3）通过对出院后康复过程的管理达到减少复发率、预防并发症、提高生活质量的目的。

（一） 个体健康管理方案

运动系统退行性病变与损伤可严重影响个人的生活质量，甚至引起其他系统的并发症，应加强管理。个体预防健康管理的实施者可以是体检中心、医院和社区医疗部门。

1. 一般人群的健康管理

一级预防针对普通人群，通过宣传栏、讲座、移动终端提醒推送等方式，宣讲规避不良姿势、单调动作、持续高强度运动等高风险行为；对老年人强调防止骨质疏松的重要性，倡导适宜强度的体操锻炼。

2. 高危人群的健康管理

二级预防针对高危人群，早发现、早预防、早治疗。50 岁后应每年进行一次骨密度检查，积极防治骨质疏松，措施包括如下。

（1）健康教育：讲授运动系统退行性病变与损伤的机理、常见原因和预防方法，定期体检，改变不健康的生活方式，注意劳动场所的保护；避免长时间保持单调的动作或姿势，应每小时更换工作种类或做工间操；提倡关节无负重锻炼，如骑车、游泳等。

（2）合理膳食：做到膳食营养合理，补充含钙丰富的食物，限制动植物油的摄入量，不长期大量食用嘌呤和鞣酸含量高的食物。

（3）合理运动：运动应强度适中、时间合理，中年以上尽量避免对抗性竞赛。运动应多样化，使每块肌肉和关节都得到锻炼。

（4）定期筛查戒烟控酒。

3. 患者的健康管理

对于患者的管理，应延续对高危人群的管理方法，并在此基础上增加下列内容。

（1）康复锻炼：针对伤病的部位制订康复锻炼计划。例如，肩周炎患者应每天练习肩关节转动和手指爬墙动作。四肢骨折后的患者应练习手足关节活动和固定部位肌肉的等长收缩。脊柱退变的患者应注意起床、卧床时减轻脊柱剪切力的分步动作。

（2）药物治疗：疼痛较重的患者可首选消炎镇痛药的贴剂或乳膏剂外用。皮肤过敏等不宜外用者，可选口服类药，应注意其对胃肠道的副作用，必要时同时加用保护胃黏膜药物。氨基葡萄糖类药物可以长期服用以防治软骨退变。

（3）理疗、中药熏洗、推拿按摩、针灸拔罐、牵引等无创治疗。无创治疗不能缓解症状时，应指导患者到综合医院或专科医院就诊。

（二） 社区健康管理方案

运动系统退行性病变与损伤的社区健康管理应利用社区卫生资源，为社区人群提供下列服务。

1. 健康教育

聘请医院专家定期来社区等地点进行健康讲座，引起人们对运动系统退行性病变与损伤的关注，做到早纠正、早预防、早诊断、早治疗。

2. 建立健康数据库

建立社区人群的健康数据库，对高危和患病人群进行复查提醒、健康知识推送等服务。

3. 初级医疗服务

利用社区医疗资源为患者提供推拿按摩、针灸拔罐、理疗牵引等初级卫生服务。

4. 环境改造

配合物业管理等部门对小区环境中的危险因素，例如，对公共卫生间、小区道路的易滑倒部分进行防滑处理，台阶设置提醒标志并增加扶手，或将台阶改为防滑坡道。教育住户在卫生间铺防滑垫或用防滑地板，增设扶手并安装报警呼叫装置，以方便跌倒者呼救。在小区空地安装单杠、双杠、健身自行车、转轮等健身器材，方便小区人群康复锻炼。

（三）案例

1. 基本情况

李先生，男，40岁。因体检血脂高并经常腰痛伴随左下肢麻木打电话求助健康中心，希望尽快找到医院和专家为之诊断，并安排一切治疗相关手续，包括预约挂号、提供良好的康复环境。健康管理中心人员对此立即进行了分析和研究，从国内医疗资源和目前各大医院对此病的治愈成功率等入手，根据委托人的以往的检查报告并结合其工作及生活环境进行分析，很快制定出一份个人健康管理建议书，反馈给委托人。

2. 管理方案

（1）了解个人的健康状况：首先要收集个人健康信息，包括个人一般情况（性别、年龄等）、目前健康状况、疾病家族史、生活习惯（膳食、体力活动、吸烟、饮酒等）、体格检查（身高、体重、血压等）和血、尿实验室检查（血脂、血糖等）。

主要内容：李先生体检原始资料列表（包含既往病史和生活习惯、体格检查、实验室检查、辅助检查）。

（2）健康及疾病诊断和风险性评估：根据所收集的个人健康信息，对个人的健康状况及未来患病或死亡的危险性用数学模型进行量化评估，主要目的是帮助个体综合认识健康风险，鼓励和帮助人们纠正不健康的行为和习惯，制订个性化的健康干预措施并对其效果进行评估。

①主要内容：体检结果的分析。

②初步诊断：腰椎间盘突出、高脂血症、脑卒中风险。

③健康管理指导：坐姿纠正、工间保健操、清淡饮食、按摩牵引、理疗。

（3）健康干预。

①经过推拿、牵引、理疗等保守治疗效果不佳，建议请腰椎病治疗专家进一步检查

治疗。

②专科医生进一步检查诊断为腰椎间盘突出，达到手术治疗的指征。经术后症状明显缓解。

③出院后下一步康复指导由社区辅助进行，包括：

a. 康复训练，指导进行腰背肌功能恢复训练——倒走、飞燕功。

b. 血脂控制，给患者讲解高血脂的危害，并制订饮食控制计划。

c. 提醒患者并督促其每月定期复查，体重、血脂稳定后延长复查间隔。

④提醒患者按照出院后观察按要求进行专科复诊。

3. 效果评价

经过 14 个月的健康管理，李先生血脂有所降低，腰痛及肢麻情况有所缓解，活动度较管理前有所提升。

第十二节　抑郁症

一、概念、发病机理、流行病学与危险因素

（一） 概念与发病机理

抑郁症的主要表现是一组以显著而持久的心境低落改变为主要特征的临床综合征。抑郁症患者常有精力和兴趣丧失、自罪感、注意困难、食欲减退等症状；其他症状和体征包括活动能力、认知功能、语言、睡眠功能以及其他生物节律等自主神经功能紊乱的系列异常表现。重度抑郁症患者可能出现自伤、自杀行为并导致死亡。

抑郁症致病原因主要分为两大类：一类病因基本明确，如躯体疾病所致的抑郁症。其抑郁症的产生是由于躯体某部位病变所致，包括脑部、内脏器官以及内分泌疾病等，如甲状腺功能低下，通常可产生继发性抑郁。另一类目前病因仍未完全清楚，即所谓的功能性抑郁。虽然病因尚未明确，但国内外学者对其病因的研究、探讨颇多。其主要的发病机理主要与遗传因素、生物学因素和社会心理因素有关。这 3 种因素相互影响，社会心理因素和遗传因素可影响生物学因素，生物学因素和社会心理因素也可影响遗传因素，而生物学因素和遗传因素又能影响社会心理因素。

1. 遗传因素

遗传资料显示，遗传是心境障碍产生的极其重要的因素。遗传继承的方式是一种综合性的机制，在某些抑郁症患者中，虽然不能排除社会心理因素的致病作用，但亦无法排除遗传因素可能发挥的致病作用。家系研究提示，抑郁症先证者家属患本病的概率远高于一般人群，血缘关系越近，患病风险越高；一级亲属的患病风险也远高于其他亲属，并且有

早期遗传现象，即发病年龄逐代提升，疾病的严重性逐代增加。约 2/3 寄养研究发现，抑郁症具有明显的遗传倾向。孪生子研究也发现，单卵双生子患抑郁症的同病率高达 50%，而双卵双生子患抑郁症的同病率是 10%～25%。单卵双生子与双卵双生子的同病率比较，进一步说明遗传因素占有重要的地位。

2. 生物学因素

（1）生物胺假说：大量研究报道认为抑郁症与生物胺异质性代谢异常有关。

①去甲肾上腺素（NA）：β 肾上腺素受体功能下调和抗抑郁药物治疗有效两者相互关系的研究显示，药物对抑郁症患者的去甲肾上腺素能系统产生直接的作用。临床上，抗抑郁药地昔帕明对治疗抑郁症有效，至少说明在抑郁症的病理生理上，药物通过对去甲肾上腺素的作用而达到治疗效果。

②5-羟色胺（5-HT）：5-HT 是与抑郁症相关的重要生物胺神经递质之一，新型抗抑郁药物选择性 5-HT 重吸收抑制剂，如氟西汀在治疗抑郁症中的明确作用论证了这方面的研究。5-HT 与抑郁症在病理生理学上的研究亦发现，5-HT 的耗竭可能使抑郁症状恶化，如某些自杀患者脑脊液中 5-HT 代谢物浓度下降。具有活性的 5-HT 抗抑郁药物主要是通过阻断 5-HT 再摄取，从而使神经元突触后膜受体部位 5-HT 浓度增加来发挥治疗作用。

③多巴胺（DA）：NA 和 5-HT 是与抑郁症病理生理学关系最密切的两种生物胺，但是，DA 在抑郁症中同样发挥重要的作用。有研究表明，抑郁症患者存在 DA 功能的减弱，而躁动症患者有 DA 功能的增强。某些能增加 DA 浓度的药物可以有效地改善患者的抑郁症状。

（2）神经内分泌因素：抑郁发作往往由精神创伤刺激诱发，某些内分泌疾病如甲状腺功能亢进发生前也可出现精神创伤。甲状腺功能亢进疾病与精神异常相关，特别是与情感和认知功能异常有关。当内分泌变化与精神异常伴随发生时，往往难以确定这种变化是引起精神异常的原因，还是精神异常导致的继发结果。许多研究发现，抑郁症患者有下丘脑-垂体-肾上腺轴（HPA）和下丘脑-垂体-甲状腺轴（HPT）两个内分泌系统的功能异常。

（3）神经影像学研究：根据结构性和功能性影像学结果，多数 MR 和 CT 研究发现，情感障碍患者脑室较正常人大，脑室扩大的发生率为 1.25%～4.2%，单相抑郁与双相抑郁 CT 异常率无明显差异。也有研究发现，抑郁症患者左额叶局部脑血流量降低，降低程度与抑郁的严重程度呈正相关。还有研究发现，脑左前扣带回局部脑血流量下降，在伴有认知功能缺损的抑郁症患者中，局部脑血流量下降比不伴认知功能缺损的患者更严重。

（4）神经解剖学研究：情感障碍患者涉及大脑边缘系统、基底核和下丘脑的病理变化。边缘系统和基底核的神经病理改变，特别是非优势半球有刺激性损伤时很可能伴发抑郁症状。边缘系统和基底核紧密相连，而且边缘系统在情绪产生过程中起重要作用。抑郁症患者睡眠、食欲、性行为的改变以及内分泌、免疫学和时相生物学检测的生物学变化均提示患者下丘脑功能紊乱。

3. 社会心理因素

（1）生活事件和环境因素：应激性负性生活事件与抑郁症的发生关系密切。Brow 等发现抑郁症妇女在发病前一年所经历的生活事件频率是正常人的 3 倍。与精神分裂症相比，9.2% 的抑郁症患者发病前有促发的生活事件，而精神分裂症患者仅为 5.3%。Paykel 发现人们经历的一些可能危及生命的生活事件在抑郁症发展中起到促发作用，他认为负性生活事件，如丧偶、离婚、婚姻不和谐、失业、严重躯体疾病、家庭成员患重病或突然病故，均可诱发抑郁症。另外，经济状况差、社会阶层低下和女性由于应付刺激能力差也易诱发抑郁症。

（2）人格因素：无论属于何种人格均有可能在某种环境下患上抑郁症，没有单一的人格特征或人格类型可作为患上抑郁症的预测指标。但也有研究发现，某些人格类型，如强迫型或歇斯底里型人格（癔症人格）患抑郁症的风险可能更高。

（二）流行病学

由于疾病概念、诊断标准、流行病学调查方法和调查工具的不同以及种族人群的差异，目前所报道的抑郁症患病率有所差异。1982 年，国内在 12 个地区开展的精神疾病流行病学调查显示，情感障碍的终生患病率为 0.076%，时点患病率为 0.037%。1992 年对上述地区进行复查，发现情感障碍的终生患病率为 0.083%，时点患病率为 0.052%。1982 年在同一次流行病学调查中发现抑郁性神经症的患病率为 0.311%，农村（0.412%）高于城市（0.209%）。国外统计数据显示，抑郁症的终生患病率约 15%，妇女高达 25%；初级卫生保健者中抑郁症的发病率接近 10%，躯体疾病住院患者中达 15%。另有研究认为抑郁症的终生发生率为 13% ~ 20%。美国国立精神卫生研究所流行病学责任区调查结果显示，在任何一年，美国 18 岁以上公民罹患精神疾病的概率高达 9.5%；美国国家共病调查结果提示，美国人口的情感障碍年患病率为 11.3%。抑郁症不仅在一般人口中常见，也是初级保健机构中最常见的情况。虽然初级保健机构对抑郁症患病率的研究报告数字不等，但都较高。在 12 个国家的 14 个地点进行的一项国际性研究发现，抑郁症患病率的中位数超过 10%。

抑郁症在躯体疾病的患者中患病率更高。研究提示，抑郁症患者在所有住院患者中达 22% ~ 33%。其中，癌症患者中达 33% ~ 42%；脑卒中后的前两周内达 47%；心肌梗死发生后数日内达 45%，在心肌梗死发生后 3 ~ 4 个月达 33%。

（三）危险因素

一般来说，抑郁症的发病危险因素主要与年龄、性别、婚姻状况、社会经济和文化因素等有关。

1. 年龄与性别

抑郁症平均发病年龄为 40 岁，其中大约 50% 的患者在 20 ~ 50 岁有过一次发作。极少数重度抑郁症患者可在童年或老年发病。近期有流行病学研究资料提示，20 岁以下的抑郁症的患病率有增加的趋势。

女性抑郁症患病率较男性高 2 ~ 3 倍。多项研究表明，性别差异可能与激素代谢的差异、分娩的影响、妇女和男性不同的心理、社会应激以及顺应性行为模式等不同因素有关。

2. 婚姻状况

人际关系疏远、离婚或分居人群中，抑郁症的发生率较高。

3. 社会经济和文化因素

研究表明，社会经济状况与抑郁症之间不存在相关性，但抑郁症在农村比城市更普遍。

二、风险评估

可采用抑郁相关量表来评估患者的抑郁严重程度风险，预测治疗转归。常用的评估量表包括汉密尔顿抑郁量表（HAMD）、Montgomery－Asberg 抑郁量表（MADS）、Beck 抑郁自评问卷（BDI）等。量表总分能较好地反映病情的严重程度，病情轻，总分低；病情重，总分高。总分是评估病情严重程度的重要的一般资料，也可以作为代表病情严重程度的一个观察变量。临床上常用总分的时间—效应动态变化来反映病情演变或治疗效果，其疗效判断可以用总分的减分率评估。因此，比较治疗前后总分的变化可以作为临床疗效预测的量化标准，这也是量表总分的主要用途之一。

抑郁症最严重的行为风险主要表现为以自我结束生命为特征表现的一种冲动行为，称为"自杀"。故意对自己身体造成伤害，但未导致死亡，称为"自杀企图"或"自杀未遂"。有自杀家族史或酒依赖与药物滥用的患者自杀风险相对较高。对抑郁症患者进行的自杀风险评估除了临床检查判断外，可考虑使用相关的危险性量表进行辅助。常用量表有Beck 绝望量表、自杀危险性评估量表、重复危险性量表等。

三、临床表现、诊断与治疗

（一）临床表现

1. 情绪低落

抑郁心境、兴趣丧失或快感缺乏是抑郁症的核心症状。90％以上抑郁症患者通常描述自己感到悲伤、沮丧、空虚无望，终日忧心忡忡、郁郁寡欢、愁眉苦脸、长吁短叹。这种抑郁心境与常人的悲伤和悲痛有明显不同，患者常将这些抑郁心境描述为一种十分痛苦的悲痛情绪，有时甚至诉说欲哭不能。

抑郁程度轻的患者感到闷闷不乐，无愉快感，凡事缺乏兴趣，对平时爱好的活动感觉乏味，对过去感兴趣的事情也觉得无趣，即使被动参加也提不起劲，感到"心理压抑"或"高兴不起来"。抑郁程度重者则感到痛不欲生，悲观绝望，有度日如年、生不如死之感，常诉说"活着没意思"。

约2/3抑郁症患者有自杀的想法，10％～15％的抑郁症患者有自杀行为。部分患者可伴有焦虑、激越症状，围绝经期和老年抑郁症患者更明显。典型病例的抑郁心境有昼重夜轻的节律特征，即情绪低落症状白天严重、晚上症状有所减轻。

在情绪低落的影响下，患者会自我评价过低，感到一切都不如人，产生无用、无助、无希望和无价值感；重者甚至感到自己一事无成，拖累了家庭和社会，将所有的错误归咎于自己，并对过去不重要的不诚实行为有犯罪感。在悲观失望的基础上，患者可产生孤立无援的感觉，且伴有自责自罪，甚至出现罪恶妄想、疑病妄想、关系妄想、贫穷妄想、被害妄想和幻觉等精神病性症状。

值得注意的是，有小部分重度抑郁发作的患者可能没有抑郁心境诉述的症状，这种情况通常称为"隐匿性抑郁症"。这些患者往往由家人或同事带来就诊，因为他们发现患者出现社交退缩或活动减少。一些儿童和少年患者也无抑郁心境症状，而表现为易怒或任性。

2. 思维迟缓

抑郁症患者思维联想速度缓慢，反应迟钝，自觉"脑子好像生了锈的机器"或"大脑一片空白"；注意力集中困难，记忆力减退。临床表现为主动性言语减少，语速缓慢，声音低沉，内容简单。思考问题困难，感到脑子不够用了。部分患者脑子里不是空洞无物而是反复冥思苦想，既往经历、功过得失萦回脑际。

3. 意志活动减退

抑郁症患者意志活动呈显著持久的抑制。临床表现为行动缓慢、生活被动懒散、疏远亲友、回避社交。常独自坐于一旁，不愿外出，也不想与周围人接触交往，不愿参加喜欢的活动和业余爱好，或整日卧床，闭门独居。严重时连吃喝、个人卫生都不顾，甚至不语、不动、不食，可达木僵状态——抑郁性木僵。患者虽然呈木僵状态，但详细观察仍可发现患者流露出痛苦和悲伤的表情。部分抑郁症患者的意志活动不是减退，也不是运动迟缓，而是焦虑不安、紧张激越或坐立不安、手指抓握、搓手顿足，或在屋内踱来踱去等，多见于围绝经期和老年性抑郁障碍者。

4. 自杀行为

重度抑郁症患者常伴有消极的自杀行为。抑郁症患者的自杀率比一般人群高20倍，是抑郁症最危险的症状。自杀观念是指患者通常在悲观无望及自责自罪情绪的基础上逐渐产生"结束自己生命"念头。轻者仅感到生活是一种负担，不值得留念而产生死亡的想法，随着抑郁症状的加重，自杀念头日趋强烈，患者千方百计试图了结此生，以死寻求解脱。长期追踪观察发现，15%～25%抑郁症患者最终死于自杀。

5. 躯体症状

抑郁症患者不仅表现出心境方面的障碍，而且常伴有机体方面的某些变化，主要有睡眠障碍、食欲下降、体重降低、性欲减退、阳痿闭经、乏力和自主神经功能失调等症状。躯体不适主诉可涉及各内脏器官和身体任何部位，单一部位或多个部位的疼痛描述。

6. 睡眠障碍

抑郁症患者睡眠障碍的发生率约为80%，主要表现为中、后期失眠，也可见入睡困难和僵梦、易醒，少数患者睡眠增多。典型的睡眠障碍为早醒，一般比平时早醒2～3h，醒后不能再入睡或陷入今天如何度过、往后怎么办的痛苦绝望之中。早醒是重度抑郁症的典型表现，具有特征性的诊断意义。

7. 食欲下降

抑郁症患者食欲下降的发生率约为70%。患者对食物的色、香、味失去兴趣，终日不思茶饭，无饥饿感，勉强进食也是食之无味。常伴有体重减轻，但体重减轻与食欲下降不一定成比例。少数患者表现为食欲增加。

8. 性欲减退

性欲减退在疾病早期便可出现，男性可表现为阳痿或性欲减少，女性表现为性快感缺失。

9. 其他

抑郁症患者亦可有强迫、恐怖、人格解体和现实解体症状。

（二）诊断

本节介绍的是国际疾病分类第10版（International Classification of Diseases－10，ICD－10）中抑郁发作（ICD编码：F32）的诊断标准。

［诊断标准］抑郁发作以心境低落为主，与其处境不相称，可以从闷闷不乐到悲痛欲绝，甚至发生木僵。严重者可出现幻觉、妄想等精神病性症状。某些病例的焦虑与运动性激越很显著。

［症状标准］以心境低落为主，并至少有下列4项：

（1）兴趣丧失，无愉快感。

（2）精力减退或疲乏感。

（3）精神运动性迟滞或激越。

（4）自我评价过低、自责或有内疚感。

（5）联想困难或自觉思考能力下降。

（6）反复出现想死的念头或有自杀、自伤行为。

（7）睡眠障碍，如失眠、早醒或睡眠过多。

（8）食欲降低或体重明显减轻。

（9）性欲减退。

［严重标准］社会功能受损，给本人造成痛苦或不良后果。

［病程标准］

（1）符合症状标准和严重标准，至少已持续2周。

（2）可存在某些分裂性症状，但不符合分裂症的诊断。若同时符合分裂症的症状标准，在分裂症状缓解后，满足抑郁发作标准至少2周。

［排除标准］排除器质性精神障碍或精神活性物质和非成瘾物质所致抑郁。

［说明］本抑郁发作标准仅适用于单次发作的诊断。

根据抑郁首发或复发、有无伴有精神病性症状等，抑郁发作可分为轻性抑郁症（轻抑郁）、无精神病性症状的抑郁症、有精神病性症状的抑郁症、复发性抑郁症。

（三）　治疗

抑郁症的治疗主要包括药物治疗、心理治疗和物理治疗。

1. 药物治疗

（1）治疗原则。

①据个体而异，剂量逐步递增。

②小剂量效果欠佳时，据不良反应和耐受情况增至足量和足够长的时间（4～6周），有效才考虑换药。

③氟西汀停药5周才能换用单胺氧化酶抑制剂（MAOIs），其他需2周；反之亦然。

④单一用药，足量，足疗程；无效可考虑两种作用机制不同的药物联合用药。

（2）全程治疗。

①急性期：药物治疗2～4周起效，有效率与时间呈线性关系；6～8周无效考虑换药。

②巩固期：原用药物剂量不变，至少4周，其间病情不稳，复燃机会大。

③维持期：WHO推荐仅发作一饮，病程短，间歇期≥5年，一般可不维持。首次发作6～8个月；严重并有家族遗传史的建议维持治疗2～3年，然后缓慢减药至停止治疗。

（3）抗抑郁药物：目前，常用的新型抗抑郁药物主要有5-HT再摄取抑制剂（saris）。

除此saris外，新型抗抑郁药物还包括5-HT和NE再摄取抑制剂（SNRIs，如文拉法辛、度洛西汀），NE能和特异性5-HT抗抑郁剂（NaSSAs，如米氮平），5-HT2x受拮抗剂及5-HT再摄取抑制剂（SARIs，如曲唑酮），NE和DA再摄取抑制剂（VDRI，如安非他酮）等。

2. 心理治疗

对于轻、中度的抑郁症或疾病康复期，在药物治疗的基础上，辅以心理治疗，往往可取得较好的综合性治疗效果。

心理治疗技术种类繁多，大致可以分为建立和维持治疗关系的技术与促进变化的技术两大类。任何一种临床治疗过程都是在治疗师与患者之间形成的互动关系情境之中发生的，良好的治疗关系使参与到治疗过程的各方能够设身处地进行沟通交流，保障各种诊疗措施的有效实施。

常用的心理治疗方法包括解释性心理治疗、精神分析及分析性心理治疗、行为治疗、认知疗法、支持性心理治疗、暗示性心理治疗、人际性心理治疗等。

心理治疗必须由经过统一培训的精神专科医生或取得相关资质的技术人员操作。

3. 物理治疗

目前，物理治疗可作为抑郁症的辅助治疗手段之一。常用的物理治疗包括经颅磁刺激治疗、电子生物反馈治疗、脑反射治疗、电休克治疗等。

四、健康管理方案

（一）注意睡眠、饮食和运动

不能忽视那些有可能导致情绪低落的基本生理因素。如果睡眠不佳、食欲不振，听任自己处于不良的生理状态，很容易出现低落情绪。因为当日常活动耗尽精力后，心理抗压性会更加脆弱。失眠是情绪低落的一种常见表现，反过来它也能促使抑郁症发作。因此，应养成良好的睡眠习惯。

多食用清淡、富有营养的食物，注意膳食平衡。忌辛辣刺激食物。多吃新鲜的蔬菜和水果。多吃提高免疫力的食物，以提高机体抗病能力。需特别注意酒精饮料，特别是具有抑郁症易感体质的人。酒精虽能使人暂时逃避问题和烦恼，但由酒精激发的轻松感和自信是肤浅的，问题仍然未能得到有效解决，最终仍将爆发出来，带来更严重的抑郁体验。

运动能防止抑郁症的发作，有助于增强体力。运动能较快地提高情绪，短时间内缓冲抑郁。

（二）明确人生价值和目标

当个体出现低落情绪时，应该检查一下个体的人生目标和价值。反复出现低落情绪的一个重要原因是你实际做的事情同你真正看重的事情不相称。这种不相称本身并没有明确表现出来，而表现为笼统的抑郁情绪。因此，可以尝试写下你的价值和目标，它们能帮助你评价目前的工作和个人生活是否符合你的价值观。如果不是的话，它们能帮助你选择最有利于摆脱抑郁苦恼的改变方案。

案例：

刘某在旁人眼中是成功人士。他在大学时有着优异的成绩，毕业后，加入世界500强的外资企业。虽然有着令人艳美的薪水，但是他却承受着抑郁症的反复折磨。通过心理治疗，他才发现原来他并不看重他目前所取得的成就。他渴望自己的工作能更多地帮助别人，那才是他所看重的，于是他开始寻求别的工作。广告上有一个职务能让他应用自己的财务专业知识为社会服务，虽然这个职务的薪水远远低于他现在的薪水，但他还是毅然申请了这个职务，因为他相信生活中的乐趣取决于是否能从事他所看重的工作。最终，他获得了这个职务。两年之后，虽然他的情绪仍然时有起伏，但再也不像从前那样陷入抑郁症的折磨了。

（三）将欢乐带入生活

将欢乐带入生活是良好心境的基本策略之一。抑郁常常导致自尊心的下降甚至自暴自弃。抑郁易感者容易把别人的需要放在第一位，过低评价自己，拒绝原本的欢乐。因此，可以尝试改变这种认知偏差，抽时间做一些自己感兴趣的事情，找时间放松自己。

（四） 不要孤注一掷

世上没有一帆风顺的事情。每个人都会遇到工作进展不顺的情况，或夫妻间发生矛盾，或个人爱好得不到满足，生活中似乎充满各种问题。因此，如果将所有的自尊心都绑在生活的某一件事情上，心情就容易受到外界事件的影响。回顾一下你的抑郁历史，它是不是与你生活中的某一个方面的进展情况紧密相连？比如，你是不是当工作不顺利的时候就情绪低落？如果你的抑郁过程确实与你生活中的某一个方面有密切的关系，就表明你很可能是对此太孤注一掷了。

为了避免发生这种片面的依赖性，最好是有多方面的生活：朋友、家庭、工作、爱好和兴趣，家庭内和家庭外的，社会和个人的，当生活的某一个方面进展不太顺利的时候，你可以从其他的方面获得安慰和支持。

（五） 建立可靠的人际关系

良好的人际关系和社会支持系统是防止抑郁的重要保证之一。如果你还没有亲密的、可以依靠的人际关系，朋友们也不能提供帮助你防止抑郁的感情支持，你可以通过以下方式逐步建立有效的支持关系：

（1）会见新朋友。寻找一个可以遇到与你具有同样兴趣和爱好的人的地方。

（2）建立友谊。友谊是在分享共同经验，特别是共同活动和分享快乐中发展起来的。因此你要考虑可以和新朋友共同做些什么事情。

（3）巩固友谊，保持联系。经常联系有助于你记住对方所关心的事情，从而成为对方的忠实的倾听者和热心的谈话者。

（4）保持友谊的良好运作状态。在对方情绪低落的时候，寻找表达你对他的关怀的方式；当对方遇到困难的时候，你要尽力帮助；当对方脾气不佳或沉默寡言的时候，你要有耐心。

（5）寻求友谊的支持。当感到抑郁时，不要回避朋友。即便感到不像往常那样开朗或不好意思去麻烦他人，也要努力与朋友保持联系。情绪低落是一种很普遍的现象，大多数人都会理解你。

另外，通过对抑郁症患者追踪 10 年的研究发现，有 75% ~ 80% 的患者多次复发，故抑郁症患者需要进行预防性治疗。发作 3 次以上应长期治疗，甚至终身服药。多数学者认为，维持治疗药物的剂量应与治疗剂量相同，并定期门诊，随访观察。心理治疗和社会支持系统对预防抑郁症复发也有非常重要的作用，应尽可能解除或减轻患者过重的心理负担和压力，帮助患者解决生活和工作中的实际困难及问题，提高患者的应对能力，并积极为其创造良好的环境，以防复发。

第十四章　健康教育教学活动设计与评价

健康教育是通过信息传播和行为干预，帮助个人和群体掌握卫生保健知识，树立健康观念，自愿采纳有利于健康的行为和生活方式的教育活动与过程，其最终目标是帮助学习者建立健康的行为生活模式。无论何种健康相关行为转变理论，健康相关行为转变的前提条件都是健康知识水平提高、健康相关态度转变、健康相关技能获得，而这些条件无一不是通过学习获得的。所以，健康教育教学是健康教育计划的重要内容，是计划贯彻实施的关键环节。健康教育的教学活动是健康信息传播的过程，是健康传播的细化，也是健康教育计划主体部分的关键环节。教学活动设计是否严谨完美，活动实施过程教与学双方是否默契和谐，对健康教育项目最终目标的实现至关重要。

第一节　健康教育教学活动概述

一、健康教育教学活动类型

健康教育教学活动是旨在改变目标人群健康相关知识、信念态度、行为状况的信息传播活动，根据场所不同可分为课堂教学活动和非课堂教学活动。

（1）课堂教学活动属于人际传播类型，在学校健康教育中的应用最为广泛，社区和工作场所健康教育也会有所采用。其优点是教与学双方直接面对面，传播反馈及时，交流沟通方便；教与学双方容易建立情感联系，可以随时对教学活动进行评估和调整，教学效果评价真实可靠。其缺点是受时间限制，教学效果受师资因素影响也比较大。

（2）非课堂教学活动属于大众传播类型，通常作为学校课堂健康教育的补充，也是社会公众健康教育的主要形式。其优点是传播面广，信息量大，不受时间、地点限制，学习安排方便灵活。其缺点是传播材料的制作需要专业技术支持，教与学双方的反馈沟通比较困难，教学活动完全由学习者自己把控，教学效果受学习者因素影响较大。本章主要讨论课堂教学活动。

二、健康教育教学活动的特点及其效果影响因素

（一） 健康教育教学活动的特点

与普通的教学活动相似，健康教育教学活动是教育者的"教"与学习者的"学"相互作用的过程。在教学活动中，教育者将健康相关知识、观念态度和技能传授给学习者，并引导其构建自己的知识体系和价值观。但是，与其他科学知识教学不同的是，健康教育的教学没有应试教育的杠杆进行调节；健康教育不仅要求学习者掌握相关知识，还要求他们形成健康信念和有益于健康的态度，并且要实现行为的改变，坚持健康的行为生活方式。因此，健康教育的教学活动必须能够深入人心，牢牢抓住学习者的关注点和兴奋点，使健康教育学习成为一种自觉行为，这样才能真正取得成效。

（二） 健康教育教学效果的影响因素

健康教育教学效果与教育者、学习者、教学内容、教学方法及教学环境等因素紧密相关。

1. 教育者

教育者亦为健康信息的传播者，其专业素养、传播技能技巧、人格魅力等均可对健康教育教学效果产生重要影响。

2. 学习者

学习者对信息符号的领悟接受能力、对教育者和教学活动的接纳程度、对健康教育的态度等均可影响其学习成效。

3. 教学内容

教学内容指健康相关知识、信念和技能。教学内容应该符合学习者的需求，并且在适当的时候，以适合的方式教授适度的内容，这样方可取得良好效果。

4. 教学方法

不同的内容有不同的教学方法。大众传播和传统的讲座适合于纯粹的知识传播，人际传播和参与式教学法适合于健康知识的深度理解掌握、信念态度的影响和技能的学习。应根据教学目标、教学对象、教学内容等选择适宜的教学方法。

5. 教学环境

教学环境有物质环境和非物质环境两种。物质环境包括教学场所的微小气候、教学媒体、教学方法、教室的设备条件等，舒适恬静的环境有利于提高学习效率、增强教学效果。非物质环境则指心理环境或情感环境，如集体的气氛、师生关系、学习者关系等，主要通过影响教育者和学习者的情绪、心理状态影响教学效果。

（三）　健康教育教学活动中教育者的职能

在健康教育教学活动中，教育者担负着管理和教学的双重职能。作为健康教育项目的组织者和管理者，教育者需要进行健康教育需求评估，根据目标人群的需求确定健康教育干预目标，制订教育干预计划和教育效果评估方案。教育者要通过制订教学计划、选择教学内容、设计教学活动等环节来帮助、指导学习者掌握所需知识、技能，实现培训目标。因此，一个合格的健康教育者，应具备以下 4 方面的特征。

1. 知识丰富

教育者在所教授的健康相关知识领域应有较高造诣，掌握一定的教育心理学知识，教学能力较强。

2. 表达能力良好

师者，传道授业解惑者也。而传道授业解惑皆需要向学习者进行信息传递，唯有表达能力良好方可实现有效传播。表达能力良好的基本要求是思路清晰、逻辑性强、语言流畅。若能做到言语诙谐幽默或者优美动人，那将有利于学习者减轻学习疲劳，提高学习效率。

3. 既有权威性又有亲和力

为人师者必须要有获得学习者尊重敬仰的权威，这种权威由师者的学术造诣和人格魅力构成。健康教育不同于其他科学知识技能的教育，尤其是在学习者没有获取健康信息的主动需求时，他们对于教学活动的兴趣很大程度上取决于其对教育者的认可程度。既有权威性又有亲和力的教育者无疑更容易赢得学习者的信赖，容易形成良好的健康教育心理环境。另外，健康行为的建立和巩固，需要教育者对学习者的反复教学指导和鼓励，教育者流露出来的任何不耐烦的气息，都将会摧毁学习者的信心和信任，所以健康教育项目的教育者必须耐心坚持。

4. 具有组织管理能力

作为健康教育活动的主导者，教育者不仅需要掌握健康教育教学原理，还要具备健康教育教学活动设计、组织实施和评价的技能，并具有良好的组织管理能力，这样才能保证健康教育活动有序开展、顺利进行。

三、健康教育教学活动设计、选择和实施的原则

健康教育教学活动的设计是否合理，选择是否恰当，实施过程是否忠实于活动方案，均对健康教育项目的效果有重要影响。虽然教学没有一成不变的方法，但有规律可循，那就是每一个步骤的落实过程都应遵循的基本原则。

（一）　健康教育教学活动设计的原则

1. 教学内容的科学性

传播科学知识是健康教育的主要内容，健康教育信息的科学性是健康教育最基本的要

求。健康教育的教学内容应该是已经清楚明确了的研究结果、科学结论。对于有争议的事物点到为止,引导学习者理性分析对待即可,无须将健康教育教学设计成科学研讨会。

2. 因材施教

因材施教一方面是指教学内容、教学方法、教学形式要与学习者的理解、接受能力相适应;另一方面是指教学内容要与学习者的生理、心理需求相适应,做到适时、适量和适度。

3. 因地制宜

因地制宜主要是指教学形式和教学安排应根据实际情况做出调整,如健康教育的教学时间、教学活动、教学形式,要依学习者的时间、教学场地、师资力量和教学资源等因素而变通,不应勉强模仿别人的成功经验,即使是模仿,也应该是有所创新的模仿。

4. 运用参与式教学方法

参与式教学是目前国际上普遍倡导的一种教学培训、研讨的方法,它强调鼓励学习者尽可能多地参与教学活动,而不仅仅是被动地听取教育者讲授。尤其是以改变观念态度和学习技能为目标的教育培训,参与式教学具有讲授法无法比拟的优越性。

5. 及时进行监督评估

评估既是督促检查,也是自我总结提高。在开展健康教育教学活动中,应随时观察判断每一个活动环节的实施情况与效果,及时改进修正。活动结束应及时进行总结评估,衡量绩效,为以后的工作提供可借鉴的经验。

(二) 选择健康教育教学方法的原则

教学是一种创造性活动,教学手段和方法的选择与运用没有固定的模式,即所谓"有教无类"。没有一种能够完全实现所有教学目标的全能教学方法。因此,只有在教学中不断总结经验,学习前人的经验并创造发扬,方可取得良好效果。在选择健康教育教学方法时应遵循以下原则。

1. 教学方法与教学内容相适应

健康教育的教学内容可以分为知识类、观念态度类和行为技能类,健康教育的教学方法也很多,如讲座授课、案例分析游戏、角色扮演等,以传播知识为主的教学可采用讲座、模拟讲课、知识竞赛等方法,以转变观念态度为目标的教学应采用案例分析、角色扮演、辩论赛等方法。如果方法选用不当,则难以达到教学目标。

2. 教学方法有助于整体性学习

健康教育不仅要求传授知识,还希望能够使学习者改变观念态度,提高生活技能。而后两个目标需要与他人进行交流互动才有可能实现。因此,教学活动应该尽可能建立在人际传播的基础上,以增进师生间、学员间的交流与合作,促进学习者全面发展。

3. 多种方法并用

根据接收讯息的方式不同,可以将学习者分为感觉者和思考者。感觉者通过感官来学习生活经验,对他们来说,学习是一种直觉的形式,他们可以在学习情境中运用情绪或与有经验的人互动来达到最好的学习效果。他们比较容易受到他人观点的影响。思考者则是透过思考来感受现实，他们善于分析，会运用逻辑思维来分析数据资料，从资料中分析推断结论。教学中多种方法并用可以满足各类学习者接收信息的需要，提高教学效率，保证教学效果。

4. 循序渐进

健康教育教学活动根据程序繁或简、内容深或浅、设置问题难或易等方式的不同组合，构成了教学活动不同的难度指数。在教学过程中，教学活动应该由简单到复杂、由直观到隐蔽、由表面现象到深入分析，使学习者循序渐进，更多地体验到成就感，增加学习兴趣。

5. 尽可能运用视听设备

现代科学进步为信息传播提供了强大的技术支持。运用互联网、移动终端等现代传播沟通技术，不仅可以提高传播速度、扩大传播范围，而且能够更好地吸引学习者的学习兴趣，挖掘他们的自我效能，使健康教育活动更加持久有效。

（三）健康教育教学活动实施的原则

好的计划设计只是成功的一半，另外的成功影响因素是计划实施，即教学活动的实施过程。为了切实保证教学活动达到预期效果，实现教学目标，在实施过程中，应遵循以下原则。

1. 忠实性

忠实性原则的前提条件是事先对教学活动进行了缜密设计，在实施时按所设计的方案执行。因为一次教学活动中各个环节的时间、内容、目的等均为事先设计，临时改变会打乱计划，降低教学效果。

2. 灵活性

灵活性指在遇到的具体问题上应该灵活处理、灵活对待。在教学资源的准备上也应该保障供应，留有余地。

3. 照顾全局

一个课堂里，总是有些人比较活跃、有些人比较低调被动，教育者要注意把控全局，要激发、调动低调被动的学习者的参与积极性，适当抑制过度活跃的学习者，避免教学活动被少数活跃分子把控。

4. 鼓励为主

学习是脑力劳动的过程，而学习效率受学习者在学习时的情绪影响很大，如果能够保持愉悦状态，则学习兴致更高，学习效果更好；如果负面情绪过多，则学习能力降低，学习效果下降。因此，在教学过程中，教育者要多看到事物积极的一面，对学习者做得好的方面要及时肯定、表扬，对学习者做得不到位之处要注意批评的方式方法，时刻注意保护学习者的积极性，营造轻松愉快的课堂气氛，以提高学习效率，增强教学效果。

第二节　健康教育教学方法

一、健康教育教学方法概述

健康教育教学方法是指一切促进健康信息有效传播的方法，包括教法和学法，但却不是两者的简单相加，而是两者的有机结合。教法和学法具有一定的对应关系。一般来说，教法决定、制约和影响学法。

教学方法是实现教学任务、达到教学目的的桥梁。美国著名教育心理学家奥苏伯尔将学习者的学习方式分为接受学习和发现学习。属于接受学习的教学方法有讲授法、读书指导法和自学法，这类教学方法的共性是将教学内容以定论的形式直接呈现给学习者，学习者是知识的接受者，故亦称直接法，其特点是以知识为中心。属于发现学习的教学方法有发现法、独立探究法和研究法，这类教学方法的共性是教学内容以问题形式间接呈现给学习者，学习者是知识的发现者，故又称间接法，其特点是以问题为中心。

在直接法体系中，知识的载体是语言，讲授法是通过口头语言来呈现知识，读书指导法和自学法则是通过书面语言来呈现知识。在间接法体系中，知识的载体是问题，问题、方法和结论是间接法的三个基本要素。从培养能力的角度来说，在直接法体系中，讲授法主要培养学生的理解能力和记忆能力，记忆和理解是一切学习活动的基础；读书指导法主要培养学生的阅读能力和思考能力，阅读和思考是同一过程的两个侧面，两者相辅相成；自学法主要培养学生的自学能力，即独立获取知识的能力。在间接法体系中，发现法、独立探究法和研究法分别主要培养学生的发现力、探究力和创造力。

二、健康教育教学方法的分类

健康教育教学方法可有多种分类方法，准确理解各类教学方法的优缺点，能够帮助我们正确选择和设计健康教育教学活动，有助于提高教育效果。

（一）按信息传播类型分类

根据信息传播类型，健康教育教学方法可以分为基于人际传播的教学法和基于大众传播的教学法。课堂内的教学活动属于前者；课堂外的健康信息传播活动属于后者，有板报、广播、校园网、手抄报、文艺演出等形式。成人期的健康教育可以两类方法并用，但更多的是采用基于大众传播的教学法，如宣传栏、宣传手册、互联网技术、移动终端等。它们的优缺点与相应的信息传播类型相同。

（二） 按教学组织方式分类

按教学组织方式分类，健康教育教学方法可分为课堂教学和自学。课堂教学需要预先设计好活动方案，在时间、对象、内容、方法上都有明确规定和要求，并在教师的组织指导下进行，教学效果比较明确。自学是指教育者向学习者提供学习材料，指导学习者自己学习。其特点是灵活自由，学习时间，地点由学习者自行掌握，但学习资料的制作质量和学习过程的监督管理对学习效果影响很大。

（三） 按教与学双方的地位分类

按教与学双方的地位分类，健康教育教学方法可分为传统教学法和参与式教学法。传统教学法强调教师的中心地位，教师以讲授的形式传播知识，忽视了学习者的主观能动性，课堂气氛沉闷，学习者容易疲劳。参与式教学法认为教与学皆为教学活动的主体，强调学习小组的交流互动，学习者需要全身心参与，学习疲劳延迟发生，是当前国内外应用颇广的健康教育人际传播教学法。

三、常用的健康教育教学方法

（一） 自学指导法

自学指导法（自学），指在一定指导下，学习者自行学习的过程。自学的最大优点在于符合成人学习的特点。成年人自控能力较强，并且了解自身情况，能够根据自己的需要和条件来确定学习目标和进度，既能扩大知识领域又能自由安排工作。因此，自学在成人健康教育培训中应用较多。传统的自学只适用于文化水平较高且有读书习惯的人群，而现代健康教育材料形式多样，可通过多种渠道传播，为开展全人群的自学式健康教育教学活动提供强大的技术支持。运用自学指导法的基本要求如下。

1. 制订明确的自学计划

自学计划应包括目的、进度、要求和思考。带着问题和任务学习，能提高学习者的学习积极性和自觉性，使学习者自主掌控并不断调整自己的行为，以实现学习目标。

2. 精心设计自学材料

为了吸引学习者，自学材料设计者必须认真分析学习者的需求、兴趣、学习条件等因素，使自学材料新颖有趣，易学、易记、易实践。

3. 监督指导落到实处

自学不是放任自流，而是需要以制度保证学习者在时间和精力方面有足够投入。传统的自学指导通常只以学习结果论好坏，现在则可应用互联网技术对学习者的学习过程，如学习材料的阅读次数、停留时间等进行监控，并根据情况调整学习材料的内容、形式、投放方式等，提高学习者的学习自觉性和效率。

（二）讲授法

讲授法是一种传统的教学方式，指教育者通过口头语言直接向学习者传授知识的方法。从教育者的角度来说，讲授法是一种传授型的教学手段；从学习者的角度而言，讲授法是接受型的学习方式。其特点是易于实施，可同时面向较多的学习者；易于发挥教育者的主导作用，有利于理论知识的系统学习。因此，讲授法是基本的教学方法，即使运用其他教学方法，也需要讲授法的配合。

讲授法是以教育者的"讲"为主要手段，因此对教育者的语言表达能力、教材组织能力、演讲技巧都有较高的要求。如果教育者不善于运用启发式教学方法，缺乏学习者之间及师生间的互动，则容易造成"一言堂、满堂灌"的现象，从而影响教学效果。运用讲授法需要注意以下事项：

（1）内容科学全面。讲授内容要系统、全面，重点突出，有思想性，使学习者在获得知识的同时改变态度和信念。

（2）因材施教。教育者要了解学习者的情况，使讲授更有针对性。例如，课前先用不记名小测验或提问的方式初步了解学习者对拟授课内容的掌握程度，从而明确需要重点讲解或纠正的知识点。

（3）讲究语言艺术。教育者的讲授要条理清晰、通俗易懂，注意调整语调、语速、节奏，并配合非语言手段，如手势、姿态等加强表达效果。

（4）适当运用辅助教具。采用 PPT、板书、投影片、视听材料、模型图表等辅助教具，能直观表现教学内容，帮助学习者加强理解和记忆。

（5）及时调整。教育者在讲授中注意观察学习者的反应及情绪，了解他们是否理解，注意力是否集中，以便调整讲授的速度和内容。

（三）谈话法

谈话法又称问答法，是教育者根据学习者已有的知识和经验提出问题，引导学习者思考、对问题做出自己的结论，从而获得或巩固知识的一种教学方法。其中头脑风暴法是应用最多的一种，指教育者在没有给学习者任何提示的情况下提出问题，要求学习者立即做出回答。这种方法能够集中学习者的注意力，促使他们开动脑筋，积极参与，形成活跃的课堂气氛。

谈话法的优点在于通过师生之间的双向信息交流，调动学习积极性，激励学习者通过独立思考来获取知识，还可以发展学习者的语言表达能力。谈话法适用于在已有知识的基础上讲授新的知识，也可应用于系统复习，巩固、深化已学的知识，通常是在讲授法中穿插使用。

运用谈话法的基本要求如下。

1. 准备要充分

教育者应在课前准备好提问的问题和顺序。

2. 提问要有技巧

提出的问题要明确具体，具有启发性；难度较大的问题应分解开来，化难为易；提问后，要给学习者留出思考时间。

3. 问题要多样化

问题的类型应包括认识、理解、应用等多个层次，从简单到复杂。可以按学习目标的要求，分层次提出。表 14－1 为按布鲁姆的教学目标分类法划分的 6 类问题，前三类属于初级层次的认知问题，一般有直接的、明确的、无歧义的答案；后三类属于高级层次的认知问题，通常没有唯一的正确答案，从不同的角度可有不同的回答。课堂教学不应局限于初级认知问题，在适当的时机，提出高级认知问题更能激发学习者的思维，从而培养学习者的思维能力、价值观念和自我评价体系。

表 14－1 谈话法（头脑风暴法）所提的问题类型

类型	层次	性质	特点	举例
初级层次	第一层	认知性问题	考察对知识的回忆和确认	艾滋病的传播途径有哪些？
	第二层	理解性问题	考察对概念规律的理解，让学生进行知识的总结、比较和证明某个观点	艾滋病的三个传播途径中，哪一个对社会影响最大？
	第三层	应用性问题	考察对所学习的概念、法则、原理的运用	共同进餐为什么不能传播艾滋病？
高级层次	第四层	分析性问题	要求学生透彻分析、准确理解并能运用这些知识为自己的观点辩护	艾滋病为什么"男传女"比"女传男"更容易？
	第五层	综合性问题	要求学生运用所有关联的知识点，系统分析和解决某些实际问题	艾滋病感染者是否应该结婚生育？
	第六层	评价性问题	要求学生理性地、深刻地对事物本质的价值做出有说服力的判断	各级学校是否应该拒绝艾滋病病毒感染的教师？

4. 鼓励积极参与

教育者要鼓励学习者勇于发表自己的见解，说出尽可能多的答案。在学习者发言过程中，教育者不要急于做出判断、评价或指导，以便形成民主热烈的教学气氛。

5. 做好记录、归纳、小结

学习者做出回答后，教育者要给以适当的评价和鼓励，教育者可在黑板上或纸上记录其中的关键词，使每个学习者都能分享他人的观点，也便于教育者有针对性地准备更深入的问题，开展进一步的教育活动。在对答案进行归纳、小结时，教育者应注意指出学习者的不足，使其明确认识，提高分析判断能力。

（四）小组讨论法

小组讨论法是常用的参与式教学方法之一，是在教育者的引导下，通过集体讨论的形式，对所学课题或规定的题目提出各自的看法，从而加深对已学知识的理解和运用，也适用于以改变态度、提高决策能力和沟通技能为目的的教学内容。它可以活跃学习思维，调动学习的主动性和积极性。小组讨论法的局限性在于：耗时较多，若组织不力可能会造成课堂秩序混乱；由于时间或个人性格等原因，可能有些人在讨论中缺乏发言和交流机会；教育者不仅要有较全面的知识，还需具有较强的组织和引导能力。

1. 运用小组讨论法的注意事项

（1）设计讨论题目：题目要具有吸引力、启发性和开放性，能引导学习者发表不同见解，展开争论。可围绕案例、故事情景设计题目，以提高学习者兴趣，达到更好效果。

（2）准备充分：讨论会和专题讨论要提前布置，课堂教学中穿插的讨论也要给予一定的思考、议论时间，使讨论在每个学习者都认真思考的基础上进行。

（3）引导：教育者引导学习者积极参与，勇于发表自己的见解，将注意力集中到讨论主题和争议的焦点上。

（4）讨论小结：教育者对讨论的情况进行必要的概括，对讨论结果做出明确的结论，并提出有待于进一步讨论和思考的问题。

2. 实施要点

（1）讨论的主题和目标应明确。

（2）小组的大小要适宜，人数太少会浪费时间，人数太多会导致发言机会不够，一般以 6~8 人为宜。

（3）教育者既要积极引导，又不能过多占用话语时间。在气氛热烈时，引导学习者理性思考；在气氛沉闷时，激发学习者的表达欲望，并注意关照不够积极踊跃的学习者。

（4）鼓励每个学习者都公开、坦诚地发表个人意见或倾听他人的观点，共同分享信息与经验。

（5）尽可能多地更换分组方法，确保学习者经常与不同成员一起讨论，使学习者得到更多的学习锻炼机会。

（6）总结环节，教育者可继续以讨论和归纳的方式，让学习者说出自己在活动中的经历和感受，以及学到的知识和技能，以了解学习者的收获，同时让学习者有机会提出问题和所关注的事情。这个过程可能会重复学习者已经提到的内容，但应特别注意强调重点、要点。是否需要对每项活动都进行同样程度的总结归纳，可视具体情形而定。应该特别注意容易引起争论的问题，并在总结环节进行澄清、明确。

（五） 演示与练习法

演示与练习法是进行操作技能训练的一种教学方法。操作技能，是指运用知识和经验执行一定活动的方法和技巧，如正确的读写姿势、刷牙方法、婴儿按摩等。技能的形成要经历由认知（通过观察、理解形成印象）到模仿再到熟练 3 个基本阶段，所以学习技能离不开反复观察练习和具体操作，演示与练习法就为学习者提供了观察和操作的机会，更好地突显了健康教育培训的实践性和实用性。

演示，又称示范，是教育者配合授课内容，把实物、模型标本等直观教具呈现给学习者，或给学习者做示范性实验。练习，则是在演示的基础上，教育者指导学习者按照要求和操作步骤实践这一正确操作的过程。多媒体教学设备和模拟仿真实验为演示与练习法提供了极大的便利。

演示与练习法的实施步骤如下。

1. 做好课前准备

教育者事先撰写实习指导，包括教学目的、内容和要求，具体的操作步骤，考核评价的方法等，同时准备好所需教学器材和道具，确保能够使用。

2. 内容简介

教育者演示前向学习者介绍演示的目的、内容方法、步骤、观察要点和注意事项。

3. 演示

教育者面向全体学习者进行示教，便于每个人观察。操作时结合语言指导，鼓励学习者随时提问。运用多媒体和互联网技术可以破解人多资源少的困境，为教育者赢得更多与学习者交流的时间。

4. 练习

在教育者指导下，学习者独立或分组完成具体练习。

5. 评价

由教育者或同伴对学习者的操作质量和结果做出评价。评价方法可采用观察交流、简短问卷提问、检查表等。必要时，教育者可要求学习者写出书面报告。

（六）　案例分析法

案例分析法亦称个案分析法，是参与式培训的常用方法。案例，指根据教学目的和要求，以真实事件或假设会出现的情境为实例编写的分析性材料。案例分析就是将案例和一系列思考题提供给学习者，要求学习者根据自己的认知（学过的知识、生活经验、价值观等）进行思考和分析讨论，提出自己的看法和办法。案例分析法可用于巩固和强化培训中学到的知识，也适用于学习者的技能训练，尤其适用于决策能力、分析和解决问题能力的培训。

案例分析法既是学习者运用所学知识发现问题、解决问题的过程，也是学习者交流生活体验、工作经验的过程，同时教育者也可以从学习者那里得到大量信息，获得新的知识和经验，实现教学相长。案例分析法具有生动具体、易激发学习兴趣、可集思广益、开阔思路等优点。其局限性是对案例选编要求较高，否则学习者会认为案例虚假、无实用性，从而失去兴趣；另外耗时较多也是案例分析法的缺陷。

案例分析法的基本步骤如下。

1. 编写案例

案例由背景材料和问题两部分组成。案例既要精练，又要提供充分的必要信息。案例内容应具有代表性，一般可结合培训的内容，选用学习者熟悉的事例，但最好采用化名和虚拟的时间地点。

2. 组织案例分析

组织案例分析是案例分析法的主要过程，直接影响教学效果。一个完整的案例分析过程由以下环节构成。

（1）案例介绍：教育者将案例和问题用恰当的方式展示给学习者。

（2）案例讨论：学习者分组，选出小组主持人和记录者，主持人应使小组成员有充分的发表意见和交流观点的机会。案例讨论以 10 ~ 20min 为宜，如案例内容较多，可将不同的问题分给各个小组。在小组讨论的过程中，教育者在小组间巡回或参与到小组中去，及时发现问题，给予必要的帮助和指导。

（3）汇报结果：小组讨论后，各小组代表向大家汇报讨论结果，亦可由一个小组做专题汇报，其他小组提出补充意见。

（4）总结：汇报结束后，教育者应对案例分析的全过程进行归纳总结，就案例中提出的问题予以解释，肯定优点，指出不足，促使学习者将这些决策和措施运用到自己的健康教育实践活动中去。

（七） 角色扮演法

角色扮演法是一种模拟（或演示）的方法，通常由若干名志愿者为大家表演（再现）一个现实生活中的真实场面。角色扮演的目的是让学习者通过表演或观察表演的方法来"亲身"体验某一种境况、概念或观点等，使扮演者及观众从中获得感悟、启发和教育。角色扮演法生动有趣，参与性强，能够发挥学习者的创造性。以态度改变为目标的培训，单纯采用文字和语言方式通常难以达到目的，但通过角色扮演可以使学习者在实践中体验到不同态度对事物的影响，故角色扮演法特别适用于改变态度、观念的培训（尤其是同时扮演正、反两方面的角色时）。又因角色扮演法能够培养学习者之间的交流沟通及合作精神，故其也适用于人际传播技巧的训练。角色扮演法的局限性主要有：①不适用于传授知识和理论；②在表演中，教育者难以真正控制角色扮演者的言行而使之符合教学要求；③如果表演者没有表现特定角色的能力，将会导致课堂上出现僵局，达不到预期效果。

角色扮演法的基本步骤如下。

1. 设计情境

教育者需事先设计好事件的基本情境和角色的基本情况，并简明扼要地向表演者描述。角色扮演的情境应为学习者熟悉的内容，情境设计必须密切结合培训内容，有明确的教学目的。例如，如何对不良诱惑如何说不？如何帮助有不良行为的人？有的主题可设计正、反两方面的脚本，使对照鲜明，更有说服力。

2. 选择与训练表演者

表演者应有一定表演能力，参与积极性高。教育者可事先向表演者交代角色和任务，稍加排练指导。可准备简单道具，以提高表演效果。

3. 角色扮演的程序

角色扮演要有时间限制，一般为 1 ~ 3min，最长不应超过 10min。表演结束即展开讨论，讨论的问题可以是："某某在该情境下，为何有这样的反应？""关于该情境，是否还可以有其他的解决方式？""在角色扮演过程中有何感受、想法？""我们应该从表演中学到什么？"等等。

4. 表演中止

如果教育者觉得角色扮演出现僵局（如一直重复）、观众出现厌倦时，应立即停止，指出问题所在，改用其他教学方法，补充完善教学内容，以保证教学目标的实现。

5. 总结

教育者将特定的情形和角色与现实联系起来，以帮助学习者形成正确的态度和信念。可参考以下问题。

（1）在角色扮演中需要辨别的问题是什么？

（2）解决的办法令人满意吗？

（3）还有其他可能的解决办法吗？

（4）这些解决办法可以用于现实的情况吗？

6. 演员的要求

角色扮演应采用自愿原则；表演者只需要"端正态度"，可以不问表演技巧；如果教育者参与表演，会更大地提高学习者的学习兴趣。

（八）戏剧法

戏剧法与角色扮演法相似，不同的是，它会展现一个完整的故事或者小品。由表演者按剧本要求，表演反映真实生活情境的短剧。应事先编写好剧本（可以比较简单），有故事大纲即可，表演者可即兴发挥，辅以适当的化妆和道具，以提高趣味性。在教育者指导下由学习者自编自演，这样不仅体现了参与性原则，还能够提高学习者的兴趣。观摩后要求观众（学习者）表达感受，并展开讨论。这是一种寓教于乐的教学方法，能够生动、直观地说明问题，深受学习者欢迎。这一方法的缺点与角色扮演法相似，此外，其耗时更多。

（九）游戏教学法

游戏教学法是将之前学过的知识、技能设计在游戏中，寓教于乐的参与式教学方法。例如，老鹰抓小鸡，被抓住者抽一个问题并回答，回答正确可以得到奖励，错误则要接受惩罚。需要注意的是，游戏的竞争性不宜过强，以免挫伤失败一方学习者的自信心。游戏应有较强的参与性，以引发学习者的兴趣。

游戏教学法的注意事项如下。

1. 明确游戏的目的

教学中的游戏要根据教学目的和内容合理设置，不能为了游戏而游戏，亦不能过于强调趣味性而忽略了健康教育的主题。

2. 选择适宜的游戏

适宜是指既要适合教学内容与目标，又要适合学习者的年龄、知识、能力。过于简单，会被视为幼稚而降低学习者的兴趣；过于困难，学习者也会因体验不到成就感而失去兴趣。

3. 要有小结

游戏结束，教育者应针对相应的健康知识或能力培养所起的作用进行检查、评价，强调重点，澄清谬误。

健康教育的教学需要从知识、观念、态度、行为等方面对学习者进行干预提高。各类健康教育教学方法，所能实现的目标有所不同，在实际工作中可以将多种方法结合运用，以实现不同的教学目的。各类常用健康教育教学方法的适用范围见表14-2。

表14-2　常用健康教育教学方法的适用范围

教学方法	适用范围				
	知识	态度	决策技能	操作技能	沟通技能
自学指导法	√				
讲授法	√				
谈话法	√		√		√
小组讨论法		√	√		√
演示与练习法	√			√	√
案例分析法		√	√		
角色扮演法	√	√		√	√
戏剧法	√	√		√	√
游戏教学法		√	√		√

第三节　健康教育教学方法的综合运用

一、参与式教学法

参与式教学法是目前国际上普遍倡导的一种教学、培训、研讨的方法，它的最大特点是打破了传统教学法中以教育者为主体，学习者被动接受教学信息的格局，学习者在教学中能充分发挥主观能动性，并与教育者形成双向式交流。它以学习者为中心，教育者通过组织、设计一些相关活动的形式，调动学习者的积极性和创造性，使学习者接受教育、获取知识并发展能力。这种方式所采用的教学手段灵活多样、形象直观，一般有课堂讨论、头脑风暴、示范和指导练习、角色扮演、小组活动、游戏、模拟教学、案例分析、讲故事、辩论等。由于所采用的方法容易激发学习者的学习兴趣与热情，一般情况下，学习者都会主动参与到教学活动中，与教育者很好地进行互动，形成生动活泼的良好课堂氛围。

（一）参与式教学的基本原则

1. 尊重信任

教育者和学习者要彼此信任。教育者要尊重学习者，平等地对待每一个学习者，面对学习者不能有任何轻视轻蔑的表现，允许他们平等地表述自己的观点，信赖每位学习者。

2. 民主参与

教育者鼓励学习者积极参与，激发学习者的创造力和主动探索的精神，让学习者在健康教育的学习过程中体验到成就感和进步的喜悦，树立对自己的健康负责的意识，提高健康保护能力。

3. 相互学习

鼓励学习者和教育者、学习者之间相互学习，共同分享健康信息、彼此的经历和经验，相互促进提高。

（二）参与式教学的教育者能力要求

相比于传统教学法，参与式教学对教育者的课程设计能力和教学组织能力要求更高。教育者要对参与式教学的过程进行精心设计，对教学过程中可能遇到的问题要有充分的估计并准备好正确的对策，在实施过程中做好现场指导和总结。因此，教育者需要不断总结经验，提高教学能力。可从以下方面来判断教育者的教学方法运用情况：

（1）培训目标的明确程度。

（2）学习者对各项教学活动的参与程度。

（3）教学计划是否按时完成（时间掌握情况）。

（4）对练习说明的清晰程度。

（5）运用参与式教学法的情况。

（6）能否传递准确的信息或澄清误解。

（7）是否与学习者保持目光接触。

（8）对学习者的注意（关注）程度。

（9）能否保证讨论不偏离主题。

（10）是否保持非评判的态度。

（11）澄清、归纳和总结的能力。

（12）提问的技巧。

（13）使用开放性问题的情况。

（14）能否与学习者进行有效沟通。

（15）教学活动的准备情况。

二、同伴教育

同伴教育发源于澳大利亚，当时是为了向青少年开展生殖健康教育，此后被应用于大学生、中学生的预防艾滋病或性病健康教育，取得良好效果，被迅速向全球推广应用。同伴之间的天然信赖感、相似的经历、共同的价值标准使得隐私、敏感信息的分享更为自然和有效。

（一） 同伴教育的定义

所谓同伴，是指年龄相近的人（如同学、好友），或具有相同背景、共同经验、相似生活状况的人（如同事、同乡、邻居等），或由于某种原因使其有共同语言的人（如参与特定活动、到特定场所的人们），或者具有同样生理、行为特征的人（如孕妇、吸烟者、吸毒者、某种疾病的病人）。同伴教育就是同伴在一起分享信息、观念和行为技能，以实现教育目标的一种教育形式。一般由经过培训的同伴教育者向同伴讲述自身的经历和体会充当积极的榜样角色，通过易于理解和接受的方式和学习者进行交流，以引起共鸣，激发情感，共同采取有益健康的行动。

（二） 同伴教育的分类

根据组织形式，同伴教育可分为非正式同伴教育与正式同伴教育两种类型。

1. 非正式同伴教育

非正式同伴教育是指借自然的社交关系在日常交往中与同伴分享健康信息的过程。可以是任何具有同伴特征的人在一起分享信息、观念或行为技能，向同伴讲述自己的经历或体会，引起其他同伴共鸣，从而影响他们的态度、观念乃至行为，但其目的并不十分明确，也没有事先确知的教育目标。非正式同伴教育可以发生在任何人们感到方便的地点，如办公室、宿舍、车间、社区，甚至街头巷尾；同伴们随时随地都可以以教育者或学习者的身份交流信息，并且可以互换角色。担任同伴教育者的人员需要在同伴中有一定的地位，口碑良好、表达能力强、善于沟通。实施过程中可通过明确学习者的数量、目标、加强监督考核等保证同伴教育工作的质量。

2. 正式同伴教育

正式同伴教育通常有明确的目标和比较严格的教学设计及组织，正在成为健康教育与健康促进项目中的一种以人际交流为基础的教育干预方法，与普通教学活动相似，不同的只是由同伴教育者充当教师。

（三） 同伴教育的组织实施步骤

1. 招募同伴教育者

招募同伴教育者是开展同伴教育的关键步骤之一。同伴教育者应具备4方面的特征：①与目标人群具有某些共性，并熟悉该群体的文化和思想，这将有利于他们更好地鼓励同伴接受健康的生活方式；②自愿接受培训且有高度的责任心；③具备良好的表达和表演能力以及人际交流技巧；④能以倡导者和联络员的身份在研究机构和干预对象之间架起联系的桥梁。

2. 培训同伴教育者

通过对健康教育与健康促进项目的目的、教育内容和人际交流技巧的培训，同伴教育者需要做到：①了解项目的目标、干预策略和干预活动，了解其自身职责，并了解如何与其他干预活动进行配合；②掌握与教育内容有关的卫生保健知识和技能；③掌握人际交流基本技巧和同伴教育中使用的其他技术，如组织游戏、辩论，电脑使用、幻灯放映等。

3. 实施同伴教育

实施同伴教育是指以一定的组织方式在社区、学校、工作场所等地点开展同伴教育活动。在活动开始前，应注意场地、桌椅、仪器设备等的准备和调试，保证同伴教育活动的质量。

4. 同伴教育评价

同伴教育评价主要是关注同伴教育项目的实施过程和同伴教育者的工作能力，可以采用研究者评价、学习者评价和同伴教育者自我评价等形式进行。

（四） 开展同伴教育的注意事项

1. 同伴教育不是小老师上课

同伴教育是以分享为形式的教育活动，将同伴教育者等同于小老师的做法与同伴教育的内涵不符，故所谓讲座或者授课都不是同伴教育的教学形式。

2. 严把培训质量关

由于教学活动完全由同伴教育者组织，其认知水平、观念态度和领导组织能力均直接影响教学质量，故培训同伴教育者应有明确的目标要求，并严格考核。

3. 充分放手

在教育活动实施过程中，应充分放手，由同伴教育者主持，教师甚至可以不到场，即使在场也应注意尽量不要对教学活动做现场干预，以维护同伴教育者的威信，保护其自信心。

4. 认真总结

每一次结束后，同伴教育活动者都应该进行回顾总结，肯定同伴的优点，指出其不足，精准指导，使同伴教育者不断进步。

（五） 同伴教育的适用范围

同伴教育具有形式多样、感染力强、经济实用等特点，广泛适用于劝阻吸烟、预防控制药物滥用、预防艾滋病或性病教育、营养改善计划、社会教育等诸多领域。青少年群体由于易受环境影响，同伴行为的影响往往比家庭的影响更大，所以青少年已成为开展同伴教育的重要对象。虽然同伴教育在解决教学资源不足和代际交流障碍方面有巨大优势，但其应用亦需具备一定的条件，因此，在决定采纳之前，需要认真分析应用这一方法的客观条件及其是否是实现教学目标的最佳途径。在实际工作中，可通过对以下问题的判断来决定是否采用同伴教育法。

（1）同伴教育通常应用于敏感、隐私问题相关的健康教育，如性教育、预防艾滋病或性病的教育；或对外界比较警惕敏感的社会边缘人群的健康教育，如吸毒人员、同性恋群体；或因工作关系难以由专业人员集中开展教育活动的人群，如长途汽车驾驶员、娱乐场所服务员；等等。需要分析拟开展的项目是否属于同伴教育的适宜范围。

（2）要考虑目标人群中有无足够的同伴教育者后备人才。

（3）能否为同伴教育的开展提供培训和其他技术支持，如教材设备、场所等。

（4）同伴教育者能否得到持续的支持、资助、指导和再培训。

（5）如果同时运用其他干预策略，如何融入同伴教育。

第四节　"互联网 +" 时代的健康教育方法

一、互联网对健康教育的影响

互联网作为人类文明的重要成果，已成为驱动创新、促进经济社会发展、惠及全人类的重要力量。作为现代信息技术的代表和核心，互联网不仅带来了健康教育信息传播的新方式，更是带来了健康教育教学模式的深刻变革。

"互联网 +" 是指以互联网为主的一整套信息技术（包括移动互联网、云计算、大数据技术等）在经济社会、各部门的扩散、应用过程。"互联网 + 教育" 就是一张网、一个移动终端、几百万学生，学校和教师都可以随意挑选的一种新型教育模式。

二、"互联网 + 教育" 的优势

（1）健康教育信息的获取更便捷。互联网技术可实现教学资源共享，降低了学习者知识信息获取的难度，可满足不同学习者的需求，且不受时间、空间的制约。

（2）互联网为传统健康教育提供了信息支持。互联网为教育者提供了丰富多彩的信息展示平台和传播方式，使教学更为生动有趣。另外，教育者可以通过互联网技术收集大量数据，全面跟踪和掌握不同阶段学习者的特点、学习行为和学习过程，更准确地评价学习者，真正做到因材施教，进行有针对性的教学，提升学习者学习效率。

（3）互联网使学习更加个性化。互联网为学习者提供了更加个性化的学习环境、更加丰富的教学内容、更加多元的教学方法，为学习者的个性化学习提供了可能。

（4）互联网能够促进健康教育教学互动。传统的健康教育教学模式主张师道尊严，教育者不仅在人格上拥有很高的地位，在学术上也代表了真理和科学，拥有不容置疑的权威。教学中师生是主从关系，教育者负责传输，学习者被动接收，难免存在教学供需不符的情况，抑制了学习者的学习积极性，降低了教学效果。互联网技术的应用不仅改变了教学信息的展示和传播方式，也改变了教学模式，其中最为突出的就是教学中信息传播者与信息接收者之间实现了跨越身份界限的互动。教育者由学习的掌控者转变为学习的顾问、指导者，而学习者则成为学习的主导者。

三、"互联网＋教育"的具体运用

（一）微信公众号

微信是一款建立在手机通讯录基础上的新型移动即时通信软件。它以能够接入网络的移动终端为载体，信息传递形式包括文字、图片、语音或视频，同时支持多人群聊和 LBS 定位等功能。微信公众号是信息发布者在微信平台上申请的应用账号，通过公众号，传播主体可在微信平台上实现和特定群体的全方位沟通、互动。在健康教育项目中应用微信公众号具有以下优势：

（1）信息发布、获取便捷、快速。微信公众号借助移动终端优势和天然的社交、位置优势，使信息发布者可以随时随地编辑发布信息，方便而快捷，信息的接收者也可以随时随地接收、查看信息。

（2）传播形式丰富多彩。微信公众号平台编辑传播信息的方式丰富多彩，文字、图像、声音、视频均可应用。为了便于学习者使用手机终端查看信息，微信公众号信息的编辑要求高度精练并能吸引眼球，通常采用条目式的文章发布形式，以利于转发和传播。健康教育活动可以利用这些有趣的传播形式，将原本枯燥的文件、条款变成风趣的画面、优美的声音，使得信息易于被学习者接受。

（3）信息发布者与接收者之间的互动性增强。微信公众号平台打破了传统"说教"传播的模式，实现了发布者与接收者之间的良性互动。信息的接收者可以通过回复对话框，用文字、视频、语言等形式主动地与发布者交流互动，也可以通过留言评论的方式发表自己的见解；而发布者在接收回复的同时可以立刻或延时解答，有利于及时、有效地互动。

（二）慕课

慕课是英文"MOOC"的音译词，MOOC 又是 massive（大规模）、open（开放）、on-line（在线）、course（课程）四个词汇的缩写。所以，慕课就是在线开放性课程，其特点是：①大规模。由于是在线课程，不受时间、空间影响，每个人都能以自己方便的时间、地点进行学习，所以慕课可以拥有数量庞大的学习者。②开放性。面向全球，不问背景，不分国籍，仅以兴趣为导向，凡是想学习的，只需一个邮箱就可注册参与学习；③便利性。慕课是在线学习，随时随地皆可学习。只要有网络、手机，学习就不再受时空的限制。

通俗地说，慕课就是大规模的网络开放课程。与时下盛行的网络公开课不同，慕课基于大数据技术，实现了包括视频授课、学习进度管理、实时在线交流答疑和作业批改等在内的覆盖教学全过程的新型在线教育。它是为了增强知识传播而由具有分享和协作精神的个人、组织发布于互联网上的开放课程。社会公众对健康教育有共同的需求，但却在学习能力、学习时间、学习方式等方面千差万别，健康教育者可以根据健康教育课程的大纲，将授课视频、相关的课程内容材料等多媒体资源通过慕课进行传播，学习者即可不受时间、空间限制地进行学习。慕课除了教学内容讲授，通常还设有课程内容、授课教师、精华笔记、常见问题和热门话题等专栏。因此，慕课不仅可以以多媒体形式呈现给学习者丰富的画面，还可以结合微课、翻转课堂、弹幕等多种形式提供更加便捷的师生互动或学习者之间互动的途径。

（三）微课

微课又名微课程，它是以微型教学视频为主要载体，针对某个学科知识点（如重点、难点、疑点和考点等）或教学环节（如学习活动、主题、实验和任务等）而设计开发的一种情境化、支持多种学习方式的新型网络视频课程，具有目标明确、针对性强和教学时间短的特点。

由于微课只讲授一两个知识点，没有复杂的课程体系，也没有众多的教学目标与教学对象，没有系统性和全面性，因此有人将其称为"碎片化"。微课教学视频时长一般为5~8min，最长不宜超过10min，教学内容较少，一个课程就是一个主题，可直接在线观摩课例，也可以灵活方便地将其下载保存到终端设备上进行移动学习。

健康教育内容丰富，需要向学习者传播的知识很多，尤为适合开发微课，以满足不同需求的学习者的需要。

（四）翻转课堂

翻转课堂源自英文"flipped classroom"或"inverted classroom"，也可译为"颠倒课堂"，指重新调整课堂内外的时间，将学习的决定权从教育者转移给学习者。在这种教学模式下，课堂前，教育者在管理平台发布以教学视频为主要形式的学习资源，要求学习者在上课前自主地完成对学习资源及其他相关内容的学习；在课堂中，教育者和学习者一起完成重难点解析、协作探究、互动交流和作业答疑等活动。

翻转课堂的特点使得其能更大限度地发挥学习者的主观能动性，提高学习效率。

1. 短小精悍

用于翻转课堂的学习者自学视频都是短小精悍的，大多数视频都只有几分钟的时间。每一个视频都针对一个特定的问题，有较强的针对性，查找起来也比较方便；健康教育中很多知识点只是要求学习者了解即可，学习者不需要掌握太深太专业的知识，特别适合以翻转课堂的形式进行教学、传播。

2. 教学信息清晰明确

一个好的翻转课堂教学视频，在视频中唯一能够看到的就是教育者的手，不断地书写一些相关的符号，并缓慢地填满整个屏幕以及配合书写进行讲解的画外音。这种方式能够有效去除了一切与教学无关的元素，避免分散学习者注意力，最大限度地提高学习者学习效率。

3. 重新建构学习流程

通常情况下，学习者的学习过程由"信息传递"和"吸收内化"两个阶段构成，传统教学程序中"信息传递"通过教学中的师生互动完成,"吸收内化"则在课后由学习者自己来完成。由于缺少教育者的支持和同伴的帮助,后一阶段常常会让学习者感到挫败,丧失学习的动机和成就感。翻转课堂对学习者的学习过程进行了重构:信息传递在课前进行,吸收内化在课堂上通过互动来完成。这一学习过程能够最大限度地促进学习者对知识的吸收内化过程。

4. 自我学习检测方便快捷

翻转课堂的教学视频之后通常附有自测试题,学习者可以自我检测学习效果。自我检测情况能够即时通过云平台进行汇总统计,可帮助教育者了解学习者的学习状况,有利于教育者因材施教。

(五) 弹幕

弹幕源自日本,是一种在视频画面上滚动呈现观众评论的视频技术。从形式上看,弹幕是通过一定的网络技术,将评论性文字逐条发送到视频页面上;从内容上看,弹幕内容与视频本身的内容紧密相关,属于即时评论。在相同时刻发送的弹幕通常具有相同的主题,可以给观众一种"实时互动"的感觉。弹幕技术因其意见交流的便捷、隐私以及师生互动的及时,可以提高学习者的学习兴趣,特别适用于促进态度观念转变的健康教育。

弹幕应用中的注意事项如下。

1. 弹幕质量

弹幕是学习者进行在线学习时交流互动的工具,学习者使用弹幕的同时,其想法会在教学屏幕上同步显示,高质量的问题不仅会让教育者得到教学启示,而且会给其他同时学习的学习者以反思。但若评论中出现与教学无关的内容,甚至广告信息,将会对学习者的学习环境构成严重威胁,甚至会让学习者对在线学习失去兴趣。因此,在开发在线健康教育产品时必须重视弹幕内容的控制问题。

2. 弹幕显示

弹幕的显示形式对学习者注意力有很大影响。弹幕显示时间过短,弹幕的字形、字体和颜色形式太过杂乱,或者弹幕显示占据太大的屏幕面积,都将干扰学习者对学习信息的注意力。同时,学习信息被屏幕中过多的评论问题所遮蔽,也会严重影响学习效率。

3. 弹幕反馈

每个在线学习者都希望自己提出的问题或想法能够引起教育者的注意并得到反馈、指导,但这在现实中很难做到,因为在线教育的同步学习者可能是几百甚至几万人,故对于学习者提出的问题,教育者如何进行全面反馈是当前弹幕应用中比较棘手的问题,也是在线教育互动中至关重要的问题。

互联网技术为健康教育教学和信息传播带来了勃勃生机,不仅带来了教学方法的巨大变革,也带来了教育观念和教学模式的深刻改变。一般而言,微信公众号适合大众健康教育,而慕课、微课、翻转课堂和弹幕主要应用于学校健康教育。这里要指出的是,健康教育教学内容依然是决定健康教育教学效果的最重要因素。因此,健康教育者首先要做好健康信息的把关人,其次才是健康教育教学的方式方法问题。教学方法本身无法决定教学效果，关键在于教育者的教学设计和教学组织，所以，健康教育者在应用新型健康教育教学方法时要发挥自己的主观能动性，让教学方法、手段为健康教育教学内容服务。在"互联网＋教育"时代，健康教育者要注意以下事项。

（1）提高文字驾驭能力。通过互联网开展健康教育活动，教育者不仅要有健康相关知识，还要熟练掌握网络平台的编辑、发布技术，可以将理论的语言转化为生动、活泼的网络语言。比如编写脍炙人口的小故事、微电影剧本，由学习者参与拍摄成微电影后发布于网络平台，也可以将相关图书、图片、歌曲发送至网络平台供大家分享。

（2）建立平等的教学关系。"互联网＋教育"方式的形式，教育者要敢于创新，打破传统教学方式方法的束缚，用心经营网络平台，把平台建设成学习者的精神家园，吸引学习者主动利用网络平台进行学习，享受网络平台平等互利的文化氛围，从而获得归属感，在学习的同时感受到学习的快乐。

（3）提高媒介素养。在线健康教育信息发布者应有较高的媒介素养，引导好网络舆论。所发布的健康信息应该科学、正确、实用，谨慎对待尚无定论的观点，不发布未经证实的信息。语言表达简明扼要、文明高雅，过于媚俗和娱乐性的语言会给人不够严谨科学之感，需要拿捏得当。另外，需做好舆论的把关人，防止网络平台成为部分人宣泄情绪的地方。假如发现有负面情绪或语言，应及时查找到信息的发布者，与其交流、沟通，将其作为健康教育重点对象，进行一对一的心理健康干预。

第五节　健康教育教学活动的评价

一、健康教育教学活动评价概述

没有评价就没有进步。教学过程的每一个环节都应该进行评价分析，以了解教学效果，发现问题，为改进工作提供依据。

（一）健康教育教学评价的定义

健康教育教学评价是依据一定的标准，运用可操作的手段，通过系统地收集有关教学信息，对教育者教学工作和学习者的学习质量进行价值判断的过程。教学评价是教学过程中必不可少的环节，可以为教学提供反馈信息，以便及时调整和改进教学计划，保证教学目标的实现。

（二）健康教育教学评价的内容

教学评价可以涉及教学过程的每一个环节，如教学目标、教学设计、教学过程、教学方法、教育者授课质量、学习者认知和情感技能发展等。教学目标常常被作为制定评价标准的依据，健康教育教学评价主体可以是教育或卫生行政管理人员、教育者自己或同行、学习者、家长、社区相关人员等。

（三） 健康教育教学评价的作用

（1） 从评价可以看出学习活动后，学习者的知识是否增加、是否澄清了价值或决定态度，做决定的技能是否增进。若否，则该学习活动需做修改或更换别的教学方法。

（2） 评价可以让学习者了解自己学到了多少。

（3） 评价结果可以帮助教育者了解教学的深度与顺序安排。教育者可根据学习者的认知水平和能力基础设定合理的教学目标，安排适宜的教学活动。

二、健康教育教学评价的类型和步骤

（一） 健康教育教学评价的类型

根据被评价内容的发生顺序和评价目标，可将健康教育教学评价分为3种类型。

1. 诊断评价

诊断评价（diagnostic evaluation）指在教学设计之前对教育对象基本情况和教学条件的了解分析是否真实、恰当、有针对性，教学设计是否科学、合理、可行。

2. 形成评价

形成评价（formative evaluation）主要评估教学或学习过程中某一特定层面的效果，是对教学活动执行过程的评价，用于发现教学中可能存在的问题或缺陷。其形式是学习者对教学任务的完成情况及学习状况的自我评价，教育者对学习者的观察、调查、作品分析等，关注的是学习者在学习过程中的表现及教学目标的达到程度。形成评价侧重于信息反馈，以便改进教学方法，为下一步的教学提供参考，还可起到强化已有的教学成果的作用。可根据教学目标的需要在不同阶段进行多次形成评价，通过动态比较了解学习者学习效果的变化情况。

3. 总结评价

总结评价（summative evaluation）是指对教学活动所取得的效果和效益进行评价，侧重于评估教学结束时的整体效果，其首要目的是对学习者的学习效果进行科学评定，重点是了解学习者对教学信息的掌握程度，为教学方案是否有效提供证明依据。

（二） 健康教育教学评价的步骤

1. 制定评价标准

课堂教学成效的评价标准可以是标准（standard）、基准（benchmark）和表现指标（performance indication），教学大纲和教学目标是制定评价标准的依据。

2. 测量

通过测量收集评价相关资料，并据此做判断。测量是评价的第一步，有了精确的测量，才能有正确的评价。测量通常是数字形式的定量资料，如各种测验、量表、检查表及观察技术等；也可以是定性资料，如学习者的参与度、课堂活跃程度、学习体会和感悟等。

3. 统计分析和总结归纳

定量资料需做适当的统计运算，定性资料亦须梳理归纳，方可与事先确定的价值标准进行对比。

4. 评价

评价是运用测量来判断学习者的学习效果，即根据收集到的资料，依据既定的评价标准进行评价判断，确定学习者学习进步的程度。

三、健康教育教学评价的常用方法

（一）健康知识测验

健康知识测验的目的是了解学习者对健康相关知识、技能的认知水平和掌握情况，通常使用由测验题组成的考试卷进行测评。

（二）健康态度测量

健康态度测量的目的是了解学习者对健康行为的态度，帮助学习者发展正向的健康态度是健康教学的目的之一，因此学习者的健康态度也是教学效果评估不可缺少的内容。态度与认知水平不同，它通常不能通过直接测量得到。虽然现在已经有了不少编制好的态度测验，但有些测验并非以科学方式构建，只能提供给教育者的资讯有限；有的则倾向性明显，以致学习者可以揣摩教育者喜爱的答案，而非根据自己的真实想法来作答，因此，必须辅以其他测量，如自我描述、问卷、检核表、观察、非正式的讨论会、小组讨论或记录逸事等方式来探讨学习者的态度。评价学习者态度的常用书面测量方式有：态度量表、观察、记录轶事。其中，观察是评估行为的极好方法。观察可以每日持续进行，因此可为个人态度和行为倾向提供重要线索。观察的缺点主要是耗时较多，另外需小心谨慎，以免侵犯学习者与家属的隐私。教育者可设计活动，以便观察学习者对各种健康议题的态度，如站队游戏。但对于有争议性的议题需要谨慎操作，同时注意学习者的从众行为。在评价学习者的态度时，教育者应努力保持中立，不以个人的健康态度和行为偏好来衡量学习者，同时应该明白学习者的健康相关态度仍然在建立中，不应期待学习者在短期内就能完全下定决心建立健康习惯。此外，态度的形成是一个循序渐进的过程，不可能发生行为习惯的立即改变，但教学的影响必然会存在，因此，可采用检核表来评估态度。检核表可以让观察者很快且有效率地记录是否有某项特质出现，可以用来评价学习活动或某些人际互动。然而，由于态度测量的复杂性，任何态度和习惯的测量或评价技术，都要谨慎使用，并尽量让学习者在自然状态下表现，只有这样才能观察到学习者的真实感受与实际习惯。另外，评价也可指引未来教学计划的方向，并帮助学习者了解自己的发展程度，学习者对自己的了解越多，越有可能根据自己的认知对未来行为做出有意识的决定。

（三） 学习表现评价

学习表现评价指对学习者在学习过程中表现出来的行为差别进行测评，这种差别可能是由不同文化和不同价值观引起的。这种评价不强调学习者对知识的记忆，而重视学习者如何呈现其所学，如学习档案、展览、批判性思维短文。

1. 学习档案

学习档案是集结学习者在学习历程中所有努力、进步及成就的展现，为使学习档案成为有用的工具，在应用时应注意学习者参与选择档案要呈现的内容、自我反思和自我评价内容，学习者活动情形应反映在计划、书写、绘画中，并达成学习目标。以每位学习者已建立的标准来评价，不要用其他学习者来比较。

2. 展览

展览是将作品呈现在观众面前，经过一段时间准备的表现试验或学习示范。展览的内容可以是陈列品、剧本、布告栏设计，学习者可通过展览向他人展示自己的作品，也可通过观摩学习他人作品。

3. 批判性思维短文

批判性思维短文是学习者分析、综合资料后做决定的一种认知性书写活动。培养学习者批判性思维可以采用"交互质询"法，即让两名或数名学习者一组，回答诸如"你怎么使用……作为……?""……最新的例子是什么?""……与……为什么相似?""……的优缺点是什么?"等问题。

就健康教育而言，学习表现评价是很重要的内容，因为态度与行为是影响学习效果的重要因素。学习表现评价应该贯穿于整个教学过程中。评价的目标应放在帮助学习者上，把评价重点放在过程中，评价他们学到了什么、改变了什么、成就了什么。若能适当运用此种评价方法，学习者则能在不被贴标签、不伤自尊的情况下学习、成就及进步。

（四） 同伴评价

同伴评价是指学习者彼此评价对方的作业或作品。当学习者检视别人的作业且与自己的作业做比较时，即为同伴评价。此方法可用正式或非正式的方式随时进行，但前提条件是学习者要共同制定评分标准。

参考文献

[1] 郑振佺．王宏．健康教育学［M］．2 版．北京：科学出版社，2016.

[2] 郭姣．健康管理学［M］．北京：人民卫生出版社，2017.

[3] 王健，马军，王翔．健康教育学［M］．北京：高等教育出版社，2006.

[4] 翟向阳．健康教育学［M］．重庆：重庆大学出版社，2018.

[5] 傅华．健康教育学［M］．3 版．北京：人民卫生出版社，2017.

[6] 包家明．护理健康教育与健康促进［M］．北京：人民卫生出版社，2014.

[7] 常春．健康教育与健康促进［M］．2 版．北京：北京大学医学出版社，2010.

[8] 胡俊峰，侯培森．当代健康教育与健康促进［M］．北京：人民卫生出版社，2005.

[9] 陈世蓉．妇幼健康教育学［M］．北京：科学出版社，1998.

[10] 程繁银，周令，梁玉红．健康教育学［M］．大连：大连出版社，2005.

[11] 程红群．结核病的流行趋势与防控策略［J］．中华护理杂志，2007，42（7）：670 – 672.

[12] 邓明珍．大学生心理素质教育［M］．北京：化学工业出版社，2010.

[13] 樊富珉，王建中．当代大学生心理健康教育［M］．武汉：武汉大学出版社，2006.

[14] 傅华，李枫．现代健康促进理论与实践［M］．上海：复旦大学出版社，2003.

[15] 傅华．预防医学［M］．4 版．北京：人民卫生出版社，2003.

[16] 高燕．护理礼仪与人际沟通［M］．北京：高等教育出版社，2003.

[17] 顾瑜琦，胡佩诚．健康心理学［M］．北京：中国医药科技出版社，2006.

[18] 顾溪．全科医学概论［M］．北京：人民卫生出版社，2001.

[19] 贺伟．健康教育［M］．2 版．北京：科学出版社，2008.

[20] 黄敬亨，邢育健．健康教育学［M］．5 版．上海：复旦大学出版社，2011.

[21] 黄敬亨．社区健康促进的现状与展望［J］．中国健康教育，1999，15（3）：9 – 10.

[22] 黄敬亨．健康教育学［M］．3 版．上海：复旦大学出版社，2002.

[23] 季成叶．现代儿童少年卫生学［M］．2 版．北京：人民卫生出版社，2010.

[24] 姜润生，初炜．社会医学［M］．北京：科学出版社，2006.

[25] 冷晓红．人际沟通［M］．北京：人民卫生出版社，2006.

[26] 李鲁．社会医学［M］．2 版．北京：人民卫生出版社，2000.

[27] 李兴民，王朋旭．现代行为医学［M］．北京：军事医学科学出版社，2000.

[28] 李长宁，黄相刚．全国健康教育机构能力建设现状分析［J］．中国卫生人才，2015（5）：78 – 81.

[29] 梁万年．全科医学概论［M］．2 版．北京：人民卫生出版社，2006.

[30] 梁震宇．社区卫生服务工作指南［M］．北京：化学工业出版社，2006.

[31] 刘桂珍．现代健康教育学［M］．北京：高等教育出版社，2005.

[32] 刘克俭，顾瑜琦．行为医学［M］．北京：科学出版社，2003.

［33］刘民．艾滋病性病流行病学［M］．北京：北京大学医学出版社，2008．

［34］卢祖洵，姜润生．社会医学［M］．北京：人民卫生出版社，2013．

［35］卢祖洵．社会医学［M］．北京：科学出版社，2003．

［36］吕姿之．健康教育与健康促进［M］．北京：北京医科大学中国协和医科大学联合出版社，1998．

［37］吕姿之．健康教育与健康促进［M］．2 版．北京：北京医科大学出版社，2002．

［38］马骁．健康教育学［M］．北京：人民卫生出版社，2004．

［39］李晓淳．健康管理［M］．北京：人民卫生出版社，2012．

［40］何清湖．亚健康中医临床指南［M］．北京：中国中医药出版社，2006．

［41］王陇德．健康管理师：基础知识［M］．北京：人民卫生出版社，2013．

［42］黄承钰．医学营养学［M］．北京：人民卫生出版社，2003．

［43］沈明浩，易有金，王雅玲．食品毒理学［M］．北京：科学出版社，2014．

［44］信春鹰．中华人民共和国食品安全法解读［M］．北京：中华法制出版社，2009．

［45］纵伟．食品卫生学［M］．北京：中国轻工业出版社，2011．

［46］高思华，王键．中医基础理论［M］．北京：人民卫生出版社，2012．

［47］郭清．健康管理学概论［M］．北京：人民卫生出版社，2011．

［48］张开金，夏俊杰．健康管理理论与实践［M］．南京：东南大学出版社，2014．

［49］马烈光．中医养生学［M］．9 版．北京：中国中医药出版社，2012．

［50］昌立江，邰先桃．中医养生保健学［M］．北京：中国中医药出版社，2016．